彩　图

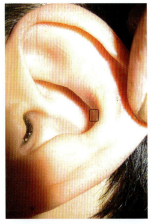

彩图 10-1

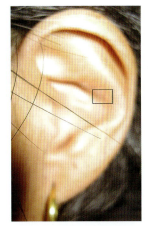

彩图 10-2

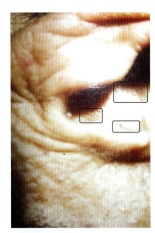

彩图 10-3

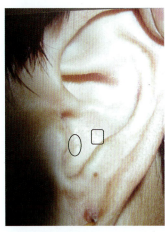

彩图 10-4

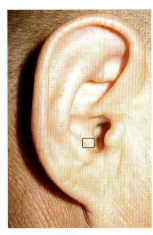

彩图 10-5

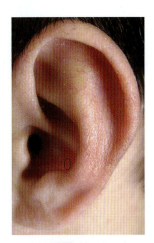

彩图 10-6

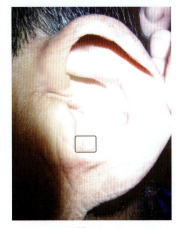

彩图 10-7

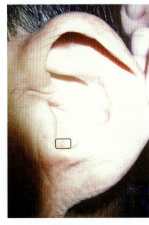

彩图 10-8

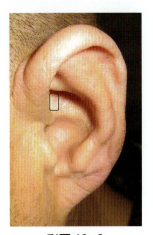

彩图 10-9

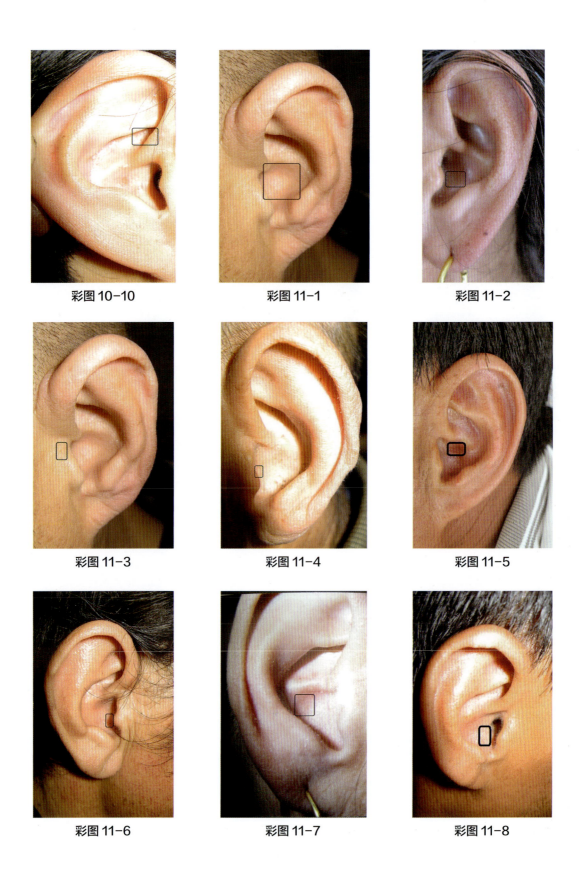

彩图 10-10　　　　　　　彩图 11-1　　　　　　　彩图 11-2

彩图 11-3　　　　　　　彩图 11-4　　　　　　　彩图 11-5

彩图 11-6　　　　　　　彩图 11-7　　　　　　　彩图 11-8

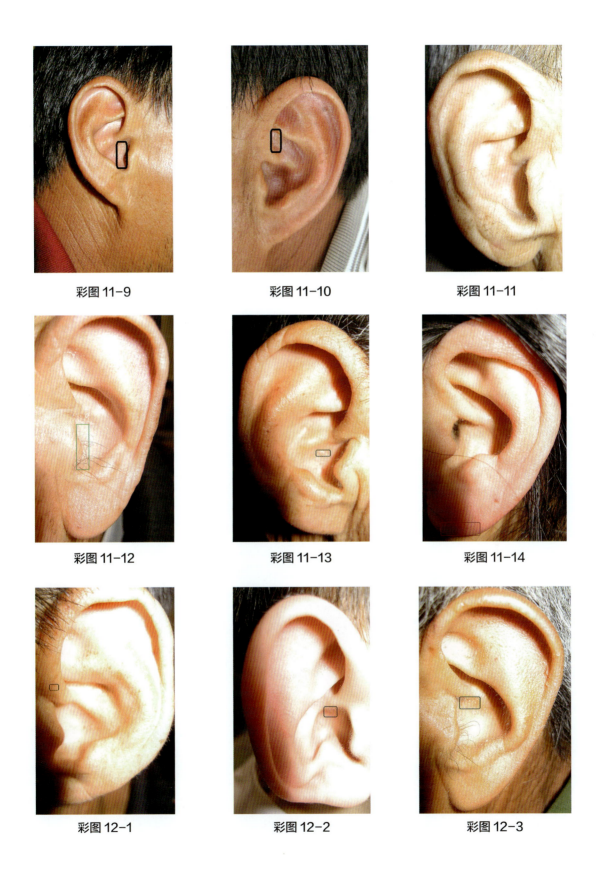

彩图 11-9　　　　　　　　　彩图 11-10　　　　　　　　　彩图 11-11

彩图 11-12　　　　　　　　　彩图 11-13　　　　　　　　　彩图 11-14

彩图 12-1　　　　　　　　　彩图 12-2　　　　　　　　　彩图 12-3

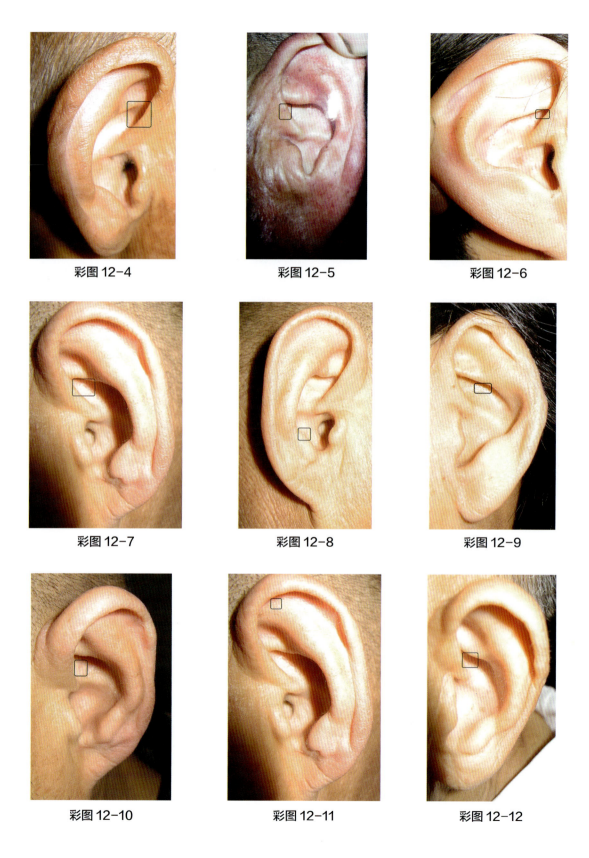

彩图 12-4

彩图 12-5

彩图 12-6

彩图 12-7

彩图 12-8

彩图 12-9

彩图 12-10

彩图 12-11

彩图 12-12

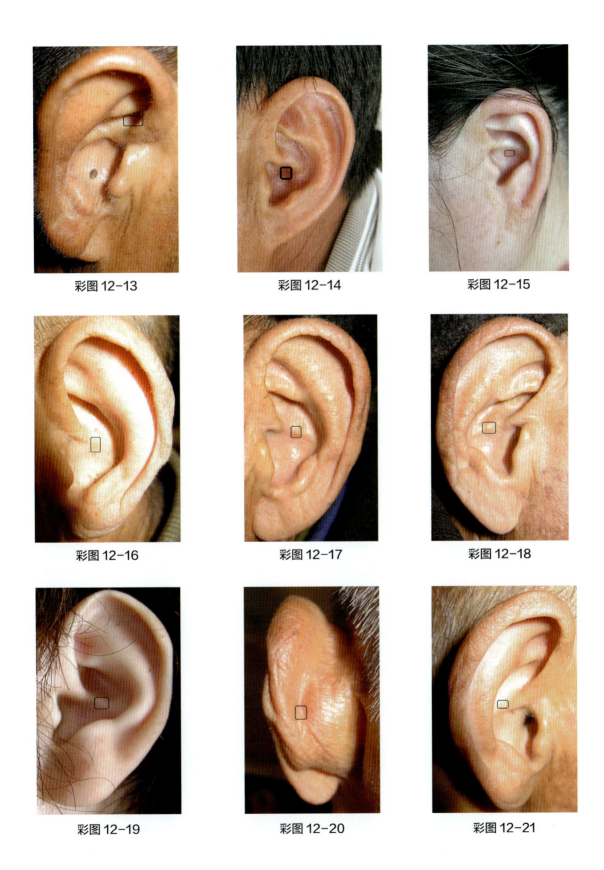

彩图 12-13

彩图 12-14

彩图 12-15

彩图 12-16

彩图 12-17

彩图 12-18

彩图 12-19

彩图 12-20

彩图 12-21

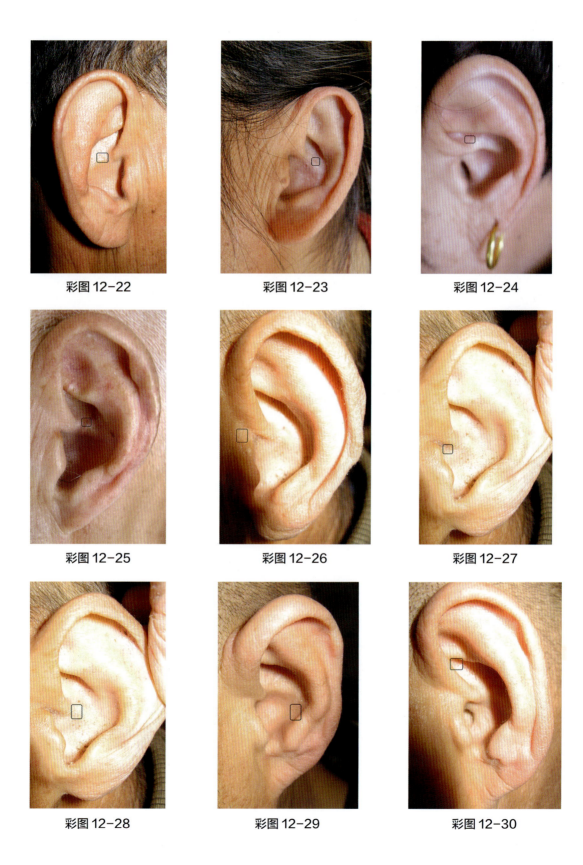

彩图 12-22

彩图 12-23

彩图 12-24

彩图 12-25

彩图 12-26

彩图 12-27

彩图 12-28

彩图 12-29

彩图 12-30

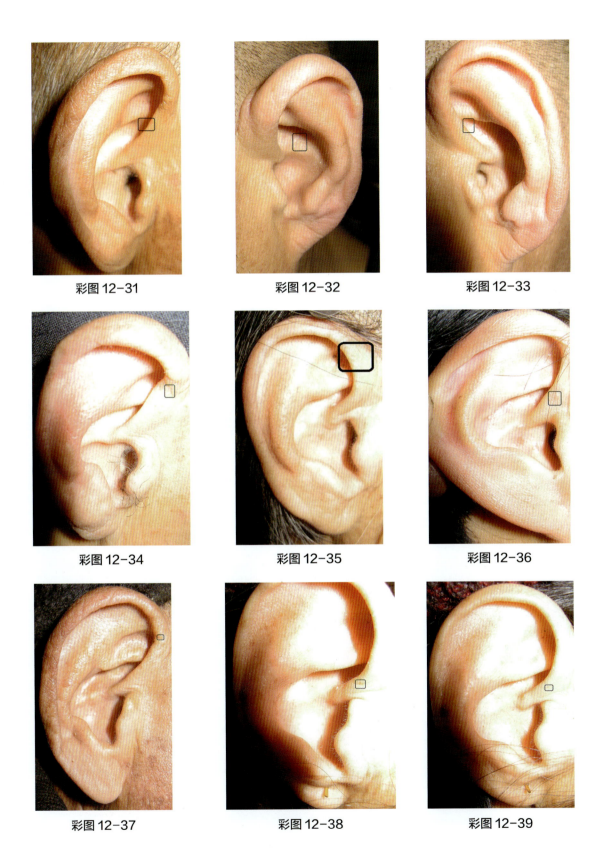

彩图 12-31

彩图 12-32

彩图 12-33

彩图 12-34

彩图 12-35

彩图 12-36

彩图 12-37

彩图 12-38

彩图 12-39

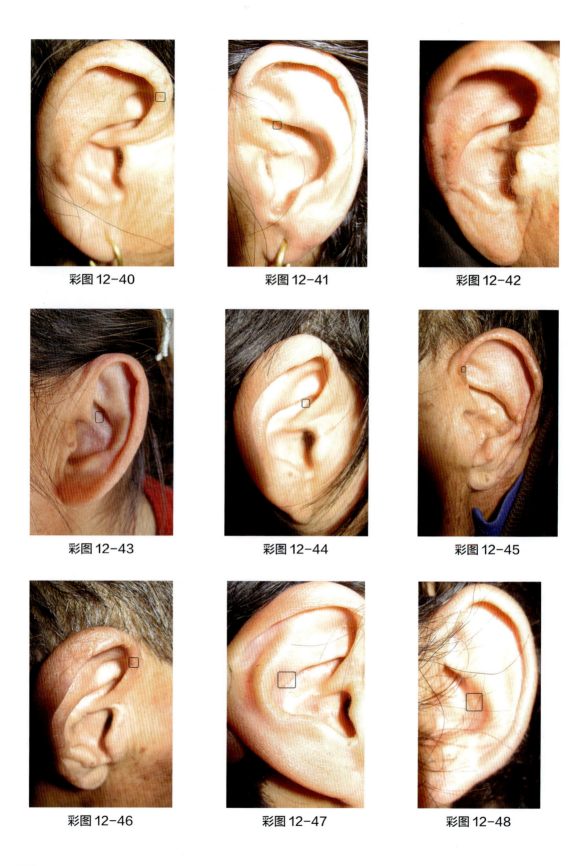

彩图 12-40　　　　　　　　彩图 12-41　　　　　　　　彩图 12-42

彩图 12-43　　　　　　　　彩图 12-44　　　　　　　　彩图 12-45

彩图 12-46　　　　　　　　彩图 12-47　　　　　　　　彩图 12-48

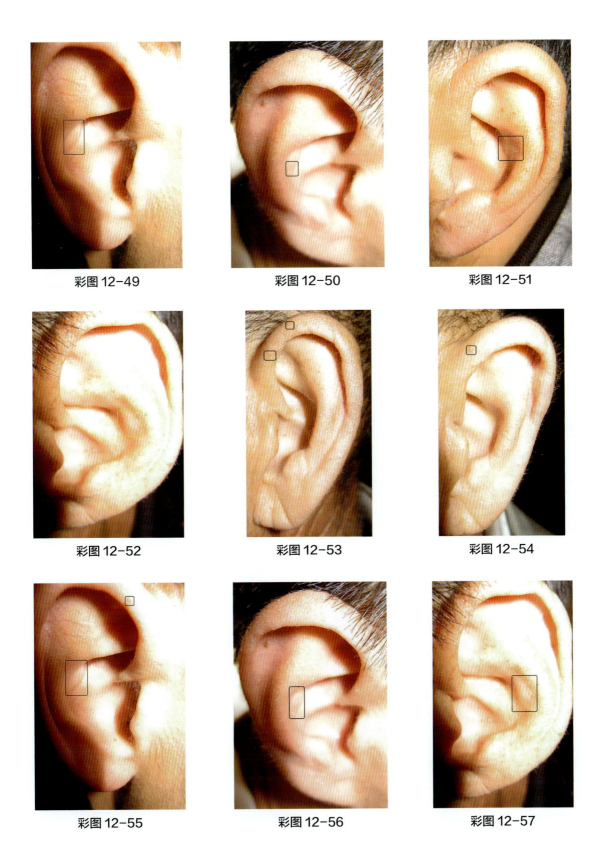

彩图 12-49　　　　　　　彩图 12-50　　　　　　　彩图 12-51

彩图 12-52　　　　　　　彩图 12-53　　　　　　　彩图 12-54

彩图 12-55　　　　　　　彩图 12-56　　　　　　　彩图 12-57

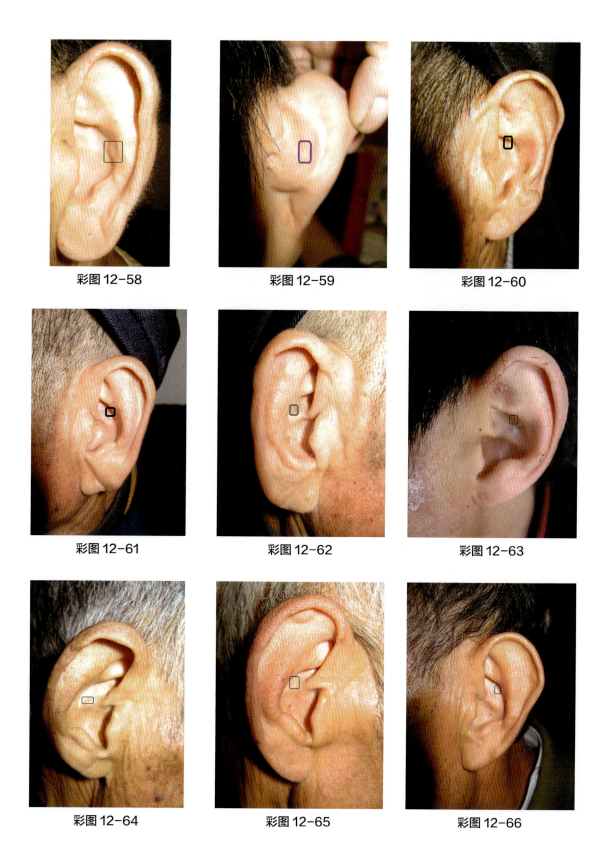

彩图 12-58

彩图 12-59

彩图 12-60

彩图 12-61

彩图 12-62

彩图 12-63

彩图 12-64

彩图 12-65

彩图 12-66

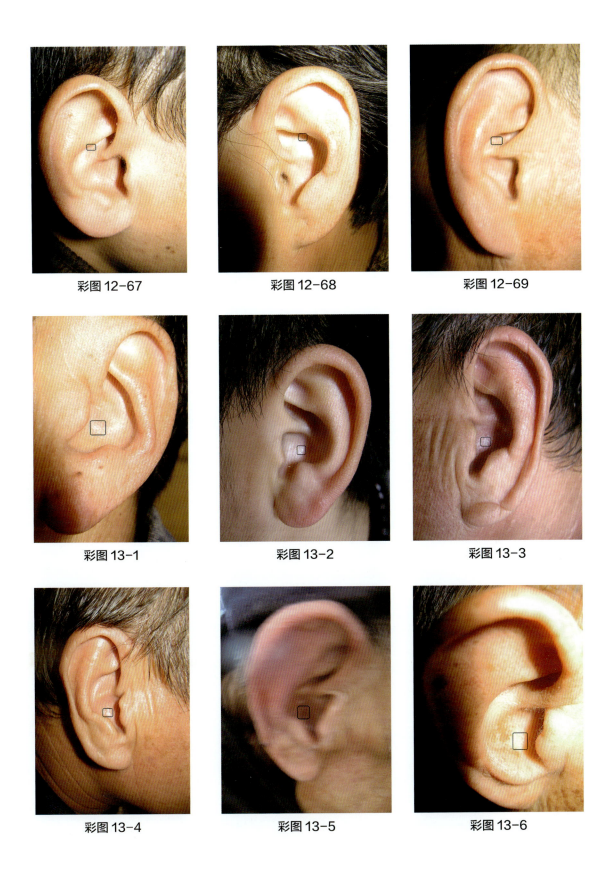

彩图 12-67

彩图 12-68

彩图 12-69

彩图 13-1

彩图 13-2

彩图 13-3

彩图 13-4

彩图 13-5

彩图 13-6

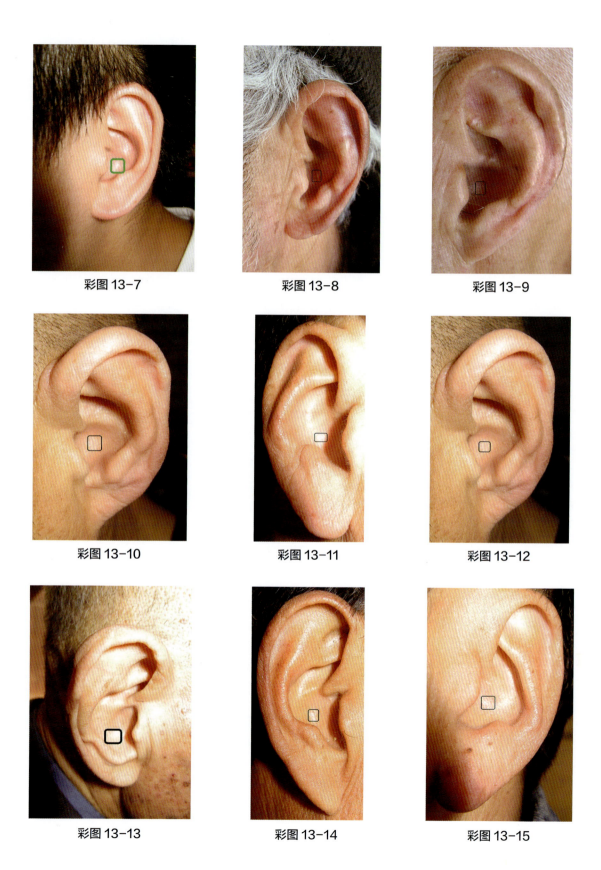

彩图 13-7　　　　　　　　　　彩图 13-8　　　　　　　　　　彩图 13-9

彩图 13-10　　　　　　　　　彩图 13-11　　　　　　　　　彩图 13-12

彩图 13-13　　　　　　　　　彩图 13-14　　　　　　　　　彩图 13-15

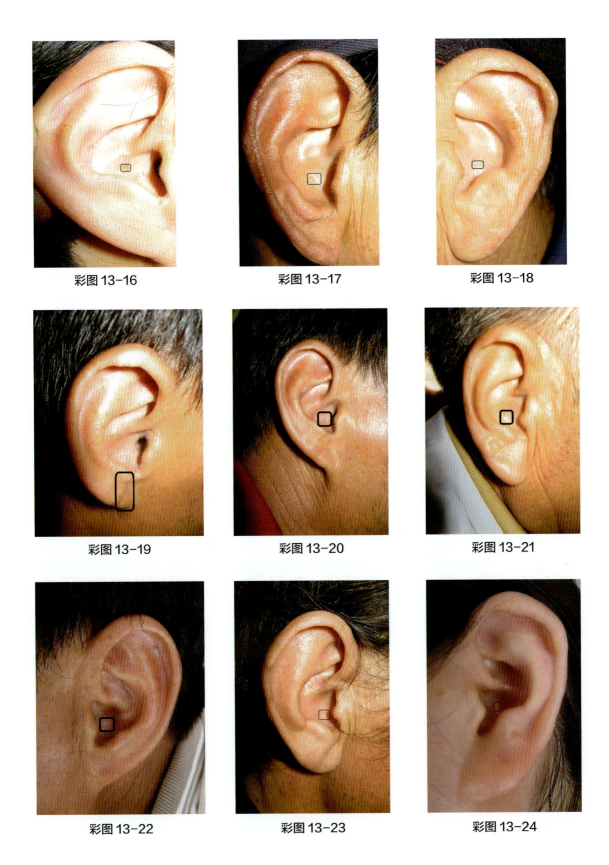

彩图 13-16

彩图 13-17

彩图 13-18

彩图 13-19

彩图 13-20

彩图 13-21

彩图 13-22

彩图 13-23

彩图 13-24

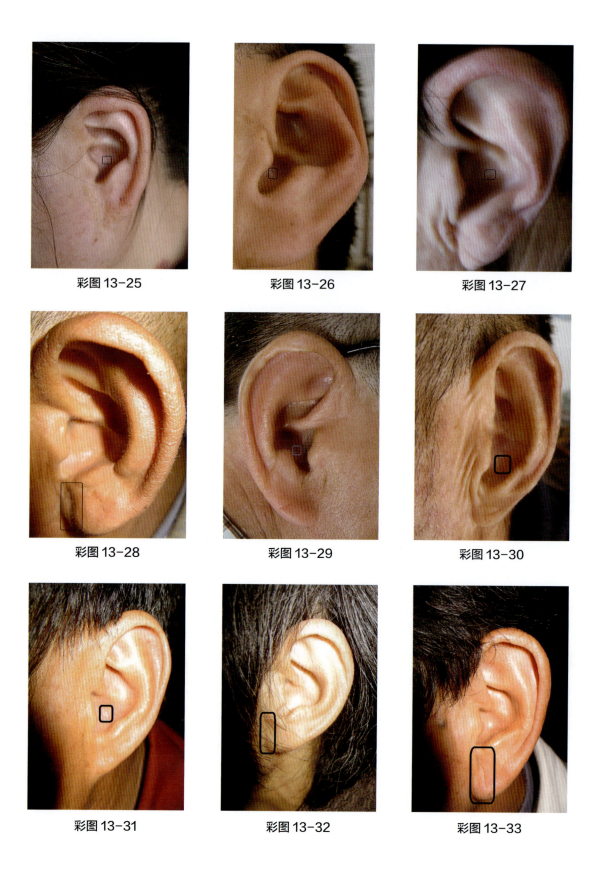

彩图 13-25　　　　　　　彩图 13-26　　　　　　　彩图 13-27

彩图 13-28　　　　　　　彩图 13-29　　　　　　　彩图 13-30

彩图 13-31　　　　　　　彩图 13-32　　　　　　　彩图 13-33

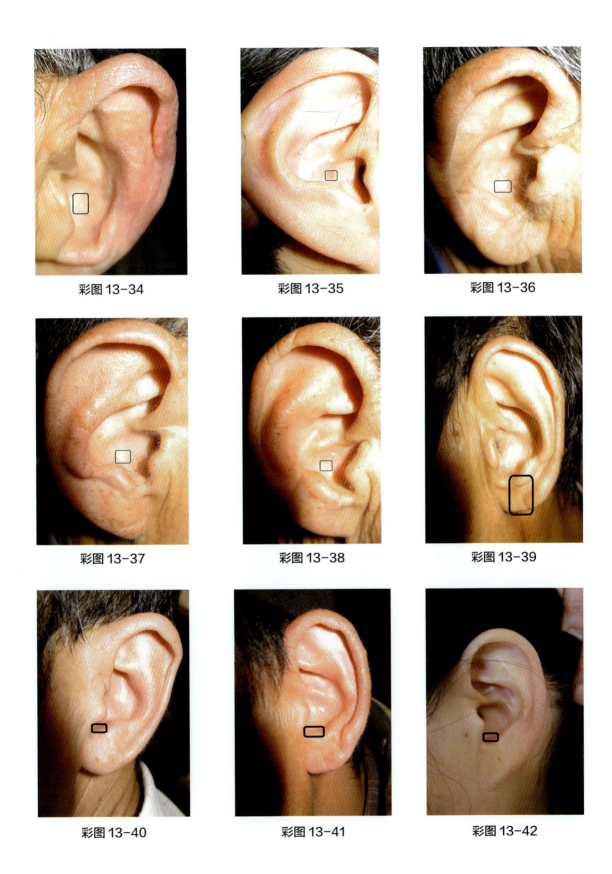

彩图 13-34

彩图 13-35

彩图 13-36

彩图 13-37

彩图 13-38

彩图 13-39

彩图 13-40

彩图 13-41

彩图 13-42

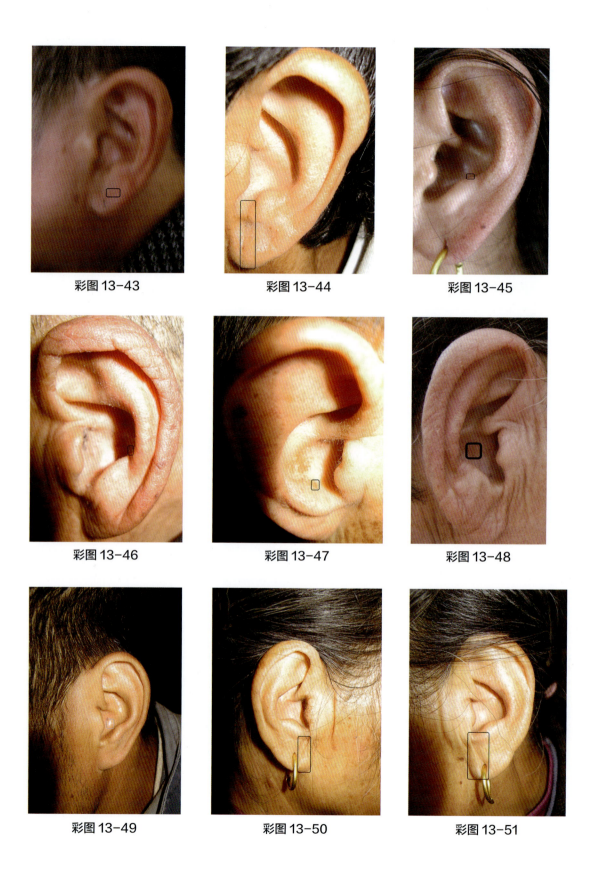

彩图 13-43　　　　　　　　　　彩图 13-44　　　　　　　　　　彩图 13-45

彩图 13-46　　　　　　　　　　彩图 13-47　　　　　　　　　　彩图 13-48

彩图 13-49　　　　　　　　　　彩图 13-50　　　　　　　　　　彩图 13-51

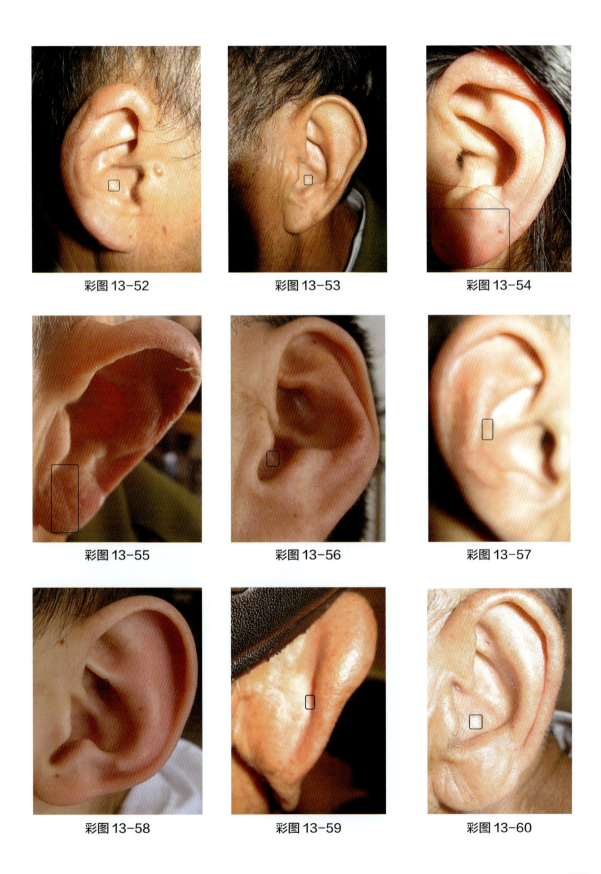

彩图 13-52　　　　　　　　彩图 13-53　　　　　　　　彩图 13-54

彩图 13-55　　　　　　　　彩图 13-56　　　　　　　　彩图 13-57

彩图 13-58　　　　　　　　彩图 13-59　　　　　　　　彩图 13-60

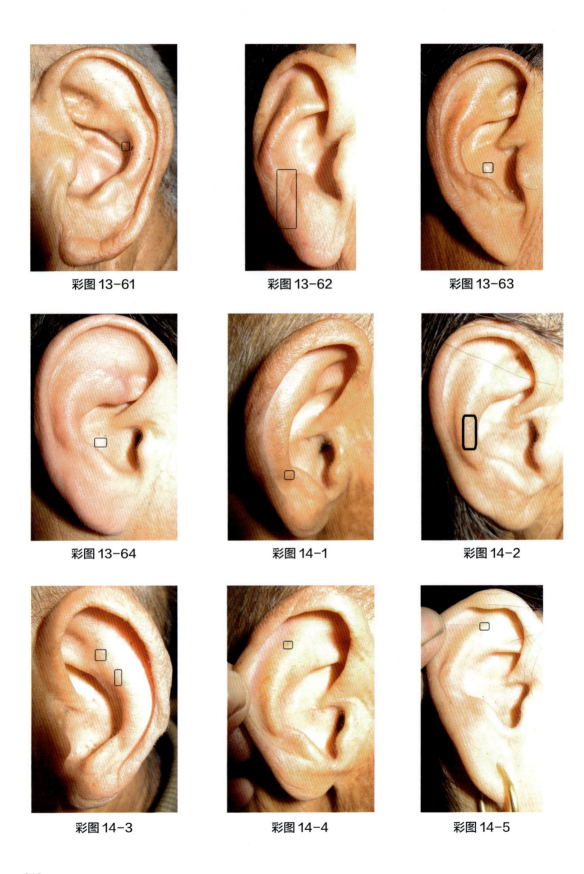

彩图 13-61

彩图 13-62

彩图 13-63

彩图 13-64

彩图 14-1

彩图 14-2

彩图 14-3

彩图 14-4

彩图 14-5

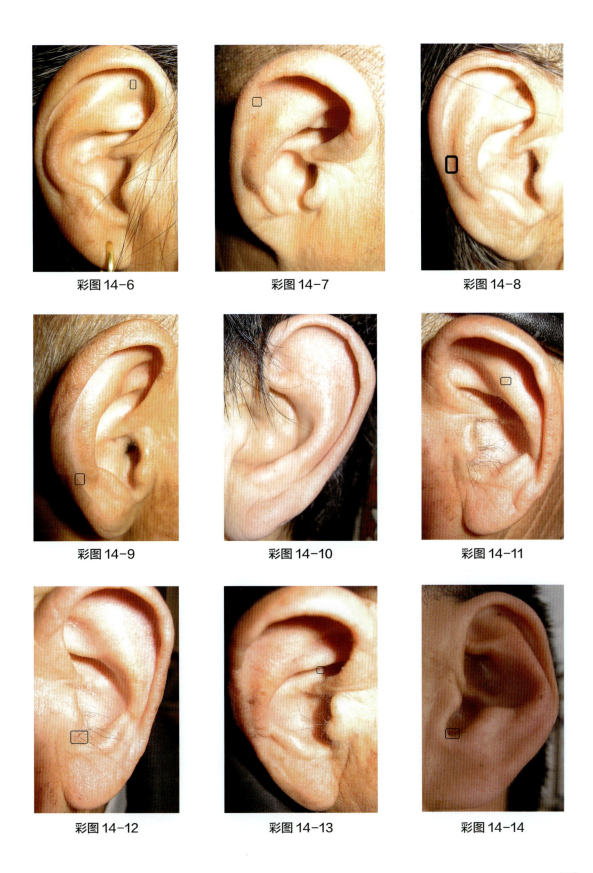

彩图 14-6

彩图 14-7

彩图 14-8

彩图 14-9

彩图 14-10

彩图 14-11

彩图 14-12

彩图 14-13

彩图 14-14

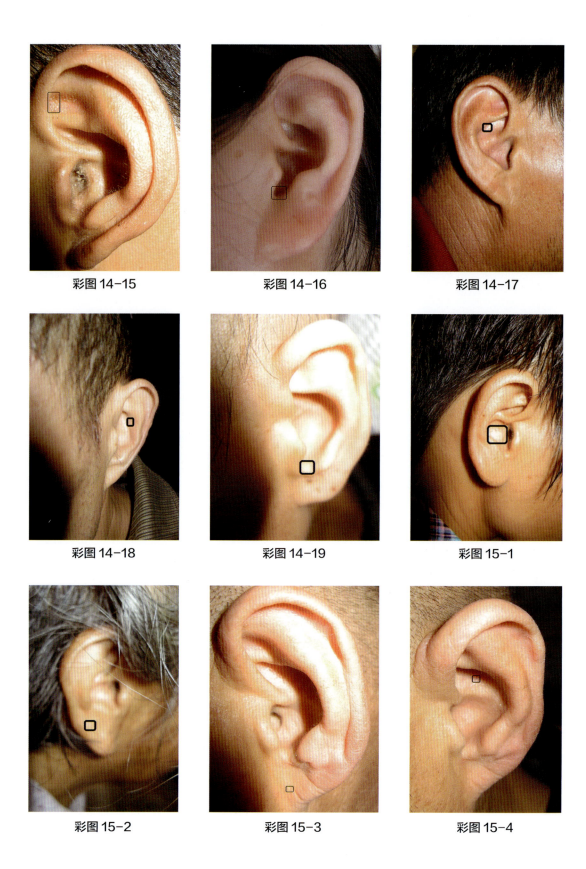

彩图 14-15

彩图 14-16

彩图 14-17

彩图 14-18

彩图 14-19

彩图 15-1

彩图 15-2

彩图 15-3

彩图 15-4

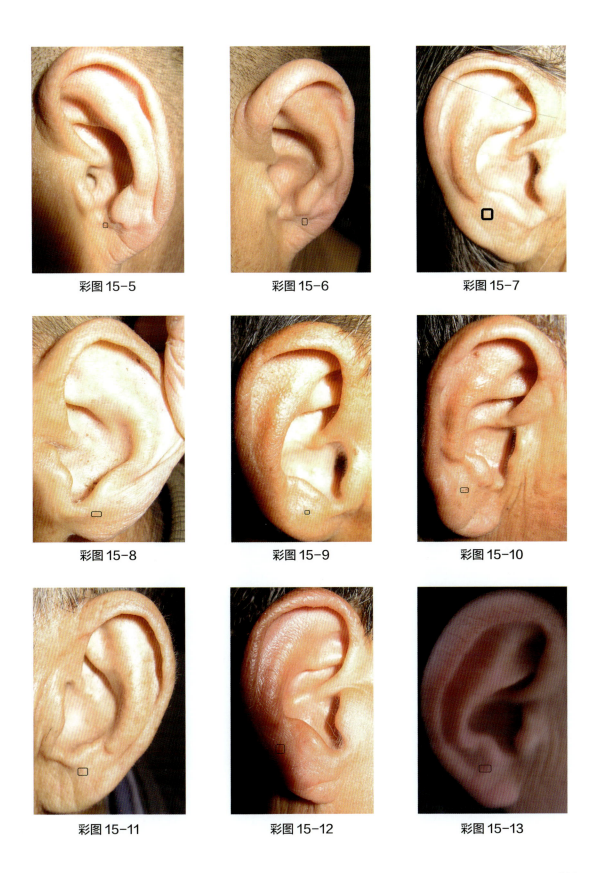

彩图 15-5

彩图 15-6

彩图 15-7

彩图 15-8

彩图 15-9

彩图 15-10

彩图 15-11

彩图 15-12

彩图 15-13

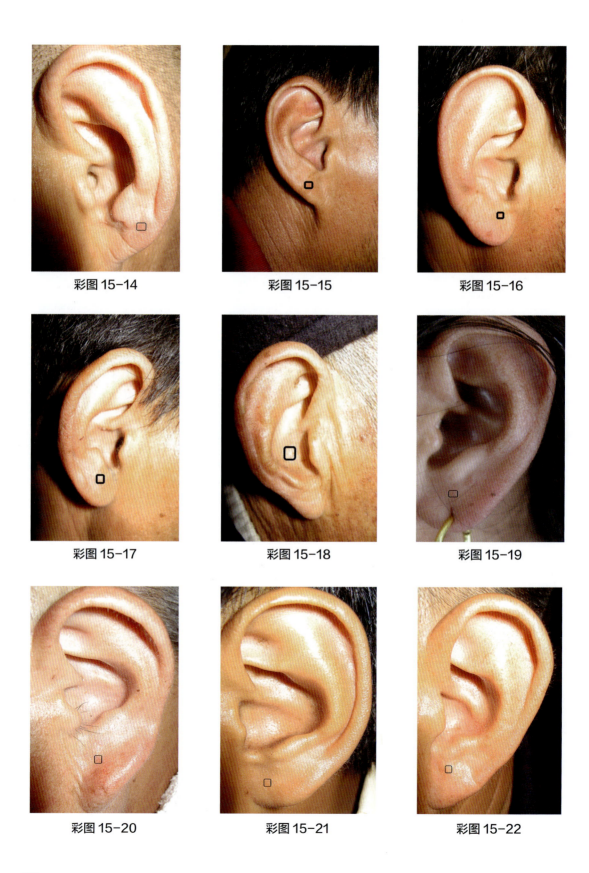

彩图 15-14

彩图 15-15

彩图 15-16

彩图 15-17

彩图 15-18

彩图 15-19

彩图 15-20

彩图 15-21

彩图 15-22

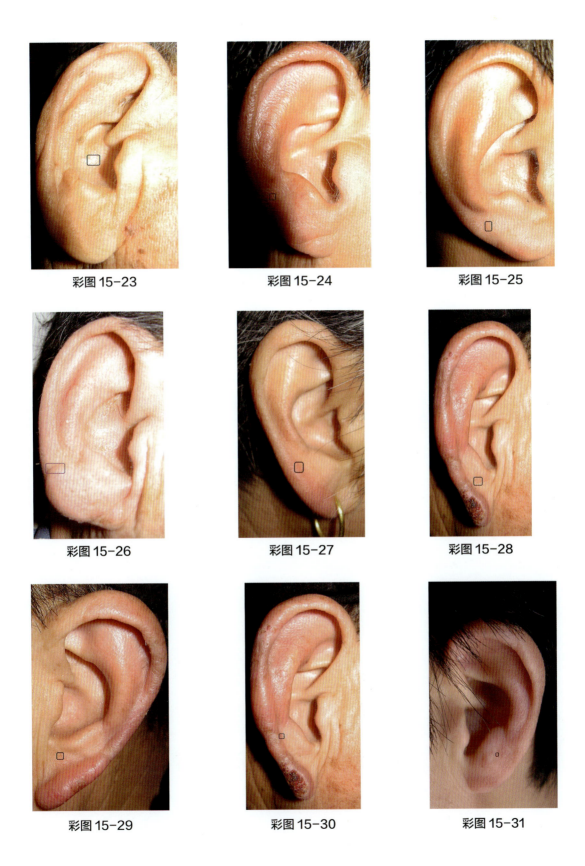

彩图 15-23　　　　　　　　彩图 15-24　　　　　　　　彩图 15-25

彩图 15-26　　　　　　　　彩图 15-27　　　　　　　　彩图 15-28

彩图 15-29　　　　　　　　彩图 15-30　　　　　　　　彩图 15-31

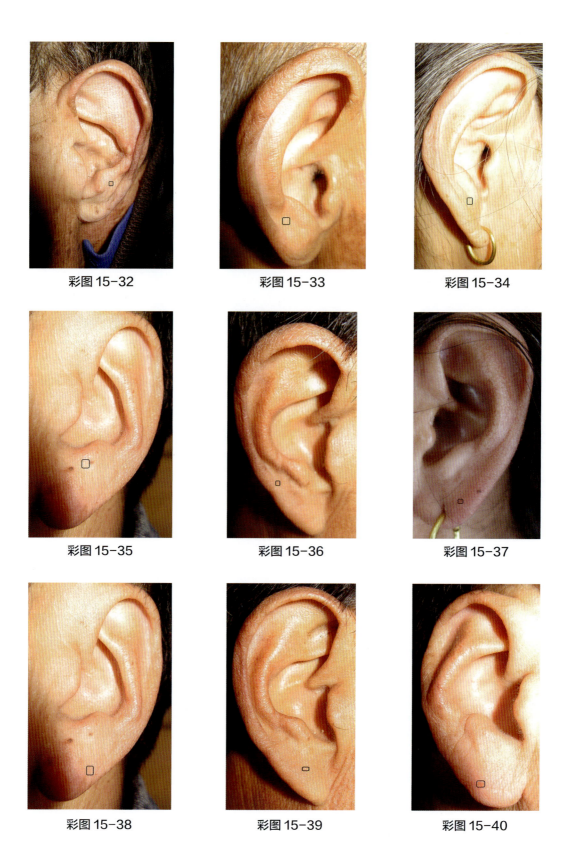

彩图 15-32　　　　　　　　彩图 15-33　　　　　　　　彩图 15-34

彩图 15-35　　　　　　　　彩图 15-36　　　　　　　　彩图 15-37

彩图 15-38　　　　　　　　彩图 15-39　　　　　　　　彩图 15-40

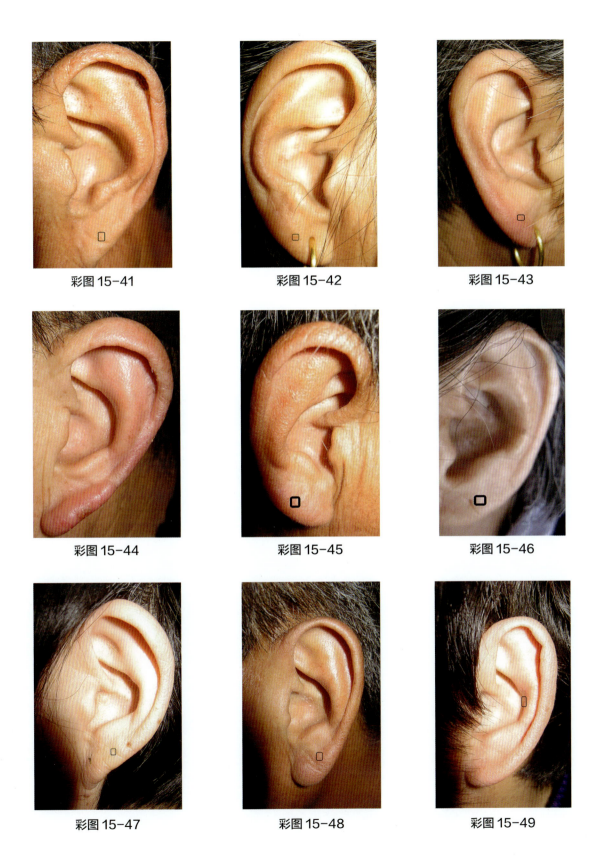

彩图 15-41

彩图 15-42

彩图 15-43

彩图 15-44

彩图 15-45

彩图 15-46

彩图 15-47

彩图 15-48

彩图 15-49

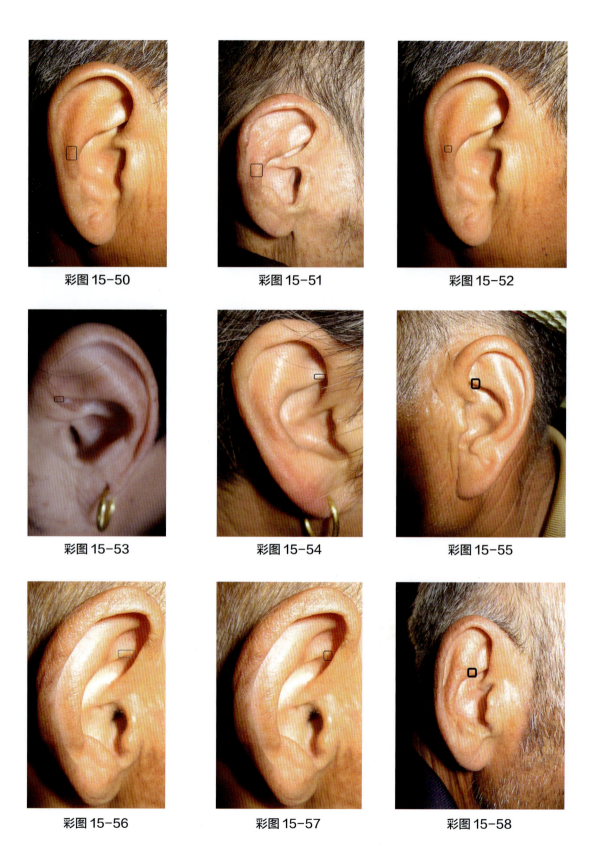

彩图 15-50

彩图 15-51

彩图 15-52

彩图 15-53

彩图 15-54

彩图 15-55

彩图 15-56

彩图 15-57

彩图 15-58

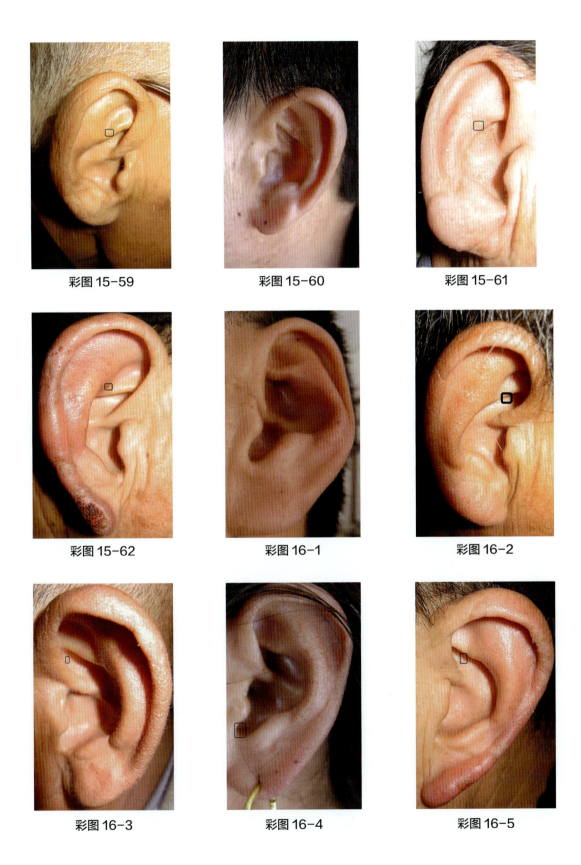

彩图 15-59　　　　　　彩图 15-60　　　　　　彩图 15-61

彩图 15-62　　　　　　彩图 16-1　　　　　　彩图 16-2

彩图 16-3　　　　　　彩图 16-4　　　　　　彩图 16-5

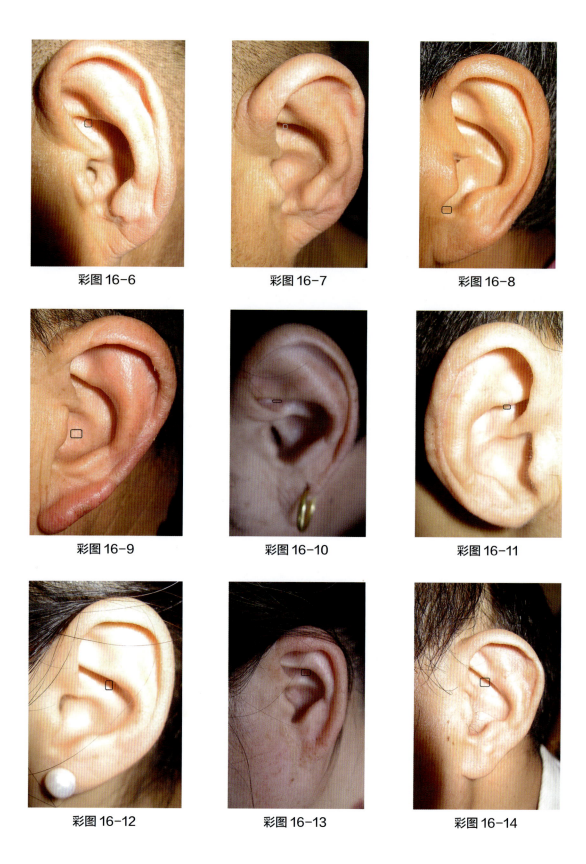

彩图 16-6 彩图 16-7 彩图 16-8

彩图 16-9 彩图 16-10 彩图 16-11

彩图 16-12 彩图 16-13 彩图 16-14

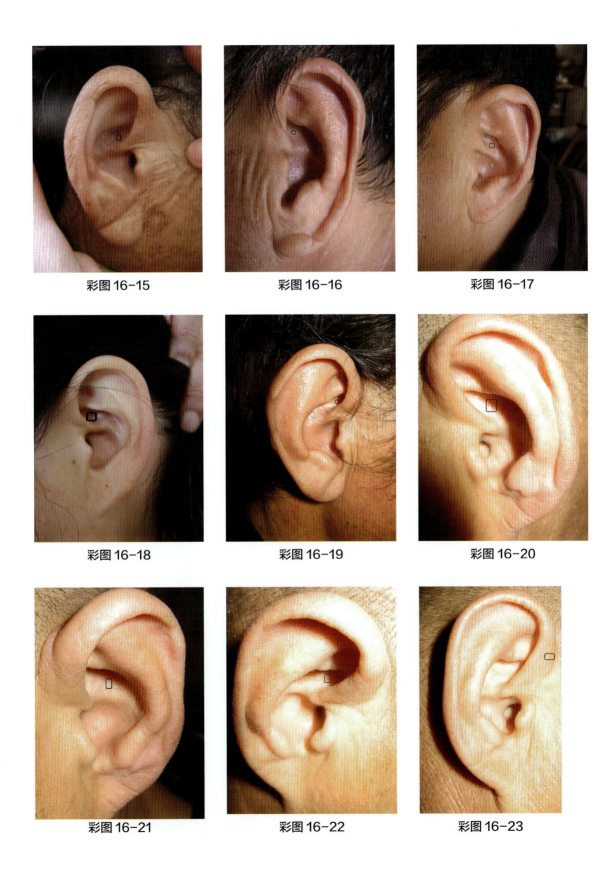

彩图 16-15   彩图 16-16   彩图 16-17

彩图 16-18   彩图 16-19   彩图 16-20

彩图 16-21   彩图 16-22   彩图 16-23

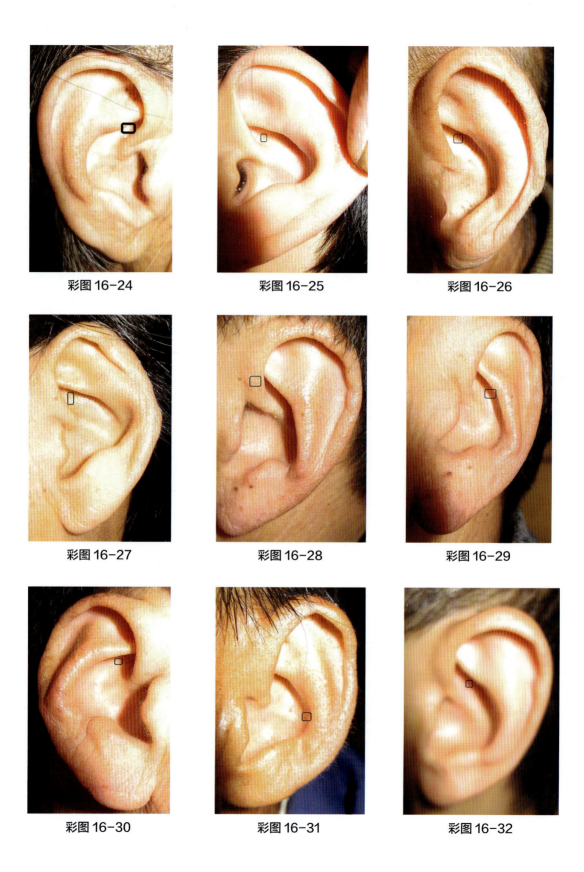

彩图 16-24　　　　　　　　彩图 16-25　　　　　　　　彩图 16-26

彩图 16-27　　　　　　　　彩图 16-28　　　　　　　　彩图 16-29

彩图 16-30　　　　　　　　彩图 16-31　　　　　　　　彩图 16-32

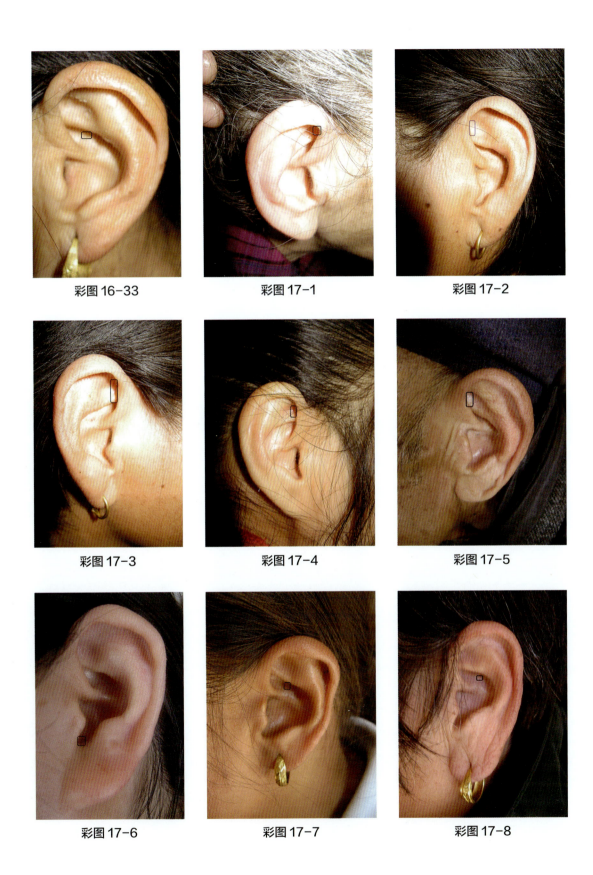

彩图 16-33

彩图 17-1

彩图 17-2

彩图 17-3

彩图 17-4

彩图 17-5

彩图 17-6

彩图 17-7

彩图 17-8

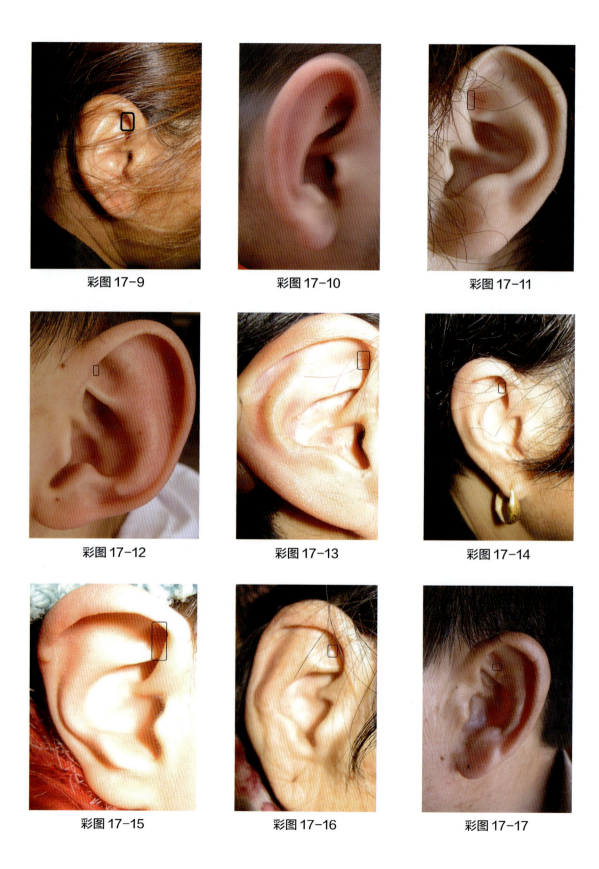

彩图 17-9

彩图 17-10

彩图 17-11

彩图 17-12

彩图 17-13

彩图 17-14

彩图 17-15

彩图 17-16

彩图 17-17

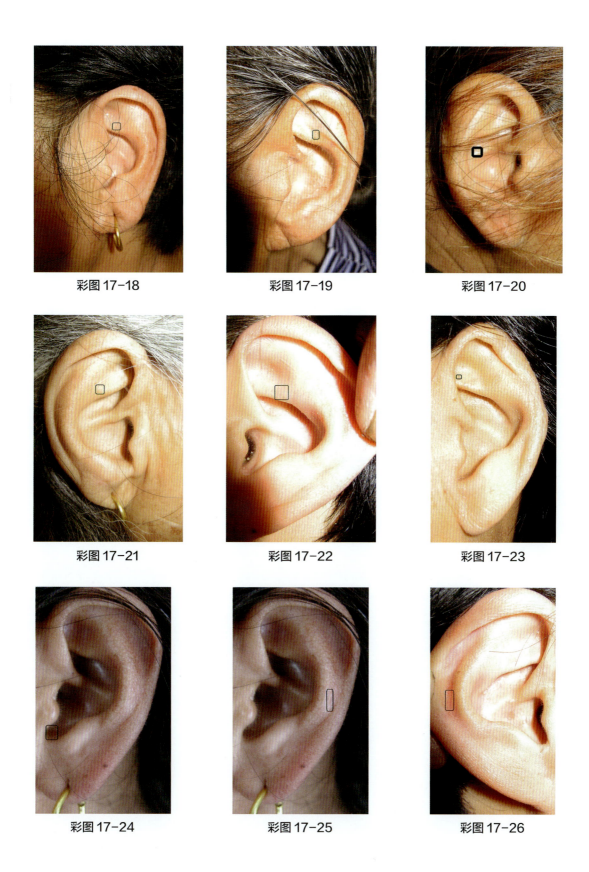

彩图 17-18　　　　　　彩图 17-19　　　　　　彩图 17-20

彩图 17-21　　　　　　彩图 17-22　　　　　　彩图 17-23

彩图 17-24　　　　　　彩图 17-25　　　　　　彩图 17-26

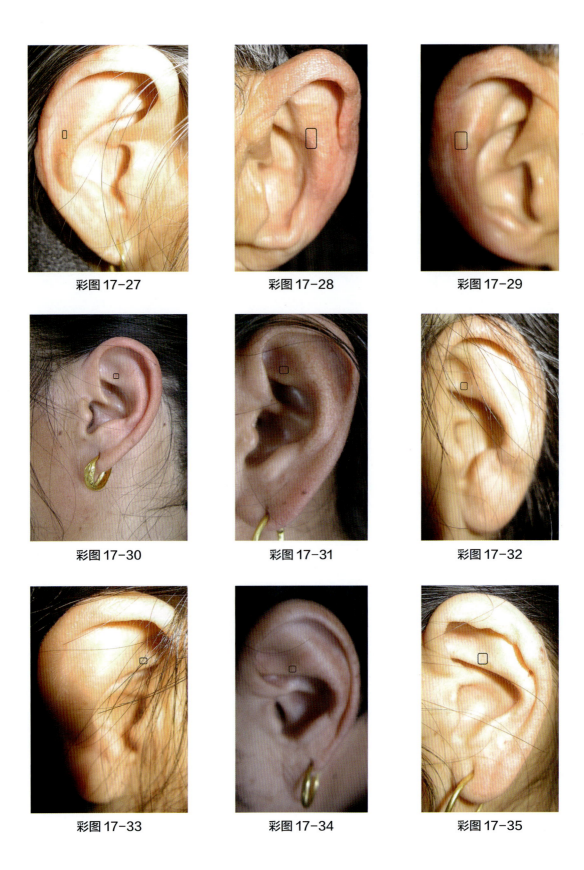

彩图 17-27

彩图 17-28

彩图 17-29

彩图 17-30

彩图 17-31

彩图 17-32

彩图 17-33

彩图 17-34

彩图 17-35

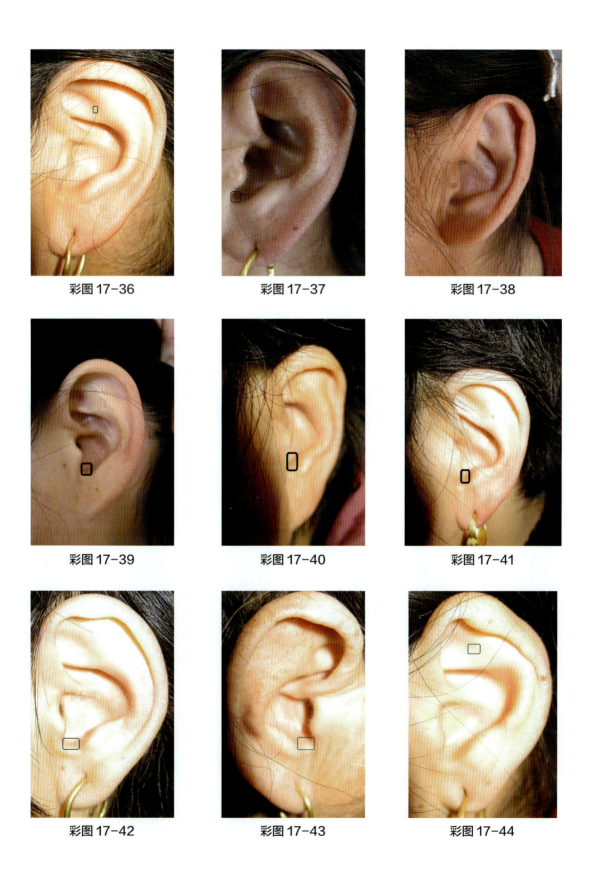

彩图 17-36　　　　　　　　　彩图 17-37　　　　　　　　　彩图 17-38

彩图 17-39　　　　　　　　　彩图 17-40　　　　　　　　　彩图 17-41

彩图 17-42　　　　　　　　　彩图 17-43　　　　　　　　　彩图 17-44

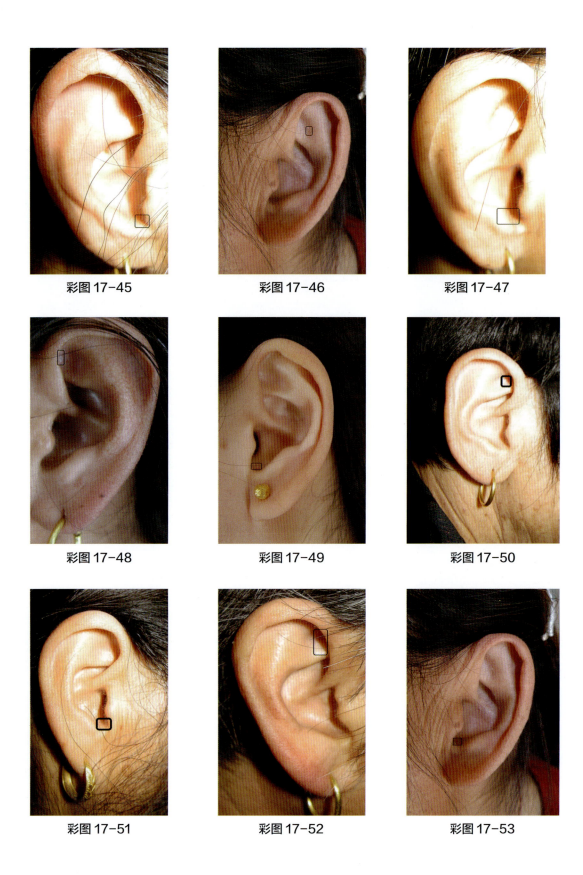

彩图 17-45　　　　　　　　　　彩图 17-46　　　　　　　　　　彩图 17-47

彩图 17-48　　　　　　　　　　彩图 17-49　　　　　　　　　　彩图 17-50

彩图 17-51　　　　　　　　　　彩图 17-52　　　　　　　　　　彩图 17-53

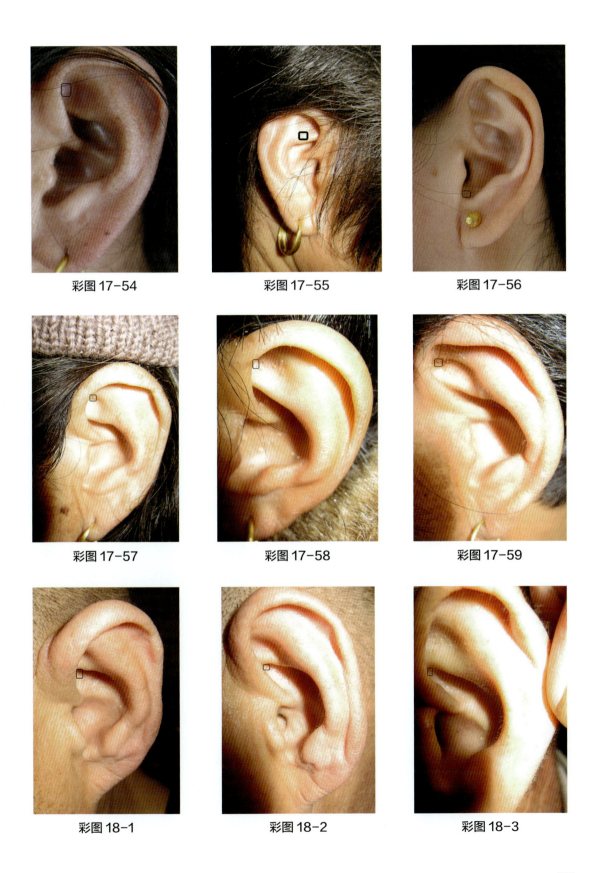

彩图 17-54

彩图 17-55

彩图 17-56

彩图 17-57

彩图 17-58

彩图 17-59

彩图 18-1

彩图 18-2

彩图 18-3

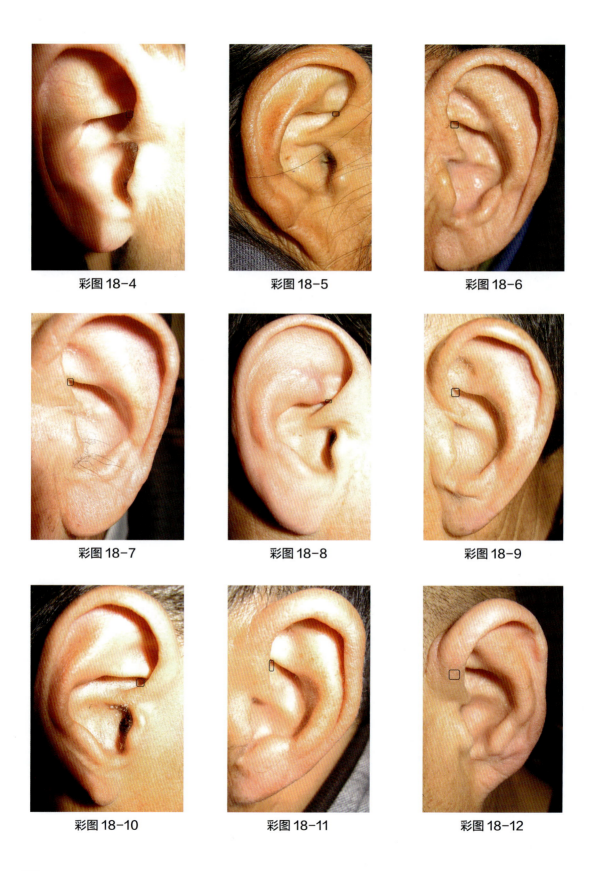

彩图 18-4　　　　　　　　　　彩图 18-5　　　　　　　　　　彩图 18-6

彩图 18-7　　　　　　　　　　彩图 18-8　　　　　　　　　　彩图 18-9

彩图 18-10　　　　　　　　　　彩图 18-11　　　　　　　　　　彩图 18-12

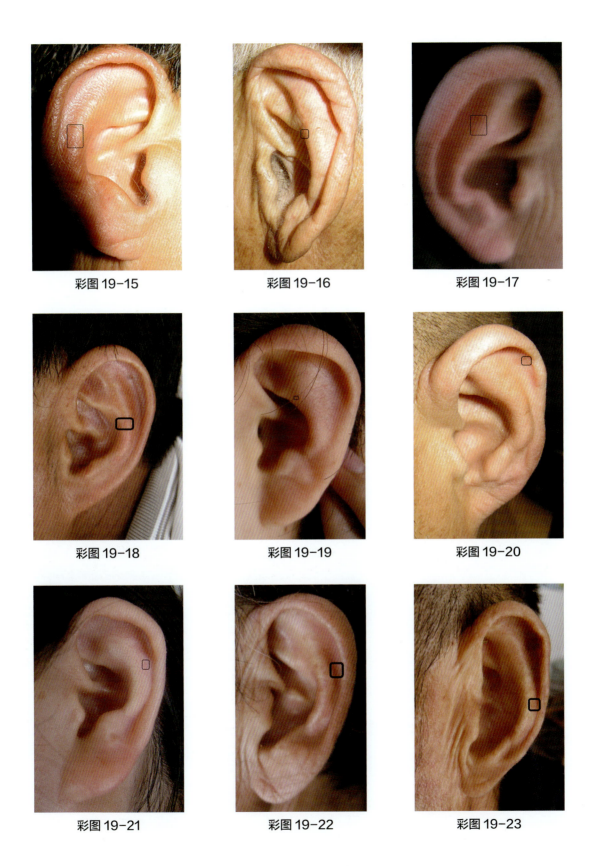

彩图 19-15　　　　　　　彩图 19-16　　　　　　　彩图 19-17

彩图 19-18　　　　　　　彩图 19-19　　　　　　　彩图 19-20

彩图 19-21　　　　　　　彩图 19-22　　　　　　　彩图 19-23

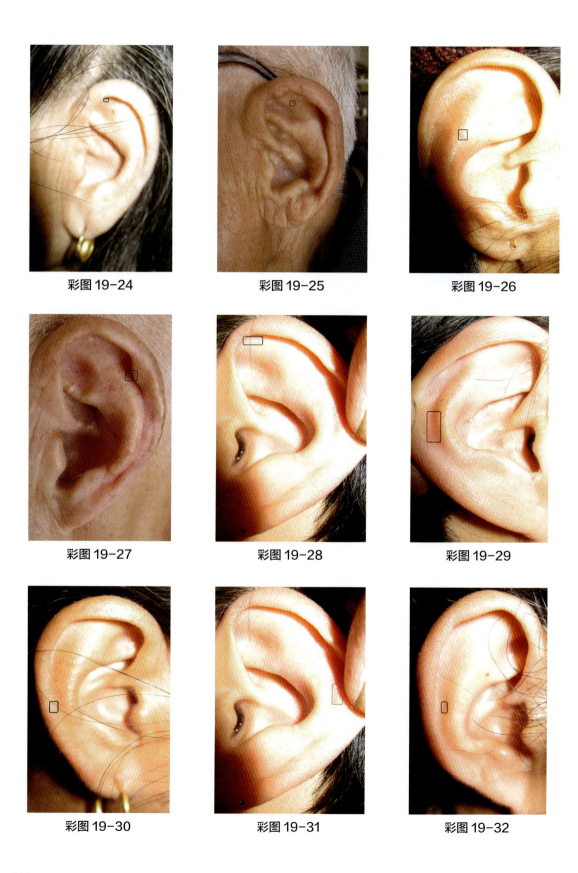

彩图 19-24

彩图 19-25

彩图 19-26

彩图 19-27

彩图 19-28

彩图 19-29

彩图 19-30

彩图 19-31

彩图 19-32

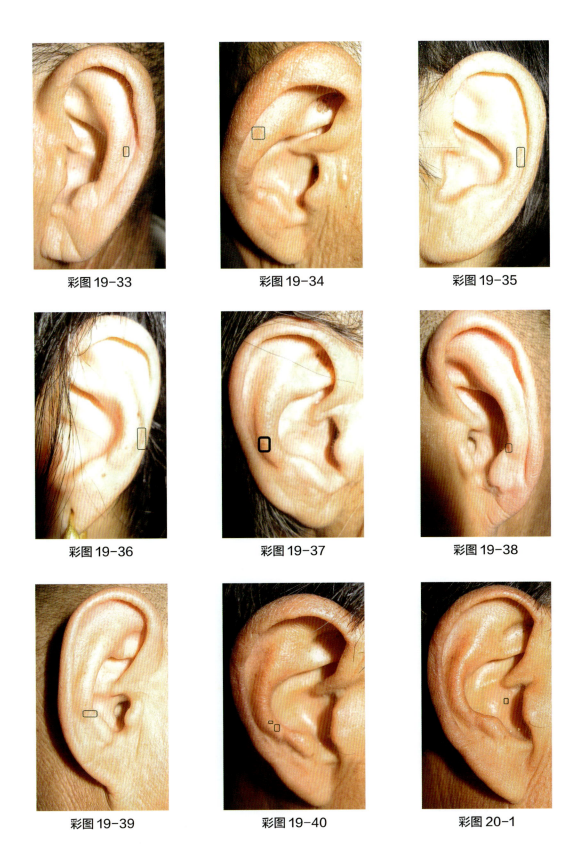

彩图 19-33　　　　　　　　　彩图 19-34　　　　　　　　　彩图 19-35

彩图 19-36　　　　　　　　　彩图 19-37　　　　　　　　　彩图 19-38

彩图 19-39　　　　　　　　　彩图 19-40　　　　　　　　　彩图 20-1

望耳诊疗全书

周幸来　主编

北方联合出版传媒（集团）股份有限公司

辽宁科学技术出版社

图书在版编目（CIP）数据

望耳诊疗全书/周幸来主编. —沈阳：辽宁科学技术
出版社，2025.1
ISBN 978-7-5591-1937-7

Ⅰ．①望… Ⅱ．①周… Ⅲ．①耳-望诊（中医）
Ⅳ．①R241.29

中国版本图书馆 CIP 数据核字（2020）第 258052 号

出版发行：辽宁科学技术出版社
　　　　　（地址：沈阳市和平区十一纬路 25 号　邮编：110003）
印　刷　者：辽宁新华印务有限公司
幅面尺寸：184 mm×260 mm
印　　张：22.5
插　　页：24
字　　数：570 千字
出版时间：2025 年 1 月第 1 版
印刷时间：2025 年 1 月第 1 次印刷
责任编辑：丁　一
封面设计：刘冰宇
版式设计：袁　舒
责任校对：黄跃成

书　　号：ISBN 978-7-5591-1937-7
定　　价：88.00 元

联系电话：024-23284363
邮购热线：024-23284502
http://www.lnkj.com.cn

编委会

前　言

　　望耳诊病是指通过观察耳廓的位置、厚薄、大小、形态、色泽、血管、耳道分泌物、耳道赘生物及其他"阳性反应物"（诸如丘疹、皱褶、脱屑等）的变化，来辅助临床诊断和鉴别诊断疾病的一种简易而有效的方法。它是我国传统医学的重要组成部分，有着悠久的历史根源。早在 2000 多年前就已成书的中医经典著作《黄帝内经》中，就有"视耳好恶，以知其性"的确切记载。《黄帝内经》认为，耳与经络有着十分密切的联系，十二正经均直接或间接上达于耳，故将其高度概括为："耳者，宗脉之所聚也。"1973 年，我国文物考古工作者在湖南长沙马王堆西汉墓出土的一批医籍帛书中，发现有《阴阳十一脉灸经》和《足臂十一脉灸经》两书，这两本书是我国目前已知的最早的经脉学和灸疗学专著。在《阴阳十一脉灸经》一书中，就明确记载了上肢、眼、咽喉与"耳脉"相联系，这无疑是医家先贤们长期以来对生理、病理现象进行观察的理论概括。由此可以看出，早在 2000 多年前，我国医家先贤就已有耳穴诊疗、养生等方面的论述。这一基本理论，经历代医学家的不断补充及发展，使耳廓望诊学–耳穴诊治学这一具有东方医学特色的耳医学，为人类的繁衍生息做出了重要的贡献。

　　近 50 年来，我国广大医务工作者在继承发扬祖国传统医学和吸收国外耳诊治学的经验基础上，将耳廓诊断、耳穴治疗、保健、养生美容学的理论与现代医学理论相结合，从经络、神经、体液、淋巴、免疫、生物信息等途径进行了有益的探讨与研究，在耳诊治学方面做了大量的、艰苦的、深入细致的工作，使耳廓诊断符合率高达 85% 以上。耳穴治疗遍及内、外、妇、儿、皮肤、五官等临床各科几百种病患。

　　正因如此，为了更好地推广和普及望耳诊病与耳穴治疗的技能，并使这一方面有研究造诣的专家、学者有所借鉴或参考，我们经过 30 多年的辛勤努力，收集、整理了大量的文献资料，并结合长期的临床实践，编撰了这本《望耳诊疗全书》。我们相信，本书的出版，将对推广和普及望耳诊病与耳穴治疗技术起到积极的作用，为提高全民族的身体素质，为实现世界卫生组织提出的人人享有卫生保健、人人健康的宗旨和"回归大自然"的医疗总趋势做一点微薄的贡献，更为构建具有中西医结合特色的望耳诊病与耳穴治疗技术新大厦添砖加瓦。

　　古人曰："授人以鱼，只供一餐，授人以渔，可享一生。"正基于此，我们着手编撰了该书。然"百步之内，必有芳草""三人行，必有我师焉"，更由于编著者才疏学浅，加之时间仓促，内中谬误之处定然不少，祈望有关专家和广大读者不吝赐教，再版时我们将予以改正。

浙江省江山市幸来特色医学研究所所长、理事长　周幸来

2024 年夏月于凤林杏春书斋

目　录

上篇　概论

第一章　耳诊疗学发展简史 …………………………………………………… 003
第二章　耳诊疗学原理 ………………………………………………………… 005
　　第一节　中医学理论的探讨 ……………………………………………… 005
　　第二节　西医学理论的探讨 ……………………………………………… 006
第三章　耳廓的形态、结构及生理解剖 …………………………………… 008
　　第一节　耳廓的形态 ……………………………………………………… 008
　　第二节　耳廓的结构 ……………………………………………………… 011
第四章　耳穴的定义与分布规律以及耳廓和耳穴的作用与特性 ……… 013
　　第一节　耳穴的定义及分布规律 ………………………………………… 013
　　第二节　耳穴的命名及含义 ……………………………………………… 014
　　第三节　耳廓和耳穴在诊治疾病中的作用 ……………………………… 015
　　第四节　耳廓和耳穴在诊治疾病中的特性 ……………………………… 016
第五章　耳廓的分区、耳穴的定位和功能作用及适用病症 …………… 019
　　第一节　耳廓的分区 ……………………………………………………… 019
　　第二节　标准耳穴的名称、部位和功能作用及适用病症 ……………… 023
　　第三节　非标准化耳穴参考图 …………………………………………… 038
第六章　望耳诊病法及其他常用耳诊法 ………………………………… 043
　　第一节　望耳诊病法 ……………………………………………………… 043
　　第二节　其他常用耳诊法 ………………………………………………… 047
第七章　临床常用耳穴疗法 ………………………………………………… 049
　　第一节　耳穴毫针刺法 …………………………………………………… 049
　　第二节　耳穴电针疗法与脉冲电疗法 …………………………………… 050
　　第三节　耳穴压丸法 ……………………………………………………… 051
　　第四节　耳穴药液注射法 ………………………………………………… 053
　　第五节　耳穴埋针法 ……………………………………………………… 053
　　第六节　耳穴放血法 ……………………………………………………… 054
　　第七节　耳穴施灸法 ……………………………………………………… 055
　　第八节　耳穴贴磁法 ……………………………………………………… 057
　　第九节　耳穴按摩法 ……………………………………………………… 058

第十节　耳穴梅花针法 ………………………………………………… 059

第十一节　耳穴贴药膏法 ………………………………………………… 060

第十二节　耳穴压迫法 …………………………………………………… 060

第十三节　耳穴激光疗法 ………………………………………………… 061

第十四节　耳夹法 ………………………………………………………… 062

第十五节　耳穴放射性同位素疗法 ……………………………………… 062

第十六节　耳穴综合疗法 ………………………………………………… 063

第八章　耳穴疗法的常见反应、注意事项以及异常情况的预防和处理 …… 064

第一节　耳穴疗法的常见反应 …………………………………………… 064

第二节　耳穴疗法的注意事项 …………………………………………… 065

第三节　耳穴疗法异常情况的处理 ……………………………………… 065

第九章　耳穴疗法的取穴原则及提高疗效的几个基本因素 ……………… 067

第一节　耳穴疗法的取穴原则 …………………………………………… 067

第二节　提高耳穴疗效的几个基本因素 ………………………………… 070

下篇　临证各论

第十章　传染病 ……………………………………………………………… 077

第一节　病毒性肝炎（附：肝炎愈后综合征） ………………………… 077

第二节　肺结核 …………………………………………………………… 081

第三节　百日咳 …………………………………………………………… 083

第四节　流行性腮腺炎 …………………………………………………… 086

第五节　流行性感冒 ……………………………………………………… 089

第六节　细菌性痢疾 ……………………………………………………… 092

第十一章　呼吸系统疾病 …………………………………………………… 095

第一节　急性上呼吸道感染 ……………………………………………… 095

第二节　急性气管炎及支气管炎 ………………………………………… 097

第三节　慢性支气管炎 …………………………………………………… 099

第四节　支气管哮喘 ……………………………………………………… 102

第五节　支气管扩张 ……………………………………………………… 105

第六节　肺气肿 …………………………………………………………… 106

第七节　肺炎 ……………………………………………………………… 107

第十二章　消化系统疾病 …………………………………………………… 110

第一节　呃逆（膈肌痉挛） ……………………………………………… 110

第二节　恶心和呕吐 ……………………………………………………… 111

第三节　反胃 ……………………………………………………………… 113

第四节　腹泻 ……………………………………………………… 114

第五节　便秘 ……………………………………………………… 119

第六节　食管炎 …………………………………………………… 121

第七节　急性胃炎 ………………………………………………… 124

第八节　慢性胃炎 ………………………………………………… 126

第九节　消化性溃疡 ……………………………………………… 129

第十节　十二指肠炎 ……………………………………………… 133

第十一节　上消化道出血 ………………………………………… 134

第十二节　胃肠功能紊乱 ………………………………………… 136

第十三节　急性胃肠炎 …………………………………………… 139

第十四节　功能性消化不良 ……………………………………… 141

第十五节　肠粘连 ………………………………………………… 142

第十六节　痔 ……………………………………………………… 144

第十七节　直肠脱垂 ……………………………………………… 147

第十八节　阑尾炎 ………………………………………………… 149

第十九节　肛裂 …………………………………………………… 152

第二十节　脂肪肝 ………………………………………………… 154

第二十一节　肝硬化 ……………………………………………… 156

第二十二节　肝大 ………………………………………………… 159

第二十三节　药物性肝损害 ……………………………………… 160

第二十四节　胆囊炎 ……………………………………………… 162

第二十五节　胆石症 ……………………………………………… 164

第二十六节　胆囊息肉样病变 …………………………………… 168

第二十七节　胰腺炎 ……………………………………………… 169

第十三章　心脑血管疾病 …………………………………………… 175

第一节　风湿性心脏病 …………………………………………… 175

第二节　慢性肺源性心脏病 ……………………………………… 178

第三节　病毒性心肌炎 …………………………………………… 180

第四节　心包炎 …………………………………………………… 182

第五节　冠状动脉硬化性心脏病（附：隐性冠心病） ………… 185

第六节　心律失常 ………………………………………………… 192

第七节　脑血栓形成 ……………………………………………… 196

第八节　脑出血 …………………………………………………… 198

第九节　脑动脉硬化症 …………………………………………… 202

第十节　冠状动脉供血不足 ……………………………………… 204

第十一节　原发性高血压 ……………………………………………… 205

第十二节　血压不平衡综合征 ………………………………………… 210

第十三节　多发性大动脉炎 …………………………………………… 211

第十四章　结缔组织疾病、内分泌疾病和代谢性疾病 ………………… 214

第一节　类风湿性关节炎 ……………………………………………… 214

第二节　围绝经期综合征 ……………………………………………… 217

第三节　糖尿病 ………………………………………………………… 220

第十五章　精神神经系统疾病 …………………………………………… 223

第一节　神经衰弱 ……………………………………………………… 223

第二节　头痛 …………………………………………………………… 225

第三节　面神经炎 ……………………………………………………… 234

第四节　面肌痉挛 ……………………………………………………… 237

第五节　肋间神经痛 …………………………………………………… 239

第六节　坐骨神经痛 …………………………………………………… 241

第十六章　泌尿系统疾病 ………………………………………………… 245

第一节　原发性肾小球肾炎 …………………………………………… 245

第二节　肾病综合征 …………………………………………………… 251

第三节　尿石症 ………………………………………………………… 253

第四节　泌尿系感染 …………………………………………………… 256

第五节　遗尿症 ………………………………………………………… 259

第六节　肾衰竭 ………………………………………………………… 261

第十七章　妇科疾病 ……………………………………………………… 266

第一节　月经不调 ……………………………………………………… 266

第二节　盆腔炎 ………………………………………………………… 268

第三节　乳腺增生症 …………………………………………………… 272

第四节　不孕症 ………………………………………………………… 275

第五节　经前期紧张综合征 …………………………………………… 277

第六节　闭经 …………………………………………………………… 279

第七节　痛经 …………………………………………………………… 282

第八节　子宫脱垂 ……………………………………………………… 284

第十八章　男科疾病 ……………………………………………………… 287

第一节　前列腺炎 ……………………………………………………… 287

第二节　前列腺增生症 ………………………………………………… 290

第三节　遗精 …………………………………………………………… 292

第四节　阳痿 …………………………………………………………… 295

　　第五节　睾丸炎、附睾炎 ………………………………………………………… 297

第十九章　运动系统疾病 ……………………………………………………………… 300

　　第一节　颈椎病 …………………………………………………………………… 300

　　第二节　增生性脊椎炎 …………………………………………………………… 303

　　第三节　急性腰扭伤 ……………………………………………………………… 305

　　第四节　腰肌劳损 ………………………………………………………………… 308

　　第五节　风湿性关节炎 …………………………………………………………… 310

　　第六节　肩关节周围炎 …………………………………………………………… 312

　　第七节　落枕 ……………………………………………………………………… 315

第二十章　美容 ………………………………………………………………………… 319

　　第一节　黄褐斑 …………………………………………………………………… 319

　　第二节　斑秃 ……………………………………………………………………… 321

　　第三节　寻常性痤疮 ……………………………………………………………… 323

　　第四节　酒渣鼻 …………………………………………………………………… 326

　　第五节　防皱、除皱 ……………………………………………………………… 328

　　第六节　靓肤增白 ………………………………………………………………… 328

第二十一章　其他 ……………………………………………………………………… 329

　　第一节　考试综合征 ……………………………………………………………… 329

　　第二节　戒断综合征 ……………………………………………………………… 331

　　第三节　戒烟 ……………………………………………………………………… 333

　　第四节　戒酒 ……………………………………………………………………… 333

　　第五节　肥胖症 …………………………………………………………………… 335

　　第六节　食欲不振 ………………………………………………………………… 338

　　第七节　电脑综合征 ……………………………………………………………… 340

　　第八节　近视 ……………………………………………………………………… 341

第二十二章　耳穴保健按摩法 ………………………………………………………… 344

　　第一节　耳廓分区按摩法（常规用搓摩法） …………………………………… 344

　　第二节　耳穴痛点与病痛相对应穴区按摩法 …………………………………… 344

　　第三节　全耳按摩法 ……………………………………………………………… 344

参考文献 ………………………………………………………………………………… 345

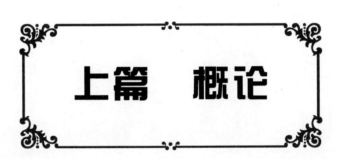

上篇　概论

第一章 耳诊疗学发展简史

运用耳廓和耳穴的异常变化来诊断和治疗疾病在我国有悠久的历史，源远流长，可追溯到 2000 多年以前。1973 年，文物考古工作者在湖南马王堆 3 号汉墓出土的帛书中，发现了我国最早的一部医学专著《阴阳十一脉灸经》，在此书中就有"耳脉"的记载。我国第一部系统的医学基础理论专著《黄帝内经》，包括《素问》和《灵枢》两部分，其中有关耳的描述前者有 59 条，后者有 36 条。《灵枢》又称为《黄帝针经》，书中不仅首次提出了耳穴诊治疾病的原理，而且还有耳穴的描述和运用耳廓治病的记载，可见应用耳廓和耳穴诊治疾病在我国历史非常悠久，同时也说明这一独特的诊病方法起源于我国民间。

其后，我国的历代医家又不断有新的研究进展。如唐代的孙思邈在其所著的《备急千金要方》和《千金翼方》两书中，就记载有耳中穴和阳维穴的取穴方法、主治范围及施治方法等。明代医家杨继洲在其编著的《针灸大成》一书也有耳穴的记载："耳尖二穴，在耳尖上，卷耳取尖上是穴，治眼生翳膜，用小艾炷五壮。"详细阐述了耳尖穴的部位、取穴方法和主治范围，其穴位名和取穴方法一直沿用至今。明代万历年间的医家周于蕃编著了《小儿按摩术》（又称《小儿推拿秘诀》），清代医家张振鋆在该医书的基础上校订补辑形成了《厘正按摩要术》，其中有一卷称为《察耳》，详细记载了如何利用耳廓诊断疾病，并附有耳背穴位图，这是一张世界上首次印制的耳穴图，对后世影响较大。汪宏在其所著的《望诊遵经》一书中，则专列"望耳诊法提纲"一节，论述耳廓望诊，不仅提出了耳部色泽变化分属五行、应乎五脏的观点，还认为辨耳形可知寒热虚实，并曰："下消则耳轮焦干；肠痈则耳轮甲错；肾前病，耳则为之焦枯；肾前死，耳则为之恢黑焦癖。"清代时期，应用耳廓和耳穴来诊治疾病在民间已较为普遍。

自 20 世纪 50 年代以来，我国对于耳诊的研究取得了令人瞩目的成就。1956 年法国医学博士诺吉尔（Nogier）提出了 42 个耳穴点的耳穴图及其形似倒置胚胎的耳穴分布规律，对我国学者有所启发，对耳穴诊疗的推广和普及起到了一定的促进作用。继后不断提出了新耳穴，同时对诺吉尔的耳穴进行了验证、筛选，丰富了对耳穴的认识，逐步充实了我国的耳穴图，耳穴数量由原来的数十个发展到现在的 200 多个。在我国相继出版了多部耳诊学的专著，对内、外、妇、儿、五官等各科疾病在耳廓上的反映均有详细的记载，并有大量的有关耳诊学方面的论文在全国各医学专业刊物上发表。1987 年，中国针灸学会受世界卫生组织西太平洋区域办事处的委托，制定了《耳穴国际标准化方案（草案）》，并得到了世界各国医家的认可及推广，使耳穴诊疗日趋规范化。1992 年 10 月 16 日，经国家技术监督局批准，颁布了《中华人民共和国国家标准·耳穴名称与部位》，并于 1993 年 5 月 1 日开始实施。这一系列措施，有力地将耳诊疗学推上一个新台阶，成为一门独立的学科，并屹立于世界医学之林。耳穴诊疗法也从民间进入"三级大医院"，不仅是各级中医医院，一些综合性大医院也都在应用耳穴诊疗法来诊治疾病。

在科学高度发展的今天，耳穴诊疗法仍能自立于世界医学之林，充分证明其本身的科学性是经得起时间和实践的检验的。然而，我们必须清醒认识到，耳诊疗学目前还处于一个发展阶段，许多基础理论和临床问题还有待于再深入探讨。当然，在科学技术的进一步推动下，耳诊疗学亦必将有所发展，有所前进，必将成为一门系统、完整的新医学科学体系，必定能为卫生保健事业做出新的贡献。

第二章　耳诊疗学原理

第一节　中医学理论的探讨

一、耳与经络的关系

《灵枢·邪气脏腑病形》曰："十二经脉，三百六十五络，其血气皆上于面而走空窍……其别气走于耳而为听。"上述论述说明经络与耳的关系十分密切。十二经脉之中，手、足三阳经直接循行于耳部，其中，足阳明胃经"上耳前"，手太阳小肠经"……其支者……却入耳中""手阳明之别……入耳，合于宗脉"，足少阳胆经"其支者，从耳后入耳中，出走耳前"。另外，足阳明之筋、足少阳之筋、手太阳之筋与手少阳之筋都循行于耳部。手足三阴经则通过其别支（经别）合于阳经而与耳部相联。《素问·缪刺论》说："手足少阴、太阴、足阳明之络，此五皆会于耳中。"由此可见，十二经脉均直接或间接地与耳部发生关系。故《灵枢·口问》云："耳者，宗脉之所聚也。"现代实验研究表明，在所观察的48条经脉中，就有42条经脉与相应耳穴发生感传联系，占总数的87.5%，提示耳穴与相应经脉感传联系是客观存在的。十二经脉及阴跷、阳跷脉的经气皆上通于耳，因而通过经络的联系，耳廓是反映脏腑生理、病理的门户、窗口。

二、耳与脏腑的关系

耳是机体体表与内脏联系的重要部位之一。五脏之中，耳与肾、心的关系最为密切。耳为肾所主，肾开窍于耳。故《素问·阴阳应象大论》云："肾主耳，……""肾在窍为耳。"《灵枢·脉度》亦云："肾气通于耳。"《难经》《中藏经》也认为耳为肾之外候。如《难经·四十难》所说："耳者，明之候。"《中藏经》亦说："肾者，精神之舍，性命之根，外通于耳。"足可见耳与肾的特殊关系。

耳与心的关系也非常密切。《素问·金匮真言论》说："心开窍于耳，藏精于心。"为何心开窍于耳，晋代皇甫谧在其所著的《针灸甲乙经》中认为，心气本通于舌，五脏皆有窍，而舌非窍，故心窍寄于耳部。杨上善在其所著的《太素》一书中指出，心开窍于耳是因"肾者水也，心者火也，水火相济，心气通于耳，故以窍言之，即心以耳为窍"。现代实验观察也证实，手少阴心经的刺激感可上传于耳廓，表明心、耳之间的确以经络为通道，两者之间存在着密切的联系。

另外，肝藏血，耳受血始能有听觉。心主血，肺主气，心肺合司宗气，肺朝百脉，宗气上贯于耳，耳方可闻及。脾胃为升降之中轴，脾胃升降失司，清阳之气上达而贯耳，耳方能聪。因此，耳不仅是肾窍、心窍，同样亦为肝窍、肺窍、脾窍。耳虽为人体的一小部分，但由于耳与脏腑的密切关系，故耳具有预测全身脏器生理、病理的全息作用。

第二节　西医学理论的探讨

一、神经、体液学说

神经系统是机体内部的主导系统。完整的全身机体，通过神经系统的支配调节，各组织器官、系统之间才能互相联系、协调统一，进行各种功能活动。耳廓有着丰富的神经分布，有来自脊神经丛的耳大神经和枕小神经，有来自脑神经的耳颞神经、面神经、舌咽神经、迷走神经的分支以及交感分支等。其中耳轮、对耳轮和耳舟的大部分有耳大神经分布，仅上方一小部分有枕大神经分布。三角窝内的神经来自耳颞神经、耳大神经和枕小神经，并在三角窝的皮下形成神经丛。耳甲艇和耳甲腔的神经，除耳大神经的少数分支外，主要是面神经、迷走神经和耳颞神经分支，并在此处交织成丛。耳垂的神经来自耳大神经和耳颞神经。耳廓后面上 1/3 处有枕小神经分布，下 2/3 处有耳大神经分布，还有迷走神经和舌咽神经的耳支也分布于耳部的后面。耳廓的神经在真皮内形成多种感觉神经末梢，另外还伴随血管的交感神经小束随血管走行分布。尤为有意义的是，专门支配内脏和腺体功能活动的迷走神经在全身体表各部均无分布，唯独耳廓有其分布，这意味着耳穴与内脏、腺体的联系较为密切。由于耳廓分布有丰富的神经组织，因此对各种刺激的反应有高度的敏感性。当人的机体发生病变时，病理刺激通过神经系统的传导使相应耳穴发生生物电场改变和过敏、疼痛、血管张缩、汗腺和皮脂腺的分泌及立毛肌的收缩等反应，各种治疗方法产生的良性刺激也通过神经系统的传导阻滞或抑制了原有的病理冲动的恶性循环，并代之以正常的生理调节，致使病变减轻或消失。

二、全息生物学说

我国学者张颖清教授在研究胚胎发育过程中发现，脱氧核糖核酸（DNA）的半保留复制和细胞的有丝分裂，可使多细胞生物体内的任何体细胞都具有与原初的受精卵（有性生殖过程中）或起始细胞（无性生殖过程中）相同的一整套基因。因此，任何一个在结构和功能上有相对的完整性并与周围的部分有相对明确边界的相对独立部分都是全息胚，镶嵌着整体各器官的图谱，并由此提出了著名的"生物全息律"理论。生物全息律中一个十分重要的内容是穴（区）分布的全息律，认为机体的任何相对独立、完整的部分（由几种组织所构成，具有一定形态和基本结构单位，如耳、头、面、鼻、手、足、骨关节等）的每一位区都与特定的整体部位之间不断地进行着信息交换活动，每一位区都能够在某种程度上反映特定整体部位的演示变化。

耳穴与机体整体之间的信息交换的客观反映，早在 20 世纪 70 年代就被国外学者所发现。美籍朝鲜学者 M. H. Cho 通过 20 余次的人体实验后，提出了"德尔他反射"，指出刺激躯体上的任何一个点后，仅需数秒钟时间就可在被刺激部位对应的耳区出现皮肤温度的改变，而非对应的躯体上则无此反应。

近些年来，我国部分研究单位选择耳穴也做了某些类似的实验，有人曾经在家兔胃体、胃窦、十二指肠浆膜下埋藏铂丝电极，以观察针刺耳穴胃、十二指肠穴区与非耳穴点区对胃肠生理功能的影响。实验证明，针刺前者有明显的效应出现，而非耳穴点区虽有一定的效应出现，但多项指标统计并无明显的差异；也有人在胰胆穴和眼穴施行电刺激，结果发现前者有明显的使 Oddi 括约肌松弛的作用，而后者的作用则远不如前者。这种"躯体（内脏亦然）⇔中枢⇔耳廓"间的双向径路，被认为是耳穴刺激疗法的理论基础。对于耳穴的信息传递原理，有人提出了全息反射机制。所谓全息反射机制，就是由脑内全息联系的神经元作为反射中枢而形成的全息反射路径。脑内神经元的全息联系，是指机体的任一相对完整、独立部分的每一位区在中枢神经内投射都与其所对应的整体部位在中枢神经内的投射所存在着的双向突触联系。耳廓作为一个相对完整、独立的部分，每个耳穴在中枢神经内的投射与其所对应的整体部位的组织器官在中枢神经内的投射也存在着双向突触联系，耳穴与其对应整体部位之间的信息传递就是通过这种联系而进行的。

全息反射机制阐明了人体病灶与耳穴反应区之间的直接联系，亦即说明一个病灶在耳穴只有一个反应点（区）。但是，一种疾病可在多处耳穴区产生阳性反应的现象也客观存在。对此，应从机体的整体性和协调性来进行分析、考虑。人是一个统一的、有机的整体，各组织器官系统的功能并不是孤独进行活动的，而是密切配合、彼此协调进行的。当某一个组织器官发生疾病时，常常要影响到与其有密切联系的组织器官的活动，这种影响必然会通过全息反射而将信息传递到耳区，当影响达到一定程度时，受到影响的组织器官所对应的耳穴区就会产生阳性反应，因而形成了一种疾病可在多处耳穴区产生阳性反应的可能性。在这些特定的耳穴区进行有效的刺激，都会在相对应的部位产生疗效。

综上所述，耳廓是机体五脏六腑、四肢百骸以及其他组织器官的重要荧光屏，是机体信息输入与输出最强、最集中的地方之一。整个耳廓是机体各脏腑组织器官的缩影，机体各脏器、各部位在耳廓皆有反映点；若各脏腑、组织器官发生病变，则必然会在耳廓得以反映。因此，通过观察耳廓和耳穴便可窥见内脏之疾患。

第三章　耳廓的形态、结构及生理解剖

第一节　耳廓的形态

一、耳廓的正面形态

耳廓的表面解剖部位是耳穴定位的标志。其形态与遗传、年龄、炎症、局部外伤以及某些皮肤病等相关且有个体差异，但总的形态结构却不变。耳廓表面分为耳垂、耳轮、对耳轮、耳舟、三角窝、耳甲艇、耳甲腔、耳屏、对耳屏、屏间切迹、屏上切迹、轮屏切迹、外耳道口等解剖部位（图 3-1）。各解剖部位的形态特点如下：

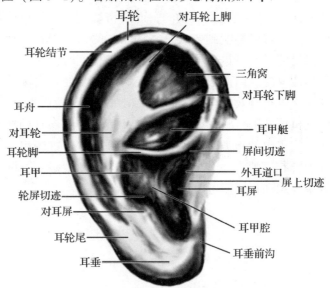

图 3-1　耳廓正面表面解剖名称示意图

1. **耳垂**　耳廓下部无软骨的皮垂。耳垂前沟：耳垂与面部之间的浅沟。
2. **耳轮**　耳廓边缘向前卷曲的游离部分。
（1）耳轮脚：轮前上端伸入耳腔内的横行堤状隆起部分。
（2）耳轮脚棘：耳轮脚和耳轮之间的软骨隆起部分。
（3）耳轮脚切迹：耳轮脚前方的凹陷部分。
（4）耳轮结节：又称为达尔文结节，耳轮后上缘稍肥厚的结节状凸起部分，此结构一般不甚明显。
（5）耳轮尾：耳轮下缘与耳垂相接的无软骨部分。
（6）轮垂切迹：耳轮与耳垂后缘之间的凹陷部分。
（7）耳轮前沟：耳轮与面部之间的浅沟。

3．**对耳轮**　耳廓边缘内侧与耳轮相对平行隆起部分，其上端分叉，使整个对耳轮形成"Y"形。由对耳轮体、对耳轮上脚和对耳轮下脚 3 部分组成。

（1）对耳轮体：对耳轮下部呈上下走向的主体部分。

（2）对耳轮上脚：对耳轮向上分支的部分。

（3）对耳轮下脚：对耳轮向前分支的部分。

4．**耳舟**　耳轮与对耳轮之间的凹沟。

5．**三角窝**　对耳轮上、下脚与相应的耳轮之间所构成的三角形凹窝。

6．**耳甲艇**　又称为耳甲窝，为耳轮脚以上的耳腔部分。

7．**耳甲腔**　耳轮脚以下的耳腔部分。

8．**耳屏**　又称为耳珠。为耳廓前缘的瓣状凸起部分，同外耳道相齐平，宛如其屏障。

9．**对耳屏**　对耳轮下部弯向前方的隆起部分，前方与耳屏相对。

10．**屏间切迹**　耳屏与对耳屏之间的凹陷处。

11．**屏上切迹**　耳屏上缘与耳轮脚之间的凹陷处。

12．**轮屏切迹**　对耳轮与对耳屏之间的凹陷处。

13．**外耳道口**　居于耳甲腔前，为耳屏所遮盖的孔窍。

二、耳廓的背面形态

耳廓背面的解剖部位有 3 个面、4 个隆起、5 个沟。一般在耳廓前面隆起的，其相应的背面则凹陷；在耳廓前面凹陷的，其相应的背面则隆起（图 3-2）。

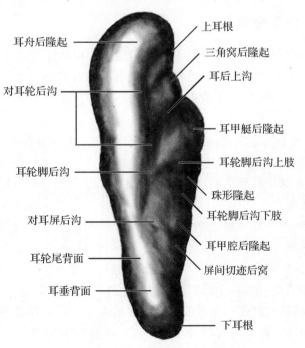

图 3-2　耳廓背面解剖名称示意图

1. 3个面 3个面分别是：

（1）耳轮背面：耳轮背部的平坦部分。

（2）耳轮尾背面：耳轮尾背部的平坦部分。

（3）耳垂背面：耳垂背部的平坦部分。

2. 4个隆起 4个隆起分别是：

（1）耳舟后隆起：耳舟背面的隆起部分。

（2）三角窝后隆起：三角窝后的隆起部分。

（3）耳甲艇后隆起：耳甲艇后的隆起部分。

（4）耳甲腔后隆起：耳甲腔背面的隆起部分。

3. 5个沟 5个沟分别是：

（1）对耳轮上脚沟。

（2）对耳轮下脚沟。

（3）对耳轮沟。

（4）耳轮脚沟。

（5）对耳屏沟。

三、耳根

1. 上耳根 耳廓与头部相连的最上部。

2. 下耳根 耳廓与头部相连的最下部。

四、耳廓的几种生理畸形

耳廓正、背面的生理解剖结构有利于耳穴的定位，可运用望诊的方法来诊断疾病。人与人之间在耳的结构上大体是相同的，但也有大小不同的差异。即使同一个人，两耳也有不同之处。某些人耳的外形与大多数人有比较大的差异，这种差异可称为生理畸形，分别叙述如下：

1. 耳瘘孔 多见于耳轮前面和颜面皮肤的交界处，也可分布于耳甲艇、耳甲腔等处，有个别人一只耳可见有多处瘘孔。

2. 耳柱 亦即分布于耳廓旁的肉柱，一般出现在单耳侧，双耳同见极为少见。该畸形被认为与遗传因素有关。

3. 耳屏相关的畸形 耳屏最为多见的为双峰，多视此为正常表现，各种耳穴图均以此作为标准，但也不乏见有单峰或三峰出现者。

4. 耳轮结节相关的畸形 一般人耳轮结节明显且只有一个，但也有人耳轮结节并不明显，还有些人有两个结节，另一个结节在对耳轮上脚与耳轮相交处。

5. 对耳轮下脚相关的畸形 对耳轮下脚大多数人是从对耳轮处平滑地分出，但有些人该结构与多数人不相同，在与对耳轮分出时可见一明显的分界线；还有少数人对耳轮下脚缺如，使三角窝与耳甲艇合成一个大窝。

6. 耳甲艇分隔 即在耳甲艇中部可见一纵行软骨隆起，将耳甲艇分成两个腔。

耳廓的外形结构、色泽、凸起、凹陷、某些结构的缺如等，均与遗传、职业、某些疾病以及外伤等有关。因此，在望诊时应细心观察，注意排除某些因素所造成的假阳性反应。

第二节 耳廓的结构

一、耳廓的组织结构

耳廓外被以皮肤，以形状复杂的弹性软骨为支架，并附以脂肪、韧带、结缔组织以及退化的肌肉等。形似贝壳，借韧带、肌肉附着于头颅两侧，与颅壁成30°。耳廓下方的耳垂占耳廓面积的1/5～1/4，无软骨支撑，只含有脂肪与结缔组织。耳廓皮层分表皮和真皮二层，真皮层分布有毛囊、皮脂腺、汗腺、血管、神经和淋巴管，还有一些散在的脂肪组织。皮下组织极薄，血管位置浅表，皮肤与软骨紧密相贴。耳廓的肌肉包括附着于耳软骨之间的耳内肌和附着于耳廓和颅骨之间的耳外肌，一般没有明显的作用。

二、耳廓的血管分布

1．动脉 耳廓的动脉来自颈外动脉的耳后动脉和颞浅动脉，颞前动脉也有3～4个小分支分布于耳廓。这些小血管在耳廓深部沿软骨走行。

2．静脉 耳廓的静脉均起于耳廓的浅层，然后汇集成几支较大的静脉，与同名动脉相伴而行，耳后静脉和颞浅静脉注入颈外静脉。

三、耳廓的淋巴管分布

耳廓的淋巴液通过淋巴管分别注入耳廓周围的淋巴结，它们分别是耳前淋巴结、耳后淋巴结和耳下淋巴结，此3组淋巴结均汇入颈上淋巴结。

四、耳廓的软骨和肌肉

耳廓的肌肉分两种：一种位于耳软骨之间，称为耳内肌；另一种附着于耳廓与颅骨之间，称为耳外肌。人类除少数人耳外肌尚有收缩作用能使耳廓动作外，大多数人的耳外肌已经退化，仅遗留一些痕迹而已。

从组织学上观察，许多耳穴，如肾、膀胱、枕、耳背沟、上耳根等耳穴部位均有已退化的耳肌附着。

五、耳廓的神经分布

耳廓的神经分布非常丰富。神经的来源较多，有的来自脊神经颈丛的耳大神经，有的来自脑神经的耳颞神经、面神经、舌咽神经、迷走神经的分支以及随颈外动脉而来的交感神经。

1．耳大神经 来自第2、3颈神经，分布于耳前、耳后、耳下2/3处；枕小神经，也来自第2、3颈神经，分布于耳前、耳后、耳上1/3处。第2、3颈神经是躯体神经，与脊髓颈2、3、4节段相连。

2．耳颞神经 是三叉神经下颌支的分支，分布于耳屏、耳轮脚上部、耳轮升部及三角窝，并从骨与软骨的交界处穿出，分布于外耳道前 1/3 处。

3. **迷走神经耳支**　分布于耳甲腔、耳后肌及耳背中上部，也有分支到耳轮脚根部及三角窝、对耳轮及耳舟中部。

4. **交感神经**　来自颈交感神经节，多沿耳血管分布。

第四章 耳穴的定义与分布规律以及耳廓和耳穴的作用与特性

第一节 耳穴的定义及分布规律

耳穴的全称为"耳部腧穴",此乃经气积聚、转输的地方。古时,腧与输、俞相通。此处是指转输、灌注之义。也就是说,耳穴是耳廓上经络、脉气内外灌注的地方。耳与经络的关系十分密切,十二经脉均直接或间接与耳相通:手阳明别络入耳合于宗脉;足阳明经上耳前;手太阳经入耳中;足太阳经的支脉至耳上角;手少阳经系耳后,出耳上角,支脉入耳中;足少阳经下耳后,支脉至耳中,出耳前;6条阴经通过经别与阳经相合通于耳。此外,阴、阳跷脉并入耳后,阳维脉循头而入耳。故《卫生宝鉴·耳中诸病方》说:"五脏六腑,十二经脉有络于耳者。"

耳穴是耳廓表面与人体经络、脏腑、组织器官、四肢百骸相互沟通的部位,是脉气所发和转输之处。当人体内脏或躯体任何一处有病变时,耳廓穴位就会出现压痛敏感、皮肤电特性改变、变形、变色等阳性反应。这些反应,可用来诊断疾病,并可通过刺激来防治疾病,故阳性反应点又有"刺激点"之称。

耳穴在耳廓正面的分布规律,极像一个在子宫内倒置的胎儿,头部朝下,臀及上、下肢朝上,胸腹、躯干位于中间(图4-1)。

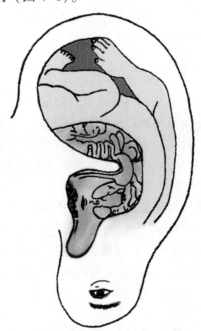

图4-1 耳穴形象分布示意图(引自植兰英《耳穴疗法》)

即：头面部的穴位分布在对耳屏和耳垂，鼻咽部的穴位分布在耳屏；胸腔的穴位分布在耳甲腔；腹腔的穴位分布在耳甲艇；消化道的穴位分布在耳轮脚周围；盆腔部的穴位分布在三角窝；上肢部的穴位分布在耳舟；躯干部的穴位分布在对耳轮；下脚及臀部的穴位分布在对耳轮上脚和下脚；内分泌的穴位分布在屏间切迹。

第二节　耳穴的命名及含义

耳穴与体穴一样，每个腧穴的名称与其功能和适用治疗范围相关。唐代医家孙思邈在其《千金翼方》一书中指出："凡诸孔穴，名不徒设，皆有深意。"这说明每一个穴位都是前人智慧的结晶。耳穴的命名也是有一定的内在含义和规律的。充分了解其内在含义和规律，加深对耳穴的认识、记忆，对以后临床的应用是有一定的帮助作用的。现将耳穴命名归类分述介绍于下。

一、以中医理论来命名

1. 以藏象学说来命名　根据中医的藏象学说，依据诊断和治疗疾病的规律以脏腑的名称来命名，如心、肝、脾、肺、肾、胆、胃、小肠、大肠、膀胱、三焦等穴。这里面就包含有中医藏象学说的内容，如肺穴除了能够治疗肺脏本身的疾病咳、喘等以外，还可以用来治疗大肠的疾病，因为肺是与大肠相表里的。肺穴还可以用来治疗皮肤病，因为肺主皮毛。另外，如膀胱穴可以用来治疗坐骨神经痛，是因为坐骨神经痛的部位正是膀胱经所循行的部位。

2. 以经络腧穴来命名　耳穴中有些穴位是参考体穴的名称来命名的。其一是因为耳穴的治疗作用与体穴相似而取其名，如神门穴，无论体穴和耳穴都有镇静安神的功效；其二是因为位置相近而命名，如后听宫穴、后听会穴。

二、以生理解剖名称来命名

1. 以神经、体液来命名　耳穴中有许多穴位是根据西医学中的神经或腺体的名称来命名的。这些穴位可以治疗相应神经或腺体的疾病，以达到调节神经和体液的作用；同时，相应的部位发生病变在耳穴上也可以出现反应。这样命名的穴位有坐骨神经、枕小神经、肾上腺、内分泌、交感等穴，其中内分泌穴可以起到调整内分泌的功效，交感穴可起到调整人体自主神经系统的功效。

2. 以解剖部位名称来命名　耳廓正面的许多穴位是根据人体的解剖部位在耳廓上的投影用解剖名称来命名的。例如：耳舟是上肢的投影部位，穴位则用解剖名称命名为肩、肘、腕、指等穴；耳轮为躯干的投影部位，穴位则用解剖名称命名为颈、胸、腰、骶等穴；还有下肢的髋、膝、踝、跟、趾等穴，也均是由解剖部位名称命名的。

三、以耳穴的特性来命名

1. 以耳穴的治疗功能来命名　某些耳穴用以治疗某些疾病的症状时疗效较为明显，因此而得名，如平喘、过敏点、降压沟等穴。

2. 以穴位在耳廓上面积的大小来命名　某些耳穴在耳廓上所占的面积较小，就用点来进行命名，如饥点、渴点、遗尿点等穴；某些耳穴在耳廓上所占的面积相对来说较大，就用区来进行命名，如面颊区、荨麻疹区等穴；还有部分耳穴形状细长似线状，就以线来进行命名，如风湿线等穴。

3. 以耳穴所在的耳廓位置来命名　根据耳穴在耳廓上的具体位置来命名。例如：穴位位于耳廓上部的尖端处，就命名为耳尖穴；穴位位于耳背沟之中的，就命名为降压沟穴；穴位位于耳屏上部尖端的，就命名为屏尖穴。

四、以药名来命名

某些耳穴是根据药名来进行命名的，如"鼻眼净"等穴。

五、以疾病的名称来命名

耳穴中某些穴位是因为治疗某些疾病有特效，或者是因为患某些疾病而在耳廓上出现反应点而得名的，如肝炎点、高血压点、神经衰弱点等穴。

耳穴的命名将其归纳起来有以上五大类 10 种，但具体到每个穴位则不一定是纯属哪一种，某些穴位是经综合而命名的，如脾穴既是以解剖学而命名的，又是以藏象学说来进行命名的；又如面颊区穴，它既是以解剖学而命名的，又是以耳穴的面积大小而进行命名的；再如降压沟穴，它既是以耳穴的功能作用而命名的，又是以耳廓上的位置而进行命名的。

第三节　耳廓和耳穴在诊治疾病中的作用

耳廓和耳穴在诊治疾病方面的作用，主要表现在以下两个方面：

一、反映病情，做出诊断

耳廓和耳穴可以反映机体五脏六腑、四肢百骸的病情，以对疾病做出诊断。我国现存的医学古籍中就有不少这样的记载。《灵枢·师传》曰："视耳好恶，以知其性。"意思就是说，观察耳廓颜色的好坏，就可以知道疾病的预后善恶。又如《灵枢·论疾诊尺》曰："耳间青筋起者，掣痛。"《灵枢·阴阳二十五人》曰："手少阳之上，血色盛，则眉美以长，耳色美，血气皆少，则耳焦恶色。"《灵枢·卫气失常》曰："耳焦枯，受尘垢，病在骨。"晋代的皇甫谧在其所著的《针灸甲乙经·小儿杂病》中叙述："婴儿耳间青筋起者，瘛，腹痛。大便青瓣，飧泄……"明代的周于蕃在其所著的《小儿按摩术》中以及清代的张振鋆在其校订补辑的《厘正按摩要术》中记载："两耳时红时热者，主外感风热；两耳发冷者，主发痘疹；耳上起青筋者，主肝风；耳聋发狂者，主阳虚病。"上述古代医学文献均说明，我国历代医家已充分认识到，当机体的任何部位罹患疾病时，其耳廓、耳穴都具有反映病候的特性，并可用以诊断疾病。

我国近代医家对耳廓、耳穴诊断疾病的工作也做了大量的研究，特别是 20 世纪 70 年代以来更有所突破，取得了明显的进展，发表了有关学术论文上千篇，学术专著几十部。耳廓、耳穴诊断由单纯的望诊法、触诊法、按压法逐步发展到染色法、电探测法、日光反射法等多种，运用了多种现代科技方法和手段。对耳廓、耳穴诊断机制也做了大量、深入的探索，从病理、生化、物理等方面进行全方位的立体研究。从 20 世纪 80 年代以来，耳廓诊断已发展成为一门新的学科，称为耳廓诊断学，为临床诊断学增添了不少新内容。

二、接受刺激，防治疾病

《灵枢·五邪》曰："邪在肝……取耳间青筋以去其掣。"《灵枢·厥病》亦曰："耳聋无闻取耳中。"唐代医家孙思邈在其所著的《备急千金要方》一书中记载："耳中穴，在耳门孔上横梁是，针灸之，治马黄、黄疸、寒暑、疫毒等病。"明代的杨继洲在其所著的《针灸大成》一书中记述："耳尖二穴，在耳尖上，卷耳取耳尖是穴，治眼生翳膜，用小艾炷五壮。"上述论述均说明，我国在 2000 多年前就开始应用耳穴来治疗疾病，且历代以来均有所发现、有所发展。

近代医家经大量的临床实践和研究进一步证实，刺激耳穴或部位可用以治疗疾病或具有保健作用，其作用主要体现在以下 3 个方面。

1. 相应耳穴的直接治疗作用　这是一切患病部位相应耳穴主治作用所具有的共同特点。如腰部罹患疾病时，可用相应耳穴"腰"来进行治疗；胃部罹患疾病时，可用相应耳穴"胃"来进行治疗。刺激相应耳穴，可直接疏通经气，扶正祛邪，调整机体的阴阳虚实而取得疗效。因此，在选穴时应注意选准穴位。实践经验丰富的耳针大夫，不仅仅靠耳穴图索穴，更重要的是用探棒压痛法或电探测法在耳廓上寻找敏感点施治，且往往能取得更佳的疗效。

2. 相关耳穴的间接治疗作用　机体组织由于经络的联络和作用，脏腑之间存在着相应的表里关系，而五脏之间又有相生相克的关系。各脏腑的功能不同，各有所主，各有所司。构成相辅相成、相互制约、密切相关的一个统一整体。当某一脏器发生疾病时，常可影响到相关脏器的活动。使用耳针调整患病脏器，既要选其相应耳穴主治，又可选相关耳穴辅治，后者能起到间接的治疗作用。如治疗皮肤病时，除选用耳穴"肺"外，还可配以"大肠"来进行治疗，因为肺与大肠相表里，调整大肠可以间接调整肺脏。这就要根据病证治疗的需求，将主治功能相同或近似的耳穴配伍应用，以发挥协同作用。

3. 耳穴的非特异性治疗作用　不是特异性针对某种病患，而是对任何疾病都有一定的治疗作用，这种治疗作用就称为非特异性治疗作用。据近代科学家研究证实，几乎全部耳穴都具有不同程度的提高机体应激能力、增强机体抵抗能力的非特异性治疗作用和保健作用。《神仙杂术》一书中曰："每朝早起以右手从头上引左耳二七，复以左手从头上引右耳二七，令人耳聪目明，延年益寿。"现代时兴的自身耳廓按摩法和耳廓穴位按摩法，就是利用耳穴的非特异性治疗作用和保健作用这一治疗原理进行的，经大量临床应用证实非常有效。在我国北方民间流传着这样一句俗话："针灸拔火罐，不对也要好一半。"这说明我国民间早已发现针灸的非特异性治疗作用。

第四节　耳廓和耳穴在诊治疾病中的特性

耳廓和耳穴的良性刺激方法有多种，其包括针刺、按摩、按压、贴敷、牵拉、磁疗和激光照射等。做耳廓和耳穴的良性刺激来防治疾病时，有其本身的特性，掌握应用好这些特性可进一步提高防治效果。现将其特性分别介绍于下。

一、耳穴与机体各部分的相互对应性

根据生物全息理论，耳穴按"倒置胎儿"的分布规律分布在耳廓上，人体的五脏六腑、四肢百骸、五官七窍甚至更小的部位，在耳廓上都有其相应的部位存在。以耳廓上的耳舟部位为例予以说明，它是上肢耳穴的分布所在，现将耳舟分为6等份，各等份相应耳穴自上而下排列：第1等份是指穴，第2等份是腕穴，第3等份是肘穴，第4、5等份是肩穴，第6等份是锁骨穴。这些耳穴的分布与上肢相互对应，顺序亦相同，仅为倒置而已。可见，耳穴的分布规律与经穴不同，有其一定的规律性，并与人体各部位相对应。因此，在诊断寻穴时，应遵循耳穴的分布规律。

二、耳穴与患病部位征象变化的相似性

当机体某一部位罹患疾病时，其相应的耳穴就会出现变形、变色、脱屑、充血、水疱、硬结、皱褶、隆起等阳性反应。耳穴的这种阳性反应往往与患病部位的征象和性质极为相似，例如：某一部位发生炎症，常出现红肿、浸润、光泽等征象，其相应耳穴的阳性反应也同时出现红色、油润、光泽；当人体发生急性扭、挫伤时，其受伤部位可见一块或一片红肿，其相应耳穴的阳性反应也是一样，出现点状或片状红晕。又比如罹患某些慢性疾患，患部常见出现白色、无光泽、无浸润征象，其相应耳穴也就出现白色、无光泽、无油润征象；再比如慢性肥厚性胃炎，胃镜可见胃壁增厚、其色发白，耳穴"胃"也呈片状白色、皮肤增厚。根据耳穴与患部征象相似的特性，在临床诊断疾病时，应认真、仔细观察耳廓上耳穴的变化，以间接了解患病部位的疾病情况，这就是耳廓诊断学中耳廓望诊的基础。

三、耳穴反应的迅速性和耳穴疗法治疗疾病的及时性

患病部位的相应耳穴出现阳性反应是非常及时的。现仅举两个例子足以说明：其一，管遵信老师曾经做过家兔人工急性阑尾炎模型实验，于手术前后进行耳穴染色对比。术前耳穴全无着色，术后相应耳穴即刻出现着色。其二，彭印高老师曾经做过实验性心肌损害耳穴诊断的研究。先予腹腔内注射氯化钡液，30分钟后在心电图的监护下，再予静脉注射氯化钡液。当心电图出现异常后，立即在兔耳上寻找新出现的低电阻点。结果：心电图出现异常后的20只家兔，全部在内侧耳窝中诱发出一个低电阻点且两侧对称，而实验前没有这个低电阻点。上述两个实验都证实了耳穴诊断疾病的迅速性、及时性。

刺激耳穴治疗疾病的疗效也是十分及时的，凡从事耳针工作的医生无人不知。特别是对头痛、牙痛、胆绞痛、肾绞痛、胃肠道痉挛性疼痛的止痛疗效，可以说是手到病除，"立竿见影"。作者曾对胆石症所致胆绞痛患者施以耳针治疗，在所治的89例患者当中，有82例经针刺数分钟后，其绞痛即见缓解或消失，疗效相当神速。许瑞征等老师对小白鼠做过过敏性休克耳穴实验，实验组与对照组相比，可明显提高存活率（$P<0.01$）。

根据耳穴反应的迅速性和耳穴疗法治疗疾病的及时性特点，在临床工作中，应注意有病早诊断、早治疗，力争主动，将疾病及时消灭在萌芽状态。

四、耳穴的双向调节性

中医学认为，人之所以罹患疾病，是因为阴阳、气血、营卫、经络失调所致。耳穴疗法治疗疾病的一个重要特性，就是通过对耳穴的良性刺激可起到调节阴阳、气血、营卫、经络，以达到平衡。所谓双向调节是指刺激耳穴对两种截然相反的病理状态都能起到治疗作用，例如刺激某些耳穴，既可使高血压者的血压下降，又可使低血压者的血压上升，均可使其达到正常血压。若能继续进行治疗，则高血压者不会出现低血压，低血压者也不会出现高血压。失衡的血压经调整正常后，再继续治疗不会影响其平衡状态。根据耳穴双向调节的特点，在临床应用时必须注意：①要根据病情证型，辨证选穴。②要采用恰当的耳穴刺激方法和补泻手法，以达到"良性刺激"的要求。这就要求因人、因病、因时酌情施术，只有这样，才能取得应有的疗效。

五、一穴多能性和多穴一能性

一穴多能性，是指一个耳穴能治疗多种病证，例如神门穴，不仅可用于治疗神经系统的疾患，如精神分裂症、癔症、神经衰弱、抑郁症、癫痫等，而且还可用于治疗各种炎症性疾患以及各种原因所引起的疼痛、高血压、过敏性疾病等。多穴一能性，是指多个耳穴能同时治疗一种相同的病证，如支气管哮喘，不仅肺穴可用来治疗，而且，对屏尖、肾、肾上腺、神门、气管等耳穴也具有平喘的作用，可供临床施治时采用。但这些耳穴在临床上的作用是不相同的，有主有辅，各有千秋。因此，在临床工作中，应辨证选穴和施术，力求制出最佳的耳穴处方，讲究理、法、方、穴，以达速效、高效的治疗目的。

第五章　耳廓的分区、耳穴的定位和功能作用及适用病症

第一节　耳廓的分区

要确定耳穴在耳廓上的具体位置，必须首先将耳廓划分出若干区域，而耳廓分区前又必须先划定耳廓的基本标志线和点。因此，由国家颁布的耳穴名称和部位标准是按照耳廓线、点→耳廓分区→耳廓部位这样一个逻辑阐述的。本书亦将按照该顺序予以介绍。

一、耳廓基本标志线的划定（图5-1～图5-3）

1.　耳轮内缘　亦即耳轮与耳廓其他部位的分界线。是指耳轮与耳舟、对耳轮上下脚、三角窝及耳甲等部位的折线。

2.　耳甲折线　是指耳甲内平坦部与隆起部之间的折线。

3.　对耳轮脊线　是指对耳轮体及其上、下脚最凸起处之连线。

4.　耳舟凹沟线　是指沿耳舟最凹陷处所作的连线。

5.　对耳轮耳舟缘　亦即对耳轮与耳舟的分界线。是指对耳轮（包括对耳轮上脚）脊与耳舟凹沟之间的中线。

6.　三角窝凹陷处后缘　是指三角窝内较为低平的三角形区域的后缘。

7.　对耳轮三角窝缘　亦即对耳轮上、下脚与三角窝的分界线。是指对耳轮上、下脚脊与三角窝凹陷处后缘之间的中线。

8.　对耳轮耳甲缘　亦即对耳轮与耳甲的分界线。是指对耳轮（包括对耳轮下脚）脊与耳甲折线之间的中线。

9.　对耳轮上脚下缘　亦即对耳轮上脚与对耳轮体的分界线。是指对耳轮上、下脚分叉处向对耳轮缘所作的垂线。

10.　对耳轮下脚后缘　亦即对耳轮下脚与对耳轮体的分界线。是指从对耳轮上、下脚分叉处向对耳轮耻舟缘所作的垂线。

11.　耳垂上线（对耳屏耳垂缘和耳屏耳垂缘的连线）　亦即耳垂与耳廓其他部分的分界线。是指过屏间切迹与轮垂切迹所作的直线。

12.　对耳屏耳甲缘　亦即对耳屏与耳甲的分界线。是指对耳屏内侧面与耳甲的折线。

13.　耳屏前缘　亦即耳屏外侧面与面部的分界线。是指沿耳屏前沟所作的垂线。

14.　耳轮前缘　亦即耳轮与面部的分界线。是指沿耳轮前沟所作的垂线。

15.　耳垂前缘　亦即耳垂与面颊的分界线。是指沿耳垂前沟所作的垂线。

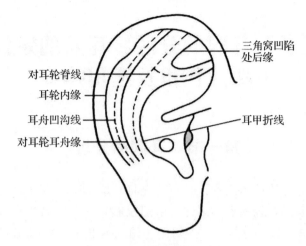

图 5-1　耳廓基本标志线 1

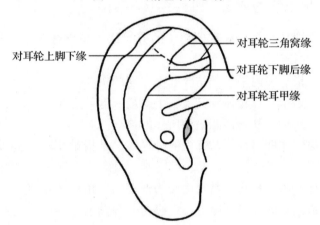

图 5-2　耳廓基本标志线 2

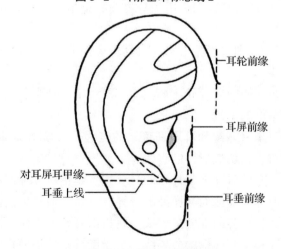

图 5-3　耳廓基本标志线 3

二、耳廓标志点、线的设定 （图5-4）

（1）在耳轮内缘上，将耳轮脚切迹至对耳轮下脚间中、下1/3交界处，设为 A 点。

（2）在耳甲内，由耳轮脚消失处向后作一水平线与对耳轮耳甲缘相交，设交点为 D 点。

（3）设耳轮脚消失处至 D 点连线的中、后交界处为 B 点。

（4）设外耳道口后缘上1/4与下3/4交界处为 C 点。

（5）从 A 点向 B 点做一条与对耳轮耳甲艇缘弧度大体相同的曲线。

（6）从 B 点向 C 点做一条与耳轮脚下缘弧度相同的曲线。

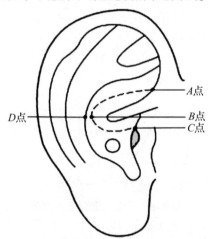

图5-4 耳廓标志点、线设定示意图

三、耳廓的分区

（一）耳廓的正面分区 （图5-5）

1. 耳轮 耳轮脚为耳轮1区；耳轮脚切迹到对耳轮下脚上缘之间的耳轮分为3等份，自下而上依次为耳轮2区、耳轮3区、耳轮4区；对耳轮下脚上缘到对耳轮上脚前缘之间的耳轮为耳轮5区；对耳轮上脚前缘到耳尖之间的耳轮为耳轮6区；耳尖到耳轮结节上缘为耳轮7区；耳轮结节上缘到耳轮结节下缘为耳轮8区；耳轮结节下缘到轮垂切迹之间的耳轮分为4等份，自上而下依次为耳轮9区、耳轮10区、耳轮11区、耳轮12区。

2. 耳舟 将耳舟分为6等份，自上而下依次为耳舟1区、耳舟2区、耳舟3区、耳舟4区、耳舟5区、耳舟6区。

3. 对耳轮 将对耳轮上脚分为上、中、下3等份，下1/3为对耳轮5区，中1/3为对耳轮4区，上1/3分为上、下两等份，下1/2为对耳轮3区，再将上1/2分为前、后两等份，后1/2为对耳轮2区，前1/2为对耳轮1区。对耳轮下脚分为前、中、后3等份，中前2/3为对耳轮6区，后1/3为对耳轮7区。将对耳轮体从对耳轮上、下脚分叉处至轮屏切迹分为5等份，再沿对耳轮耳甲缘将对耳轮体分为前1/4和后3/4两部分，前上2/5为对耳轮8区，后上2/5为对耳轮9区，前中2/5为对耳轮10区，后中2/5为对耳轮11区，前下

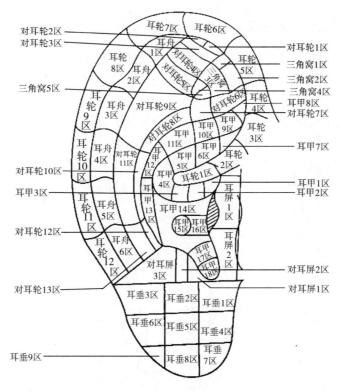

图 5-5　耳廓正面分区示意图

1/5 为对耳轮 12 区，后下 1/5 为对耳轮 13 区。

4. 三角窝　将三角窝由耳轮内缘至对耳轮上、下脚分叉处分为前、中、后 3 等份，中 1/3 为三角窝 3 区；再将前 1/3 分为上、中、下 3 等份，上 1/3 为三角窝 1 区，中下 2/3 为三角窝 2 区；再将后 1/3 分为上、下 2 等份，上 1/2 为三角窝 4 区，下 1/2 为三角窝 5 区。

5. 耳屏　将耳屏外侧面分为上、下 2 等份，上部为耳屏 1 区，下部为耳屏 2 区。将耳屏内侧面分为上、下 2 等份，上部为耳屏 3 区，下部为耳屏 4 区。

6. 对耳屏　由对屏尖及对屏尖至轮屏切迹连线之中点，分别向耳垂上线作两条垂直线，将对耳屏外侧面及其后部分为前、中、后 3 区，前为对耳屏 1 区，中为对耳屏 2 区，后为对耳屏 3 区。对耳屏内侧面为对耳屏 4 区。

7. 耳甲　将 BC 线前段与耳轮脚下缘间分成 3 等份，前 1/3 为耳甲 1 区，中 1/3 为耳甲 2 区，后 1/3 为耳甲 3 区。ABC 线前方，耳轮脚消失处为耳甲 4 区。将 AB 线前段与耳轮脚上缘及部分耳轮内缘间分为 3 等份，后 1/3 为耳甲 5 区，中 1/3 为耳甲 6 区，前 1/3 为耳甲 7 区。将对耳轮下脚下缘前、中 1/3 交界处与 A 点连线，该线前方的耳甲艇为耳甲 8 区。将 AB 线前段与对耳轮下脚下缘间耳甲 8 区以后的部分，分为前、后 2 等份，前 1/2 为耳甲 9 区，后 1/2 为耳甲 10 区。在 AB 线后段上方的耳甲艇部，将耳甲 10 区后缘与 BD 线之间分为上、下 2 等份，上 1/2 为耳甲 11 区，下 1/2 为耳甲 12 区。由轮屏切迹至 B 点作连线，该线后方、BD 线下方的耳甲腔部为耳甲 13 区。以耳甲腔中央为圆心，圆心与 BC 线间距离的 1/2 为半径作圆，该圆形区域为耳甲 15 区。通过耳甲 15 区最高点及最低点分别向外耳门后壁作两条切线，切线间为耳甲 16 区。耳甲 15、耳甲 16 区周围为耳甲 14 区。将外耳门的最低点与对耳屏耳甲缘中点相连，再将该线以下的耳甲腔部分成上、下 2 等份，上 1/2 为耳甲 17 区，下 1/2 为耳甲 18 区。

8. 耳垂 在耳垂上线至耳垂下缘最低点之间作两条等距离平行线，于上平行线上引两条垂直等分线，将耳垂分成 9 个区：上部由前至后依次为耳垂 1 区、耳垂 2 区、耳垂 3 区；中部由前至后依次为耳垂 4 区、耳垂 5 区、耳垂 6 区；下部由前至后依次为耳垂 7 区、耳垂 8 区、耳垂 9 区。

（二）耳廓的背面分区（图 5-6）

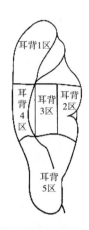

图 5-6 耳廓背面分区示意图

分别通过对耳轮上、下脚分叉处耳背对应点和轮屏切迹耳背对应点作两条水平线，将耳背分为上、中、下 3 部，上部为耳背 1 区，下部为耳背 5 区，再将中部分成内、中、外 3 等份，内 1/3 为耳背 2 区，中 1/3 为耳背 3 区，外 1/3 为耳背 4 区。

第二节 标准耳穴的名称、部位和功能作用及适用病症

一、耳廓正面的标准耳穴名称、部位和作用功能及适用病症

下面介绍的耳穴以《中华人民共和国国家标准·耳穴名称与部位》为依据。

（一）耳轮部穴位（图 5-7）

1. 耳中（HX_1）

【曾用名】膈、零点、神经丛点、神经症点。

【定位】位于耳廓中部，当耳轮脚处，亦即耳轮 1 区。

【功能作用】降逆和胃，止呕止吐，利膈驱风，清热凉血，利湿退黄，解痉镇痛。

【适用病症】膈肌痉挛，消化道疾患，皮肤病，小儿遗尿症，血液病，神经症等。

2. 直肠（HX_2）

【曾用名】直肠下段。

【定位】位于耳轮脚棘前上方的耳轮处，亦即耳轮 2 区。

【功能作用】预防与调护肠腑。

【适用病症】泄泻，便秘，直肠下垂，内、外痔，里急后重症等。

3. 尿道（HX$_3$）

【定位】位于直肠上方的耳轮处，亦即耳轮3区。

【功能作用】益肾缩泉，通利小便。

【适用病症】遗尿症，尿频、尿急、尿痛，尿潴留，尿道炎，阴痒，遗精。

4. 外生殖器（HX$_4$）

【定位】位于对耳轮下脚前方的耳轮处，亦即耳轮4区。

【功能作用】补肾壮阳，利湿止痒。

【适用病症】外生殖器病证，会阴部皮肤病，外阴瘙痒症，阳痿，早泄，睾丸炎，阴道炎，腰腿痛等。

5. 肛门（HX$_5$）

【曾用名】痔核点。

【定位】位于三角窝前方的耳轮处，亦即耳轮5区。

【功能作用】清肠止血，化痔镇痛。

【适用病症】内、外痔疮，直肠脱垂，肛周炎或肛周脓肿，肛门括约肌松弛，肛门瘙痒症，肛裂等。

6. 耳尖（HX$_6$）

【曾用名】扁桃体。

【定位】位于耳廓向前对折的上部尖端处，亦即耳轮6、7区交界处。

【功能作用】清热凉血，疏肝息风，解痉镇痛，平肝明目。

【适用病症】发热，高血压，外耳道炎，目疾（急性结膜炎、睑缘炎），痛症，神经衰弱，顽固性失眠等。

7. 结节（HX$_7$）

【曾用名】肝阳1、肝阳2、枕小神经。

【定位】位于耳轮结节处，亦即耳轮8区。

【功能作用】疏肝理气，宽胸镇痛。

【适用病症】肝炎，胁肋痛，纳呆，头晕、头痛，高血压和脑血管痉挛或脑外伤所引起的半身不遂、麻木等。

8. 轮1（HX$_8$）

【曾用名】扁桃体2。

【定位】位于耳轮结节下方的耳轮处，亦即耳轮9区。

【功能作用】清热解毒，疏肝息风，解痉镇痛。

【适用病症】各种炎症性疾患，热病，感冒，上呼吸道感染，扁桃体炎，高血压等。

9. 轮2（HX$_9$）

【定位】位于轮1区下方的耳轮处，亦即耳轮10区。

【功能作用】同轮1。

【适用病症】同轮1。

10. 轮3（HX$_{10}$）

【定位】位于轮2区下方的耳轮处，亦即耳轮11区。

【功能作用】同轮 1。

【适用病症】同轮 1。

11. 轮 4（HX$_{11}$）

【定位】位于轮 3 区下方的耳轮处，亦即耳轮 12 区。

【功能作用】同轮 1。

【适用病症】同轮 1。

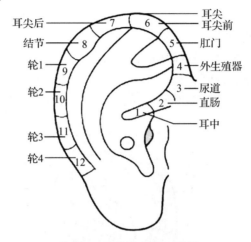

耳尖后 ——
结节 ——
轮1 ——
轮2 ——
轮3 ——
轮4 ——

耳尖
耳尖前
肛门
外生殖器
尿道
直肠
耳中

图 5-7　耳轮部穴位示意图

（二）耳舟部穴位（图 5-8）

1. 指（SF$_1$）

【曾用名】阑尾 1。

【定位】位于耳舟最上方处，亦即耳舟 1 区。

【功能作用】疏经，活络，利指。

【适用病症】各种指及指关节疾患。

2. 腕（SF$_2$）

【定位】位于指区的下方，亦即耳舟 2 区。

【功能作用】疏经活络，解痉镇痛，抗过敏。

【适用病症】各种腕部疾患，胃痛，过敏性皮炎等。

3. 风溪（SF$_3$）

【曾用名】过敏区、荨麻疹区、结节内。

【定位】位于耳轮结节内前方，指区与腕区之间处，亦即耳舟 1、2 区交界处。

【功能作用】祛风止痒，抗过敏。

【适用病症】荨麻疹，皮肤瘙痒症，过敏性鼻炎，哮喘，接触性皮炎，神经性皮炎，湿疹，过敏性紫癜等。

4. 肘（SF$_4$）

【曾用名】睡眠诱导点。

【定位】位于腕区的下方处，亦即耳舟 3 区。

【功能作用】疏经活络，通利关节。

【适用病症】各种肘关节疾患，甲状腺疾患，失眠等。

5. 肩（SF₅）

【曾用名】阑尾 2。

【定位】位于肘区的下方处，亦即耳舟 4、5 区。

【功能作用】通经活络，解痉镇痛。

【适用病症】各种肩关节疾患，胆石症，落枕等。

6. 锁骨（SF₆）

【曾用名】肾炎点、阑尾 3。

【定位】位于肩区的下方处，亦即耳舟 6 区。

【功能作用】舒经活络，通利关节，解痉镇痛。

【适用病症】肩关节周围炎，多发性大动脉炎（无脉症），颈椎病，肩背颈部疼痛，肩背颈部疾患，风湿痛。

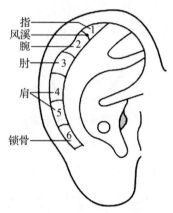

图 5-8　耳舟部穴位示意图

（三）对耳轮部穴位（图 5-9）

1. 跟（AH₁）

【定位】位于对耳轮上脚的前上部，亦即对耳轮 1 区。

【功能作用】强筋壮骨，活血镇痛。

【适用病症】足跟部疾患，如各种原因引起的足跟痛。

2. 趾（AH₂）

【定位】位于耳尖下方的对耳轮上脚后上部，亦即对耳轮 2 区。

【功能作用】活血通络，消肿镇痛。

【适用病症】各种原因引起的足趾关节炎症、疼痛及瘙痒，如趾关节扭伤、冻伤、关节炎、足趾活动障碍、甲沟炎等。

3. 踝（AH₃）

【曾用名】踝关节。

【定位】位于趾、跟区下方处，亦即对耳轮 3 区。

【功能作用】舒筋活络，活血镇痛。

【适用病症】踝关节疾患，踝关节扭、挫伤，踝关节炎等。

4. 膝（AH$_4$）

【曾用名】膝关节。

【定位】位于对耳轮上脚中 1/3 处，亦即对耳轮 4 区。

【功能作用】舒筋活络，祛风除湿，消炎镇痛。

【适用病症】各种原因引起的膝关节疾患及下肢活动障碍，如膝关节扭伤、膝关节骨性关节炎、风湿性关节炎等，各种肌腱疾患。

5. 髋（AH$_5$）

【曾用名】髋关节。

【定位】位于对耳轮上脚的下 1/3 处，亦即对耳轮 5 区。

【功能作用】活血通络，通利关节，消炎镇痛。

【适用病症】各种髋关节疾患，坐骨神经痛。

6. 坐骨神经（AH$_6$）

【定位】位于对耳轮下脚的前 2/3 处，亦即对耳轮 6 区。

【功能作用】活血通络，消炎镇痛。

【适用病症】坐骨神经痛，各种腰骶部疾患。

7. 交感（AH$_7$）

【定位】位于对耳轮下脚末端与耳轮内缘的相交处，亦即对耳轮 6 区前端。

【功能作用】镇静安神，解痉镇痛，滋阴潜阳，调节自主神经功能。

【适用病症】自主神经功能紊乱引起的各种病证，如失眠、内脏神经官能症、性功能障碍等；心绞痛、肾绞痛、胆绞痛等；脉管炎、肢端动脉痉挛症等。

8. 臀（AH$_8$）

【定位】位于对耳轮下脚的后 1/3 处，亦即对耳轮 7 区。

【功能作用】舒筋活络，祛风镇痛。

【适用病症】臀部及骶部疾患，坐骨神经痛，臀筋膜炎，腰腿疼痛等。

9. 腹（AH$_9$）

【定位】位于对耳轮体前部上 2/5 处，亦即对耳轮 8 区。

【功能作用】活血通络，解痉镇痛。

【适用病症】腹部疾患，如腹痛、肠炎、腹泻、便秘、产后宫缩痛、腹部术后疼痛，急性腰扭伤等。

10. 腰骶椎（AH$_{10}$）

【定位】位于对耳轮体部的后上 2/5 处，腹区后方，亦即对耳轮 9 区。

【功能作用】益肾健腰，通经活络，化瘀镇痛。

【适用病症】腰骶部及下肢的各种疾患，如腰部急、慢性扭、挫伤，腰骶椎疼痛，腰骶椎骨质增生，腰骶部关节病，腰腿痛，腰肌劳损；肾炎及肾石症引起的腰痛；腹痛，腹膜炎等。

11. 胸（AH$_{11}$）

【定位】位于对耳轮体前部中 2/5 处，亦即对耳轮 10 区。

【功能作用】疏经活络，化瘀镇痛。

【适用病症】胸部疾患，如胸闷、胸胁疼痛、肋间神经痛、乳腺炎、泌乳不足等。

12. 胸椎（AH₁₂）

【定位】位于对耳轮体的中后 2/5 处，胸区后方，亦即对耳轮 11 区。

【功能作用】强肾益精，舒经活络，通利关节，消炎镇痛。

【适用病症】各种胸椎疾患，如胸背部扭挫伤、胸椎退行性病变、各种原因引起的胸背部疼痛、胸胁疼痛、肋间神经痛、乳腺炎、泌乳不足、经前乳房胀痛等。

13. 颈（AH₁₃）

【定位】位于对耳轮体前部下 1/5 处，亦即对耳轮 12 区。

【功能作用】舒经通络，活血镇痛。

【适用病症】各种颈部疾患，如颈椎病、落枕、颈部扭伤、斜颈、颈部肿痛、甲状腺疾患等。

14. 颈椎（AH₁₄）

【定位】位于对耳轮体部后下 1/5 处，颈区后方，亦即对耳轮 13 区。

【功能作用】强脊益精，通经活络，祛风镇痛，通利关节。

【适用病症】颈椎病，落枕，项背部疼痛，颈部扭伤，肩关节周围炎及各种原因引起的颈部疼痛，甲状腺疾患等。

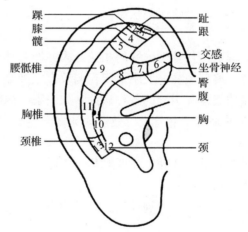

图 5-9 对耳轮部穴位示意图

（四）三角窝部穴位（图 5-10）

1. 角窝上（TF₁）

【曾用名】降压点。

【定位】位于三角窝前 1/3 的上部处，亦即三角窝 1 区。

【功能作用】平肝息风，育阴潜阳。

【适用病症】高血压，头痛，眩晕等。

2. 内生殖器（TF₂）

【曾用名】子宫、精宫、天癸。

【定位】位于三角窝前 1/3 的下部处，亦即三角窝 2 区。

【功能作用】补益肝肾，扶阳益精，祛瘀镇痛，调精和血，调经止带。

【适用病症】各种妇科疾患，如月经不调、功能性子宫出血、痛经、带下病、盆腔炎等；各种男科疾患，如性功能障碍、附睾炎、前列腺炎、前列腺增生症等。

3. 角窝中（TF₃）

【曾用名】喘点、肝炎点、便秘点、呼吸点。

【定位】位于三角窝中 1/3 处，亦即三角窝 3 区。

【功能作用】舒肝养血，止咳平喘，清热解毒，通肠利便。

【适用病症】急、慢性肝炎，胁肋疼痛，咳喘不止，过敏性疾患，便秘，近视眼等。

4. 神门（TF₄）

【曾用名】神穴、阴交点。

【定位】位于三角窝后 1/3 的上部，亦即三角窝 4 区。

【功能作用】醒脑开窍，镇静安神，清热解毒，祛风镇痛，止咳平喘。

【适用病症】癫狂，抑郁症，癔症，失眠，多梦，各种炎症性疾患，各种原因引起的疼痛，高血压，过敏性疾患，戒断综合征，咳嗽，哮喘，腹泻等。

5. 盆腔（TF₅）

【曾用名】腰痛点。

【定位】位于三角窝后 1/3 的下部，亦即三角窝 5 区。

【功能作用】活血化瘀，调经镇痛。

【适用病症】痛经，闭经，盆腔炎，附件炎，月经不调，下腹疼痛，腹胀等。

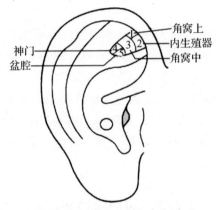

图 5-10 三角窝部穴位示意图

（五）耳屏部穴位（图 5-11）

1. 上屏（TG₁）

【曾用名】渴点。

【定位】位于耳屏外侧面上 1/2 处，亦即下屏 1 区。

【功能作用】清热生津，缩泉止渴。

【适用病症】糖尿病，尿崩症，口干多饮，斜视，肥胖症等。

2. 下屏（TG₂）

【曾用名】饥点。

【定位】位于耳屏外侧面下 1/2 处，亦即耳屏 2 区。

【功能作用】预防与调护中焦，清热和胃。

【适用病症】多食，糖尿病，甲状腺功能亢进症，肥胖症等。

3. 外耳（TG₃）

【曾用名】耳。

【定位】位于屏上切迹前方近耳轮部，亦即耳屏1区上缘处。

【功能作用】通经络，开耳窍，滋肾水，潜肝阳。

【适用病症】各种耳疾，如耳聋、耳鸣、中耳炎、外耳道炎，听力减退，眩晕等。

4. 屏尖（TG₄）

【曾用名】珠顶。

【定位】位于耳屏游离缘上部尖端，亦即耳屏1区后缘处。

【功能作用】清热解毒，消炎镇痛。

【适用病症】各种原因引起的发热、疼痛，牙痛，深刺该穴还可治疗眼斜视。

5. 外鼻（TG₅）

【曾用名】鼻眼净。

【定位】位于耳屏外侧面中部，亦即耳屏1、2区之间。

【功能作用】疏风开窍，活血通络。

【适用病症】各种鼻部疾患，如鼻塞、鼻出血、过敏性鼻炎、鼻前庭炎、酒糟鼻、鼻部疖肿，肥胖症等。

6. 肾上腺（TG₆）

【定位】位于耳屏下部游离缘的尖端，亦即耳屏2区后缘处。

【功能作用】培元固本，回阳固脱，祛风镇痉，解痉镇痛，清热解毒，抗风湿、抗过敏、抗休克，止咳平喘。

【适用病症】各种原因引起的发热，各种炎症性疾患，如支气管炎、腮腺炎、风湿性关节炎、下颌淋巴结炎；各种过敏性疾患，如哮喘、荨麻疹、过敏性皮炎；间日疟，多发性大动脉炎（无脉症），链霉素中毒所致眩晕、听力减退；昏厥、休克也可用该穴做配合治疗；另外，还可治疗高血压、低血压等。

7. 咽喉（TG₇）

【定位】位于耳屏内侧面上1/2处，亦即耳屏3区。

【功能作用】清热解毒，清咽利喉。

【适用病症】各种咽喉疾患，如急、慢性咽炎，急、慢性喉炎，扁桃体炎，声音嘶哑等，对支气管炎、咳嗽也有一定的疗效。

8. 内鼻（TG₈）

【定位】位于耳屏内侧面下1/2处，亦即耳屏4区。

【功能作用】疏风开窍，通利鼻窍。

【适用病症】感冒鼻塞，伤风流涕，各种鼻炎，鼻窦炎，鼻出血等。

9. 屏间前（TG₉）

【曾用名】目1、青光。

【定位】位于屏间切迹前方耳屏最下部，亦即耳屏2区下缘处。

【功能作用】清肝明目。

【适用病症】青光眼，假性近视眼，视神经萎缩，视网膜炎，虹膜睫状体炎等。

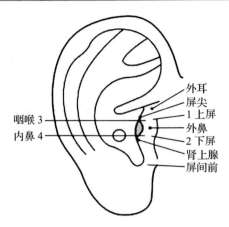

图5-11　耳屏部穴位示意图

（六）对耳屏部穴位（图5-12）

1. 屏间后（AT$_1$）

【曾用名】目2、散光。

【定位】位于屏间切迹后方对耳屏前下部，亦即耳屏1区下缘处。

【功能作用】清肝明目。

【适用病症】各种目疾，如屈光不正、青光眼、视网膜炎、外眼炎症性疾患、假性近视眼、睑缘炎等。

2. 额（AT$_2$）

【定位】位于对耳屏外侧面的前部，亦即对耳屏1区。

【功能作用】清头明目，镇静止痛。

【适用病症】前额头痛，近视眼，头晕，失眠，多梦，额窦炎，牙痛等。

3. 颞（AT$_3$）

【曾用名】太阳。

【定位】位于对耳屏外侧面的中部，亦即对耳屏2区。

【功能作用】清头明目，镇静止痛。

【适用病症】偏、正头痛，头昏，头晕，嗜睡症，以及由嗜睡而引起的遗尿症等。

4. 枕（AT$_4$）

【定位】位于对耳屏外侧面的后部，亦即对耳屏3区。

【功能作用】安神镇静，平肝息风，解痉止痛。

【适用病症】颈项强直，角弓反张，抽搐不止，精神分裂症，头痛，头昏，头晕，失眠，癫痫，支气管哮喘，神经衰弱，梅尼埃病（内耳眩晕症），治疗和预防晕车、晕船，各种目疾，皮肤疾患等。

5. 皮质下（AT$_5$）

【曾用名】卵巢、睾丸、兴奋点。

【定位】位于对耳屏内侧面，亦即对耳屏4区。

【功能作用】填髓益脑，镇静安神，醒脑开窍，回阳救逆，解痉镇痛。

【适用病症】大脑皮质功能紊乱出现的病证，如失眠、健忘、多梦，智能发育不全，精神分裂症，肾虚耳鸣，痛症，间日疟，假性近视眼，神经衰弱，癔症，昏厥，休克，脉管炎，多发性大动脉炎（无脉症），内脏下垂等。

6. 对屏尖（AT_6）

【曾用名】平喘、腮腺、下丘脑。

【定位】位于对耳屏游离缘的尖端，亦即对耳屏1、2、4区的交点处。

【功能作用】宣肺止咳，利肺定喘，清热解毒，驱散风邪。

【适用病症】呼吸系统疾患，如哮喘、支气管炎，腮腺炎，皮肤瘙痒症，附睾炎，睾丸炎，低血压等。

7. 缘中（AT_7）

【曾用名】脑点、遗尿点。

【定位】位于对耳屏游离缘上，对屏尖与轮屏切迹之中点处，即对耳屏2、3、4区交点处。

【功能作用】填精补髓，镇静安神，活血化瘀。

【适用病症】各种脑部疾患，如大脑发育不全、脑炎、脑震荡后遗症，侏儒症，肢端肥大症，脉管炎，遗尿症，梅尼埃病，咳嗽，月经过多，功能性子宫出血；休克、呼吸衰竭时，配合选用该穴。

8. 脑干（AT_8）

【定位】位于轮屏切迹处，亦即对耳屏3、4区之间。

【功能作用】平肝息风，健脑安神，解痉镇痛。

【适用病症】大脑发育不全，脑震荡后遗症，脑膜炎后遗症，中风，抽搐，颈项强直，角弓反张，头痛，眩晕，对脑膜刺激征也有一定的疗效，还有抗休克、抗过敏、镇痛、止血等作用。

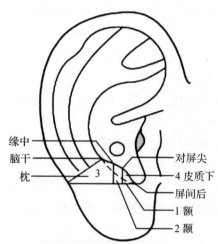

图 5-12 对耳屏部穴位示意图

（七）耳甲部穴位（图 5-13）

1. 口（CO_1）

【定位】位于耳轮脚下方前1/3处，亦即耳甲1区。

【功能作用】养阴生肌，清泻心火，祛除风邪，通利关节。

【适用病症】口腔疾患，如口腔溃疡、舌炎、颞颌关节紊乱症，面瘫，胆囊炎，胆石症，戒断综合征，对结膜炎也有一定的疗效。

2. 食道（CO_2）

【定位】位于耳轮脚下方中 1/3 处，亦即耳甲 2 区。

【功能作用】清咽利膈，疏利食道。

【适用病症】各种食管疾患，如食管炎、食管痉挛、噎膈，胸闷，癔球症，吞咽困难等。

3. 贲门（CO_3）

【定位】位于耳轮脚下方后 1/3 处，亦即耳甲 3 区。

【功能作用】宽胸利气，降逆止呕。

【适用病症】各种贲门疾患，如贲门痉挛、神经性呕吐、胃脘部疼痛、胸闷不适、食欲不振等。

4. 胃（CO_4）

【曾用名】幽门、下垂点、奇点。

【定位】位于耳轮脚消失处，亦即耳甲 4 区。

【功能作用】健脾和胃，补中安神，消积除滞。

【适用病症】各种胃部疾患，如胃溃疡、胃炎、消化不良、恶心呕吐；失眠，牙痛，癫痫，癔症，精神分裂症等。

5. 十二指肠（CO_5）

【定位】位于耳轮脚上方与 *AB* 线之间的后 1/3 处，亦即耳甲 5 区。

【功能作用】温中和胃，利气止痛。

【适用病症】十二指肠溃疡，幽门痉挛，胆囊炎，胆石症，胃酸缺乏症。

6. 小肠（CO_6）

【定位】位于耳轮脚上方与 *AB* 线之间的中 1/3 处，亦即耳甲 6 区。

【功能作用】补脾和中，养心生血，消食化滞，理气止痛。

【适用病症】消化不良，胃肠炎，肠胀气，阑尾炎，心律失常，腹痛，心悸，对乳汁少、咽痛、颈肿也有一定的疗效。

7. 大肠（CO_7）

【定位】位于耳轮脚及部分耳轮与 *AB* 线之间的前 1/3 处，亦即耳甲 7 区。

【功能作用】清热凉血，预防与调护肠腑。

【适用病症】肠道疾患，如便秘、腹泻、痢疾、痔疮等；皮肤瘙痒症，痤疮，咳嗽。

8. 阑尾（CO_8）

【定位】位于大肠、小肠两穴之间，亦即耳甲 6、7 区交界处。

【功能作用】活血化瘀，解痉镇痛，清利下焦湿热。

【适用病症】急、慢性单纯性阑尾炎，腹泻等。

9. 艇角（CO_9）

【曾用名】前列腺。

【定位】位于耳甲艇前部，对耳轮下脚下方前部，亦即耳甲 8 区。

【功能作用】益肾、清热、通淋。

【适用病症】前列腺炎，前列腺增生症，泌尿系感染，血尿，性功能减退，遗精，早泄等。

10. 膀胱（CO_{10}）

【定位】位于耳甲腔部，对耳轮下脚下方中部，亦即耳甲 9 区。

【功能作用】帮助气化，清热通淋，通利下焦，培补下元，疏通下肢经络。

【适用病症】腰痛，坐骨神经痛，膀胱炎，肾盂肾炎，前列腺炎，遗尿症，尿失禁，尿潴留，后头痛等。

11. 肾（CO_{11}）

【定位】位于耳甲艇部，对耳轮下脚下方后部，亦即耳甲 10 区。

【功能作用】填髓壮骨，益肾聪耳，清热降火，壮腰健肾。

【适用病症】肾炎，性功能障碍，不育症，膀胱炎，肾盂肾炎，遗尿症，腰痛，关节炎，耳鸣，耳聋，重听，青光眼，咽喉炎，阳痿，遗精，神经衰弱，哮喘，五更泻，月经不调，痛经。该穴具有强壮身体的作用，可用于治疗各种慢性虚弱性疾患。

12. 输尿管（CO_{12}）

【定位】位于耳甲艇部，肾区与膀胱区之间，亦即耳甲 9、10 区交界处。

【功能作用】清热，通淋，镇痛，清利下焦。

【适用病症】肾绞痛，输尿管结石绞痛，肾石症，泌尿系感染等。

13. 胰胆（CO_{13}）

【定位】位于耳甲艇的后上部，亦即耳甲 11 区。

【功能作用】疏肝利胆，祛风健胃。

【适用病症】急、慢性胰腺炎，胆囊炎，胆石症，胆道蛔虫症，消化不良，食欲不振，耳鸣，耳聋，中耳炎，听力减退，偏头痛，带状疱疹，糖尿病等。

14. 肝（CO_{14}）

【定位】位于耳甲艇的后下部，亦即耳甲 12 区。

【功能作用】疏肝利胆，清头明目，舒筋活血。

【适用病症】急、慢性肝炎，胆囊炎，胆石症，胆道蛔虫症，胰腺炎，胸胁疼痛、胀闷，抑郁，扭、挫伤，胃脘胀痛，中风偏瘫，抽搐，头痛，眩晕，经前期紧张症，月经不调，围绝经期综合征，高血压，近视眼，睑缘炎，急性结膜炎，单纯性青光眼等。

15. 艇中（CO_{15}）

【曾用名】脐周、脐中、腹水、醉点。

【定位】位于 AB 线中点，小肠区与肾区之间，亦即耳甲 6、10 区交界处。

【功能作用】预防与调护肠腑，理中健脾，清热镇痛。

【适用病症】腹痛，腹胀，胆囊炎，胆道蛔虫症，腮腺炎，泌尿系结石，听力减退，长期低热等。

16. 脾（CO_{16}）

【定位】位于 BD 线下方，耳甲腔的后上部，亦即耳甲 13 区。

【功能作用】健脾和胃，补中益气，消积化食，化生营血，营养肌肉。

【适用病症】脾胃功能失调所引起的各种疾患，如胃脘部胀痛、消化不良、食欲不振、腹泻、便秘、便血、口腔炎、功能性子宫出血、白带过多、子宫脱垂、梅尼埃病、肌营养不良、肌无力和各种原因引起的肌萎缩（恢复期）。

17. 心（CO_{17}）

【定位】位于耳甲腔正中凹陷处，亦即耳甲 15 区。

【功能作用】宁心安神，调和营血，疏通心络，止痛止痒。

【适用病症】心血管疾患，如冠心病、心绞痛、心悸、心律失常、高血压、血管性头痛、贫血、多发性大动脉炎（无脉症），以及失眠，盗汗，神经症，神经衰弱，癔症，精神分裂症，舌炎，失语症，皮肤瘙痒症等。

18. 气管（CO_{18}）

【定位】位于心区与外耳门之间，亦即耳甲 16 区。

【功能作用】宣肺止咳，平喘化痰。

【适用病症】咳喘，急、慢性支气管炎，感冒，咽喉炎等。

19. 肺（CO_{19}）

【定位】位于心区、气管区的周围，亦即耳甲 14 区。

【功能作用】宣肺、平喘、利气，补虚清热，疏通水道，利于皮毛。

【适用病症】急、慢性支气管炎，哮喘，感冒，声音嘶哑，胸闷不适，鼻炎，咽喉炎，自汗，盗汗，荨麻疹，湿疹，皮肤瘙痒症，痤疮，荨麻疹，扁平疣，脱发，便秘，小便不利，水肿，戒断综合征，肥胖症等，以及耳针麻醉时，用该穴作为切皮时的镇痛主穴。为针麻常用穴之一。

20. 三焦（CO_{20}）

【定位】位于外耳门后下方，肺区与内分泌区之间，亦即耳甲 17 区。

【功能作用】调三焦，利水道，清热镇痛。

【适用病症】水肿，小便不利，便秘，腹泻，腹胀，消化不良，手臂外侧疼痛，肥胖症肝炎，咳喘，耳聋，耳鸣等。

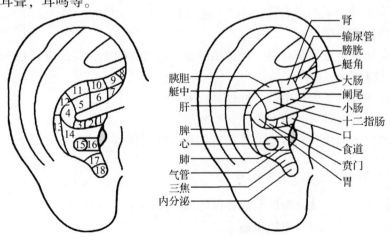

图 5-13 耳甲部穴位示意图

21. 内分泌（CO_{21}）

【定位】位于屏间切迹内，耳腔的前下部，亦即耳甲 18 区。

【功能作用】疏肝理气，通经活络，培补下元，清热解毒，祛风止痒，除湿镇痛，具有抗风湿、抗过敏、抗感染等作用。

【适用病症】阳痿，遗精，早泄，不育症，前列腺炎，痛经，月经不调，围绝经期综合征，内分泌功能紊乱，甲状腺功能亢进症，肥胖症，糖尿病，痤疮，荨麻疹，湿疹，过敏性鼻炎，风湿性关节炎，间日疟等。

（八）耳垂部穴位（图 5-14）

1. 牙（LO_1）

【定位】位于耳垂正面前上部，亦即耳垂 1 区。

【功能作用】清热解毒，化瘀镇痛。

【适用病症】牙周炎，牙痛，低血压等。还可用于拔牙麻醉。

2. 舌（LO_2）

【定位】位于耳垂正面中上部，亦即耳垂 2 区。

【功能作用】清热降火，通络化瘀。

【适用病症】舌部溃疡，口腔炎，神经性失语症等。

3. 颌（LO_3）

【定位】位于耳垂正面后上部，亦即耳垂 3 区。

【功能作用】通利关节，消炎止痛。

【适用病症】颞颌关节紊乱症，牙痛，颌下淋巴结炎等。还可用于拔牙麻醉。

4. 垂前（LO_4）

【曾用名】神经衰弱点。

【定位】位于耳垂正面前中部，亦即耳垂 4 区。

【功能作用】宁心安神，交济心火，镇静止痛。

【适用病症】神经衰弱，失眠，多梦，牙痛等。还可用于拔牙麻醉。

5. 眼（LO_5）

【定位】位于耳垂正面中央部，亦即耳垂 5 区。

【功能作用】清肝明目。

【适用病症】假性近视眼，急、慢性结膜炎，电光性眼炎，睑缘炎，视网膜炎等。

6. 内耳（LO_6）

【定位】位于耳垂正面后中部，亦即耳垂 6 区。

【功能作用】补益肝肾，清利头目，通利耳窍。

【适用病症】梅尼埃病，耳鸣，耳聋，头昏，听力减退，中耳炎等。

7. 面颊（LO_7）

【曾用名】面颊区。

【定位】位于耳垂正面，眼区与内耳区之间，亦即耳垂 5、6 区交界处。

【功能作用】通经活络，驱风镇痛。

【适用病症】面神经炎，腮腺炎，三叉神经痛，扁平疣，黄褐斑，痤疮，面部美容等。

8. 扁桃体（LO_8）

【定位】位于耳垂正面下部处，亦即耳垂7、8、9区。

【功能作用】清热解毒，消肿镇痛，清利咽喉。

【适用病症】急、慢性扁桃体炎，咽喉炎，各种原因引起的发热。

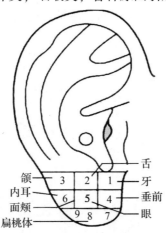

图 5-14　耳垂部穴位示意图

二、耳廓背面的标准耳穴名称、部位与功能作用及适用病症

耳廓背面的标准耳穴名称、部位，见图 5-15。

1. 耳背心（P_1）

【定位】位于耳背上部，亦即耳背1区。

【功能作用】宁心安神，清泻心火，镇痛止痒。

【适用病症】心悸，怔忡，失眠，多梦，疖肿，高血压，头痛等。

2. 耳背肺（P_2）

【定位】位于耳背中前部，亦即耳背2区。

【功能作用】宣肺平喘利气，清热，利皮毛。

【适用病症】气管炎，支气管炎，感冒，哮喘，消化系统病证，发热，皮肤瘙痒症等皮肤病。

3. 耳背脾（P_3）

【定位】位于耳背中央部，亦即耳背3区。

【功能作用】健脾和胃，生营血，养肌肉。

【适用病症】腹胀，腹泻，消化不良，食欲不振，胃脘疼痛，失眠等。

4. 耳背肝（P_4）

【定位】位于耳背中后部，亦即耳背4区。

【功能作用】疏肝和胃，通经活血，疏肝利胆，清头明目。

【适用病症】肝炎，胆囊炎，胆石症，胸胁胀满，腰酸背痛，头痛，眩晕，目疾等。

5. 耳背肾（P_4）

【定位】位于耳背下部，亦即耳背5区。

【功能作用】滋阴降火，补肾聪耳，填髓强骨。

【适用病症】因肝阳上亢所引起的眩晕、失眠，头痛、五心烦热，月经不调，神经衰弱等。

6. 耳背沟（P$_5$）

【定位】位于对耳轮沟和对耳轮上、下脚沟处。

【功能作用】平肝息风，降逆利皮。

【适用病症】高血压，血管神经性头痛，眩晕，皮肤瘙痒症等。

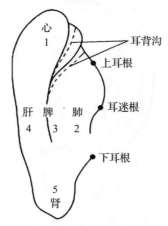

图 5-15　耳廓背面及耳根部穴位示意图

三、耳根部的标准耳穴名称、部位与功能作用及适用病症

耳根部的标准耳穴名称、部位，见图 5-15。

1. 上耳根（R$_1$）

【定位】位于耳根最上处。

【功能作用】清热凉血，息风镇痛，宣肺平喘。

【适用病症】头痛，鼻出血，中风偏瘫，各种疼痛，哮喘，肌萎缩侧索硬化症，脊髓炎等。

2. 耳迷根（R$_2$）

【定位】位于耳轮甲沟的耳根处。

【功能作用】疏肝利胆，解痉镇痛，通窍安蛔。

【适用病症】胆囊炎，胆石症，胆道蛔虫症，头痛，鼻塞，鼻炎，心动过速，腹痛，腹泻等。

3. 下耳根（R$_3$）

【定位】位于耳根最下处。

【功能作用】益肾补气，镇痛定喘。

【适用病症】低血压，内分泌功能紊乱，头痛，腹痛，哮喘，下肢瘫痪，脊髓灰质炎后遗症，肌萎缩侧索硬化症等。

第三节　非标准化耳穴参考图

详细内容见图 5-16~图 5-21。

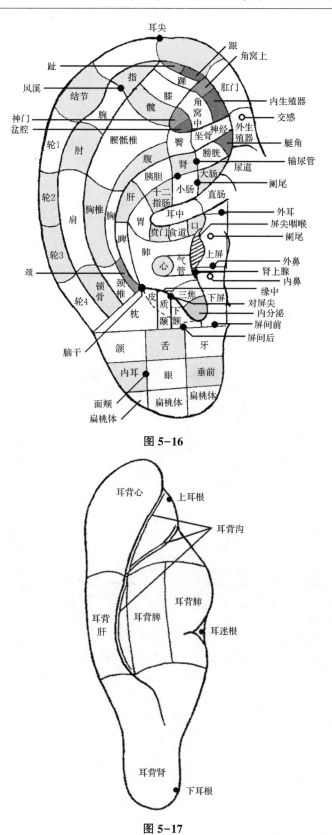

图 5-16

图 5-17

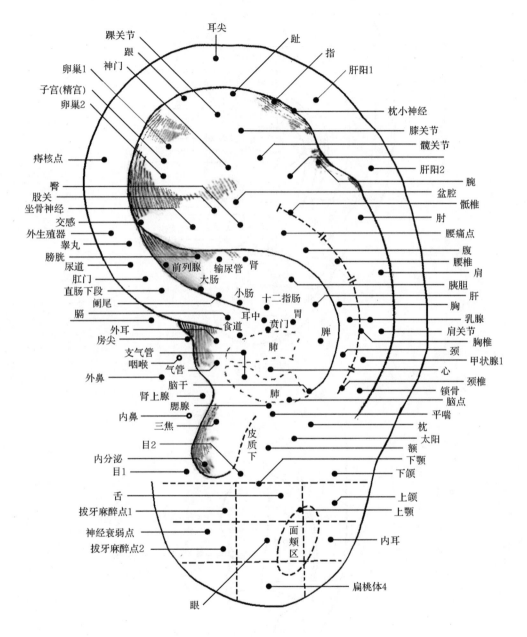

图 5-18

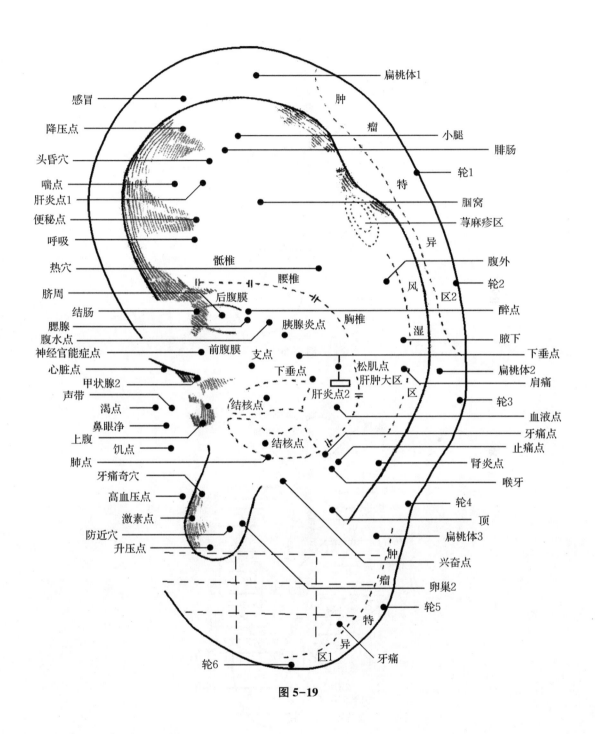

图 5-19

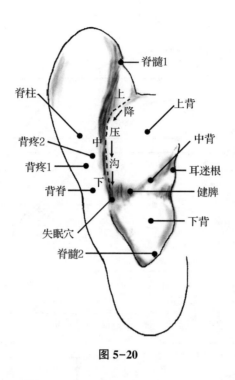

脊髓1

脊柱

上
降

上背

背疼2

压

中背

背疼1

中

沟

耳迷根

背脊

下

健脾

失眠穴

下背

脊髓2

图 5-20

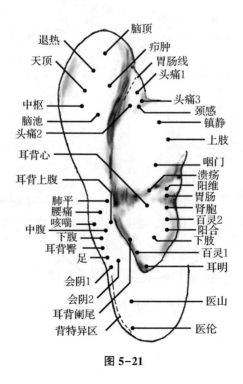

退热

脑顶

疖肿

天顶

胃肠线

头痛1

头痛3

中枢

颈感

脑池

镇静

头痛2

上肢

耳背心

咽门

溃疡

耳背上腹

阳维

肺平

胃肠

腰痛

肾胞

咳喘

百灵2

中腹

阳合

下腹

下肢

耳背臀

百灵1

足

耳明

会阴1

会阴2

医山

耳背阑尾

背特异区

医伦

图 5-21

第六章　望耳诊病法及其他常用耳诊法

第一节　望耳诊病法

一、掌握耳穴定位

耳穴定位，充分体现了耳与脏腑、身形的对应关系，是望耳诊病的重要基础。耳穴的定位有其明显的规律性。整个耳廓就好比一个在子宫内倒置的胎儿，其头在下，脚在上。一般来说，耳垂、耳屏和对耳屏代表人的头面部，耳舟代表上肢，对耳轮代表躯干，对耳轮上、下脚代表下肢和臀部，三角窝代表盆腔，耳甲艇代表腹腔，耳甲腔代表胸腔，耳轮脚代表横膈，耳轮前部代表泌尿生殖三角区。故与头面部相应的耳穴分布在耳垂、耳屏、对耳屏，与上肢相应的耳穴分布在耳舟，与躯干和下肢相应的耳穴分布在对耳轮，与内脏相应的耳穴分布在耳甲艇、耳甲腔和三角窝，其中心、肺脏位于耳甲腔内，消化道围绕着耳轮脚分布，泌尿系脏器和肝、胆位于耳甲艇，内生殖器位于三角窝。

二、熟悉耳廓的病理表现规律

根据中医学理论望耳廓形色改变诊病

1. 望形态　耳廓的大小、厚薄，与先天肾气的强弱有密切的联系。经研究发现：两侧肾未发育的婴儿，耳廓呈低位状态、前倾，软骨发育不良；先天性多发性骨发育障碍病患者，除表现智力迟钝、表情呆板外，还具有耳廓上缘位置低于目睛水平以下等特征。上述研究结果不仅与中医学中"肾主骨，开窍于耳"的理论保持一致，而且还充分说明了通过望耳的形态来诊断人体疾病的可行性和可靠性。

就一般来说，耳厚大而润泽者为先天肾气充盛，耳薄小而干枯者为先天肾气不足。耳部脉络，成年人宜隐而不显；若为小儿，则耳背脉络（上、中、下3支静脉）可略微显现，但无充盈、扩张等表现。

在病理情况下，耳廓可出现萎缩、肿胀、糜烂、粗糙、青筋显露等改变。

（1）耳廓肿大，为邪气实盛之征兆，多属少阳相火上攻所致。

（2）耳前、耳后皆见肿胀，为阳明中风之征象。

（3）耳部长出肿块，其形如樱桃或羊奶，称为"耳痔"。

（4）耳廓瘦削，多为正气虚弱。其中耳轮焦干，多为肾精亏损、肾阴不足所致或下消证，或为阴津耗伤；耳轮瘦干、萎缩而色黯红，主正气虚极，多属肾精亏虚或肾阴耗竭。

（5）耳轮皮肤粗糙如同鳞状，并呈褐色改变，多主久病血瘀，亦主肠痈之疾。

（6）耳轮皮肤焦枯如受尘垢污染，且耳间青脉显现，多为挛痛所致。

（7）耳廓络脉显现充盈，多为气滞血瘀所致，多见于各种痛证或咯血证。

（8）耳垂长、耳廓亦长（约8cm），为长寿之征兆。

（9）耳垂厚而宽大且体形肥胖，为易患脑出血之征兆。

（10）双侧耳轮呈部分性肥厚，为罹患冠心病之先兆。

（11）耳廓肥软，为五行湿盛之征兆，水荡而克土，易患风湿多痰或心脏疾患。

（12）耳垂发生弯曲改变，多为心脏衰弱之人。

（13）耳薄而肮脏，毫无生气表现，提示体质虚弱，疲乏无力。

（14）耳垂瘦薄，甚至连血管网都看得清，常有突眼性甲状腺肿和呼吸系统疾患。

（15）耳垂瘦薄且呈咖啡色，提示易罹患肾病、糖尿病等。

（16）耳小且紧缩，为先天性遗传体质虚弱之征兆。

（17）耳薄且小，为形亏之故，多属肾气亏虚，故有"耳薄者肾脆"之说。

（18）上耳部尖，提示健康、长寿；上耳部圆，提示体弱而多病。

（19）耳全萎缩，为肾气衰竭之死证。

（20）耳轮和耳垂均明显萎缩、枯黑、干瘪、卷曲，见于各种晚期恶性肿瘤、肝性昏迷、肾衰竭、心力衰竭、弥散性血管内凝血、脑出血等危重症患者的弥留之际。

（21）耳背与乳突处糜烂，或生于耳后缝间，延及耳垂下方，如刀裂之状，色红，有时流黄水，称为"旋耳疮"，此乃脾胆湿热所致，亦可作为小儿蛔虫症的诊断依据之一。

2. 望色泽　耳廓的颜色与整个面部的颜色相一致。健康人的耳廓颜色微黄而红润，是谓"得神"表现；不健康人的表现则枯燥而无润泽，是谓"失神"表现。

（1）①耳廓色红，提示气血壅盛，主热证；又主内外皆热；又主热积惊痰、潮热、谵语或惊啼；又主脾胃实热。②耳廓色鲜红为发热，红而肿痛，为上焦风热或肝胆火盛或湿热火毒上攻所致。③耳廓淡红，多属脾肾两虚；耳背见红络且伴耳根部发凉，乃麻疹之先兆；耳色黯红，为邪毒久留，气滞血瘀之证。④冬日耳轮呈紫红或青紫湿烂，为冻疮之征象。

（2）①耳廓色黄显著，提示脾郁湿盛，或兼有风、热。②耳廓黄中见赤，为热证、风证或湿热证。③耳廓其色深黄如橘皮色，兼面黄、目黄，主黄疸病。④耳廓颜色淡黄，主湿邪阻滞中焦。⑤耳廓其色微黄，主睡中惊厥、磨牙，亦主其病将愈。⑥耳轮色黄，称为"黄耳"，且伴耳中掣痛，为伤寒之征兆。⑦无论为何着色，均宜略带淡黄，此乃胃气尚存之征兆。

（3）①耳廓色青，提示气血运行不畅或风气壅盛，多为痛证、寒证或惊风。②耳廓色青发黑，多见于久病有瘀血或剧痛患者。③耳前见青色，多为惊邪入胃之征兆。④耳廓见青白色，为元气不足、虚寒欠火之征兆。⑤耳廓色纯青，为风寒入腹掣痛之征兆。⑥青色自眼目或太阳穴处入耳，多为病情危重之征兆。⑦耳色呈青紫改变，多为热邪所致；轻则发热夜啼，重则惊风抽搐不止。⑧小儿耳根部呈青黯色表现，提示体弱多病。

（4）①耳廓色白，提示气血不足、肾气虚弱和血脱之征兆，多为虚寒证，常因突受风寒，或寒邪直中所致。②耳色苍白无光，多为肾气衰败之征兆，常见于病情垂危患者。③耳廓呈淡白色，多为气虚之征兆。耳廓厚而白，为气虚有痰之征兆；耳廓薄而白，为气虚有火之征兆；见垂危患者耳薄而色白，多为肾败所致。④用手揉搓耳垂后，如仍见苍白无血色，多为血液循环欠佳或贫血之征兆。

（5）①耳廓色黑多主寒邪内伏，阳气不振。②耳廓色黑，多属败象，多由内分泌功能不足所致。③耳廓苍黑属肾热；紫黑多主热极；青黑多属痛证，常见于剧痛患者。④耳畔如烟煤样黑，多为肾精虚寒所致。⑤耳轮焦黑，多为肾脏虚寒；耳轮干枯焦黑，提示肾精耗竭，可见于温病后期，肾阴久耗及消渴证中之下消证；耳轮焦黑如炭，为肾气欲绝之危候。

3. 从西医学角度看耳穴常见病理反应类型及性质 西医学以耳穴的变色、变形、丘疹隐现、血管改变、脱屑及皮肤上的分泌物变化等"阳性反应"来分析疾病的类型和性质。

（1）变色：①红色反应，有淡红（红晕）、鲜红、黯红之分，形状可呈片状、条线状、中间红周围白、中间白周围红，界线清或不清。红色反应常见于发热、炎症性病变和急性病变。其中的淡红和黯红色多见于疾病的恢复期或病史较长和慢性疾患，淡红色还可见于病变的早期，症状轻微者。红白相间提示慢性病急性发作。鲜红色除可见于急性病变外，还可见于出血性病变。②灰色反应，有淡灰、黯灰、灰褐色之分，多呈片状或伴有结节隆起。若单纯淡灰或灰褐色，提示陈旧性疾病或功能不足性慢性病变；若在耳轮后上部伴压之褪色和耳穴部结节隆起，则多提示恶性病变。

变色反应在阳性反应物中出现率约为40%。

（2）变形：①皱褶反应，呈条线状、蚯蚓状、半圆状、圆圈状、梅花状等。揭示功能性或器质性病变。常见于心律不齐、失眠、眩晕、冠心病、萎缩性胃炎等病变。若耳穴表面皮肤松弛，压之皱褶呈水波放射状，提示该相应脏器功能不足。②隆起反应，呈片状、条索状、结节状等，其小如芝麻，大如黄豆般，凸出于皮肤表面。若3个结节状硬结连在一起为串珠状，提示罹患慢性病变，并以慢性器质性病变为主。常见于内脏肿大、内脏下垂、慢性炎症、骨质增生、肿瘤等病变。③凹陷反应，呈点状、条状、穴状等。揭示陈旧性病变、慢性器质性病变、先天性病变等。常见于慢性萎缩性胃炎、肺结核空洞、先天性房室间隔缺损、先天憩室等病变，亦可见于手术摘除术后瘢痕的痕迹反应。④若耳廓背面呈陷窝状或皱襞状，如用指甲压痕样微小畸形，提示为先天性神经功能发育不良，易罹患精神分裂症。

变形反应在阳性反应物中出现率约为20%。

（3）丘疹：有白色丘疹、红色丘疹、水疱样丘疹和黯灰色丘疹（形似鸡皮疙瘩样）之分，高出于周围皮肤。①白色丘疹，多见于慢性器质性疾患，如肺结核、各种结石等。②红色丘疹，常见于急性炎症性病变，如急性肠炎等。③水泡样丘疹及黯灰色丘疹，多见于慢性功能性或器质性病变，如慢性咽喉炎、多梦、月经不调、心脏神经束支传导阻滞等疾患。

丘疹反应在阳性反应物中出现率约为15%。

（4）血管改变：血管过度充盈或扩张，呈条段状、弧状、网状、海星状或鼓槌状等。提示急性炎症、慢性痛症、血液循环受阻。常见于紧张性头痛、腰痛、心血管病、脑血管病、急性咽喉炎、急性胃炎、支气管扩张等疾患。

血管改变在阳性反应物中出现率约为5%。

（5）脱屑：呈糠皮样或鳞片状脱皮，不易擦去。提示功能不全及内分泌功能紊乱。常见于吸收功能低下、皮肤病、便秘、带下病、围绝经期综合征等疾患。

脱屑反应在阳性反应物中出现率约为10%。

在观察上述各种类型病理反应的同时，还需配合观察耳穴的光泽及分泌物。若罹患急性病变特别是急性炎症，或有溃疡的皮肤病时，则往往耳穴的光泽较亮，似擦油样，甚至可见及油脂；若患有慢性病变，则一般少有光泽，亦无油脂出现，耳穴皮肤多为黯晦不明或干皱的表现等。

三、望耳诊病的要求

（一）望耳诊病的步骤

（1）两眼平视，用拇指和示（食）两指轻轻捏拿患者耳廓，由内向外、自上而下顺着耳廓的表面解剖部位，仔细寻找"阳性反应物"。

（2）发现可疑有阳性反应物存在的耳穴后，用示（食）或中指顶住该部，然后借助拇指的力量对其上提、下拉、外展，由紧而松，由松而紧，仔细辨认阳性反应物的性质与部位。双耳应进行对照观察。

（3）若发现皮下或皮内有可疑结节、条索状隆起等病理反应，可用拇、示（食）两指捻揉或用力作前、后、左、右触诊，辨认其大小、硬度，可移动否，边缘整齐否，有无压痛等。

（4）观察三角窝、耳甲艇部位时，应借助中指顶起耳廓，并用探棒拨开耳轮脚或对耳轮下脚及耳轮，以充分暴露望诊部位。

（二）注意事项

（1）注意光线的选择，一般宜在自然光线下进行。若在灯光下望诊，则注意分辨正常的颜色，否则会影响对病理反应的推论。在光线昏暗处或望诊昏迷患者的耳廓时，可用手电筒对着耳廓背面透照视诊。

（2）耳廓望诊前不要擦洗，以免因摩擦而使其颜色改变，或将阳性反应物擦除。耳廓凹陷部位不干净时，可用消毒干棉球或棉签轻轻地顺着一个方面擦净，待数分钟后再予望诊。

（3）注意使被检查者处于安静状态。若刚运动后或情绪激动时，耳廓往往较红，可直接影响望诊的结果。

（4）要注意不同年龄、性别、时令的耳廓颜色差异。一般来说，其年龄越小，耳廓就越柔润光滑，且耳背静脉可隐约显现；女性耳廓较男性为白嫩；四季温、湿度的变化亦会影响及耳廓的颜色改变，一般夏季多红，冬季多白。

（5）注意分辨正常现象和异常病理变化。健康人的耳廓上也可出现色素沉着、痤疮结节、小脓疱、冻疮瘢痕或外伤瘢痕及软骨膜炎愈合后的畸形瘢痕等假象。分辨不清时，可通过与对侧耳廓相比较、询问病史及按压观察疼痛情况来确定。一般病理阳性反应物多双耳呈对称性出现，压之疼痛。

（6）注意耳廓血管的正常分布规律与生理性表现。妇女月经期间及经期前后，三角窝可出现淡红反应或血管隐现。

（7）注意运用中医学五行学说和藏象学说来理解和解释阳性反应。如肺有病，除在耳穴肺穴区可出现反应外，还可根据"肺与大肠相表里"的理论，在大肠穴区见及阳性反应。

第二节　其他常用耳诊法

1. 耳触诊法　耳触诊法包括压痛法和触摸法两种。

（1）压痛法：医者用左手轻扶患者的耳背，右手持探棒或火柴棍等硬物，以 50～100g（5～10 kPa）的均匀压力按压耳廓各穴位，并观察患者的疼痛反应情况，以找出压痛最为敏感的耳穴。用压痛法普查耳廓或在耳轮脚周围、肿瘤特异区、三角窝等处探查痛点时，还可采用划痕法，即用上述压力，均匀地在被测部位滑动，以观察患者的疼痛反应情况，并根据划痕颜色的红、白或凹陷恢复的快慢来确定有关病证的虚实不同。

（2）触摸法：医者用左手轻扶耳廓，用拇指指腹放在被测的耳穴上，示（食）指衬于耳背的相对部位，两指指腹互相配合进行触摸；或利用做压痛测定的探棒或耳穴测定仪的探测极在探测耳穴时稍加用压力，并在划动中感知耳穴的形态变化。用触摸法，主要应注意局部有无隆起、凹陷、压痕及其深浅和色泽的改变。触摸时，应先上后下、先内后外、先右后左按耳廓的解剖部位按序进行。在系统触摸耳廓各部位的基础上，右耳以触摸肝、胆、胃、十二指肠、阑尾等穴为主，左耳以触摸胰腺、心、脾、小肠、大肠等穴为主。

2. 耳电测定诊法　耳电测定诊法，是指使用耳穴信息诊断仪或耳穴电子探测仪，通过探查耳穴生物电的改变，并以电阻降低（为阳性信号）的部位作为躯体、内脏病证的诊断的参考，故又称该法为"良导法"，所探查到的穴点，称为良导点。

测定时，先打开仪器，将阴（地）极固定在受检者的手指或手腕上，用测试极测试受检查耳廓的各个耳穴。先用直流电检测部分测试，再用交流电检测部分测试（其中以直流电检测最好）。先测试左耳，再测试右耳，自上而下、自内而外地进行检测。并将检测结果全部记录下来，再将检测结果做归纳、分析、综合等处理，最后填写检测结果报告单。

3. 耳穴染色诊法　耳穴染色诊法，是指使用染色液和相应的活体染色技术，使与患病脏腑的相应耳穴着色的一种直观式耳诊法。该法使用氨基黑 10.5g，加甲醇 50mL、冰醋酸 10mL、蒸馏水（灭菌注射用水）50mL，经充分混匀而配制成的染色液，密闭于玻璃瓶内。染色时，依次用4%硫酸氢钠溶液、0.3%高锰酸钾溶液、5%草酸溶液、蒸馏水（灭菌注射用水）清洗耳廓部，去脂除污，然后将浸有染液的棉球置于耳甲腔内，紧贴皮肤，持续着色2分钟，再用甲醇、冰醋酸、蒸馏水（灭菌注射用水）按5：1：5的比例配制成的脱色剂脱色、还原，然后记录、绘图。耳穴着色后的形状有片状、点状、线状、环状、花斑状等多种。染色前，应注意不要摩擦、按压耳穴，且染色必须按顺序进行，每一步骤均不能省略。

4. 耳穴压痕法　耳穴压痕法是用压痛法的手法，对在耳穴上的压痕进行观察分析疾病的诊断方法。主要根据压痕点颜色红白的程度和凹陷恢复的快慢来确定有关病证的虚实。若压痕颜色深暗，发红或凹陷恢复的时间较快，则为实证表现；若压痕颜色淡，甚至不发红，或凹陷恢复时间缓慢，则属虚证表现。

5. 耳温测定法和全息耳穴知热感度测定法　该两种方法都是测定两耳相应部位有无温度不平衡的现象，若出现不平衡，则可推断其相应躯体、内脏的病证。

6. 耳痛原因分析法　耳痛是许多常见疾病的临床症状之一，引起耳痛的原因，除耳源性耳痛外，亦可揭示全身其他部位的许多疾患，这种根据耳痛的性质和放散部位来作为辅助诊断疾病的方法，称为耳痛原因分析法。

上述各项耳穴诊断法在临床应用时可互相参照执行，并可根据一看（耳廓望诊法）、二摸（耳廓触摸法）、三压（耳廓压痛法、耳穴压痕法）、四电（耳廓电测定诊法）、五染（耳穴染色诊法）、六测（耳温测定法、全息耳穴知热感度测定法）、七分析（耳痛原因分析法）等的程序，进行有条不紊地逐一诊察。这样不仅能排除各种假阳性点，而且也只有在对出现的各种阳性反应全面分析后，方能得出比较正确的结论。耳部信息综合分析一般可分3个步骤进行：一是将敏感穴位按系统和脏腑器官进行归类，在每个系统内找出最强点，然后再做出初步的诊断；二是根据一个系统和另一个系统之间的内在联系，以最强的信号为中心，去伪存真，排除假象，做出初步诊断；三是结合临床症状和病史进行最后诊断。临床进行分析诊断一般应从以下几个方面进行。

（1）根据特定穴位进行分析：在耳穴中有一些特异性穴位，分别代表一种病或一种症状，或用来区分一种疾病的急慢性。如肝阳Ⅰ和肝阳Ⅱ穴可用来区分急、慢性肝炎，而支气管扩张点穴则可用来诊断支气管扩张症等。

（2）根据藏象学说理论进行分析：如胃炎患者在肝穴上有阳性信号，而骨折患者在肾穴有阳性反应信号，可根据"肝气犯胃""肾主骨"的理论进行分析判断。

（3）根据经络学说进行分析：利用经络与耳穴之间的关系进行分析，对排除假阳性及帮助正确诊断有着重要的意义。如睾丸发生病变，往往在肝区出现一个明显的信号，此时不能误认为是肝脏发生了病变。

（4）根据胚胎倒影学说进行分析：许多耳穴是根据胚胎倒影学说来进行定位和命名的。如在肺区或胃区出现阳性信号，则很可能发生了肺病或胃病。若在两穴之间出现阳性信号，按投影关系定位则往往可以准确地诊断出疾病所在，如脊椎发生疾患时，可按投影关系大致判断出病变是发生在第几脊椎骨。

（5）根据各种疾病的诊断参考穴位进行分析：如经过长期临床诊断资料的积累和大量临床病例的观察，发现肾、肾炎点、膀胱、输尿管、腰痛点等穴位在肾炎病患者当中的出现率很高，于是将上述实位作为诊断肾炎的重要参考穴位。

（6）根据现代医学生理、病理学理论进行分析：如十二指肠溃疡时在耳廓上的反应主要以消化系统为主，其强信号集中在十二指肠。现代医学也认为，十二指肠溃疡与大脑皮质功能紊乱有关，故皮质下穴常出现阳性信号。本病多为迷走神经兴奋性增高，胃泌素增加，导致胃酸分泌过多引起，故在测试交感、神门穴区时，信号反应性较强；再由于疼痛的放射，而在肩、背、腰等穴也会出现阳性反应等。所以在信息诊断中要首先了解上述这些变化，以便于判断疾病时能灵活掌握使用。

第七章 临床常用耳穴疗法

第一节 耳穴毫针刺法

一、针具

耳毫针，针长 1cm；短毫针，针长 1.5~3.0cm，针的粗细规格分 28~34 号，一般用不锈钢针。针的结构分针尾、针柄、针根、针身、针尖五部分。针具宜用纱布包裹，或用针盒、针管装置后保管，针具使用前一定要经高压消毒。家庭消毒时，应先用肥皂水洗涤去污，再用流水冲净，然后置于水中煮沸或高压锅内蒸煮约 20 分钟。急用时，也可用 75% 乙醇（酒精）棉球拭净针体、针尖，再置于无烟火焰上（如酒精灯或蜡烛火焰等）快速烧燎数次（注意切不可烧红），然后又以酒精棉球抹过，即可使用。为了预防艾滋病等传染性疾病的传播，现在国家有规定，临床上全部采用一次性针具。

二、操作方法

嘱患者取坐位或卧位，针刺局部（若有皮损、感染者忌施术）先用 2% 碘酊消毒，再用 75% 乙醇（酒精）棉球（棉签）脱碘，医者用右手拇、示（食）两指持针柄，左手拇、示（食）两指固定耳廓，中指托住针刺部位的背面，以待进针。

1. 进针方法 分速刺法和缓刺法两种。

（1）速刺法：对准穴位，迅速刺入。

（2）缓刺法：对准穴位，慢慢地捻转针柄，并加压，以旋转的方式做缓慢刺入。

2. 针刺角度和深度

（1）针刺的角度根据治疗的需要和穴位的情况，分直刺、斜刺、横刺 3 种方法。

1）直刺法：是指针体与皮肤成 90° 垂直刺入。用于暴露充分、无遮挡的穴位。

2）斜刺法：是指针体与皮肤成 45°~60° 刺入。用于穴位被遮挡、暴露不充分或治疗需要透刺别的穴位处针刺。

3）横刺法：是指针体与皮肤成 15°，沿皮刺入。用于需透刺别的穴位（如舌穴透牙穴）。

（2）针刺的深度分为刺入皮层、刺入软骨、刺过软骨不透过对侧皮肤 3 种。横刺一般不刺入软骨。针刺越深，针刺感应越强烈，所以刺入的深度应根据患者的体质情况和针感反应来决定。一般年龄小、体质弱者宜浅刺，青壮年、体质强者宜深刺；针感反应强烈者，宜行浅刺；针感反应迟钝者，宜行深刺。

3. 针刺的感应 针刺耳穴后，患者多会出现痛胀的感觉，部分还会出现酸、麻、触电和热、凉感，针感有的呈线状向远处传导，这些感觉均称为"得气"。得气与否直接关系到针刺效果。得气快或强，则见效快或效果好，否则相反。当针感差时，应调整针尖方向和针刺深度，或另行寻找敏感点再予针刺，以获得较好的针感。

4. 留针、行针和出针 耳针时，常以刺激量的大小来达到补泻的目的。留针关系到刺激量。一般而言，留针时间越长，刺激量就越大，适用于治疗疼痛性疾患以及实热证和慢性病患者；留针时间越短，刺激量就越小，适用于治疗麻、痒病证以及虚寒证和病程短的患者。治疗麻、痒、虚寒疾患一般留针 15～30 分钟。治疗疼痛性、实热性疾患，则需留针 1 小时以上，甚至可达数小时至数十小时。具体留针时间还应根据患者的体质而定，对年老、体弱患者，留针时间应短；对发热者或幼儿，可不留针。留针期间，一般每隔 10 分钟行针 1 次，每次捻针 1～2 分钟。行针手法，可用拇、示（食）指做小角度的前后捻转或小幅度的上下垂直提插，使酸、麻、胀等感觉加强，以提高疗效。

治疗结束后，医者用左手托住耳廓，右手持针柄，将针迅速抽出或慢慢地捻转拔出。出针后，用 75% 酒精棉球（棉签）按揉针孔，以防感染。若有出血现象，用消毒干棉球（棉签）压迫针孔片刻以止血。若病情需要放血，则待血出至需要量后，再压迫止血。

三、疗程

一般患者每日针刺 1 次。罹患急性病、症状重的患者，可每日针刺 2 次。或待症状一出现时即予针刺，治疗至痊愈时为止。慢性病患者或可隔日针刺 1 次，常以 10 次为一个疗程，中间休息 3～5 日后再进行下一个疗程的治疗。一般每次针单侧耳穴，先针患侧，两耳交替进行。

第二节 耳穴电针疗法与脉冲电疗法

一、耳穴电针疗法

耳穴电针疗法是采用电针治疗仪与耳针相连接，以脉冲电流刺激耳穴的一种治疗方法。适用于急、慢性病证，顽固性病证，麻痹性病证，瘫痪性病证，痛症和耳针麻醉。

（一）治疗方法

当耳毫针刺入耳穴，经行针得气后，将电针治疗仪电源接通，把导线插头插入电针治疗仪电流输出插座，打开开关，两手分别捏住导线两极，检查有无电流输出，然后把电流输出调节旋钮拨至"0"位，才将导线夹子分别夹在耳针的针柄上，把频率调节旋钮旋至所需的位置（一般实热、疼痛疾患频率宜快，虚寒、麻、瘫痪疾患频率宜慢），缓慢调节电流输出调节旋钮，旋至患者可以耐受的位置。

（二）治疗时间及疗程

一般每穴通电时间为 5～20 分钟。年老、体弱、幼儿患者通电治疗时间宜短些，青壮年、实证、痛症、顽固性疾患通电治疗时间宜长些。根据临床实际需要，可每日或隔日施治 1 次，10 次为一个疗程。如需进行下一个疗程的治疗，则相隔 3～5 日后进行。

（三）注意事项

（1）目前市场上销售的电针治疗仪种类繁多，性能用法不一，使用前应详细阅读使用说明书，熟悉仪器性能特点后方可开始使用。

（2）在给患者通电治疗之前，电针治疗仪的电流输出调节旋钮必须旋至"0"位，导线夹子夹在针柄上后，再将调节旋钮慢慢旋大，使电流由小至大慢慢增强，以免电流突然增大，发生强烈刺激，使患者难以忍受。

（3）通电治疗时，一对导线的正、负二极宜连接在同侧耳廓，两支导线的导电夹子不能互相接触，如两者离得太近，应用干棉球或胶布将其隔开，以免短路而不起刺激作用。如果因需要只针1穴，则把另一导线夹子让患者捏在手中。

（4）电针治疗仪通电后，患者耳廓的感觉有温暖或沉重、麻木、灼热、酸胀等，此乃正常的电流刺激。经几分钟的电流刺激后，患者感觉由强变弱，此时应适当加大电流的输出。

（5）电针刺激也有补泻之分。一般认为补法为电流弱，刺激轻，时间短，频率慢；泻法为电流强，刺激重，时间长，频率快。补法具有兴奋性，泻法具有抑制性，应根据病情选择使用。

二、耳穴脉冲电疗法

耳穴脉冲电疗法是采用脉冲电疗仪或电针治疗仪的正负极直接夹在或用胶布粘贴于一主穴和一配穴上，然后根据病情和个体耐受性的不同调节脉冲电流施以刺激。刺激量以患者能耐受为度，每次通电治疗25分钟左右，每日施治1或2次，10日为一个疗程，每疗程间相隔5日左右。

该法的注意事项与电针疗法基本相同。与电针疗法比较，该法无须毫针刺入，又能收到疗效，故颇受患者的欢迎。但施术处破损、感染者忌用。

第三节　耳穴压丸法

耳穴压丸法，又称"耳压法""耳穴贴按法"，是将圆形光滑的压丸用胶布或膏药粘贴在耳穴表面，并配合以按揉的一种治疗方法。其主要特点是适用范围广泛，简便易行，奏效快速，刺激保留持续性，费用低廉，安全无副作用，尤其对恐针者更为适合，无论是家庭或医院、门诊部均可采用，故深受医、患者的欢迎。

一、所用器材

1. 压丸　丸圆形而光滑，质地坚硬不易破碎，如大芝麻或半粒绿豆者，均可作为压丸使用。临床常用的有中药子小粒的中成药丸，如王不留行子、白芥子、决明子、绿豆、莱菔子、油菜子、六神丸、喉症丸、木香顺气丸、仁丹等。此外，高粱米、小麦、不锈钢小珠、圆滑的大砂粒等也可采用。压丸本身要求清洁，用75%乙醇（酒精）浸泡约2分钟，或用沸水烫过（小粒的中药丸除外），晾干后贮藏于瓶中备用。

2. 医用胶布或膏药　将医用胶布或膏药剪成约0.6cm×0.6cm的小方块，将压丸贴附在中央部，再逐块排列在纱布或玻璃皿中，供治疗时取用。

3. 压丸板　如有条件者，可选用约0.3cm厚的有机玻璃板，裁成长方形或正方形（大小自定），然后在其面上按0.7cm左右的距离划割深约0.1cm的纵行和横行线条。这样板面上就显现出一个个约 0.7cm 的小方格，然后在方格中央钻深 1.0～1.5mm、直径 1.5～2.0mm 的小凹陷。再将王不留行子或其他药子铺满小凹陷，用与玻璃板同样大小的胶布或膏药封贴于上面，用利刃切割后备用。

4. 医用镊子　需备 1 把镀镍或不锈钢的医用镊子，以镊取上述准备好的贴子胶布并粘贴于耳穴上。

5. 75%乙醇（酒精）棉球　准备好适量的 75%乙醇（酒精）棉球或 75%乙醇（酒精）和棉签。

二、操作方法

用 75%乙醇（酒精）棉球或棉签涂抹耳穴，一可消毒，二可脱脂去污，以利于胶布或膏药粘贴牢固。待干后，以其左手托住耳廓，以其右手用镊子将贴子胶布或膏药对准耳穴粘贴；在呈线、沟状的穴区（如风湿线、耳背沟）可采用排豆压法，施行时，取与穴区等长的胶布或膏药，将压丸依次紧靠或相隔 1～2 粒丸距离于胶布或膏药上呈纵行排列，然后粘贴于穴区上。然后医者或患者用手指施行按压（揉），以使患者产生酸、胀、痛、麻、热等感觉，持续约 3 分钟。此后，嘱患者每日自行按压（揉）3～5 次，每次 3～5 分钟，以出现上述感觉为度。每次施贴单侧或双侧耳廓，并予保留 3～5 日，待调整耳穴后再重新贴压。每 5～10 次为一个疗程，每个疗程间相隔 7 日左右。

施贴药子后，为了加强刺激作用，常采用按压法或按揉法施治，其实每种方法都有一定的针对性。

1. 按压法　用拇、示（食）二指在耳廓前后捏住贴敷的压丸，一松一紧地施行按压，该法的刺激感较强，适用于实热证和耐受力强的患者。

2. 按揉法　用拇、示（食）二指在耳廓前后捏住贴敷的压丸，用压丸正面相对的指尖顺时针或逆时针方向旋转揉动，该法的刺激感较按压法略弱，适用于虚证和耐受力较差的患者。

三、注意事项

（1）一般每侧耳廓每次贴治的耳穴宜在 10 穴以下。

（2）对于侧卧时压丸处因受压疼痛较为显著者，可放松胶布或膏药或将其所贴位置稍做移动，而不必撕揭。

（3）贴压期间，不要让水浸湿局部，以免胶布或膏药脱失；亦不宜过重按揉，以免损破皮肤。

（4）个别患者有可能对胶布过敏，局部可出现粟粒样丘疹状，并伴有痒感，此时可将胶布取下，停用 3～5 日后再贴。必要时可加贴肾上腺穴或服用抗过敏药物，或改用脱敏胶布粘贴。六神丸、喉症丸等中成药丸，能使少数患者出现过敏症状，发生接触性皮炎，如发生应停用，具体治疗方法如前述。

（5）局部有皮损、炎症和冻疮者，则不宜采用该法治疗。

第四节 耳穴药液注射法

临床上，根据病情的不同，选用针对性强、无腐蚀性、易于吸收的药液，以小剂量注入耳穴，通过针刺效应和药理作用，协同调整机体，以达到治病的目的。

一、常用注射药液

根据病情的不同，常用的注射药液有：维生素 B_1、维生素 B_6、维生素 B_{12}、维生素 C、维生素 K；0.5%～2%盐酸普鲁卡因（过敏试验阴性者）；20%（人）胎盘组织液，（猪）大脑组织液、（人）胎盘球蛋白；青霉素（过敏试验阴性者）、链霉素（过敏试验阴性者）、硫酸庆大霉素、盐酸林可霉素、盐酸克林霉素；0.9%氯化钠（生理盐水）、灭菌注射用水；盐酸氯丙嗪、盐酸异丙嗪、盐酸哌替啶（杜冷丁）、氨茶碱、硫酸阿托品；5%或10%当归注射液、板蓝根注射液、鱼腥草注射液、丹参注射液、香丹注射液、10%～20%黄芪注射液等。

二、注射方法

先用2%碘酊点涂耳穴，继以75%乙醇（酒精）脱碘，待干后，使用1或2mL一次性使用无菌注射器套接4～5号皮试用注射针头抽吸药液。注射时，以左手固定耳廓，右手持注射器，针头斜面向上，轻慢地将针头刺入耳穴皮下与软骨之间，经回抽针管若无回血，即可缓慢推注药液，每穴注射0.1～0.3mL，以局部隆起黄豆般大小为宜，并出现红、胀、热、痛现象。起针后，针眼处可能有药液或血液渗出，用消毒干棉球轻轻压迫片刻即可。每次注射1～3穴，隔日施治1次，5～10次为一个疗程，每疗程之间相隔7日。

三、注意事项

（1）耳穴皮肤注射前应严格消毒，以防感染。

（2）凡能致敏的药液，如青霉素、链霉素、普鲁卡因等，均应先做过敏试验，阴性者方可以使用。

（3）孕妇或耳穴皮肤有破损、局部有感染者，均不宜行耳穴注射，体弱者应慎用该法治疗。

第五节 耳穴埋针法

耳穴埋针法，是将不锈钢特制的图钉式揿针、颗粒式皮内针或环形皮内针刺入耳穴，外以小块胶布贴盖的一种治疗方法。该法具有压丸法的优点，但刺激量较压丸法强。对于一般急、慢性疾病和施以压丸法治疗疗效欠佳者，尤为适用。

一、器材准备

1. 消毒 按"耳穴毫针刺法"的针具消毒法进行。从患者处回收的埋针，先用汽油浸泡以去除黏滞在针上的黏胶，然后用肥皂水浸洗去除油污，用长流水冲净后，再行消毒。

2. 贮备 将经消毒过的埋针放入消毒的针盒或玻璃瓶内密闭，临用前宜浸入 75% 乙醇（酒精）内约 1 分钟，取出后，用药棉或棉签吸干酒精即可使用。

3. 一次性针具 若就诊者为传染病患者，则必须采用一次性使用无菌针具，以杜绝传染。

二、操作方法

局部耳穴先用 2% 碘酊擦涂，继以 75% 乙醇（酒精）涂抹脱碘。用左手固定耳廓，并绷紧局部以暴露耳穴，右手用消毒过的镊子夹住皮内针的针柄或揿针的针环，对准耳穴刺入压尽，然后用剪成小块的胶布或膏药完全贴盖固定；在呈线状、沟状的穴区可采用排针压法，该法是将针依次紧靠或相隔 1 支针距置于穴区等长的胶布或膏药上呈纵行排列，然后贴敷于穴区上。所取耳穴贴完后，医者或患者用手指按压 2~3 分钟，以加强刺激作用。每耳每次埋穴 3~5 穴。一般每次只埋单侧耳廓，但有必要时，亦可双侧同埋。并嘱患者每日自行按压 3~5 次，每次施治 1~2 分钟，并予保留 3~5 日，5~10 次为一个疗程，每疗程间相隔 7 日。出针时，先撕开胶布，缓慢出针，针眼处 2% 碘酊涂抹消毒，并用胶布粘住，以防感染。

三、注意事项

（1）埋针后，若因疼痛而影响睡眠，可适当调整针尖方向或调换耳穴。

（2）埋针处不宜让生水浸入；每次按压时手指要干净、清洁；夏季留针时间不宜超过 3 日，以防发生感染。埋针 2~3 日后，如有耳廓胀痛现象发生，提示发生继发性感染，应立即将针取出，局部涂以 2% 碘酊或行抗感染治疗。

（3）耳穴局部有破损、感染、冻疮等者，应忌用该法治疗。

第六节　耳穴放血法

耳穴放血法，是指采用严格消毒、灭菌的三棱针、缝衣针、小刀片在耳穴或耳廓静脉处施行点刺、切割，以放出一定血量的一种治疗方法。该法具有明显的疏通经络、活血消肿、开窍泄热、止痒止惊、安神镇痛的作用，凡血瘀、邪热、热盛、阳亢所致的高热，抽搐，头昏目眩，目赤肿痛，目生翳膜，跌打肿痛，咽喉肿痛，顽癣，腮腺炎，荨麻疹，带状疱疹，脑震荡后遗症，血管神经性头痛等病证，均可采用该法治疗。该法对发热和部分顽固性病变，其疗效与其他方法相比，尤为显著。

一、器材准备

经严格消毒灭菌的三棱针、缝衣针以及锋利的小刀片、手术刀片、刮须刀片等。

二、操作方法

（1）操作前准备：医者先用手指按摩耳廓使其充血，用 2% 碘酊涂抹欲放血部位，继以

75%乙醇（酒精）涂抹脱碘，待干。

（2）点刺放血的具体操作方法：医者用左手紧捏放血部位，充分暴露放血点，右手拇、示（食）二指持经高压蒸煮或用火燎过的三棱针、缝衣针的针体，用中指端抵住针体的下端，只露出针尖约2mm，对准放血点迅速刺入即可退出，轻轻挤捏针孔周围皮肤，使其出血2~10滴，并用消毒棉球吸拭。

（3）切割放血的具体操作方法：按上述方法消毒后，用手指持拿放血局部，用消毒刀片尖端于耳背静脉或耳穴处施行轻力划割，使切口深约0.5mm，长约5mm，略见溢出小血珠即可，然后再用消毒棉球按压，并贴以胶布固定，以防污染。

点刺放血可每日或隔日施治1次，急性病者可每日施治2次。切割法一般每周施治1次。

三、注意事项

（1）耳穴与针具一定要严格消毒、灭菌。传染病者，必须使用一次性无菌针具施术。

（2）施术前充分按摩耳廓非常重要，这样做可使血液流出顺利，以提高临床疗效。放出的血液，某些患者可呈黯紫色、紫红色，随其病情的进一步好转，血色渐变为红色。耳背静脉需多次放血者，应从静脉远心端（耳轮侧）开始，不宜首次就在中央部位划割。术毕，用消毒干棉球按压片刻，但不可揉擦，否则皮下易致瘀血而影响疗效。

（3）身体虚弱患者，放血不宜过多，孕妇、罹患出血性疾患和凝血功能障碍者、神经过敏者，均应忌该法治疗。

（4）医者于术前、术后必须用肥皂洗净双手。

第七节　耳穴施灸法

耳穴施灸法，是以药线、线香、艾绒、灯心草等，待其燃烧至一定程度时，再灼灸耳穴的一种治疗方法。灸法的历史渊源较针法更为悠久，具有独特的治疗作用且简便易行，可弥补刺法之不足，具有疏经通络、温经散寒的功效，对虚证、寒证、痹痛等诸证者尤为适用。

一、药线点灸法

该法为广西壮族人民的一种民间治疗方法。其药线是采用青麻搓成直径约0.5mm的线条，置于由麝香等药物配制的药酒中浸泡而成。该法适用于发热、畏寒、肿块、痿痹、疼痛、麻木不仁、瘙痒等七大主症。

（一）操作方法

用拇、示（食）二指持药线的一端，露出线头约1cm，置于煤油灯或酒精灯或蜡烛上，经点燃后移开，待线头呈红炭珠火（忌有火苗）时，对准耳穴，顺应腕力，拇指尖稳重而敏捷地将火药线头点按于耳穴上，若耳穴深在，不便拇指按入，可将火药线头伸入点灼，不需指压，一按火灭即起为一壮，灸处有轻微灼热感。若不愿直接点灸，可将珠火线头距耳穴约1mm处做熏灸施治。急性及重症者，每日施治1或2次；慢性病者，可每日或隔日施灸 1 次，一般 10 日为一个疗程，每疗程间相隔 7 日。

（二）注意事项

（1）持药线对着火的线端以略长于拇指端 1cm 左右即可，太长不便着火点灸，但太短易烧着手指头部。

（2）必须掌握好火候，药线头经点燃后，其炭火有一个由旺→最旺→渐弱的过程，最旺时称"珠火"，渐弱时称"弱火"。病重、耐受力强者，用珠火点灸；病轻、耐受力差者和小儿患者，用弱火点灸。

（3）灸后局部可出现轻度的灼热感或辣、痒感，直接灸者，表皮可出现轻微的损伤，这可以起到持续的刺激作用。如果注意卫生，保持局部清洁状态，不用手去搔抓，一般是不会造成继发性感染的。

（4）常配合特定体穴同时进行治疗。在点灸耳穴治疗的同时，适当配合点灸某些体穴，可起到协同治疗的作用，能明显提高疗效。临床较为常用的有几种方法如下：

1）梅花点灸：在病变部位的周边和中央部位施以梅花形点灸，适用于治疗外科及内科疾患、肿块性疾患。

2）葵花点灸：在病变部位的周边和病损中心部位呈葵花形点灸，适用于治疗顽癣和皮疹等。

3）莲花点灸：在病变部位的周边和中央处呈莲花形点灸，适用于治疗一般癣症、皮疹等。

4）脐周四穴：以肚脐为中心，上下左右各旁开 1.5 寸［大约相当于患者示（食）、中指并拢的宽度］，适用于治疗胃肠病、月经病等。

二、艾灸法

艾灸法刺激面积广，常用于治疗虚、寒、痛、痿、痹、痒、肿为主的急、慢性疾患，顽固性病灶，较为广泛性的疾患，如风湿性关节炎、腰腿痛、肩关节周围炎、胃脘部寒性疼痛、腮腺炎、各种瘫痪、口眼㖞斜等。常分艾条灸和艾炷灸两种。

1. 艾条灸

（1）操作方法：用普通艾条经点燃后，对准施灸耳穴，距离约 2cm 处做熏灸治疗，使患者感觉到有舒服的温热感为度，不能过于太烫但也不能不温热。若固定不动，让施灸处保持温热感的，称为"温和灸"；如小鸟啄食样，一起一落地移动艾条的，称为"雀啄灸"；似熨布块一样，来回移动艾条的，称为"熨热灸"，适宜于小儿或耳部感觉迟钝者的治疗。

（2）施灸时间：以局部出现充血红润为度，一般需 5~10 分钟。每日施灸 1 次，10 次为一个疗程，每个疗程间相隔 5~7 日。除热证外，在耳针治疗的同时，采用熏灸针刺局部的方法（温针法），可提高疗效。

2. 小艾炷直接灸

（1）操作方法：先用细艾绒捏成麦粒般大小的艾炷数十炷，然后用大蒜汁、万花油、正红花油或凡士林涂在相关的耳穴上，将小艾炷置于上面粘住，再用线香将艾炷点燃，待皮肤感到灼热时，即用镊子夹离，换 1 炷，每 1 炷为 1 壮，每穴灸 3~9 壮，每次灸 1~3 穴，两耳交替施灸。艾炷灸只适用于暴露充分、无遮挡的耳穴施治。

（2）施灸时间：每日或隔日施治1次，5~10次为一个疗程，每个疗程间相隔5~7日。

（3）注意事项：施灸时注意不要让艾火脱落，经常询问患者的感觉情况，以调整艾火与皮肤的距离。

三、灯心草灸

灯心草灸，又称为"爆星法灸"。

1. 操作方法　是用一根灯心草，将一端约1cm的长段浸蘸香油后，用火柴点燃，对准耳穴迅速点灸，以出现"叭"的一声响为1壮。每次灸1或2穴，每穴灸1壮，每日或隔日施灸1次。单侧有病者灸单侧耳穴，双侧有病者灸双侧耳穴。

2. 适用病症　该法主要适用于治疗：急性咽喉炎，腮腺炎，带状疱疹；急性腰腿痛，目赤肿痛（急性结膜炎、角膜炎、虹膜睫状体炎）等急性病症。

3. 注意事项　施灸后，局部可出现小水疱，可用"正红花油"或"万花油"等涂抹数次，不要破皮，让其自然吸收。

四、管器灸

管器灸，是指使用管器间接熏灸耳窍的一种治疗方法。该法早在唐代孙思邈所著的《千金方》中就有详细的记载。对虚火型牙痛、耳痛、面瘫等病证均有显著的疗效。

1. 管器的制作　取冬季收割的成熟苇管或成熟竹管，用粗、细两节套制而成。粗段管长4cm，管口直径为0.8~1.0cm，切成下鸭嘴形，再在其上放置薄铅片或薄钢片，以防止艾火烧坏；细段长3cm，管口直径为0.6~0.8cm。粗、细两节套接，接口处用胶布固定，细段端用单层胶布封闭。

2. 操作方法　将似花生米大小的一撮细艾绒捏成条状（每条为1炷）置于管器的鸭嘴端，点燃艾绒后，将细段端插入患侧耳孔内施灸，以耳孔感觉到温热为度。每次施灸3~9壮，每日施治1或2次。

3. 注意事项　耳孔处有破溃或湿疹者，禁用该法治疗。

第八节　耳穴贴磁法

耳穴贴磁法，又称为"耳穴磁疗法"，是以磁场作用于耳穴使其产生效应的一种治疗方法。地球上的生物，在其生长过程中，无不受到磁场的影响。一般认为，耳穴是磁场的聚集点，也是人体电磁的活动点，而经络则是电磁传导的通路。磁疗正是利用磁体所产生的磁力线透入人体的经络，从而起到新陈代谢，改善血液循环，调节神经功能，增强抗炎症、抗感染等作用，具有抗炎、消肿、镇痛、止痒、止泻、平喘、镇静、安神、降血压、降血沉等功效。常用于治疗：慢性肝炎，肋间神经痛，头痛，神经衰弱，高血压，急性结膜炎，急性咽喉炎，皮肤瘙痒症，荨麻疹，扁平疣；腹泻，咳嗽，哮喘，耳鸣，耳聋等病症。某些患者或病症，在磁贴耳穴的同时，结合磁贴有关的体穴或病变相应部位（如：咳喘，贴肺俞穴；头颞侧痛，贴太阳穴；胃痛，贴与胃相对应的上腹部等）可进一步提高疗效。

一、器材准备

目前市场上销售的医用磁珠、磁片有 0.03~0.15T（特斯拉）等不同规格，可根据需要选用。但磁体的面积和体积均不宜过大。磁场强度以使用后的反应情况进行调整，反应弱的，可换高强度的试用，否则相反。

二、操作方法

常用的操作方法有如下几种。

1. 直接敷贴法 将磁珠或磁片放置在小块胶布中央处，直接敷贴于耳穴上即可（局部耳穴皮肤破损者不宜贴敷）。具体操作时应注意将磁珠或磁片异名极于耳廓正、背面对贴（如正极对着负极），可以使磁力集中穿透耳穴，更好地发挥治疗作用。如需在耳廓同一面上贴 2 穴的，也应将异名极置于该平面上。两耳交替进行或可同时敷贴，但磁片不宜超过 2 片，磁珠不应超过 4 粒。每次敷贴 3~5 日为一个疗程，如需继续进行下一个疗程的治疗，中间则需相隔 3~5 日。

2. 间接敷贴法 用薄薄一层的脱脂药棉将磁珠或磁片包裹起来，随后固定于耳穴上，这样可以减少因磁珠或磁片直接作用于皮肤而发生副作用。也可以用薄棉包裹的磁珠塞在外耳道，并予固定，以缓解耳鸣、耳聋。固定后，一般保留 3~5 日为一个疗程，如需治疗，相隔 3~5 日后再予进行。

3. 埋针加磁法 耳穴埋针后，在针柄上再敷以 1 粒磁珠或 1 片磁片［必须经高压消毒或火焰燎过，然后用 75% 乙醇（酒精）浸泡数分钟消毒］，并用医用胶布固定，使磁场通过针体导入人体内。每隔 3~5 日更换 1 次。该法对部分痛症和某些皮肤病的疗效较普通压丸法和埋针法为佳。

三、注意事项

（1）施行磁疗过程中，有 5%~10% 的患者会出现不良反应，如头晕、恶心、乏力、嗜睡、心悸、失眠、局部灼热、刺痒、起水疱或瘀斑等。一般患者经数分钟后其不良反应可消除，某些患者则需数小时或持续数天后才能消失。若症状持续加重，可取下磁体，一般不会留下后遗症。

（2）治疗过程中，某些慢性病症状虽已消失或改善，但未获痊愈，还须继续进行治疗。如停治过早，则常易复发。

（3）耳穴贴磁与体穴不同，使用的磁体不宜过大、过多。

第九节 耳穴按摩法

耳穴按摩法，是指医者或患者本人用手指或器具（直径为 1~3mm，头圆、光滑的木质、塑料质、金属质等便于持拿的小棒体，如圆珠笔芯尖、火柴棍头端等）在耳穴上进行点按、按揉、搓摩等，使局部产生明显的酸、麻、痛、胀、发热等感觉，甚或向病位传导，以至产生治疗作用的一种治疗方法。该法简便、实用，对急、慢性病症都有疗效，而且还可用于强身壮体，预防疾病。

一、操作方法

1. 点（切）按法 用指甲或器具切压耳穴，以切压（约 15 秒钟）—放松（约 5 秒钟）的节律反复施术约 5 分钟，每日施治 2~3 次，急症或发作性病症（如呕吐、眩晕、疼痛等）每日可施治 5~6 次，或发作时即予施术。

2. 捏（按）揉法 在用拇指和中指或示（食）指指尖相对捏压或用器具按压的同时，以每分钟 20~30 转的频率旋转揉动耳穴，每次约 5 分钟，每日施治 2~3 次，急症或发作性病症可每日施治 5~6 次，或发作时施术。

3. 搓摩法 将示（食）指屈曲，置于耳廓前面的相应部位，然后用拇指指腹以一定的压力在耳廓背面相应穴区做上下或左右来回搓摩，使局部出现以热感为主，或兼酸胀的效应为度，持续 5~10 分钟，每次术后要求耳廓发红并有发烫感为佳，每日施治 2~3 次。若搓摩耳廓正面穴区时，拇指指腹按压于耳廓背面相应部位，示（食）指屈曲，用指桡侧或指腹从上至下或从前至后搓摩。该法对多个穴区能同时进行刺激，常用于慢性病症的辅助治疗和保健，以增强体质。

二、注意事项

穴位破损、感染者，禁忌施术。切按或按揉时，切忌用力过猛，以免损伤皮肤。

第十节 耳穴梅花针法

耳穴梅花针法，是指采用梅花针叩打耳穴，以产生刺激效应而用于治疗疾病的一种治疗方法。该法适用于老幼体弱者，对于某些内脏痛症、哮喘、偏头痛、神经麻痹、腰肌劳损、肥大性脊椎炎等病症疗效颇佳。

一、器材准备

取 5~6 号缝衣针 5 枚，用丝绒捆扎在一起，要求针尖呈梅花形分布，并戳齐使针尖在平面上，即成"梅花针"。亦可使用市售成品"梅花针具"。

二、操作方法

先用手指按摩耳廓数分钟，使呈轻度充血状态，然后进行消毒。医者用左手固定托住耳廓，右手持梅花针在耳穴区做快速的雀啄样浅层点刺，手法由轻至重，直至耳廓充血发热，并有少量渗血时为度；擦去渗血，用 75% 酒精（乙醇）涂抹。视其病情轻重，每日可施术 1 或 2 次，10 日为一个疗程，每个疗程间相隔 7 日。每次取单侧耳穴，两耳交替进行。

三、注意事项

（1）避免针尖有钩刺，且针尖应平齐，以防叩打时发生剧烈疼痛。

（2）对于传染病患者，最好采用一次性使用灭菌器具，或使用后进行极其严格的消毒，严防传染。

（3）耳穴局部皮肤破损、感染者，禁忌施术。

第十一节　耳穴贴药膏法

耳穴贴药膏法，是指采用一定刺激性的橡皮药膏贴敷在耳穴上的一种治疗方法。该法通过药物的定点持续性刺激作用，而发生治疗效应。该法具有舒经活络、行气活血、祛风除湿、镇静安神、化瘀镇痛等功效，适用于治疗鼻炎、鼻窦炎、咽喉炎、咳嗽、头痛、内脏疼痛、关节和肌肉疼痛等病症。

一、材料准备

橡皮药膏种类很多，根据病情选用，如伤湿止痛膏、关节止痛膏、香桂活血膏、消炎镇痛膏等。这些药膏性气峻烈芳香，渗透力强，有利于疏经通络、活血化瘀、消炎镇痛。由于刺激性较大，故孕妇忌用，小儿患者除消炎镇痛膏较为适用外，其他药膏亦应慎用，耳穴局部有皮损者，则不宜使用。

二、操作方法

贴药膏前，用75%乙醇（酒精）棉签或肥皂水将耳穴局部擦洗干净，以使药膏能牢固粘贴，药性能更好渗透进入皮下组织，以有利于机体吸收。将药膏剪成0.6cm×0.6cm左右的方块，贴敷在选定的耳穴上。每次贴单侧耳穴，待2~3日后更换贴对侧耳穴。夏季天热时缩短敷贴时间，10日为一个疗程，每个疗程间相隔5~7日。

第十二节　耳穴压迫法

耳穴压迫法，又称为"耳夹法"，是指使用耳夹压迫耳穴的一种治疗方法。该法的最大优点是患者可自行操作。对治疗咽喉炎、扁桃体炎、结膜炎、头痛、牙痛、内脏疼痛、肩胛疼痛等疗效较好。此外，还可用于耳穴麻醉拔牙。对不适宜针刺的老、弱、小儿患者较为适宜，还有耳针治疗后巩固疗效之用。

一、器材准备及操作方法

（1）可用回形针制成：将回形针的一端折弯成90°，与原回形针针面成垂直状态。治疗时，将折弯的一端作"针尖"夹在耳穴上即可。

（2）亦可用弹性钢丝制成：将钢丝的一端做成圆形，另一端向圆形孔弯成弓状。使用时，将圆形孔的一端置于耳背部，将弓形的一端对准耳穴夹住即可。

（3）应用木衣夹制成：用利刀削去木衣夹头部斜面，留存两面夹点，将木衣夹夹在耳穴上即可。

二、耳夹适用、禁用部位及治疗时间

1. 耳夹适用部位　适用于耳垂、耳舟、对耳轮、耳轮脚以及耳腔外周部位的耳穴。

2. 耳夹禁用部位　耳穴局部有皮损、感染者，则禁忌使用。

3. 治疗时间　每次夹治 30~60 分钟，每日施治 1 或 2 次，10 次为一个疗程，每疗程间相隔 7 日。

第十三节　耳穴激光疗法

耳穴激光疗法，亦称"光针"，是将古老的耳针和现代化的激光技术结合起来的一种新型疗法。该法是用激光对人体组织的刺激作用和热能作用，代替古典的针刺，以达到治病的目的。激光器是以小功率的气体激光为主，照射耳穴。此法无痛，使用简便，患者可自行操作，治疗时间短，每穴仅 1~2 分钟，适应证广泛，特别适用于年老体弱者，可消除儿童与患者怕痛、晕针之虑，是今后耳针治疗发展方向之一。

常用激光器为 He-Ne（氦-氖）激光器、氩离子激光器。He-Ne 激光治疗器由激光光源和激光发射系统两部分所组成。

一、器材准备与适应证

1. 激光针刺装置　常用激光针刺装置是 He-Ne 针刺装置。He 原子和 Ne 原子在高电场作用下，He 原子只能起能量转换作用，以气体放电的方式使一定的功能电子与 He 原子碰撞，He 原子能量转移到 Ne 原子，使 Ne 原子建立粒子数反转，受激而跃迁，连续输出波长为 6328Å 的红色激光，它比普通的红光纯，能量集中，对局部皮肤和黏膜同样具有光热作用，而且穿透力较强，一般可穿透 10~15mm 的深度。对耳穴具有激发、兴奋作用，使组织代谢增强，起到疏通经脉通调气血的作用，它能使较深的组织血管扩张，血流加快，使人体吞噬细胞活力加强，并能抑制细菌生长，而使炎症吸收及消退，加速伤口、溃疡、烧伤及骨折的愈合，加速受损神经的再生，增强肾上腺代谢和蛋白活性等，能量大时，起抑制作用。

2. 适应证　原发性高血压、哮喘、心律不齐、痛经、过敏性鼻炎、复发性口疮等。

二、操作方法及注意事项

1. 操作方法

（1）使用激光机前，应检查各种电源开关，并拨到断开位置，然后接通电源，调节电压，待红色激光束稳定输出，达到该机最佳工作范围时，即可按顺序照射耳穴。

（2）每日 1 次或隔日 1 次，每次每穴照射 2~3 分钟，根据病情可双耳同时或交替照射，10 次为一个疗程，每疗程间相隔 7~10 日。

（3）照射完毕，应先把调节旋钮调到"0"位，然后再关闭电源。

2. 注意事项

（1）激光管线要分清正、负极，切勿接错。

（2）激光治疗室内必须尽量减少反射区，以免损伤眼睛，切忌眼睛直视任何种类的激光束；室内光线要充足，照明要好，这样使瞳孔充分缩小，有必要时，可戴上防护眼镜。

（3）激光照射部周围的正常组织和重要器官，最好用0.9%氯化钠（生理盐水）纱布保护。

（4）为了保护激光管正常放电，不使用时，要定期检查。每月要打开激光管2次，每次通电30分钟，可延长其使用寿命。

第十四节　耳夹法

耳夹法的优点是患者本人可以操作，可巩固所取得的疗效，对扁桃体炎、结膜炎、头痛、肩臂痛、胃痛等疗效颇佳。该法对不适应针刺治疗或年老体弱的患者较为适宜，也可用于耳麻、拔牙。目前用耳夹法加上脉冲电流，对三叉神经痛、面肌痉挛及疼痛性疾病的疗效尤佳。

1. 适应部位　耳垂、耳舟、对耳轮、耳甲腔靠外部位的耳穴。

2. 耳夹时间　一般30~60分钟；如加上脉冲电源，时间为10~20分钟。

第十五节　耳穴放射性同位素疗法

应用不同的放射性同位素，贴敷耳穴或进行耳穴注射治疗疾病的一种新的刺激方法，称为"耳穴放射性同位素疗法"。放射性同位素^{32}P在衰变时释放的射线具有一定的刺激性，可提高细胞的生理功能，射线作用于耳穴的经络、神经等，具有良好的治疗作用。

贵阳医学院附属医院使用敷贴剂置于耳道内治疗各种耳聋，收到了颇佳的疗效，应用耳道球形敷贴剂共治疗耳聋患者282例，其中神经性耳聋患者156例，传导性耳聋患者50例，混合性耳聋患者56例，总有效率达76.3%，对于因噪音和中耳炎引起的耳聋，有效率较高。

南京医学院使用含有放射性同位素^{32}P的王不留行子贴敷耳穴，治疗一批采用普通王不留行子贴压治疗疗效差的头昏、头痛、神经衰弱等疾病患者，取得了颇佳的疗效。

1. 材料准备　采用王不留行子100粒，置于玻璃试管内，饱和吸收放射性同位素^{32}P溶液0.05mL，含放射性强度100微居里（μCi），烤干备用，每粒含1微居里（μCi）。

2. 治疗方法　将吸附放射性同位素^{32}P的王不留行子用镊子夹放于医用胶布中央，然后再贴敷在单侧耳穴上，每次贴敷2~4粒，双耳交替使用，每隔3日更换1次，5次为一个疗程。

3. 注意事项

（1）防止污染，贴敷物应定时定期收回，用专用器皿盛放。

（2）孕妇不宜行耳穴贴敷治疗。

第十六节　耳穴综合疗法

该法综合按摩、割耳、放血、针灸、经络注射 5 种治疗方法于一体，是根据耳穴割治放血的原理，在针灸和经络疗法的基础上发展而来，综合了按摩、放血、割治等各种刺激法，故称"耳穴综合疗法"。

据有关报道，该法对神经性头痛疗效颇佳，经过 271 例患者随访观察，治愈率达68.5%，总有效率达 98.4%。

该法因刺激性强，痛苦较大，操作烦琐，故目前较少采用。

1. 治疗方法

（1）准备灭菌一次性使用的 2mL、5mL、10mL 注射器各 1 具及一次性使用皮内注射针头、7 号普通注射针头，眼科手术刀、抗凝剂、无菌纱布、医用胶布以及常规消毒物品等。

（2）首先按摩双耳，使其充血，暴露血管，耳廓常规消毒，在选定耳背血管切口处，以 0.5%盐酸普鲁卡因注射液（过敏试验阴性者，阳性者改用 0.5%利多卡因注射液）0.05~0.1mL 行局部麻醉注射。

（3）划破皮肤血管，用吸有抗凝剂的一次性使用灭菌注射器，吸取所需量的自行流出血液（血液与抗凝剂比例为 10∶1），然后用灭菌小纱布压迫包扎切口处。

（4）将混有抗凝剂的血液再分别注射于选定的体穴内。

（5）另用手术刀在选定的耳穴处割切成长 0.1~0.2mm 并深达软骨膜的伤口，再用消毒棉球压迫止血并包扎伤口。

2. 疗程　一般每隔 5~7 日施治 1 次，6 次为一个疗程，双耳交替进行。

第八章 耳穴疗法的常见反应、注意事项以及异常情况的预防和处理

第一节 耳穴疗法的常见反应

整个耳廓区域，其神经组织分布十分丰富，又是经络之气所汇聚的场所。故在耳廓上施予不同的刺激，均可导致全身或局部出现各种不同的反应。这些反应的产生常与患者经络的敏感性、机体的反应性有着密切的联系。临床上常见的耳穴刺激反应可有下述几种：

1. 耳部反应 针刺耳穴时，多数患者出现剧痛感，少数患者会有酸、麻、胀、凉的感觉，经数分钟后，耳廓局部或整个耳廓可见充血发热，上述反应均属"得气"反应。一般认为，出现上述反应就会收到较好的临床疗效。

个别患者经压丸或耳针后，耳廓会呈现一种弥漫性无菌性的红肿现象。一般无须处理，待停止治疗或休息数日后，就会自行消退。对于这类患者，建议以后采用超声波、激光照射等刺激方法治疗为佳。

2. 患部反应 经耳针刺激后，其相应部位或内脏会自觉有热流运动舒适的感觉，有时患部肌肉会出现不自主的运动。如面神经炎患者作耳针治疗时，可见及面部颊肌、眼轮匝肌和额肌出现颤动或跳动现象；罹患直肠松弛、子宫下垂的患者，当刺激耳廓穴位时，常可感觉患部有向上提拉紧缩的感觉。

3. 经络反应 当刺激耳穴后，部分患者可呈现与十二经脉相同的循行路线放射，沿着经络方向出现酸、麻、蚁走等的感觉，甚至出现似电击样反应现象。出现经络放射感应者，往往收效较速，疗效显著。

4. 全身反应 耳穴刺激后，部分患者可能会出现颈项活动不利、颞颌关节胀痛而影响咀嚼功能，这常因透针或进针太深所致，一般只需轻轻将针尖退出一些或调转一下针尖方向即可消失；部分患者会出现唾液分泌增多，胃肠蠕动增强并呈饥饿感；皮肤病患者经针刺后，全身可出现一种热乎乎或凉飕飕的感觉；少数患者也可出现睡意现象。

5. "闪电"反应 当刺激某一耳穴时，耳穴对患部或内脏某一病变的刺激恰似按电铃接通线路一般，其症状即刻获得缓解甚至消失。常出现于头痛、牙痛、内脏痉挛以及其他一些疼痛性病症患者。

6. 连锁反应 用耳穴治疗患者某一疾患时，往往会使其他某些疾患亦同时获得缓解或痊愈。

7. 延缓反应 在治疗开始或疗程结束时，有的疗效欠佳甚至无效。但在停止治疗期间，可出现症状好转甚至显著改善。

8. 适应反应 部分患者经长期耳穴治疗后，开始疗效较好，但以后逐渐对刺激产生了适应性，所以疗效就停滞不前。故疗程之间需间隔数日或更长一些时间。

9. 迟钝反应 少数患者耳廓的病理性敏感点匮乏，刺激亦无得气感应，这类患者往往

疗效就差，不宜采用耳穴疗法。垂危病者也常有此种表现，故对此类患者，耳穴疗法只作为辅助治疗。

10. 反效应　在耳穴治疗时，偶见呈现一种反作用，即原有的症状非但无改善，反而有所加剧。这类情况常因患者的情绪紧张、取穴过多或刺激强度过大等因素而诱发。一般均属一时的反射性变化，待稍加调整后即可消失，多数患者仍可继续接受治疗。若此现象持续存在，则应停止治疗，改换其他疗法。

第二节　耳穴疗法的注意事项

（1）注意针具和耳廓的严格消毒，以预防发生继发性感染。对于传染病患者，应采用灭菌一次性使用针具，以杜绝疾病传染。

（2）患者在饥饿、饭后、酗酒、劳累之后，体质极度虚弱、精神极其紧张、大出血、凝血功能障碍、大病后等，均不宜应用耳针疗法和放血、切割疗法，使用其他种类的耳穴疗法也忌行强刺激手法。

（3）外耳罹患扩散性炎症或刺激区域罹患湿疹、溃疡、冻疮、破溃等病变的，均不宜应用耳穴疗法。

（4）严重心脏病和严重贫血患者，应慎用耳穴疗法，并禁用强刺激手法。

（5）妇女月经期间应用耳穴疗法，个别患者有经期缩短或月经骤停现象发生，但待停止治疗后不会影响以后的月经来潮。

（6）妊娠5个月前的孕妇不宜采用耳穴疗法，妊娠5~9个月期间，忌刺激子宫、卵巢、内分泌、盆腔、腹等穴区，以免引起流产、早产。

有习惯性流产史的孕妇，应忌用耳穴疗法。

（7）罹患动脉硬化症、高血压的患者，针刺降压沟等耳穴或放血治疗时，患者应予施术前休息30分钟，施术后注意观察30分钟后方可离去，以免发生意外。

第三节　耳穴疗法异常情况的处理

耳穴疗法在施治过程中，由于患者体质因素或刺激量过强，消毒不严，可能会出现晕针、感觉异常和耳廓感染等异常情况。具体处理方法介绍如下。

一、晕针的处理

晕针是指患者在针刺或压迫耳穴过程中，突然发生急性脑缺血的一系列症状。轻者表现为头晕目眩，胸闷不适；中度者感觉心慌难受，恶心欲吐，面色苍白，汗出肢冷，脉搏细弱；重者可见血压下降，昏厥。产生的原因多为患者精神紧张、体质虚弱、饥饿和刺激量过大等。晕针一般不易发生，偶有1%~2%的患者可能出现，且以轻、中度表现为主。其具体处理方法如下。

（1）轻度晕针者，可不必拔针，平卧休息，喝点儿热开水，安慰患者，消除紧张心理，则症状会很快消除。

（2）中、重度晕针，应立即拔针，采取头低位平卧，并针刺或按压肾上腺或皮质下、枕等耳穴，即可逐渐恢复正常状态。

二、异常感觉的处理

刺激耳穴时，极少数患者可出现耳廓异常疼痛，或出现心悸、头痛、张口困难、下肢发冷、全身麻木等异常感觉。多因刺激肾上腺、交感、内分泌、肾、三焦、心、子宫等耳穴过重或针刺过深所致。一般将针稍做退出，或针尖稍作改变方向，减轻或停止按压，症状常可立即减轻或消失。若经上述处理仍无效，则停止耳穴治疗，一般症状即可消失，不会留下后遗症。

三、耳廓继发感染的处理

运用耳穴疗法治疗疾病时，耳廓可能发生继发性感染，多因消毒不严、埋针时间过长、压丸时按压过重等所致。当耳穴处有红肿或有少量渗出液时，应立即处理，否则可引起耳软骨骨膜炎。若按照操作规程进行施治，其继发性感染的发生率极低。但一旦发生，则应立即去除刺激物，并做如下处理。

（1）耳廓发生轻度继发性感染的处理。

1）局部涂抹2%或2.5%碘酊，或可同时口服敏感抗生素。

2）采用药线点灸局部。若炎症面积宽，采用梅花点灸，若面积小，则只灸局部中央一点儿即可，每日施治1次；或用艾条温和灸炎症局部约5分钟，使局部出现潮红为度，每日施治2~3次。

（2）若见耳廓红、肿、热、痛明显，或伴有恶寒发热，则应考虑有形成耳软骨骨膜炎的可能。具体处理方法如下。

1）根据感染细菌的类型和药物敏感试验选用抗生素。如已化脓，则需扩大创口排脓。

2）用艾条温和灸炎症病灶，以患者能耐受为度，每次治疗5~20分钟，每日施治2~3次，直至病灶液体吸收，炎症消失时为止。如已化脓，则需扩大创口，排出脓液后，再予施灸。

第九章　耳穴疗法的取穴原则及提高疗效的几个基本因素

第一节　耳穴疗法的取穴原则

取穴原则是耳穴治疗的重要依据。其内容源自大量的临床实践和科研总结，揭示了耳穴与人体生理、病理关系的规律性，可指导正确的选取耳穴，以提高临床疗效。耳穴疗法的取穴原则一般依据下述几个方面进行。

一、相应部位取穴

这种取穴方法是最基本、最为常用且必须掌握的取穴方法，其内容包括以下两个方面。

（1）根据人体的患病部位，取耳廓相应的穴区，亦即头病取头，脚病取脚。通俗来说，就是哪里有病就取哪里。人体的各个部位在耳廓上均有相应的投影区。前述第四章和第五章等相关内容，具体阐述了人体各部位在耳廓的投影分布的详细情况，临床上可按照这些规律来指导取穴。

（2）根据病变在耳穴的相应阳性反应点（区）取穴。所谓的阳性反应点，是指耳穴上的低电阻点或压痛点、变色点（区）、变形点（区）、脱屑区、丘疹点等。阳性反应点的由来有两个方面的因素。其一，取穴是人体相对独立部位的相应投影区，而这相对独立的部位也即相对的独立的整体。当整体某一部位发生病变时，就会在耳廓相应的部位出现阳性反应。这种反应，实质上是直接的反应。其二，人体是一个有机的、统一的整体，当机体某处罹患疾病时，必然会影响到与其生理、病理上密切联系的相应部位（如胆囊炎会影响消化功能，就会出现食欲不振或胃部灼热、嗳气等症状），并在耳廓上出现阳性反应。这种反应，实质上是连锁反应。这两种阳性反应点都是最佳的耳穴治疗刺激点。为帮助进一步了解阳性反应点，现将耳穴的常见病理反应类型与疾病的关系规律列表于下，供临床应用时参考（表9-1）。

表9-1　耳穴常见病理反应类型及其性质一览表

类　型	反应特征及其性质
变色	红色：红晕或黯红、鲜红，呈点片状、条线状，中间红、周围白、中间白、周围红，界线清或欠清。红晕提示急性病变，炎症性病变，热证；红白相间提示慢性病急性发作；黯红提示陈旧性病变，急性病恢复期，气滞血瘀；鲜红色提示急性病变，出血性病变 白色：苍白，灰白，形状同红色，或白色伴脱屑。白色提示慢性病变，皮肤病，虚证；灰白色提示病变证型属虚实夹杂 黯灰色：呈片状，压之可褪色，或伴有结节状隆起，提示恶性病变

续表

类　型	反应特征及其性质
变形	隆起：呈结节状、片状、条索状，提示慢性病变，并以慢性器质性病变为多见
	凹陷：呈点状、穴状、条索状。揭示陈旧性病变，慢性器质性病变，先天性病变，手术摘除后瘢痕皱褶：呈条线状、圆圈状、半圆形、蚯蚓状、梅花状等，提示功能性或器质性病变
丘疹	红色丘疹：多见于急性炎症
	白色丘疹：多见于慢性器质性病变
	水疱样丘疹：多见于慢性功能性或器质性病变
血管改变	血管过度充盈呈圆圈状、条段状、网状等，提示慢性痛症，血液循环受阻，气滞血瘀。
脱屑	呈糠皮样或鳞片状脱屑，提示功能不全，皮肤病，阴津不足

二、按藏象学说理论取穴

此乃以中医学的藏象学说理论为依据，按照各脏腑的生理功能和病理表现进行辨证取穴的一种方法。中医学认为，人体是一个以五脏六腑的功能活动为中心的有机整体，每个脏器在生理上都分管着一部分组织器官的功能活动，而脏腑本身之间，在功能上又密切联系。因此，当一个脏腑有病时，可以影响到其分管的那些组织器官和与之在功能上有联系的那些脏腑，表现为复杂的综合征。反过来，一个症状又可与多个脏腑和组织脏器有关。例如：目睛在组织上或功能方面与肝、心、肺脏有联系，于是，目睛若有病就可选上述有关耳穴治疗；某些腹泻，按西医学认识是大肠的功能失调，但从中医的角度来看，大肠在生理功能和组织联系上与肺、小肠、三焦、脾、胃、肝、肾等脏腑有关，于是，腹泻这个病症既可能是大肠本身引起的，也有可能是上述有关脏腑功能失调影响到大肠而造成的。根据腹泻的虚实表现，可在上述耳穴上选择更密切的相关者进行施治，这就需要医者对中医学的脏腑生理、病理有较为深刻的认识。其相关的具体内容，本书第四章、第五章已作了详细介绍，在此不再赘述。

三、按经络学说理论取穴

耳穴疗法，根据经络的循行分布规律和适用治疗规律取穴。如坐骨神经痛，其疼痛的方向是沿下肢后侧面正中部位放射的，放射痛部位属膀胱经循行经过的地方，故可取膀胱穴施治；若其疼痛是沿下肢外侧面正中放射的，其放射疼痛部位属胆经循行经过的部位，故可取胆穴施治。又如牙痛，因大肠经循行进入下牙龈，胃经循行经过上牙龈，故可取大肠穴与胃穴施治。

经络虽遍布全身，但其循行分布却是有一定规律的，而适用治疗范围则是"经脉所到，主治所及"。通过对十二经脉的循行分布及适用治疗范围作一了解后，就会对按经络学说理论取穴法有更进一步的认识。

1. 手太阴肺经　该经循行于胸中和上肢内侧前缘，与咽喉有联系。若其经络有病，则循行部位可发生酸楚疼痛、拘急、痿软、麻木不仁、肩臂疼痛、咽喉疼痛、缺盆中痛、鼻出血等。治疗可取肺穴。

2. 手阳明大肠经　该经循行于上肢外侧前缘，经过面颊，入下牙龈，夹口，至鼻孔旁。若其经络有病，则循行部位可发生酸楚疼痛、痿痹不用、麻木、臂痛难举、头痛、目黄、牙痛、面颊肿、唇吻瞤动、口眼㖞斜、鼻流浊涕或出血不止、咽喉肿痛、口臭等。治疗可取大肠穴。

3. 足阳明胃经　该经经过鼻旁，入上牙龈，经面颊部上前额，又下沿咽喉，行乳中，经腹部下行于下肢胫骨外缘。若经络有病，则循行部位可出现下肢麻木不仁或痿痹不用、口唇生疮、口臭、颈肿、喉痛、牙痛龈肿、鼻渊、鼻出血、乳房肿痛等。治疗可取胃穴。

4. 足太阴脾经　该经循行于下肢内侧前缘，夹咽，连舌本，散舌下。若经络有病，则循行部位可出现肿痛、四肢屈伸不利、痿痹不仁、舌强不语等。治疗可取脾穴。

5. 手少阴心经　该经起于胸中，循行于上肢内侧后缘，经咽喉，联属目系。若经络有病，则可出现口腔糜烂、喉痛、目赤痛、胸痛、上肢疼痛、麻木不仁、肩胛冷痛等。治疗可取心穴。

6. 手太阳小肠经　该经循行于上肢外侧后缘，绕行肩胛部，经面颊，靠鼻旁，到目外眦，入耳中。若经络有病，其循行部位可出现疼痛、麻木、痿痹不用、目赤、咽喉疼痛、颌肿、耳鸣、耳聋、头颈强痛、小腹疼痛等。治疗可取小肠穴。

7. 足太阳膀胱经　该经循行经内眼角，上入脑，出后头部，沿背、腰、骶、臀及下肢后侧至足部。若经络有病，其循行部位之后头部、眉棱骨处可发生疼痛以及颈背、腰骶、下脚后侧疼痛和酸楚，或拘急、痿痹麻木等。中医学认为，膀胱经是一身最表（外在）之经脉，故最先受外邪侵袭，感冒初起的症状表现也就是膀胱经病态的表现。所以，治疗上述病症时，可取膀胱穴。

8. 足少阴肾经　该经循行于下肢内侧后缘，贯脊柱，循喉咙，夹舌本。若经络有病，可出现咽喉疼痛、舌肿、腰痛、下脚内侧后缘疼痛、酸重或麻木不仁、痿痹不用等。治疗可取肾穴。

9. 手厥阴心包经　该经循行经过上、中、下三焦和上肢内侧正中。若经络有病，其循行部位可出现心胸疼痛而牵引腋下、腋肿、上肢内侧疼痛、麻木、痿痹不用及手掌发热等。治疗可取心穴。

10. 手少阳三焦经　该经循行于上肢外侧正中，上侧头部，入耳至眼外角。若经络有病，其循行部位可出现上肢酸痛、麻木、痿痹不用、头痛、头晕、耳鸣、暴聋、目眦赤痛、颊肿、喉痹、瘰疬、胁痛等。治疗可取三焦穴。

11. 足少阳胆经　该经循行于眼外角、头颞部、入耳，经过胁肋，沿下肢外侧下足。若经络有病，其循行部位可出现下肢外侧疼痛、麻木、痿痹不用、耳鸣、耳聋、偏头痛、目赤痛及胁肋痛等。治疗可取胆穴（胰胆穴）。

12. 足厥阴肝经　该经循行于下肢内侧正中，经阴器，布胁肋，循喉咙，环唇里，联属目系，上头顶。若经络有病，其循行部位可出现下肢内侧麻木、转筋拘急、掣痛、头顶痛、目肿、口眼㖞斜、少腹冷痛、睾丸偏坠疼痛、胁肋疼痛等。治疗可取肝穴。

四、按西医学理论取穴

耳穴中许多穴位是根据西医学认识命名的，如交感、皮质下、内分泌、肾上腺等穴。

这些耳穴的功能与西医学认识是相互一致的，可按病变的病理基础选用相应的耳穴治疗。如交感穴，经研究发现具有近似于交感神经和副交感神经的作用，凡自主神经功能紊乱所致的病症均可选用该穴治疗。又如肾上腺穴，因有近似肾上腺的功能，具有抗炎症、变态反应（过敏）、抗风湿、抗休克等的作用，故治疗炎症性疾患、变态反应（过敏）性疾患、风湿病、低血压以及抢救休克等时，可取之使用。虽然耳穴对相应的组织器官有双向调节作用，但在某些方面还是有所偏重的。如交感穴，对腺体的分泌功能呈抑制作用为主，故胃炎、胃酸过多者可取用，而萎缩性胃炎、胃酸分泌不足者则不宜取用；对于血管的舒缩调节主要偏重于舒张，故血管紧张度增高，取之使用可舒张血管，改善血液循环，如对于各种静脉炎、血栓性脉管炎、多发性大动脉炎、雷诺病、冠心病等就可作为主穴取用，而对于出血性疾患，就应忌用。再如尿崩症，其发病原因是脑神经垂体分泌抗利尿激素减少，因此根据丘脑-神经垂体功能减退的病因，应选择对脑垂体和丘脑有调节作用的缘中、皮质下、内分泌等穴治疗。这就要求医者必须充分熟悉掌握耳穴西医学方面的功能作用。

五、按临床经验取穴

人们在长期大量的临床实践中，发现某一耳穴对某些疾患有效，甚至是特殊的疗效。其后就单取或与其他耳穴配合治疗那些疾患。如耳尖穴放血治疗肝昏迷、苇管灸耳孔区治疗面神经炎、枕穴治疗远视眼、外生殖器穴治疗腰腿痛等，都属于按临床经验取穴。

事实上，每个耳穴的发现与确定，都包含着许多宝贵的经验，尤其是如阑尾点、牙痛点、感冒点等之类的参考穴，更与临床经验密切相关。有些参考穴，是当患有某种病患以后，在耳廓上出现的敏感点，这些敏感点的出现和存在是因人而异的，有些可能不在患者所说的部位，有些患者的敏感点可能又不止1个，在临证时必须仔细查找。

再者，临床经验的积累还需医者的周密思考、细心观察。每个耳穴虽有一定的功用，但对不同的机体状态作用也不相一致。如神门、枕两穴具有镇痛、抗炎的作用，对急、慢性肠炎和胃肠道痉挛以及内脏疼痛都具有治疗作用，但对肝炎、肝炎后综合征、胆石症、胃肠功能紊乱等疾患却不宜采用，以免引起抑制胃肠蠕动的作用，加重胸胁胀满的症状。又如肾与膀胱穴都是治疗泌尿系疾患的主穴，但在利尿和贮尿的作用方面也存在着不同的差异。前者以利尿疗效较好，用于治疗肾炎、水肿等；后者则以贮尿疗效较好，用于治疗尿路感染的尿频及尿道口松弛的尿漏等。在临床上，发现某些耳穴的疗效独特或疗效与本身的穴名有很大的出入的，亦应予以认真总结。如：枕穴为止晕、止昏之要穴，可预防晕车、晕船，还可治疗远视眼、近视眼；额穴为健脑之要穴，对神经衰弱、记忆力减退者宜予采用等。临床上只要细心观察、勤于总结、善于归纳，其掌握的经验穴也就越多，这种取穴方法就能熟练地在临床上运用。

上述5种取穴方法在临床具体应用时，是相互结合、相辅相成的，这样做有利于拓宽思路，提高疗效。在临床具体取穴时，不可拘泥于某种取穴方法而忽略其他取穴方法。

第二节　提高耳穴疗效的几个基本因素

提高耳穴的治疗效果，主要取决于配方佳、取穴准、刺激方法对口等三大基本因素。

一、配方佳

这是提高临床疗效的第一个重要环节。首先，要求在正确诊断的基础上，熟练而又灵活地运用取穴的 5 种方法，这样才能取得预期的临床疗效。以前头痛为例加以说明：按相应部位选穴法，取额穴；按经络学说取穴法，神门穴对人体各相应部位都具有良好的镇痛作用，故应取用。这样可取额、胃、神门 3 穴组成治疗前头痛的基本配方。但引起前头痛的常见原因有感冒、慢性鼻窦炎、颈椎病或脑动脉硬化引起的脑供血障碍等，因而还需在明确致病因素的基础上，结合藏象学说理论和临床经验选取耳穴。如：由感冒引起的前头痛，则需加感冒点、肺穴以宣解表邪；由慢性鼻窦炎而引起的前头痛者，则除需加内、外鼻穴以宣通鼻窍外，还宜选加耳尖穴或肾上腺穴等具有抗炎作用的耳穴来进行抗炎治疗；若是由脑动脉供血受阻而引起的，则需配加交感穴以舒张血管，或增配以颈、枕、皮质下等耳穴来进行治疗。

配方佳还指选穴适当，配伍合理。每个耳穴虽各有不同的功用，但相类似的也不少。如果许多耳穴均可对某一疾患起到共同的治疗作用，临床上不可能将这类耳穴全都用上，需分别区别主要作用、次要作用或协同作用的不同，有主有次地合理配伍。要做到这一点，除医者需具备丰富的临床经验外，还应注意中医学理论的指导作用。如具有镇静、安眠的耳穴有神门、耳中、心、肾、缘中、垂前、口、枕、颞、额等穴。如治疗神经衰弱患者，症状表现为难以入睡且易醒起，但醒后头昏脑涨、体倦乏力、意志消沉的，中医学辨证属心脾两虚型，取耳穴除神门、缘中、垂前穴外，还宜取心、胃穴以健脾安神，以协同治疗难眠易醒，再配以额穴和口穴健脑安神，并兼治头昏脑涨、体倦乏力等症。

当然，耳穴治疗的配方并不一定都需要面面俱到。按"急则治其标，缓则治其本"或"标本兼治"的治疗原则，有时配方可以某一种取穴原则为主，甚或只单用经验穴而治疗最急需解决的疾患。取穴配方一般可分大方、小方、单方、验方。验方是指经验穴，如用感冒点治感冒；单方是指取 1 穴，如用耳尖穴退热；小方是指取 3~5 穴而配成方；大方是指取 5 穴以上而配成方。

二、取穴准

选准耳穴是提高临床疗效的关键所在。取穴准并非机械地以耳穴所属的区域作为刺激点，而是指在这所属的区域范围内找准敏感点。这就需要在治疗前仔细地采用压痛法寻找痛点，或采用视诊法寻找阳性反应点，或用耳穴探测仪探准敏感点（低电阻点）。也许有人会问，耳穴所属的区域范围即是有关组织器官的投影区，只要在这个区域范围内刺激不就行了吗？实际上是，其所属区域范围只是组织器官的生理解剖投影范围，至于病理性的反应点，是组织器官内发生病变的部位在该组织器官相应的投影区内的异常区域范围。就以胃来说，胃分贲门、胃底、胃体、胃窦、幽门等诸部分，即使胃在耳廓上的投影区约有如黄豆粒大小的范围，但这投影区也依次分为以上诸多部分，哪一部分出现病变，其反应点就出现在相应的区域范围内。即使是以病症命名的经验点（穴），其本来区域范围就很小，但由于个体差异等原因，反应点也就会出现稍有偏移。国内外有关实验、研究表明：组织器官在耳廓上的投影区有相对的特异性，病理反应点更有相对的特异性。若刺激相关的投影区，对该组织器官就发生效应；无选择性地刺激相应的投影区任何一处，效应就不明显；在相应投影区选准反应点施以刺激，效应就显著。在临床治疗中，确有不少人或由于未认识到这一重要关系，或由于患者较多，来不及寻找反应点，只在与病位有关的耳穴范围内做随便刺激，虽然取效，但不显著，后来经过寻找出反应点，施以刺激，疗效就得以明显提高。

1. 望诊寻找阳性反应点 具体内容请参见表 9-1。

2. 运用压痛法寻找痛点 用一根头端圆滑的小棒（如火柴头、大头针针帽、圆珠笔芯头、毫针柄、万能测电表的测验棒等）在相关的耳穴区域内用力均匀地逐点进行按压，以感觉到最疼痛、酸胀明显的点，即作为刺激点。这种寻找痛点法还可帮助选取耳穴，尤其是治疗某个病症用常规耳穴治疗疗效不甚理想时，可以在耳廓的一些有关区域探压，若发现有明显的压痛点，无论其位置是在哪个投影区，与病位有无关系，可能就是最佳的刺激点，就会收到意想不到的疗效。

3. 电探测寻找敏感点 人体在新陈代谢过程中，不断地产生生物电流，这些生物电流在体内借助机体组织的电解质，以容积导电形式通过经络投射到耳穴上来。当组织器官罹患病变时，其生物电流则发生变异，耳廓相应穴位的阻抗也就明显得以降低。通过耳穴探测仪探测，可以找出阻抗降低点，也称为"良导点"或"敏感点"。它既可作为病位诊断的依据（如肺区出现良导点，则提示肺区罹患病变），又可作为治疗的刺激点，以保证良好治疗效应的产生。

近些年来，国内相继生产了不同类型（如有仪表式、声响式、数字式、电脑式等）的耳穴探测仪，尽管其体积大小和外形有别，售价高低不同，但其探测原理却都是相同的。目前医院和家庭大多采用体积小、价格低廉的声响式或仪表式的探测仪。这种探测仪，探测到病理反应点——良导点时，就会发生声响或指示（仪表式），局部并产生刺麻样痛感。应用时，以声响的音量和音调高低或指示针的指示（仪表式）、刺痛的强弱来表示反应点的级数，提示组织器官的病变程度，也指明了最佳的治疗刺激点。

三、刺激方法对口

刺激方法对口包括选择好治疗方法和掌握好刺激量这两个方面。

常用的耳穴治疗方法有 10 多种之多，各种治疗方法都有一定的特点和适用治疗范围。对某种疾患宜针或宜灸，宜行点刺放血或宜行梅花针叩刺，或适宜贴压，或适宜针、灸并用等综合治疗，具体内容可参见第七章，在本书下篇"临证各论"中更有详细的叙述。

应掌握好刺激量乃至治疗时手法的轻重、施灸的壮数、留针的时间、出血量的多寡等。手法的轻重，首先要注意因人、因症（证）而异。体质虚弱，罹患虚证，新发病者，手法宜轻；体质强壮，罹患实证，久病者手法，宜重；其次需注意耳穴的刺激方向，当针尖刺向或揉按着力点对着耳轮或对耳轮时，感觉往往加重。总之，刺激量应以在"得气"的前提下，并能平静地忍受于整个刺激过程为度。至于在行针、压丸（针）时所谓的轻（弱）度、中度、强度刺激，其等级是以患者对刺激的感受来确定的。就一般而言，在"得气"的基础上，不觉难受的为轻度，稍觉难受的为中度，较为难受的为强度。手法的轻重与刺激强度呈正比的关系。此外，通过调整刺激的方向（如针刺时调整针尖的刺向）能使针感发生向病灶感传为最佳表现。要注意经常轮换耳穴，以防出现感觉减弱、得气缓慢等疲劳反应。施灸的壮数，一般常规为 3~5 壮，但也不是一成不变的，宜随病情的变化而有所增减。一般初灸者宜少，获效显著者亦宜少，而疗程长者对热灸已出现适应状态。疗效欠佳者，提示刺激量可能不够，均可适当地增加施灸壮数。留针的时间：慢性疾患，以常规为准；急性病，以病情明显减轻或消除为度。如急性痛证，留针时间宜长，甚至可达数小时之久。但也有个别病患，如腮腺炎等，按其临床经验，可针刺得气后即予出针。出血量与疗效也有很大的关系，一般对于重病和顽固性病症者，宜多出血。如采用耳尖穴耳穴放血法退热，其出血量不及 3 滴者，则往往疗效欠佳。

下篇　临证各论

第十章　传染病

第一节　病毒性肝炎（附：肝炎愈后综合征）

【概述】

病毒性肝炎是由多种肝炎病毒引起的一种消化道急性传染病。本病具有传染性强、流行面广、发病率高、传播途径复杂等特点。临床主要表现为食欲不振、恶心、欲呕、全身乏力、肝大、肝功能异常、有或无黄疸，起病时有短期发热等症状。到目前为止，肝炎病毒已发现有7种，其中甲型与戊型经粪口传播，其他类型则以血源性传播为主。甲型肝炎以急性起病为多，极少演变为慢性，而其他类型则易转变为慢性。

当感染肝炎病毒后，机体对病毒和肝细胞内抗原产生体液免疫和细胞免疫反应。肝细胞损害与病毒繁殖的持续存在、机体对病毒繁殖的调节、病毒及肝细胞内抗原在肝细胞表面的表现和宿主反应的特异性特性有关。

【临床表现与鉴别诊断】

一、临床表现

（一）症状

1. 急性肝炎

（1）急性黄疸型肝炎：以甲型、戊型肝炎多见。

1）黄疸前期：起病急，畏寒，发热，全身乏力，食欲不振，厌油，恶心，呕吐，腹痛，肝区痛，腹泻，尿色逐渐加黄，甚至呈浓茶样。少数病例以发热、头痛、上呼吸道症状等为主要表现。本期持续1~21日，平均5~7日。若为乙型肝炎，还可见皮疹、关节痛。

2）黄疸期：发热减退，尿色继续加深，大便颜色变浅，皮肤瘙痒。本期持续2周。

3）恢复期：黄疸渐退，症状减轻或消失。本期持续2周至4个月，平均1个月。

（2）急性无黄疸型肝炎：多见于乙型、丙型或庚型肝炎，是一种轻型肝炎。大多缓慢起病，主要表现为乏力，食欲不振，腹胀，肝区疼痛，部分患者出现恶心呕吐，头昏头痛，可有发热和上呼吸道症状。本型病程长短不一，大多为3~6个月，部分可迁延为慢性肝炎。

2. 慢性肝炎

多见于乙型、丙型肝炎。病程超过6个月，反复出现疲乏，肝区疼痛，纳差，腹胀，或恶心呕吐，腹泻，头晕，精神萎靡，失眠。

3. 重型肝炎

主要见于乙型肝炎及乙、丙或乙、丁病毒合并感染的肝炎。

（1）急性重型肝炎：急性黄疸型肝炎起病10日内迅速出现精神、神经症状（肝性脑病），早期表现为嗜睡、性格改变、烦躁和谵妄，后期可表现为不同程度的昏迷、抽搐，黄疸迅速加深，高度乏力，严重食欲不振、恶心、呕吐、腹胀，皮肤瘀斑和瘀点，晚期可出现消化道出血、少尿甚至无尿等。病程多不超过3周。

（2）亚急性重型肝炎：急性黄疸型肝炎起病10日以上出现上述症状者，以黄疸加深、高度腹胀和乏力为主，发生肝性脑病多见于晚期。病程较长，可达数月，易发展成坏死性肝硬化。

（3）慢性重型肝炎：临床表现同亚急性重型肝炎，但有慢性肝炎和肝硬化病史。

4. 淤胆型肝炎

主要表现为肝内阻塞性黄疸，阻塞时间3周以上，有时可达数周，甚至1年以上。自觉症状较轻，黄疸明显，皮肤瘙痒，常在夜间为甚，严重者常难以入眠及安睡。粪便颜色变浅或灰白等。

（二）体征

1. 急性肝炎

肝大并有压痛，肝区叩击痛，部分患者可有轻度脾大，有黄疸者可见巩膜及全身皮肤黄染。

2. 慢性肝炎

可有肝病面容，肝掌，蜘蛛痣，或肝脾大，质硬，杵状指等。

3. 重型肝炎

急性重型肝炎可有肝脏绝对浊音界缩小或进行性缩小，肝臭，扑翼样震颤，黄疸迅速加深，锥体束损害（踝痉挛和巴宾斯基征阳性），高热，严重者可出现脑水肿和脑疝。亚急性和慢性重型肝炎以重度黄疸和腹水为主。

4. 淤胆型肝炎

巩膜及全身皮肤黄染明显，肝大。

（三）常见并发症

病毒性肝炎可致多系统的并发症。消化系统常见的并发症有胆道感染及胆石症、胰腺炎、胃肠炎等；血液系统并发症有再生障碍性贫血、溶血性贫血等；循环系统并发症有心肌炎、结节性多动脉炎等；泌尿系统并发症有肾小球肾炎、肾小管性酸中毒、肝肾综合征；内分泌系统并发症有糖尿病、甲状腺功能亢进症等；皮肤并发症有过敏性紫癜等。

二、鉴别诊断

本病须与溶血性黄疸、肝外梗阻性黄疸、其他病毒引起的肝炎、感染中毒性肝炎、药物性肝损害、酒精性肝炎等相鉴别。

【望耳诊病要点】

（1）在肝穴区，可见结节变（彩图10-1）或隆起变（彩图10-2）。
（2）在肝穴区和腹穴区，可见较细的、呈青紫颜色改变的毛细血管（彩图10-3）。

【其他耳诊法】

（1）耳穴扪诊法：在肝穴区，可扪及结节状物，质地较软。

（2）耳穴染色诊法：在肝穴区，可见小片状染色改变。

（3）耳穴触压诊法或电探测诊法：可在肝穴区触压及或探及敏感点，亦可在肝阳1~肝阳2穴区探及敏感点。

【耳穴疗法】

一、临床采菁

（1）取耳部信息异常点，用王不留行子贴压，并嘱患者每日自行按压数次。

（2）主穴取肝、胰胆、脾、胃、角窝中、三焦、耳中穴。配穴：热重者，配加耳尖穴以三棱针点刺放血；湿重者，配加膀胱穴；胁痛甚者，配加胸、肝阳穴；腹胀甚者，配加腹、肝阳穴。

（3）主穴取肝、胆、脾、三焦穴；配穴取胃、胰、内分泌、神门、交感穴。用王不留行子贴压耳穴，每隔2~3日更换1次。

二、验方荟萃

（1）主穴取肝、脾、胃、交感、内分泌穴。随证配穴：食欲不振者，配加胰胆穴；腹胀者，配加皮质下、三焦穴；恶心呕吐者，配加胃或耳中穴；肝区疼痛者，配加耳迷根、皮质下穴；降低转氨酶，配加耳尖、肝阳穴；失眠者，配加心、皮质下、神门穴。

1）耳穴针刺法：每次选用4~6穴，施以中度刺激，并予留针60分钟。每日1次或隔日1次，10次为一个疗程。

2）耳穴压丸法：每次选用单侧5~7穴，每日按揉3~5次，3日后更换于对侧，10次为一个疗程。

3）耳穴药液注射法：在上述耳穴中寻找单侧敏感点3穴，抽取维生素 B_{12} 注射液0.1mg做徐缓注入。每日或隔日注射1次，10次为一个疗程。

（2）主穴取肝、胆穴；配穴取三焦、脾、肝阳、神门、胃、心穴。耳针时，每次选用4~6穴，施以中度刺激，并予留针60分钟，每日或隔日1次。也可采用压丸法，每次选用3~5穴。

（3）取肝、胆、脾、胃、耳中、神门穴，施以中度刺激手法，每日治疗1次。

【预防与调护】

（1）保持居室安静、整洁、舒适、干燥。光线柔和，空气新鲜。

（2）餐前、便后要洗手，及时处理呕吐物、排泄物、体液、血液。每日常规进行地面、家具、空气消毒，保持空气流通，减少探视，避免交叉感染。做好床边隔离。餐具、儿童玩具每日用消毒剂浸泡消毒。病毒性肝炎患者须分餐、分饮，急性期避免密切接触。

（3）急性肝炎、重型肝炎、慢性肝炎活动期患者应绝对卧床休息，可减轻肝脏负担，缓解肝瘀血，以利于肝细胞修复。待症状好转、黄疸消退、肝功能改善后，逐渐增加活动量，以不感疲劳为度，保证足够睡眠。慢性者可适当参加工作或学习，但不可疲劳。

（4）保持乐观向上情绪，避免忧郁思愁。

（5）饮食调护：急性肝炎患者宜进食清淡、易消化、含多种维生素的饮食。多食水果、蔬菜等含维生素丰富的食物。避免暴饮暴食。慢性肝炎患者适当增加蛋白质摄入，以优质蛋白为主。肝炎后肝硬化患者宜以高热能、高蛋白质、高维生素、易消化饮食，并根据病情变化及时调整。有腹水者，应低盐或无盐饮食。重症肝炎血氨偏高时，应禁食蛋白质，待血氨降低后可逐步增加蛋白质饮食，以植物蛋白为佳。各型肝炎患者均不宜长期摄入高糖、高热能饮食，尤其对于有糖尿病倾向和肥胖者，以防诱发糖尿病和脂肪肝。腹胀者，可减少产气食品（牛奶、豆制品等）的摄入。注意调节饮食的色、香、味，保证营养的摄入。禁忌烟、酒，辛辣、炙煿、油腻及香燥之品，并适当限制食盐的摄入。

【附】肝炎愈后综合征

【概述】

肝炎痊愈后，有部分患者肝功能虽属正常范围，且肝脾亦不大，但仍在肝区或胁肋部出现持续性或间歇性疼痛且胀闷不适，并伴有食欲不振、疲倦不适、失眠等症状，特别是在疲劳后，其症状更为明显，上述症状均与肝炎后自主神经系统功能紊乱有关。

【望耳诊病要点】

在肝穴区，可见有结节或隆起变（彩图 10-1；彩图 10-2）。

【其他耳诊法】

（1）耳穴扪诊法：在肝穴区，可扪及结节变或隆起状物变。

（2）耳穴染色诊法：在肝穴区，可见小片状染色改变。

（3）耳穴触压诊法或电探测诊法：在肝穴区，可触压及或探及敏感点。

【耳穴疗法】

（1）主穴取肝、脾、艇中、耳中、交感穴。临证配穴：胁肋胀痛甚者，配加皮质下、三焦、胁肋穴；食欲不振者，配加内分泌、胆穴。采用耳穴压丸法、埋针法、针刺法、按摩法、磁疗法、耳夹法治疗均可，亦可选用耳穴药液注射法。若患者症状表现属中医的虚寒证型，也可选用艾灸法。

（2）主穴取肝、胆、腹胀区、三焦、耳中、消化系统皮质下穴；配穴取耳肝点、内分泌、肋缘下穴。采用毫针刺法、药物注射法、埋针法或压豆法治疗均可。毫针刺法与药物注射法，每日 1 次，5~7 次为一个疗程；埋针法或压豆法，每隔 3 日更换 1 次，3~5 次为一个疗程。主治肝炎愈后综合征。

第二节 肺结核

【概述】

肺结核是由结核杆菌引起肺部感染的慢性、缓发性传染病。临床上主要表现为咳嗽、咳痰、咯血、胸痛，甚者气急。肺结核是最为常见的结核病，也是当今最重要的慢性传染病之一，是由于感染结核杆菌后，在机体抵抗力降低、细胞介导的变态反应增高时发病。肺结核病包括原发性肺结核和继发性肺结核，其基本病理特征为渗出、干酪样变、结核结节及其他增殖性组织反应，可伴空洞形成。若患者能被及时发现，并予合理治疗，大多数患者可获临床治愈。其病理特征为结核结节、浸润、干酪样变和空洞形成等。

肺结核在中医学属"肺痨"等病症范畴；结核性胸膜炎，属"悬饮"等病症范畴。

【临床表现与鉴别诊断】

一、临床表现

（一）症状

（1）全身症状：发热为其主要也是常见的全身中毒性症状，多表现为长期低热，午后或傍晚开始，清晨恢复正常；或仅表现为体温不稳定，运动或月经后体温不能恢复正常，当病情急剧恶化进展时亦可出现高热，呈稽留热型或弛张热型。同时还可伴有倦怠、乏力、盗汗、食欲减退、体重减轻、心悸、烦躁、妇女月经不调等轻度毒性和自主神经功能紊乱症状。

（2）呼吸系统症状：咳嗽、咳痰、咯血、胸痛，严重者可出现气急。早期咳嗽轻微，咳或咳少量黏液痰，慢性患者或有空洞形成时痰量增加。1/3～1/2 的患者有咯血，表现为痰血，侵及血管则为大咯血。部位不定的隐痛多为肺组织结核，部位固定的刺痛多为病变累及胸膜。当肺组织受广泛破坏，或伴肺气肿或肺心病时，有气急症状。

（3）临床分型：肺结核分为 5 种类型：①原发性肺结核。②血行播散型肺结核。③浸润型肺结核。④慢性纤维空洞型肺结核。⑤结核性胸膜炎。

（二）体征

（1）肺部体征：取决于病变性质和病情轻重。中、重度肺结核无空洞形成者多为肺实变的表现：触诊语颤增强，叩诊呈浊音，可闻及支气管呼吸音和细湿性啰音。有空洞形成且引流通畅，位置浅表时叩诊呈过清音，巨大空洞形成时可听到带金属调的空瓮音。慢性纤维空洞者可有胸部塌陷和气管、纵隔移位等。

（2）严重者尚有全身消瘦和肺气肿等表现。

（3）结核性变态反应表现：如结核性风湿症，多见于青年女性，侵入关节引起关节痛或关节炎，损及皮肤表现为结节性红斑及环形红斑。眼部损害有疱疹性角膜结膜炎、虹膜睫状体炎、视网膜静脉周围炎、巩膜炎、虹膜炎等。

（三）常见并发症

肺结核常见并发症主要有肺气肿、支气管扩张和肺心病等。

二、鉴别诊断

肺结核应与支气管扩张、支气管肺癌、淋巴瘤、小儿金黄色葡萄球菌感染、肺炎球菌肺炎、肺脓肿等相鉴别。

【望耳诊病要点】

（1）在肺穴区，常可见脱屑变（彩图10-3）。

（2）在肺穴区或其耳背面的对应区域，可见粟米样大小的小结节变（彩图10-4）。

（3）在结核点（脑干穴区与心穴区之间），常可见点状充血或粟米粒样大小的小结节（彩图10-5）。

【其他耳诊法】

（1）耳穴扣诊法：在肺穴区或其对应区域以及结核点，可扣及小结节变。

（2）耳穴染色诊法：在肺穴区以及结核点，可见染色改变。

（3）耳穴触压诊法或电探测诊法：在耳廓肺穴区或其对应区域，可触压及或探及敏感点。

【耳穴疗法】

一、临床采菁

（1）主穴取肺区敏感点、结核点、肾、内分泌、大肠穴。临证配穴：痰中带血、低热甚者，配加心穴或耳中、交感穴；咳喘者，配加平喘、枕穴；久咳短气、食欲不振者，配加脾、胃穴；心烦、失眠者，配加神门、皮质下穴。常采用耳穴压丸法、耳针法、埋针法、耳穴药液注射法。耳针可隔日1次，10次为一个疗程。

药液注射法：可用0.25%盐酸普鲁卡因注射液0.1mL加硫酸链霉素溶液0.1~0.5g（均过敏试验阴性者），或用0.25%盐酸普鲁卡因注射液（过敏试验阴性者）0.1mL加异烟肼注射液5~10mg混匀后备用。治疗时，每次选2~3穴，每日1次，10次为一个疗程，疗程间相隔1周。

（2）主穴取肺点、胸、肾、胃穴；配穴取神门、交感穴。咳嗽、气短、喘息显著者，配加平喘、支气管穴；纳差、腹胀明显者，配加脾、大肠穴；盗汗、胸水多者，配加内分泌、膈穴；发热者，配加轮1~轮6穴或耳尖、屏尖穴；发热长期不退者，再配加肾上腺穴；咯血者，配加肝、脾穴；睡眠差者，配加枕、皮质下、心穴；伴有糖尿病者，配加胰、内分泌穴；空洞者，配加肾上腺、内分泌、皮质下穴。每次双耳均取。先将耳廓皮肤用75%乙醇棉球消毒后，用王不留行子1粒贴于0.4cm×0.4cm的正方形胶布中央，对准耳穴固定。并嘱患者每日自行按压3~5次，每次3~5分钟，30次为一个疗程。

二、验方荟萃

（1）主穴取肺区敏感点；配穴取胸、大肠、枕、脾、肾穴。常采用耳穴压丸、耳针、埋针、药液注射法。

1）耳穴针刺法，采用中度刺激，并予留针30分钟，隔日治疗1次。

2）耳穴药液注射法，可用0.25%盐酸普鲁卡因注射液加硫酸连霉素0.01~0.05g（均过敏试验阴性者）或0.25%盐酸普鲁卡因注射液0.1mL加异烟肼注射液5~10mg混匀，按病情选用。先用耳穴探测仪探测出敏感点后，按耳穴药液注射法将药液注入敏感区内，使局部隆起黄豆大皮丘。两侧或单侧注射，每日1次，7日注射6次，休息1次，2周为一个疗程。

（2）取肺区敏感点、脾、肾、内分泌、神门穴，采用毫针刺法或电针法治疗均可，每日1次。

（3）主穴取肺、气管、脾、肾上腺、胸、皮质下穴；配穴取肾、心、内分泌、神门、大肠穴。可选用针刺法、埋针法或压豆法施治。单侧或双侧取穴，每日1次，6~10次为一个疗程。

【预防与调护】

（1）注意防寒保暖，随其天气变化添减衣服。

（2）注意适当休息，做到劳逸结合，不要过度疲劳。

（3）合理搭配膳食，饮食宜富于营养而易于消化，忌烟戒酒。

（4）活动期宜卧床休息，保持室内空气新鲜，冬天经常到屋外晒太阳。

（5）保持乐观情绪。

（6）恢复期及病愈后，开展适当的体育活动，如散步或慢跑等医疗体育，或练习太极拳或气功疗法。

第三节　百日咳

【概述】

百日咳是由百日咳杆菌引起的急性呼吸道传染病。本病多发生于儿童。其临床表现特点为先有呼吸道卡他症状，以后出现阵发性、痉挛性咳嗽。若治疗未及时或不恰当，整个病程可拖延3~4个月之久，故有"百日咳"之称。

本病属中医学"温病"范畴，与古籍记载的"顿咳""顿呛""痉咳""鹭鸶咳""天哮咳""疫咳"等病症相似。

中医学认为，本病的发生主要是由于素体正气不足，内隐伏痰，外感时行，疠气从口鼻而侵袭于肺，夹痰交结气道，肺失清肃所致。小儿肺气娇弱，易感时行外邪，年龄愈小，肺愈娇弱，感染机会愈多。

【临床表现与鉴别诊断】

一、临床表现

病初起时并无特殊症状，发病相当缓慢，因而病程究竟自何时开始以及潜伏期究竟有多长时间，有时很难确定。潜伏期为 7~10 日，最长 21 日。

1. 普通型 一般病程为 6~8 周或更长，典型的百日咳表现为 3 个阶段：其他期或炎症期，痉挛期或阵咳期，减退期或恢复期。每期持续的时间也颇有参差，常随病势之轻重和是否及时治疗等有所不同。此型多发生于 6 个月以上龄的儿童，现分述如下。

（1）其他期或炎症期：在这时期中，起初是一两声干咳，无痰，一切病状几乎和普通感冒完全相同，故起病时不易发现，仅少数的患儿母亲见患儿精神不好。倘病历中不述在短期内曾和百日咳患儿接触的经过，就很难怀疑到本病，此期之症状偶有轻微发烧，但在两三日后，体温和一般感冒现象都逐渐减退，而咳嗽仍不见减轻，此点恰与一般感冒相反，咳嗽通常在夜间发生，初很轻微，未予重视，以后日见加重，变为白天咳嗽也频繁，同时伴有打喷嚏、流鼻涕，眼泪特别多，以及食欲、精神都欠佳，此时客观检查，肺部无特殊所见，给予普通药物如化痰止咳剂及一般消炎类药物，并不能阻止病程的发展，少数患者还可发生声音嘶哑。

（2）痉挛期或阵咳期：由普通感冒样的咳嗽转入痉挛性咳嗽的过程亦是逐步发展的。咳嗽次数与严重情况日趋加重，痉挛性咳嗽常从夜里开始。在这时期内，气管和支气管的黏膜纤毛失去其向上运动以排出支气管内所分泌黏液的功能，所以这种黏液愈积愈多，妨碍了正常的呼吸。刺激传达大脑后即反射出强烈的痉挛性咳嗽来清除呼吸道的分泌物。表现为由一连串短促的、毫无间歇的咳嗽动作，没有吸气的余地，常要继续十余次，甚至几十次，以后必然要吸一口长气，此时呼吸道上部发生痉挛，声门因而收窄，声带也随之紧张，大量空气通过这样一个变形的气道时，就发出一种特殊的高音声调，极像鸟啼声，医学上称为"回钩"。因此，我国古代医学书籍中"鹭鹚咳"之名是很切合实际的。

本期除咳嗽外，中枢神经系统、心血管系统和肺脏均有变化。①呼吸系统之变化，其他期初期，叩诊、听诊无特殊变化。痉挛期时，发生支气管炎，临床上听诊出现干性啰音和少许中等以上湿性啰音，部分患儿由于出现肺气肿，叩诊可呈鼓音。X 线检查所见，肺野透明度增加，膈肌穹隆部平坦，伴有肺气肿相，肺门纹理增强，具有网状或蜂窝状较粗之阴影。除肺气肿外可有纵隔气肿及颈部皮下气肿。也可出现肺不张，以右侧肺上中叶、左侧下叶为多见，也为合并肺炎之基础。②心血管系统之变化，部分患者外观颜面水肿，口唇发绀，皮肤发紫，四肢出现发绀及浮肿，血压一般升高，心右界增大，血流速度减慢及毛细血管通透性受损，处于痉挛状态，溢血因此而引起。③神经系统之变化，百日咳的咳嗽发作不一定因毒素和细菌引起，也可因非特异性刺激引起。如以玩具、动作等诱导患儿时，能使患儿大脑皮层之兴奋灶转移，可抑制咳嗽的发生。④消化系统之变化，以腹泻、呕吐较为多见，严重者，则易发生营养不良，手足搐搦症，剧咳时可引起血压升高，可引起疝气及脱肛。检查口腔时，在已出牙之患儿中可发现舌系带溃疡。

（3）减退期或恢复期：由第二期终止至完全不咳为止，阵发性咳嗽的发作次数逐渐减少，持续时间也缩短，咳后回声也日见消失，而回复到普通支气管炎咳嗽的情况。此期持续 2~3 周，但亦能迁延不愈持续到半年以上，尤其在不断地罹患感冒或支气管炎时，仍可以有典型的阵咳，这种间发性疾患可能促使主要的症状重新出现（特殊的痉挛性鸟啼声咳嗽）。这是一种假性复发，因为此时机体内已无百日咳杆菌存在，血液方面也失去了百日咳特有的变化，乃是一种痕迹反射。

2. 窒息型 新生儿以及 6 个月以下之小儿，罹患百日咳时，缺乏上述典型的 3 个过程，通常其他期缩短，有时甚至无其他期的表现，在阵咳发作时，而无特殊之痉挛咳嗽，咳嗽的动作快，间歇短，往往在几声短促而声小的咳嗽后，出现呼吸停止，有时一昼夜发生 20~30 次，时间不一，数秒钟至数分钟。第一次呼吸暂停，患儿可自行缓解，以后随病情之发展，暂时性呼吸停止之时间延长，次数也见逐渐增多，婴儿常在每次咳嗽后即出现窒息，喉头壅痰，若不能及时吸痰并施行人工呼吸，往往会有死亡的危险，若呼吸停止之同时，伴全身强直性痉挛和肺炎者，则使病情更加恶化。人工呼吸下窒息时间可长达 40 分钟之久，经积极抢救后自主呼吸多数仍能恢复。

肺部的变化与年长儿不同，吮乳儿主要侵犯毛细支气管，X 线检查可见肺纹理增粗，有三角形阴影，1 岁以下的婴儿，肺气肿征明显，肺泡间质变化显著，X 线检查可见透明度增加，呈网状阴影，融合性肺炎多见于幼儿。

3. 并发症 常见的并发症有肺炎、气胸及皮下气肿、百日咳脑病、中耳炎等。

二、鉴别诊断

本病常与急性支气管炎和肺炎、支气管淋巴结结核、气管支气管异物、百日咳综合征等相鉴别。

【望耳诊病要点】

在肺穴区，可见阳性反应，其阳性反应可呈点状或小片状样红晕变或充血变，且可见光泽变（彩图 10-6）。

【其他耳诊法】

（1）耳穴扪诊法：在肺穴区，可扪及小片状结节变，质地较软变。
（2）耳穴染色诊法：在肺穴区，可见点状或小片状染色改变。
（3）耳穴触压诊法或电探测诊法：在肺、气管、肾等穴区，可触压及或探及敏感点。

【耳穴疗法】

一、临床采菁

主穴取肺、肾上腺、神门、交感穴；配穴取支气管、平喘、枕、脾、肾穴。常施以耳穴针刺法、药线灸法、埋针法、耳穴压丸法等治疗均可。采用耳穴毫针法，每日治疗 1 次，不留针，施以强刺激手法；采用药线灸法，每日治疗 1 或 2 次。

二、验方荟萃

（1）主穴取肺、肾上腺、神门、交感穴；配穴取支气管、平喘、枕、脾、肾穴。常施以耳穴针刺法、药线灸法、埋针法、耳穴压丸法等治疗均可。采用耳穴毫针法，每日治疗1次，不留针，施以强刺激手法；采用药线灸法，每日治疗1或2次。

（2）主穴取肺、肾上腺、神门、对屏尖穴；配穴取交感、枕、肾、脾、咽喉穴。

1）毫针法：每次主穴均取，配穴再选2~3穴。每次取单侧耳穴，两耳交替进行。进针后施以捻转泻法，不留针。每日治疗1次，痉挛期或阵咳期可每日治疗2次。10次为一个疗程，疗程间相隔3~5日，再继续下一个疗程的治疗。

2）压丸法：每次主、配穴均取。每次贴压单侧耳穴，两耳交替进行。脾、肺、肾三穴施以轻柔按摩补法手法，其余各穴施以直压或对压泻法手法。隔日换另一侧耳穴施治。10次为一个疗程，疗程间相隔7日后，继续下一个疗程的治疗。

3）埋针法：治疗取穴与耳穴毫针法相同。肺穴采用皮内针施治，上、下肺穴各埋1针，其他耳穴采用揿针治疗。每次取单侧耳穴，隔2日换埋另一侧耳穴。10次为一个疗程，疗程间相隔7日，再继续下一个疗程的治疗。并嘱患者每日自行按压埋针3~5次。

4）药液注射法：每次仅取主穴单侧，两耳交替进行。用1mL一次性使用注射器套接4.5或5号皮试注射针头，抽取2%盐酸普鲁卡因注射液（过敏试验反应阳性者，可改用利多卡因注射液）后，每穴注射0.1~0.2mL。剩余药液注入天突穴（位于胸骨上窝正中处）或丰隆穴［位于外踝尖与外膝眼连线的中点，外踝尖上8寸处］，每次选1穴，两穴交替使用。每穴注射0.5mL，每日注射1次，10次为一个疗程。疗程间相隔5日后，再继续下一个疗程的治疗。

5）磁疗法：治疗取穴与耳穴毫针法相同。每穴贴压磁珠1丸，隔2日换贴另一侧耳穴。10次为一个疗程，疗程间相隔5日后，再继续下一个疗程的治疗。

【预防与调护】

（1）应多到户外活动，但须注意隔离。

（2）饮食宜富于营养，且容易消化，以多次少量稠厚为宜。

（3）减少一切不良刺激因素，诸如煤气、烟味、紧张及畏惧等。

第四节　流行性腮腺炎

【概述】

流行性腮腺炎，俗称"蛤蟆瘟"，是由流行性腮腺炎病毒引起的急性呼吸道传染病。其临床表现特征为腮腺或其他唾液腺（颌下腺、舌下腺）非化脓性肿大、疼痛。本病亦可侵袭其他各种腺体（如性腺、胰腺、乳腺、甲状腺等）、神经系统及心脏，伴有或不伴见腮腺肿痛。本病多见于儿童，大多数患者恢复良好；若成人罹患本病，则临床表现较重，可伴发睾丸炎或卵巢炎。

本病在中医学，属"痄腮"等病症范畴。

中医学认为，本病由感受风温邪毒所致。风温邪毒由口鼻而入，蕴结少阳经脉，与血相搏，气血壅滞不散，凝滞于耳下腮部，则耳下腮部肿痛，足少阳之脉起于目外眦，上抵头角，下耳后，绕耳而行，腮腺位于足少阳胆经循行所过之处。足少阳胆经与足厥阴肝经互为表里。热毒炽盛邪陷厥阴，扰动肝风，蒙蔽心包，可见高热、抽搐、昏迷等症状。足厥阴肝经循少腹络阴器，邪毒蕴结，邪毒内传，引睾窜腹，可见睾丸肿胀、疼痛或少腹疼痛等症状，为毒窜睾腹之变证。足厥阴之脉布两胁，循少腹，肝经热毒壅滞乘脾，邪毒循胸犯胁肋，邪入脘腹，结阳明者，则出现上腹疼痛剧烈、恶心呕吐等症状。

【临床表现与鉴别诊断】

一、临床表现

1. 症状

（1）潜伏期：一般 14~21 日，平均为 18 日。

（2）前驱期：病毒血症持续 3~5 日，在此期间患者可有发热、头痛、乏力、肌肉酸痛、食欲不振、呕吐、咽痛等表现。大多数患儿前驱症状可不明显。少数患儿可首先出现脑膜刺激症状。

（3）腮腺肿胀期：在起病 24 小时内，患儿常主诉腮腺部位疼痛，尤其是在张口进食时，或食入酸性食物时，因分泌液增加而排出受阻时，腺体肿胀更加严重，致使疼痛加重。腮腺肿胀多为两侧性，一般先见于一侧，1~2 日后对侧亦出现肿胀表现，尚有两侧同时发生肿胀者。肿胀的临床特点为：以耳垂为中心向周围呈弥漫性肿大，边界不清，表面灼热，有弹性感及触痛，下颌角和乳突之间的陷窝消失，可见下颌角后饱满。腮腺管口红肿。颌下腺及舌下腺也可受累，少数患儿仅见颌下腺或舌下腺肿大，而腮腺部位无肿胀。部分患儿颌下腺，舌下腺及腮腺可始终无明显肿胀表现，仅有病毒血症或并发症的症状。

腮腺肿胀 1~3 日达高峰，持续 4~5 日，以后逐渐消退，整个过程为 6~10 日，最长可达 2 周左右。发热多呈中热，部分可为高热，少数可在 40℃ 以上。一般热程为 3~7 日，约 20% 的患儿体温正常。

2. 体征　相当于上颌第 2 臼齿对应的颊黏膜处，可见红肿的腮腺管口。以耳垂为中心向周围呈弥漫性肿大，边界不清，表面灼热，有弹力感及触痛。

二、鉴别诊断

本病应与急性化脓性腮腺炎、儿童复发性腮腺炎、腮腺区急性淋巴结炎、嚼肌间隙感染、颌下腺炎、下颌下间隙感染、下颌下淋巴结炎等相鉴别。

【望耳诊病要点】

在对屏尖、内分泌、面颊等穴区，多可见及阳性反应。其阳性反应多呈点状红晕变、局部水肿变、且有光泽变，部分患者也可呈丘疹样红晕变（彩图 10-7）。

【其他耳诊法】

（1）耳穴扪诊法：在对屏尖或面颊区，可触及皮下隆起变，质地较软变。

（2）耳穴染色诊法：在面颊、内分泌、对屏尖等穴区，可见点状或小片状染色改变。

（3）耳穴触压诊法或电探测诊法：在对屏尖、面颊、肾上腺、内分泌、神门等穴区，可触压及或探及敏感点。

【耳穴疗法】

一、临床采菁

（1）取屏尖穴，用30号1寸毫针垂直刺入，以不刺透内侧皮肤为度，捻转得气后急速出针。每日施治1次，5次为一个疗程。

（2）取腮腺（双）、耳尖、内分泌、面颊穴。用王不留行子贴压耳穴，嘱患者每日自行按压4~5次。并配合针刺双侧率谷穴，施以泻法行针。

（3）取腮腺（双）、耳尖（单）、神门穴（单），用生王不留行子贴压上述耳穴，以胶布固定。每隔2~3日更换1次。

二、验方荟萃

（1）主穴取面颊、对屏尖、肾上腺穴；配穴取神门、内分泌、皮质下、胃、脾、肝、胰胆穴。

1）毫针法：一般只取主穴，少数情况下配加配穴1~3穴。每日选单侧，两耳交替进行。快速进针后，施以强刺激泻法行针，并予留针1小时以上。留针期间，每隔10分钟行针1次。每日治疗1或2次（若经第1次治疗后体温并未降至正常范围，则改成每日治疗2次）。出针时，用手挤压针孔处，使其出血少许，其疗效更佳。若无并发症，一般2~4日内获愈。

深刺屏尖穴：单侧患病取患侧，双侧患病取双侧。用28号1寸毫针，直刺进入屏尖穴，施以捻转得气后急速出针，再用手挤压针孔处，使之出血少许。每日施治1次，一般治疗5次以内获愈。

2）压丸法：每次主、配穴均取。面颊穴于耳垂前、后处，均粘贴压丸，施以对压泻的手法；对屏尖穴与肾上腺穴施以对压或直压泻法；脾穴与内分泌穴施以轻柔按摩补法；其他配穴施以平补平泻手法。第1次贴压患侧耳穴，以后两耳交替进行施治。每日1次。一般治疗6次以内得愈，少数患者需要继续治疗2~3次。极少数患者发生并发症，应做对症处理。

3）灸法：

a. 取穴同耳穴毫针法，每次选单侧耳穴。取灯心草蘸菜子油，沥干，经点燃后对准耳穴做迅速点灸，稍带按压，一触即离，可发出清脆的"嚓"音。每日1次，一般治疗2~4次痊愈。少数患者经治疗5次后获愈。

b. 取耳尖穴，每次选单侧。剪灯心草一小段，约0.5cm，蘸取菜子油，沥干，置于耳尖穴上，头皮与耳之间用铝箔纸、石棉布或玻璃隔开，以防烧伤头皮和烧去头发，点燃灯心草，任其燃尽，并发出"啪"的清脆响声。一般经治疗 2 次即可获愈，少数者需治疗 4~5 次。

c. 取耳甲腔中央处，边长 0.3cm 做一正方形，4 个角即是需取之穴。点燃着火后吹灭，趁还有红色炭火时，迅速按压耳穴，任其熄灭后离开，每次点灸 4 个角。每日治疗 1 次，一般患者治疗 2~4 次就可获愈。

（2）取腮腺区、面颊区、神门、内分泌穴，每次选 2~3 穴，采用毫针刺法，施以强刺激。每日 1 或 2 次，3 次为一个疗程。亦可用王不留行子贴压耳穴，并予每日按揉 3 次，每次施治 3 分钟，每周更换 2 次，3 次为一个疗程。

【预防与调护】

一、预防

（1）管理传染源：隔离患者至腮腺肿胀消退。

（2）切断传播途径：流行期间，易感者应少去公共场所。用 0.2% 过氧乙酸熏蒸空气消毒。

（3）保护易感人群：用腮腺炎减毒活疫苗，皮内、皮下接种，还可采用喷鼻或气雾方法。90% 以上可产生抗体。一般丙种球蛋白及胎盘球蛋白无预防作用。可应用板蓝根 30g，水煎服，每日 1 剂，连服 6 日，作为预防。

二、调护

（1）饮食宜清淡而富于营养，避免进食辛辣、油腻及刺激性食品。

（2）注意保暖，避免遭受风寒。

第五节　流行性感冒

【概述】

流行性感冒，简称"流感"，是由流行性感冒病毒引起的急性呼吸道传染病。临床表现特点为起病急，中毒症状明显，发热、头痛及全身酸痛等症状。流感病毒分 A、B、C 三型。其中 A 型病毒经常发生抗原变异而引起流感大流行。有关病毒发生了什么样的变异等问题，目前还没有明确的答案。

流行性感冒，在中医学，属"时行感冒""时气病"等病症范畴。

中医学认为，本病多因正气不足、卫外功能低下而感受时行毒邪发病。若毒邪暴戾，壮实者触之亦可发病。病邪从口鼻、皮毛而人，先犯肺卫，致使卫外失司，肺气失宣，经过顺利者，邪从外解而向愈，否则，毒邪化热人里，可致邪热壅肺，或内陷心包、引动肝风等。时行毒邪多有兼夹，由于所兼有异，所以临床有风热、风寒、暑湿等不同类型。

【临床表现与鉴别诊断】

一、临床表现

1. 症状

（1）起病急骤，临床症状轻重不一，以全身中毒性表现为主，如恶寒、高热、全身酸痛、头痛、乏力显著、胸骨下灼热感等。呼吸道症状多较轻微或出现较晚，可有鼻塞、流涕、干咳、咽痛等表现。

（2）临床上常分为3型：①胃肠型：主要以恶心、呕吐、腹泻等症状为主。②中毒型：主要以高热不退，谵妄、昏迷、抽搐等症状为主。③肺炎型：主要发生于老年人、幼儿或原有较重的其他疾病与使用免疫抑制剂治疗者，可见出现持续高热、发绀、剧咳、咳吐血痰等症状。

2. 体征 常呈急性热病容，衰弱无力。眼结膜胞与慢性炎症细胞浸润，有时可见到局灶性毛细轻度充血，外眦部较为明显。咽部充血，软腭出现较多滤泡，扁桃体红肿。肺部可有干性啰音，呼吸音粗糙。肺炎型患者可出现呼吸急促，双肺部满布湿性啰音和呼气性喘鸣。中毒型患者有时可有脑炎或脑膜炎的表现或循环功能紊乱的表现。

3. 并发症 常见的有细菌性肺炎和急性支气管炎、肺外并发症，如 Reye 综合征、中毒性休克、心肌炎及心包炎等。

二、鉴别诊断

本病应与普通感冒、钩端螺旋体病、支原体肺炎以及流行性脑脊髓膜炎、肾综合征出血热发热期、大叶性肺炎等相鉴别。

【望耳诊病要点】

在神门穴区、枕与对屏尖穴区之间，可见点状或小片状红晕变，或见小血管充盈变等阳性反应（彩图10-8）。

【其他耳诊法】

（1）耳穴扪诊法：可感觉全耳有异常发热表现；在神门穴区，可见小血管呈凸起样改变。

（2）耳穴染色诊法：在肺、枕穴区，可见点状或小片状染色改变。

（3）耳穴触压诊法或电探测诊法：在神门、内鼻、咽喉、肺、气管等穴区，可触压及或探及敏感点。

【耳穴疗法】

一、临床采菁

（1）主治高热，取耳尖或耳垂、神门、下屏尖穴。耳尖或耳垂行点刺放血，余穴施以强刺激手法，并予留针 15~20 分钟。每日 1 次，5~7 次为一个疗程。

典型病例：患者周某某，女性，50 岁，罹患卵巢癌。入院后，运用平阳霉素化疗，多次用药后，即产生高热，体温一般都在 39℃~40℃ 之间，而每次都用传统的退热药物及物理降温，但效果不是很好，一般情况下高热维持在 3 日以上。每次采用耳尖穴刺络放血法后，一般情况 4~6 小时后降至正常。以后，每次用平阳霉素化疗，体温上升至 39℃ 以上，只需采用一次耳尖穴刺络放血，不需采用其他方法，2 小时后体温都能降至正常。

（2）主穴取肺、内鼻、肾上腺穴；配穴取气管、耳尖、屏尖、脾、胃、大肠穴。施以耳穴毫针法、耳廓艾灸法、耳穴埋针法、耳穴压丸法等方法治疗均可。每日治疗 1 次，两耳交替进行。对于病情较重者，施以耳穴毫针法或耳廓艾灸法治疗时，可每日治疗 2 次。

（3）主穴取双侧感冒穴（位于对耳轮上脚上缘的微前方耳轮的边缘部）。配穴：风寒型者，配加肺、气管、内鼻、脾、胃穴；风热型者，配加肺、内鼻、耳尖、三焦穴。感冒穴采用毫针刺法，施以强刺激手法后，以王不留行子贴压，并嘱患者每日自行按压 3~5 次，每次 3~5 分钟。

李焕斌临床应用该法共治疗感冒患者 43 例，均获良效。

二、验方荟萃

（1）主穴取肺、肾上腺、神门、内鼻穴。随症配穴：发热者，配加耳尖穴，屏尖穴放血；全身酸痛乏力者，配加肾、皮质下穴；咽痛声嘶者，配加咽喉穴；咳嗽者，配加气管穴；腹泻者，配加脾穴；胃纳不佳者，配加胰胆、胃穴。

1）耳穴毫针法：每次主穴均取，再加配穴 1~3 穴。每次选单侧耳穴，两耳轮换交替使用，直至治愈。施以强刺激泻法行针。一般患者每日针刺 1 次；症状较为严重者，早晚各针刺 1 次，均予留针 30 分钟。留针期间，每隔 10 分钟行针 1 次。

2）耳穴压丸法：每次主穴均取，再结合临床症状选取配穴 2~3 穴。每次选单侧耳穴，每日或隔日换压另一侧耳穴。一般患者经治疗 7 次获愈。个别未愈的患者，休息 3~5 日后，再继续下一个疗程的治疗。

3）耳穴磁疗法：取穴与操作手法与耳穴压丸法相同。采用磁珠贴压，每隔 1~2 日换贴另一侧耳穴，7 次为一个疗程。

（2）取肺、气管、内鼻、耳尖、胃、脾、三焦穴。每次选 2~3 穴，施以强刺激手法，每日治疗 1 或 2 次，3 日为一个疗程。亦可用王不留行子贴压耳穴，嘱患者每日按揉 3 次，每次约 3 分钟，每周更换 2 次，3 次为一个疗程。

【预防与调护】

（1）宜卧床休息，进食清淡饮食。

（2）经治疗后，可多喝稀粥或多饮热水，以有利于发汗退热。出汗热退后，及时更换内衣、内裤，以免再次遭受风寒。

（3）发热时，应多饮开水以补充水分。

（4）注意气候变化，及时添减衣裤。

（5）提高自身免疫力：平时坚持规律、适量的锻炼，生活有规律，劳逸结合，注意防寒，避免诱发因素。感冒后应保证充足的睡眠，好好休息，也要适量活动，但应避免激烈的运动，以减少消耗，保持体力，防止出现免疫抑制。

（6）治疗期间，嘱患者保持乐观情绪，忌饮酒及辛辣刺激性食物。

（7）减少感染机会：勤洗手，流感季节少去人群聚集而不通风的场所，预防传染；注意呼吸道患者的隔离，防止交叉感染。老幼体弱者，可考虑接种流感疫苗。

第六节　细菌性痢疾

【概述】

细菌性痢疾，简称"菌痢"，是由痢疾杆菌而引起的急性肠道传染病。以结肠弥漫性炎症为主要病变。以全身中毒症状、腹痛腹泻、里急后重及排脓血黏液样便为主要临床表现。本病终年均可发生，但大多流行于夏秋季节。人群对本病有普遍的易感性，幼儿及青壮年发病率较高，尤其是中毒型痢疾较为集中发生于儿童。

细菌性痢疾，在中医学属"痢疾"等病症范畴。本病多由外受湿热、疫毒之气、内伤饮食生冷损及脾胃与肠而形成。

【临床表现与鉴别诊断】

一、临床表现

1. 急性菌痢　临床上根据病情程度可分为轻型、普通型和中毒型 3 种。

（1）轻型（急性非典型菌痢）：全身中毒症状轻或无，常无发热或低热，腹痛、腹泻表现较轻，里急后重可缺如，大便每日 3~5 次，呈水样或稀糊状，含少量黏液而无脓血，左下腹压痛，可有恶心、呕吐等症状。

（2）普通型（典型菌痢）：起病急，畏寒发热，多数患者体温很快升至 39℃ 或更高，可有中度全身中毒症状，如头痛、全身肌肉酸痛。重症者常伴发惊厥，等并常有食欲不振，脐周围和左下腹部阵发性疼痛（幼儿则常表现为哭闹不安），里急后重明显。大便每日十余次至几十次（初为水样黄色便，后为典型的黏液脓血便，量不多）。左下腹压痛明显。重症者由于泻次太多，而引起明显的脱水、酸中毒与电解质紊乱，以致血压下降甚至周围循环衰竭。

（3）中毒型：多见于 2~7 岁的儿童。发病急骤，以全身中毒症状明显而腹泻轻微或缺如为其特点。患者高热可达 40℃ 以上，早期出现烦躁、惶恐、谵妄、惊厥，往往反复发作且持续时间较长。少数患者起病时表现为精神萎靡不振、嗜睡、昏迷等精神、神经症状，于数小时内可发生休克和呼吸衰竭。直肠拭子或生理盐水灌肠后取便样，可发现黏液和脓血。成人中毒型菌痢，其全身中毒症状和痢疾症状均甚严重，常于短期内发生中毒性休克，循环衰竭和呼吸衰竭。但惊厥则很少发生。

2. 慢性菌痢　病情迁延不愈 2 个月以上的，称作慢性菌痢，多与急性期治疗不及时或不彻底，细菌耐药或机体抵抗力下降有关，也常因饮食不当、受凉、过劳或精神因素等诱发。依据临床表现分为以下 3 型。

（1）急性发作型：此型约占 5%，其主要临床表现同急性典型菌痢，但程度轻，恢复不完全，一般是半年内有痢疾病史或复发史，而排除同群菌再感染，或异群菌或其他致腹泻细菌的感染。

（2）迁延型：此型发生率约 10%，常有腹部不适或隐痛，腹胀、腹泻、黏液脓血便等消化道症状，时轻时重，迁延不愈，亦可腹泻与便秘交替出现，病程日久可有失眠、多梦、健忘等神经衰弱症状，以及乏力、消瘦、食欲下降、贫血等表现。左下腹压痛，可扪及乙状结肠，呈条索状。

（3）隐匿型：此型发生率为 2%~3%，1 年内有菌痢史，临床症状消失 2 个月以上，但大便培养可检出痢疾杆菌，乙状结肠镜检查可见肠黏膜病变。此型在流行病学上具有重要意义。

3. 并发症 常见的有痢疾杆菌败血症、溶血-尿毒综合征、关节炎等。

二、鉴别诊断

（1）急性菌痢应与阿米巴痢疾、沙门菌肠炎、副溶血弧菌肠炎、霍乱与副霍乱、空肠弯曲菌肠炎、病毒性肠炎、肠套叠、耶尔森菌病、产肠毒性大肠埃希菌肠炎、类志贺毗邻单胞菌腹泻、亲水单胞菌腹泻等疾病相鉴别。

（2）慢性菌痢应与慢性阿米巴痢疾、慢性非特异性溃疡性结肠炎、肠结核、直肠癌与结肠癌、肠道菌群失调等相鉴别。

（3）中毒型菌痢应与高热惊厥、中毒性肺炎、流行性乙型脑炎（简称乙脑）、脑型疟疾、脱水性休克、重度中暑等相鉴别。

【望耳诊病要点】

在大肠穴区（彩图 10-9），明显可见点、片状红晕变，可见光泽变及油腻变等阳性反应。

【其他耳诊法】

（1）耳穴扪诊法：在部分患者大肠穴区，可扪及略有凹陷状改变。

（2）耳穴染色诊法：在大肠穴区、胃穴区，可见点状或小片状染色改变。

（3）耳穴触压诊法或电探测诊法：常在大肠、小肠、直肠、胃等穴区，可触压及或探及敏感点。

【耳穴疗法】

一、临床采菁

（1）主穴取大肠、小肠、直肠穴；配穴取脾、胃、腹、肾、神门穴。施以耳穴毫针法、耳穴埋针法、耳穴压丸法与耳穴磁疗法等疗法治疗均可。采用耳穴毫针法治疗时，每次取 3 ~4 穴，急性痢疾施以强刺激手法，每日治疗 1 或 2 次；慢性痢疾施以轻刺激手法，隔日治疗 1 次。

（2）取大肠、直肠下段、小肠、腹、脾、肾、神门穴。采用毫针刺法，施以强刺激，每日 1 或 2 次，连续治疗 3~7 日。

二、验方荟萃

（1）主穴取大肠、直肠、肾上腺、交感穴；配穴取脾、胃、耳中、腹穴。发热者，配加耳尖穴区放血；腹痛者，配加神门、皮质下穴。

1）毫针法：每次主穴均取，配穴选用 1 或 2 穴。每次选单侧耳穴，两耳交替进行。施以强刺激泻法行针。急性期患者每日治疗 1 次，发热者每日治疗 2 次。慢性期患者可每隔 1~2 日治疗 1 次。等急性期过后，再继续治疗 1 或 2 次，以巩固疗效。慢性期 7 次为一个疗程。疗程间相隔 1 周后，再行下一个疗程的治疗。

2）压丸法：每次主穴均取，配穴选取 2~3 穴。每次选单侧耳穴，急性期每日换贴 1 次耳穴，等获愈后，再继续贴压 1 次。慢性期隔日换贴另一侧耳穴。施以对压或直压手法，强刺激。并嘱患者欲解大便时就按压耳穴。7 次为一个疗程，疗程间相隔 1 周后，再行下一个疗程的治疗。

（2）取大肠、小肠、胃、直肠、神门、脾、肾穴，每次选 3~5 穴。急性痢疾施以强刺激，并予留针 20~30 分钟，每日治疗 1 或 2 次。慢性痢疾施以轻刺激，并予留针 5~10 分钟，隔日治疗 1 次。主治急、慢性痢疾。

【预防与调护】

（1）发病早期应卧床休息，进流质或半流质饮食，以素食为宜。忌食多渣、油腻或辛辣刺激性食物，少进食乳类、糖类等易产气和增加腹胀的食物。

（2）口服钾钠类饮料，以补充丢失的液体和电解质等。

第十一章　呼吸系统疾病

第一节　急性上呼吸道感染

【概述】

急性上呼吸道感染是鼻、鼻咽或咽、喉部急性炎症的总称，是呼吸道最常见的一种疾病。大多数（80%以上）由病毒引起，少数为细菌所致。临床上以发热、恶寒、头痛、鼻塞、喷嚏、流泪、流涕、咽痛、咳嗽、声嘶、呼吸不畅等症状为特征。

急性上呼吸道感染属中医"感冒""温病"等病症范畴。

中医学认为，急性上呼吸道感染是由于六淫邪毒侵犯人体而致病。以风邪为主因，风邪为六淫之首，在不同的季节往往与当令之时气相合而伤人。如冬季多属风寒，春季多属风热，夏季多夹暑湿，秋季多兼燥气，梅雨季节多夹湿邪。一般以风寒、风热两者为多，夏令暑湿之邪亦能杂感为病。若四时六气失常，"春时应暖而反寒，夏时应热而反冷，秋时应凉而反热，冬时应寒而反温"，则感而发病。非时之气夹时行邪毒伤人，则更易引起发病，且不限于季节性，病情多重，往往互为传染流行。

【临床表现与鉴别诊断】

一、症状与体征

1. 普通感冒　俗称"伤风"，又称急性鼻炎或上呼吸道卡他，以鼻咽部卡他症状为主要表现。成人多数由鼻病毒引起，次为副流感病毒、呼吸道合胞病毒、埃可病毒、柯萨奇病毒等。起病较急，初期有咽干、咽痒或烧灼感。发病同时或数小时后，可有喷嚏、鼻塞、流清水样鼻涕，2~3 日后变稠。可伴咽痛，有时由于耳咽管炎使听力减退，也可出现流泪、味觉迟钝、呼吸不畅、声嘶、时有咳嗽等症状。一般无发热及全身症状，或仅有低热、不适、轻度畏寒和头痛。检查可见鼻腔黏膜充血、水肿、有分泌物，咽部轻度充血。

2. 病毒性咽炎、喉炎　急性病毒性咽炎的临床特征为咽部发痒和灼热感，疼痛不持久，也不突出。流感病毒和副流感病毒感染时可伴有发热和乏力。体检咽部明显充血和水肿，可见颌下淋巴结肿大且触痛。

3. 疱疹性咽峡炎　常由柯萨奇病毒 A 引起，临床表现为明显咽痛、发热。检查可见咽充血，软腭、咽及扁桃体表面有灰白色疱疹及浅表溃疡，周围有红晕等。

4. 咽、结膜炎　主要由腺病毒、柯萨奇病毒等引起。临床表现有发热、咽痛、畏光、流泪，咽及眼结膜明显充血等。

5. 细菌性咽-扁桃体炎　大多由溶血性链球菌引起，其次为流感嗜血杆菌、肺炎球菌、葡萄球菌等引起。起病急，明显咽痛、畏寒、发热，体温可高达 39℃ 以上。检查可见咽部明显充血，扁桃体肿大、充血，表面有黄色点状渗出物，颌下淋巴结肿大、压痛等。

6. 常见并发症 急性上呼吸道感染的并发症常为继发性细菌感染，可引起急性鼻窦炎、中耳炎、气管-支气管炎、慢性支气管炎急性发作。部分可并发风湿病、肾炎、心肌炎、结缔组织病。

二、鉴别诊断

本病应与急性病毒性支气管炎与肺炎、过敏性鼻炎、急性传染病前驱期等相鉴别。

【望耳诊病要点】

在肺穴区，呈淡红色变（彩图11-1），或隐约可见青紫色静脉变（彩图11-2）；在耳尖穴区，呈点状红晕变，边缘不清；在内、外鼻穴区，呈点状淡红色变，且略有光泽变可见（彩图11-3）。

【其他耳诊法】

（1）耳穴触诊法：肺穴、内鼻穴，压痛+++；耳尖穴、外鼻穴，压痛+~++。
（2）耳穴电探测诊法：肺穴、内鼻穴，呈强阳性反应；耳尖穴、外鼻穴、肾上腺穴、咽喉穴，呈阳性反应。

【耳穴疗法】

（1）主治高热：取耳尖或耳垂、神门、下屏尖穴。耳尖穴或耳垂穴行点刺放血，余穴施以强刺激手法，并予留针15~20分钟。每日1次，5~7次为一个疗程。

（2）取肺、气管、咽喉、鼻、额、肾上腺穴。每次均取双侧耳穴，各穴均行浅刺捻针，并予留针20~30分钟。或加用电针，通电治疗几分钟。每日1次。

典型病例：患者陈某，男性，40岁，于1995年8月12日初诊。患者主诉：身热不扬（体温38.5℃），微恶寒，伴头重如裹，头颈肢体酸痛，咳嗽，咳痰色白而黏，纳呆，呕恶，舌苔薄白略腻，脉浮滑而数。辨证属外感暑湿。治法：清暑化湿，疏表和里。取单侧耳穴：感冒点、肺、管、神门、膀胱及颞点等穴。针刺后次日复诊，症状大为减轻，已能上班工作。复针另一耳穴，取穴同上，获愈。

按语：中医学认为，耳不单纯是一个听觉器官，与五脏六腑、十二经脉有着密切联系。耳针治疗感冒，操作简便，不良反应小，又能迅速改善症状。

【预防与调护】

（1）提高自身免疫能力：平时坚持规律、适量的医疗体育锻炼活动，生活要有规律，劳逸要结合，注意防寒，避免诱发因素。感冒后应保证充足的睡眠，好好休息，也要适量活动，但应避免激烈的运动，以减少消耗，保持体力，防止出现免疫抑制。

（2）治疗期间，嘱患者保持乐观情绪，忌饮酒及辛辣刺激性食物。

（3）减少感染机会：勤洗手，流感季节少去人群聚集而不通风的场所，预防传染。

（4）注意呼吸道患者的隔离，防止交叉感染。

（5）老幼体弱者，可考虑接种流感疫苗。

第二节　急性气管炎及支气管炎

【概述】

急性气管炎及支气管炎，简称"急支"，是由病毒或细菌感染、物理化学刺激或过敏等造成气管及支气管黏膜的急性炎症性表现。常见于气候突变之时，多由上呼吸道感染所引起，且常有某些传染病（如麻疹、百日咳、白喉、伤寒等）的早期症状，临床主要表现为咳嗽和咳痰，病愈后支气管黏膜可完全恢复正常。亦可发展为细支气管炎或支气管肺炎，或加重原有的呼吸系统疾病。

本病在中医学，属"咳嗽"等病症范畴。

【临床表现与鉴别诊断】

一、临床表现

1. 症状　急性气管炎及支气管炎，开始时常呈不同程度的上呼吸道感染症状，如周身不适、头痛、背部肢肌肉疼痛、流鼻涕、咽喉痛、胸骨后刺痛、声音嘶哑，有时畏寒，但无寒战。1~2日后胸骨下开始有擦伤感觉及紧闷感，同时有刺激性干咳，顽固而难忍，体温常稍高，脉搏也相应增快。而后则开始咯痰，初为少量黏稠的黏液性分泌物，有时可混血液，咯出困难。稍后分泌增多且为脓性黏液，容易咯出，咳嗽也缓和一些，一般体温在1周内即可正常，患者一般情况也迅速改善，但晨间咳嗽及少量脓性黏液痰可持续相当时日。病情主要根据支气管系统受侵的深度而定。感染下行不超过总支气管，患者仍可安适；若累及更小的分支，则病情危重，可能发生明显的呼吸困难。

2. 体征　较大的气管和支气管发炎时，早期可无任何体征，日后肺内可能听到暂时性的粗糙鼾音。较小的支气管被累及时，肺内可以听到干啰音，有时在肺的后底部有细捻发音或湿啰音。当毛细支气管发炎时，可能有严重的临床症状，如体温显著增高，患者兴奋不安、呼吸困难、发绀及急性肺水肿，肺部满布哮鸣音。支气管有阻塞时，呼吸音减低或消失。

3. 并发症　常见的有肺炎、慢性支气管炎、急性肺水肿、支气管扩张等。

二、鉴别诊断

本病应与急性上呼吸道感染、流行性感冒、支原体肺炎、肺结核、细菌性肺炎、肺癌等相鉴别。对于儿童患者，应与麻疹、百日咳、急性扁桃体炎等相鉴别。

【望耳诊病要点】

（1）在气管穴区，常可见红斑变或红点变（彩图11-4）。

（2）在肺穴区，可见点状或小片状红色变或充血变等阳性反应（彩图11-5）。

【其他耳诊法】

（1）耳穴扪诊法：在气管或肺穴区，可触及小片状或条索状隆起改变。

（2）耳穴染色诊法：可在气管、肺、内分泌等穴区，可见小片状染色改变。

（3）耳穴触压诊法或电探测诊法：在气管、肺、肾上腺、内分泌、神门等穴区，可触压及或探及敏感点。

【耳穴疗法】

一、临床采菁

（1）治疗咳嗽：主穴取肺、大肠、神门、对屏尖穴。配穴：咳嗽频繁者，配加下屏尖、内分泌、支气管穴；痰多者，配加肺、口穴；发热者，配加耳尖穴放血；胸闷胁痛者，配加下屏尖、胸穴；咽喉肿痛者，配加咽喉、扁桃体穴；鼻塞者，配加外鼻、内鼻穴；过敏性、刺激性痉咳者，配加结节内、内分泌穴。用王不留行子贴压耳穴，并嘱患者每日自行按压 3~5 次，每穴按压 2 分钟。每隔 3 日换贴 1 次。

（2）主穴取肺、气管、神门、肾上腺穴；配穴取交感、大肠、内分泌、皮质下穴。可左、右两侧耳穴交替治疗，也可双侧耳穴同时治疗。治疗前，先在耳穴肺、气管区内寻找敏感点，在敏感点处治疗疗效可更佳。除先取主穴外，配穴可选 2~3 穴，施以中度刺激，并予留针 30 分钟。也可采用耳穴压丸法或耳穴埋针法。若是慢性支气管炎，最好采用耳穴压丸法，叫患者以手按压所贴穴位以加强刺激，待 3~5 日后除去，改贴另一侧耳穴，两耳交替使用。耳针疗法治疗急性支气管炎每日施治 1 次，慢性支气管炎隔日施治 1 次，10 次为一个疗程。疗程间休息 5~7 日，再行下一个疗程的治疗。

二、验方荟萃

（1）主穴取肺、气管、内分泌、肾上腺、神门穴。临证配穴：咳重者，配加交感、缘中、枕、耳迷根、皮质下穴；喘者，配加对屏尖、咽喉、交感、角窝中、前列腺穴；痰多者，配加脾、交感、大肠穴；气虚者，配加脾、肾穴；发热者，配加耳尖或耳背静脉放血。急性期以采用耳针、电针、埋针、药线点灸治疗为佳。药线点灸者，可配合体穴治疗：取双侧肺俞穴、双侧中府穴、双侧列缺穴，每日 1 或 2 次。慢性期以采用压丸法、埋针法、磁疗法、夹耳法、按摩法治疗为佳。

（2）主穴取气管、肺、肾上腺、对屏尖、大肠穴；配穴取神门、内分泌、交感穴。

1）压丸法：每次主穴和配穴全取。在穴区内探测敏感点，对准敏感点贴压，用对压强刺激手法。每次取单侧耳穴，两耳交替使用。患者每日自行按压耳穴不低于 4 次，隔日换贴另一侧耳穴，直至痊愈。

2）毫针法：主穴全取，再加配穴 1 或 2 穴。在穴区内探寻到敏感点。耳廓皮肤常规消毒，用 28 号 0.5 寸毫针对准敏感点刺入，行逆时针方向捻转，以加强刺激，并予留针 20~30 分钟。每日 1 次，两耳交替使用，症状较重者可每日针 2 次。

3）药液注射法：注药药液一般使用板蓝根注射液、柴胡注射液、银黄注射液等清热解毒的中药制剂，当继发细菌感染时，亦可用头孢类等抗生素做耳穴注射。一般每次选主穴 2 ~3 穴，配穴选 1 穴，用 4.5 号皮试注射针头，对准耳穴刺入皮下，推注药液 0.1~0.2mL，使局部出现 1 个小丘疹。剩余药液注入孔最穴［位于前臂内侧桡侧缘，腕横纹与肘横纹连线中点上 1 寸（约 3cm）处］，痰多者，将剩余药液注入丰隆穴（位于外膝眼与外踝尖连线的中点处）。

4）贴药膏法：每次主穴和配穴全取，用"消炎镇痛膏"等橡皮膏药，剪成 0.6cm×0.6cm 的方块，贴于耳穴上，每次贴单侧，两耳交替使用。每日换贴 1 次，直至痊愈为止。

（3）取气管、肺、脾、肾、神门、肾上腺穴，每次选 4~5 穴。发作期施以强刺激手法或采用脉冲电流刺激，并予留针 30~60 分钟；亦可耳针后加用王不留行子贴压上述耳穴，每日 1 或 2 次，两耳交替进行。缓解期施以中等度刺激，或用王不留行子贴压耳穴，每周换药 3 次，3 周为一个疗程。

【预防与调护】

（1）加强锻炼，多进行户外活动，提高机体抗病能力。少去拥挤的公共场所，以减少感染机会。

（2）经常开窗，流通新鲜空气。家人有感冒时，室内可用白醋熏蒸消毒，以防止病毒感染。

（3）改善饮食结构，增加营养成分，注意食补养肺。患者的饮食宜清淡、营养丰富，避免食用油腻、过咸、辛辣等刺激性强的食物，多吃蔬菜水果。

（4）保持居室的温、湿度适宜，空气新鲜，避免呼吸道的理化性刺激（如冷空气、灰尘、刺激性气味等）。

（5）加强痰液的排出，有效地拍打后背。

（6）注意尽量多饮水，水是痰液最好的生理稀释剂。

（7）注意气候变化，防止受凉感冒。注意适当休息，避免过度疲劳。

（8）开展医疗体育活动，积极锻炼身体，提高身体素质，增强抗病能力。

（9）及时接受预防注射，减少传染病发生。

第三节　慢性支气管炎

【概述】

慢性支气管炎，简称"慢支"，是指气管、支气管黏膜及其周围组织的慢性非特异性炎症。临床上以长期咳嗽、咳痰，或伴有喘息（哮喘）及反复发作的慢性过程为特征。病情进展缓慢，持续发展常并发阻塞性肺气肿，甚至肺动脉高压，肺源性心脏病（简称肺心病），从而引起心、肺功能障碍，严重地影响健康和劳动力。

本病在中医学，属"咳嗽""痰饮""喘证"等病症范畴。多因人体正气不足，外邪从口鼻犯肺，肺失宣降所致。

中医学认为，本病的发生，多因久病肺虚，痰浊潴留，复感外邪诱使病情逐渐加剧。

病理性质有虚、实两方面：有邪者为实，因邪壅于肺，宣降失司；无邪者属虚，因肺不主，肾失摄纳。但本病发作时，多属本虚标实之候。

【临床表现与鉴别诊断】

一、临床表现

1. 症状

（1）咳嗽：初起以日间咳嗽为主，病情进一步加重则日夜均咳，后期则以夜间咳嗽为主。

（2）咳痰：黏液性痰，合并感染时有脓性痰。

（3）喘息：逐渐加重，活动后明显。

在发病过程中，常有反复呼吸道感染史，冬季发病多，随疾病进展，急性加重变得频繁。慢性支气管炎后期导致阻塞性肺气肿时可发生低氧血症和（或）高碳酸血症，并发生肺源性心脏病。

2. 体征 早期慢性支气管炎体征可不明显。通常合并阻塞性肺气肿时胸部听诊可有呼气延长或呼气时干啰音。随疾病进展出现胸廓过度膨隆，前后径增加，横膈运动受限，呼吸音低，心音遥远。此外两肺底或肺野可有湿性啰音及（或）干性啰音。晚期患者呼吸困难加重，常采取身体前倾位，颈肩部辅助呼吸肌参加呼吸运动。呼吸时常呈缩唇样呼气。口唇发绀及右心衰竭体征。

3. 临床分型、分期

（1）分型：

1）单纯型：反复咳嗽、咯痰而无喘息。

2）喘息型：除反复咳嗽、咯痰外，还伴有明显的喘息症状。

（2）分期：

1）急性发作期：出现明显的症状加剧，可有发热、咳嗽变频，痰量增加，可有脓性痰，或伴有白细胞总数增加。

2）慢性迁延期：咳嗽、咯痰、气短呈慢性迁延状态持续 1 个月以上。

3）缓解期：咳嗽、咯痰、气短有显著好转，一般不是症状消失。如咳嗽每日少于 30 声，痰量少于 20mL，即转为缓解期。

4. 常见并发症 常见并发症一般有：①肺部急性感染。②阻塞性肺气肿。③自发性气胸。④慢性肺源性心脏病。

二、鉴别诊断

本病应与支气管扩张、肺结核、肺癌、支气管哮喘等疾病相鉴别。

【望耳诊病要点】

（1）在气管穴区，可见丘疹样变或点状白色样变或黯红色隆起变（图 11-6）。

（2）在肺穴区，多见阳性反应，在少数患者脾穴区亦可见阳性反应，其阳性反应多呈点状或小片状白色变（彩图11-7），发作时其边缘可见红晕变。

【其他耳诊法】

（1）耳穴扪诊法：在气管穴区，可扪及条索状结节变。

（2）耳穴染色诊法：在肺、气管、神门、肾、脾穴区，可见小点状或小片状染色改变。

（3）耳穴触压诊法或电探测诊法：在肺、气管、肾、脾、神门、内分泌等穴区，可触压及或探及敏感点。

【耳穴疗法】

一、临床采菁

（1）主穴取肾、肺、气管、对屏尖、肾上腺穴；配穴取脾、交感、神门、内分泌、大肠穴。

1）耳穴压丸法：每次主穴全取，配穴选2~3穴，采用点压法施治。每次用单侧耳穴，两耳使用。10次为一个疗程。疗程间相隔7日。

2）耳穴毫针法：每次主穴全取，配穴根据病情选1或2穴。每次针单侧耳穴，两耳交替使用。先在所选穴区探寻敏感点，对准敏感点进针。肺穴采用横刺法，针尖指向气管穴；肾穴采用慢速小幅度捻转，其余耳穴用中等速度捻转，行平补平泻手法。每日或隔日治疗1次，10次为一个疗程。

3）耳穴埋针法：每次选主、配穴各2~3穴，各穴轮换交替使用。对准敏感点进针，用胶布固定。每次进针单侧耳穴，隔2~7日后换埋另一侧耳穴。7次为一个疗程，疗程间相隔2周时间。

4）耳穴贴膏法：用消炎镇痛橡皮膏，剪成0.6cm×0.6cm的方块，贴于所选的耳穴上。每次贴单侧耳穴，两耳交替进行，每隔2~3日换贴另一侧耳穴，7次为一个疗程。该法多用于小儿或体质虚弱的患者。

（2）主穴取支气管、肾上腺、前列腺穴。配穴：痰多者，配加脾穴；有啰音者，配加肺穴。每次两耳均取。对一般体质健壮、抵抗力强的患者采用皮内针或揿针埋藏；对儿童、年老、体弱者，用白芥子或王不留行子贴压耳穴。每隔5日更换1次，5次为一个疗程，疗程间相隔5~7日。

（3）取神门、肺、肾上腺、平喘穴；长期使用者，可取皮质下、气管、内分泌、咽喉穴；咳喘明显者，配加喘点或交感穴；痰多者，配加脾穴；年老体弱者，配加肾穴。耳廓皮肤常规消毒，用28号0.5寸毫针刺入，注意不刺透耳廓软骨，并予留针30分钟。留针期间，每隔10分钟行针半分钟，直至耳廓出现烘热为度。若需长期治疗，可予埋针，并嘱患者每日早晚各按揉1次。冬季埋针5~7日，夏季埋针3~5日。

二、验方荟萃

（1）主穴取肺、气管、神门、膈、咽喉穴；配穴取枕、肾上腺、大肠、口、脾、肾、内分泌、脑干穴。每次选主、配穴各2穴，单侧或双侧取穴，采用针刺法、埋针法或压豆法治疗均可。每日1次，6~10次为一个疗程。主治支气管炎。

（2）主穴取耳尖（放血）、气管、支气管、平喘、神门、肺穴；配穴取枕、内分泌、脾、大肠穴。采用毫针刺法、药物注射法、埋针法或压豆法治疗均可。毫针刺法与药物注射法，每日1次，7~10次为一个疗程；埋针法或压豆法，每隔3日更换1次耳穴及器具，3~5次为一个疗程。主治支气管炎。

【预防与调护】

（1）注意保证良好的睡眠和休息，发病时应增加休息时间。

（2）加强痰液的排出，有效地拍打后背。

（3）注意尽量多饮水，水是痰液最好的生理稀释剂。

（4）保持居室的温、湿度适宜，空气新鲜，避免呼吸道的理化性刺激（如冷空气、灰尘、刺激性气味等）。

（5）支气管炎患者的饮食宜清淡、营养丰富，避免食用油腻、过咸、辛辣等刺激性强的食物，多吃蔬菜水果。

第四节　支气管哮喘

【概述】

支气管哮喘，简称"哮喘"，是由外源性或内在的过敏原或非过敏原等因素，致使支气管平滑肌痉挛，黏膜肿胀，分泌物增加，从而发生不可逆性阻塞为特点的常见的变态反应性疾病。春秋两季发病率较高，可发生于任何年龄，但以12岁以前开始发病者居多。

在中医学，支气管哮喘属"哮证"范畴。多因宿痰内伏于肺，复加外感、饮食、情志、劳倦等以致痰阻气道，肺气上逆所致。

中医学认为，哮喘是宿痰内伏于肺，与遗传、体质、环境、外感、饮食、劳倦等因素有关。哮喘的病因以肺虚、脾虚、肾虚为本，以风、寒、热、湿、痰、瘀为标，发作期以实证表现为主，缓解期以虚证表现居多。

本病长年累月反复发作，可累及心、肾导致肺胀而出现心悸、水肿等危候，亦可因哮喘严重发作发生喘脱，救治不及而死亡。

【临床表现与鉴别诊断】

一、临床表现

1. 症状

（1）前驱期症状：哮喘发作前有鼻痒、咽痒、胸闷、咳嗽、打喷嚏、流鼻涕等症状。常见诱因为呼吸道感染，吸入过敏原、刺激性气体或服用阿司匹林、吲哚美辛（消炎痛）、普萘洛尔（心得安）等药物，亦有因运动或情绪因素而诱发。

（2）典型症状：发作常在夜间发生，起病迅速，突然出现胸闷，呼气性呼吸困难，烦躁不安，伴有哮鸣音。严重者呈端坐呼吸，双手前撑，张口抬肩，不能平卧，汗出湿衣，甚至出现发绀，一般经数分钟或数小时症状缓解，发作停止前咯出较多稀痰，呼吸渐通畅，哮鸣减轻而缓解。

（3）哮喘持续状态：是指哮喘严重发作，经积极治疗24小时以上未见缓解，出现极度呼吸困难，气促（30次/分钟），心率增速（120次/分钟），大汗淋漓，面色苍白，四肢冰冷，甚至出现严重缺氧和二氧化碳储留，烦躁不安，唇周或指趾发绀；哮喘严重发作的患者常因呼吸衰竭或窒息而突然死亡。故应及时识别抢救，尤其对过去有类似发作史的患者应特别警惕。

2. 体征　一般缓解期无特殊体征，长期反复发作者可有轻度肺气肿征。

发作时胸廓饱满，呼吸幅度减少；叩诊呈过清音；听诊呼气延长，两肺满布哮鸣音，当伴有呼吸道感染时，常有湿性啰音存在。

3. 常见并发症　在哮喘发作时可并发自发性气胸、纵隔气肿、肺不张；长期反复发作和感染可并发慢性支气管炎、肺气肿、支气管扩张、间质性肺炎和慢性肺源性心脏病。

二、鉴别诊断

本病应与心源性哮喘、喘息型慢性支气管炎、气胸、肺癌、急性肺不张等相鉴别。

【望耳诊病要点】

（1）肺穴区及肺穴区的前1/3处，可见点状变或片状变，白色或红色变的小点变或斑点变，有时界线不是很清晰（彩图11-8）。

（2）气管、肺穴区，多可见阳性反应，也有部分患者在肾穴区、风溪穴区亦可见阳性反应，阳性反应大多呈点状或片状白色变，边缘有红晕变（彩图11-9，彩图11-10）；亦可在部分患者风溪穴区见到脱屑变（彩图11-11）。

【其他耳诊法】

（1）耳穴扪诊法：可在气管穴区触及条索状结节变。

（2）耳穴染色诊法：在气管、肺、风溪、内分泌等穴区，可见小点状或小片状染色变。

（3）耳廓触诊法及电探测诊法：可在肺、气管、肾、对屏尖、风溪、内分泌等穴区触压及充血，偶见渗血及中性粒细胞。上皮内可见或探及敏感点。

【耳穴疗法】

一、临床采菁

（1）主穴取对屏尖、肺、气管、肾上腺、神门穴；配穴取交感、脑、大肠、脾、肾、三焦穴。可采用毫针刺法、激光照射法或耳穴压丸法。治疗时，可双侧同时治疗，也可左、右耳穴交替使用。除选取主穴外，可根据病情，选取配穴2~3穴。最好在肺穴区、气管穴区找一敏感点，在该处治疗，疗效较佳。治疗前，先用75%乙醇（酒精）消毒，以毫针针刺，对屏尖、皮质下穴可略深刺些，施以强刺激，并予留针20~30分钟。留针期间，做间歇捻针，捻至局部有热、胀、痛感即可。每日治疗 1 或 2 次，10 次为一个疗程。也可采用耳穴压丸法，两侧交替取穴，并嘱患者以手指按压耳穴，每日 4~6 次，每次 10 分钟左右，待 3~5 日后除去，再改贴另一侧耳穴，10 次为一个疗程。

临床体会：

1）哮喘发作时，在耳针治疗的同时，可配合体针辨证取穴，如尺泽、太渊、足三里、太溪、肺俞、定喘、膻中等穴，两者同时应用，疗效更佳。

2）哮喘发作严重时，或哮喘呈持续状态时，应及时配合药物治疗，以免延误病情。

（2）取平喘、下屏间、肺、神门、皮质下穴。每次选 2~3 穴，采用毫针刺法，施以中、强度刺激，每日可针 2~3 次。适用于哮喘急性发作期。

二、验方荟萃

（1）主穴取肺、肾上腺、交感、对屏尖、前列腺穴；配穴取神门、枕、内分泌、风溪、大肠、角窝中、耳迷根、气管、脾、肾、三焦、咽喉、口穴。常采用耳针法、电针法或药线灸法。发作时，每日治疗 1 或 2 次。在上述主、配穴中寻找敏感穴 4~5 穴，其中主穴部分要占 2/3 左右，双耳或单耳交替刺治，留针时间可达 60 分钟，稍强刺激，使症状基本缓解为度；药线点灸者，加双侧定喘、双侧肺俞、双侧中府、双侧列缺穴，第 1 次灸后约 30 分钟再施灸 1 次。待症状稳定后，耳针或药线点灸者，可改为隔日 1 次。缓解期间可采用压丸法，以巩固疗效。

（2）主穴取气管、肺、三焦、对屏尖、神门、交感、艇角穴；配穴取咽喉、肾上腺、大肠、口、脾、肾、肝、风溪、角窝中、耳中穴。采用针刺法、埋线法或压豆法治疗均可。单侧或双侧取穴，每日 1 次，6~10 次为一个疗程。

（3）主穴取肺、支气管、交感、肾上腺、平喘、过敏区、内分泌穴；配穴取神门、枕、肾、前列腺、胸、心血管系统皮质下、耳尖穴（放血）。采用毫针刺法、药物注射法、埋针法或压豆法治疗均可。毫针刺法与药物注射法，每日 1 次，5~7 次为一个疗程；埋针法或压豆法，每隔 3 日更换 1 次，3~5 次为一个疗程。主治支气管哮喘。

【预防与调护】

（1）属于过敏体质的患者，应避免接触致敏源和进食引发过敏的食物。

（2）气候变化时，应及时增添衣物，避免受凉感冒。

（3）平常要注意休息，避免过于疲劳。

（4）注意饮食结构，增加营养成分。戒烟酒，忌食辛辣厚味食物和鱼虾、甲鱼、螃蟹等。

（5）稳定情绪，消除紧张心理，避免不良精神刺激，对哮喘有一定的预防作用。

（6）加强体育锻炼活动，以增强身体素质。

第五节　支气管扩张

【概述】

支气管扩张，简称"支扩"，是临床较常见的慢性支气管化脓性疾病。大多继发于呼吸道感染和支气管阻塞，由于支气管壁被损坏而导致支气管扩张。其临床主要表现为慢性咳嗽、大量脓痰和反复咯血。患者以儿童和青年多见。

本病在中医学，属"咳嗽""痰饮""肺痿""肺痈"等病症范畴。

【临床表现与鉴别诊断】

一、临床表现

1. 症状　支气管扩张症的起病往往可追查到童年曾有麻疹、百日咳或支气管肺炎的病史，以后常有反复发作的呼吸道感染。典型的症状为慢性咳嗽、咳大量脓痰和反复咯血。痰量在体位改变时，如起床时或就寝后最多，每日可达 100～400mL。咳痰通畅时患者自感轻松；若痰不能咳出，则感胸闷不适，全身症状渐趋明显。痰液呈黄绿色脓样，若有厌氧菌混合感染，则有臭味。收集全日痰液静置于玻璃瓶中，数小时后分离为四层：上层为泡沫，下悬脓性成分，中为混浊黏液，下层为坏死组织沉淀物。若有反复感染，可引起周身毒性症状，如发热、盗汗、食欲减退、消瘦、贫血等。有一类临床称为"干性支气管扩张"，仅表现为反复咯血，平时无咳嗽脓痰等呼吸道症状。其支气管扩张多位于引流好的部位，不易感染。一般健康状况良好，并无毒血症状。

当支气管扩张进一步发展引起周围肺组织化脓性炎症和纤维化，并发代偿性及阻塞性肺气肿时，患者有气急及发绀。此外，化脓性支气管炎的局部蔓延，可能引起胸膜炎、脓胸或心包炎等。感染也可经血循环到达远处器官，其中较常见的是脑脓肿。自从抗生素广泛应用以来，肺部化脓性炎症已不如过去严重，血行播散更属少见。

2. 体征　早期支气管扩张可无异常体征。病情进展后可在肺下部听到湿啰音。随着并发症，如支气管肺炎、肺纤维化、胸膜增厚与肺气肿等的发生，可有相应的体征。慢性化脓性支气管扩张患者呼出气息发臭，且有杵状指、趾，全身营养情况也较差。

3. 常见并发症　有窒息、呼吸衰竭等。

二、鉴别诊断

本病常与慢性支气管炎、肺结核、肺脓肿、肺囊肿继发感染等相鉴别。

【望耳诊病要点】

在支气管穴区，可见细小的毛细血管，并呈扩张状变（彩图 11-12）。

【其他耳诊法】

（1）耳穴染色诊法：在支气管穴区、肺穴区，常呈小点状或小片状染色变。

（2）耳穴触压诊法或电探测诊法：在肺、支气管等穴区，可触压及或探及敏感点。

【耳穴疗法】

取气管、肺、结节内、对屏尖、脾、肾穴。每次选 4~5 穴。实证者，施以强刺激或采用脉冲电流刺激，并予留针 30~60 分钟；虚证者，施以中度刺激，并予留针 30 分钟。或用磁珠、王不留行子贴压耳穴。隔日治疗 1 次，20 次为一个疗程。

【预防与调护】

（1）饮食宜清淡而富于营养，忌食辛辣刺激性食物，禁忌烟、酒。

（2）稳定思想情绪，避免郁生闷气。

第六节　肺气肿

【概述】

肺气肿是指终末细支气管远端（呼吸细支气管、肺泡管、肺泡囊和肺泡）的气道弹性减退，过度膨胀、充气和肺容积增大或同时伴有气道壁破坏的病理状态。按其发病原因肺气肿有如下几种类型：老年性肺气肿，代偿性肺气肿，间质性肺气肿，灶性肺气肿，旁间隔性肺气肿，阻塞性肺气肿。

本病归属为中医学的"咳喘""肺胀""喘息""痰饮""喘证"等病症范畴。

【临床表现与鉴别诊断】

一、临床表现

1. 症状

（1）在原有咳嗽、咳痰的基础上，出现逐渐加重的呼吸困难。早期仅劳累后出现呼吸困难，病情较重者，常在一般活动或静卧时亦可出现呼吸困难。

（2）易发生反复呼吸道感染。每于继发感染时症状加剧，严重时出现呼吸功能衰竭症状，如头痛、发绀、嗜睡、神志恍惚等表现。

2. 体征　早期体征不明显。随着肺气肿的进展，胸廓前后径逐渐增宽，呈桶状胸，语颤减弱或消失，肺部叩诊呈高清音，肝浊音界下移，听诊呼吸音减低，呼气延长，合并感染时可出现细湿啰音，有时合并有哮鸣音。心率增快，肺动脉第二音亢进。心相对浊音界缩小，心音低钝而遥远。并发肺心病，心力衰竭时，出现颈静脉怒张，肝大和下肢水肿等。

3. 并发症　有慢性肺源性心脏病、呼吸衰竭、肺部急性感染等。

（1）慢性肺源性心脏病：详见"慢性肺源性心脏病"。

（2）呼吸衰竭：肺气肿患者往往呼吸功能损害严重，在并发呼吸道感染，肺泡通气严重不足时，可发生呼吸衰竭。

（3）肺部急性感染：肺气肿常易引起支气管肺部急性感染，更易并发支气管肺炎，此时伴有畏寒、发热、呼吸困难、咳嗽加重及痰量增加。白细胞总数及中性粒细胞增多。老年患者有时虽有严重感染，但无发热；仅有呼吸困难，痰量及其脓性成分增多。

二、鉴别诊断

本病常与支气管扩张、肺结核、肺癌、硅肺及其他尘肺、支气管哮喘等相鉴别。

【望耳诊病要点】

（1）在肺穴区，呈片状白色或白色小点变，且密集成片（彩图11-13），界线不清；伴感染时，可见边缘红晕变，有光泽变。

（2）在肾、大肠穴区呈片状白色变。

【其他耳诊法】

（1）耳穴触诊法：在肺穴区后侧压痛+～+++，触之有增厚感变，或压痕反应变。大肠穴区压痛+。

（2）耳穴电探测诊法：在肺穴区阳性-强阳性反应。肾、大肠、对屏尖、肾上腺、角窝中、平喘、支气管、风溪等穴区，有时可呈阳性-强阳性反应。

【耳穴疗法】

主穴取肺、气管、肾上腺、咽喉、内分泌、神门、交感穴；配穴取脾、肾、三焦、心、大肠、耳迷根、风溪（过敏点）、口穴。采用针刺法、埋线法或压豆法治疗均可。单侧或双侧取穴，每日1次，6～10次为一个疗程。

【预防与调护】

（1）安排好进食环境。进食前适当休息以减少缺氧。

（2）不宜进食蛋白质或糖类比例过高的食物，否则会加重呼吸困难。最好进食含脂肪比例较高的食物，因脂肪提供的热能较多，对患者热能补充有利。

（3）应少食多餐，软食为主，多吃新鲜蔬菜，戒烟忌酒。

（4）注意气候变化，适当增添衣裤，不受凉感冒。

（5）积极参加医疗体育锻炼活动，以增强自身体质。

第七节　肺　炎

【概述】

肺炎是指各种致病因素引起肺实质炎症的一种呼吸系统疾病。其病因以感染最常见，临床主要症状为寒战、高热、咳嗽、咯痰、胸痛等。

肺炎在临床上有两种分类方法：按病理解剖学分类可分为大叶性、小叶性和间质性肺炎；按病因学分类可分为细菌、病毒、支原体、真菌、立克次体、衣原体和原虫等感染性肺炎。为有利于治疗，目前诊断多按病因学分类。肺炎病原体以细菌常见，成人约占80%，儿童虽然病毒性肺炎增加，但细菌性肺炎仍为70%左右。

肺炎属中医学"风温""肺热病""咳嗽""肺炎喘嗽"等病症范畴。

【临床表现与鉴别诊断】

一、临床表现

（一）症状

1. 病史 肺炎球菌性肺炎患者常有受寒、劳累、雨淋等诱因或伴慢性阻塞性肺病、心力衰竭等基础疾病。金黄色葡萄球菌性肺炎多见于老人和小儿，常继发于流感、麻疹等呼吸道病毒感染或继发于皮肤疮疖等感染。革兰阴性杆菌性肺炎常见于年老、嗜酒、久病体弱、慢性肺部疾病、长期使用抗生素或免疫抑制剂者。支原体性肺炎好发于儿童及青少年，常有家庭、学校或兵营的小流行。病毒性肺炎多发于婴幼儿，也可见于老年体弱者，常有病毒感染病史。军团菌肺炎一般为流行性，也可散发，易发生于中老年，尤其是激素治疗的患者。

2. 典型症状 主要表现为高热，寒战，体温可达39℃～40℃，胸痛，咳嗽，气急，咳痰。肺炎球菌性肺炎，痰呈铁锈色；金黄色葡萄球菌性肺炎，痰呈脓性或脓血性；肺炎杆菌性肺炎，痰呈脓性或棕红胶冻状；铜绿假单胞菌性肺炎，痰呈绿色脓痰；厌氧菌性肺炎痰，常伴臭味；支原体肺炎，可有少量黏液或血痰；病毒性肺炎，咳少量粘痰；军团菌肺炎，则咯少量黏液痰或有血丝。重症肺炎，可出现休克和神经系统症状，如神志模糊、烦躁不安、嗜睡、谵妄和昏迷等。

（二）体征

肺炎球菌性肺炎、金黄色葡萄球菌性肺炎、肺炎杆菌性肺炎等细菌性肺炎典型者，其患侧胸部叩诊呈浊音，语颤及语音增强，听诊可闻及管状呼吸音和湿啰音或胸膜摩擦音。支原体肺炎和病毒性肺炎的肺部体征多不明显，少数患者偶有于湿啰音。危重患者有不同程度的意识障碍、面色苍白、发绀、伴有休克者可见血压下降及四肢湿冷、少尿或无尿、脉速而细弱等表现。

（三）常见并发症

肺炎常见并发症主要有败血症、肺脓肿、脓胸、脓气胸、呼吸衰竭、中毒性心肌炎等。

二、鉴别诊断

本病常与肺结核、支气管肺癌、渗出性胸膜炎、肺栓塞等相鉴别。

【望耳诊病要点】

（1）肺穴线呈点状、片状或丘疹状红晕变，少数患者呈白色小点边缘红晕变反应。上述阳性反应物皆具有界线清楚、有光泽变的特点。

（2）大肠穴区也常出现片状红晕变，并有光泽变和脂溢变反应。

（3）扁桃体穴区可见片状或数个点状或环状红晕变（彩图11-14）。

【其他耳诊法】

（1）耳穴触诊法：肺穴区有明显压痛+++，且有水肿样增厚感变；大肠穴区、扁桃体穴区有压痛+～++。

（2）耳穴电探测诊法：肺穴区呈强阳性反应；扁桃体穴区及大肠穴区也常呈阳性或强阳性反应。高热患者的轮$_1$～轮$_6$穴区多出现阳性反应。

【耳穴疗法】

主穴取肺、胸、内分泌、肾上腺、交感穴；配穴取脾、肾、气管、口、角窝中穴。采用针刺法、埋线法或压豆法治疗均可。单侧或双侧取穴，每日1次，6～10次为一个疗程。主治肺炎。

【预防与调护】

（1）治疗期间，给患者多翻身拍背，帮助呼吸道分泌物排出。

（2）饮食应清淡，多吃水果蔬菜、汤汁，少吃奶制品、鱼、肉、鸡蛋。要多补充水分和维生素C，禁辛辣油腻。

（3）积极预防感冒，减少诱发因素，居室宜清洁、空气流通，温度、湿度适中。流感季节，少去公共场所。

（4）加强医疗体育锻炼活动，如中度散步，打太极拳，提高身体防御能力。

（5）积极戒烟。

第十二章　消化系统疾病

第一节　呃逆（膈肌痉挛）

【概述】

凡胸膈间气逆上冲，喉间呃逆连声，声短而频，不能自控为其主证的疾病，称为"呃逆"。古称为"哕"，俗称"打嗝"。中医学认为，本病可因过食生冷或寒凉药物，寒气蕴蓄于胃，胃气失于和降，气逆而上；或过食辛热、温补之剂，燥热内感于阳明，气不顺行，上逆动膈。也可因恼怒抑郁，气机不利，胃气夹痰上逆，引动膈肌而发。还可因重病久病；或滥用吐下，耗伤中气；或损及胃阴，胃失和降；或病深及肾，肾失摄纳，引动冲气上乘，夹胃气动膈而成。

呃逆，西医学称之为"膈肌痉挛"。常见于受寒（突然摄入冷饮、冷食、吸入冷空气等）后，或继发于其他疾病如肺癌、肝癌、胃癌、消化道溃疡、慢性胃炎、癔症及手术后，常因情绪波动、精神刺激及外界刺激而诱发，使膈神经受到刺激而引起膈肌不自主地痉挛性收缩。

【诊断要点】

（1）可发于任何年龄。

（2）起病突然，呃逆连声，短促频繁，无法自控。病情轻者，经持续数分钟至数小时后，可不治自愈；病情重者，昼夜不停，接连几日；也有间歇性发作，迁延日久不愈的；顽固性的，直接影响了工作、学习、进食和休息，使患者痛苦不堪。如是重病后期而见呃逆，则多属病势向严重方面发展的征兆，须及早进行防范。

（3）原发性者常见于吸入寒气或食入冷食，或精神情绪波动引起；继发性者则有原发性疾病表现。

（4）气逆上冲，喉间呃呃连声，声短而频，不能自制。其呃声或高或低，或疏或密，间歇时间不定。寒邪内蕴者呃声沉缓有力，胃脘不舒，得热则减，得寒则甚，口不渴，舌苔白，脉迟缓；胃中实火燥热者呃声洪亮，连续有力，冲逆而生，喜冷饮，面赤，舌苔黄，脉数；肝气犯胃气郁痰阻者呃逆连声，胸胁胀闷，由抑郁恼怒而发作，情志转舒则稍缓，头昏目眩，舌苔薄腻，脉弦滑；气血亏虚者呃声低沉无力，面色苍白，手足不温，舌淡苔白，脉细弱无力。呃逆一证在辨证时首先应分清是生理现象，还是病理反应。若一时性气逆而呃逆，且无明显兼证者，属暂时生理现象；若呃逆持续性或反复发作，兼证明显，或出现在其他急慢性病症过程中，可视为呃逆病症。

【望耳诊病要点】

在膈穴区，呈点、片状或丘疹状红晕变（彩图 12-1），少数患者呈白色小点边缘红晕变反应。

【其他耳诊法】

（1）耳穴触诊法：在膈穴区有明显压痛+++，病情较长者，膈穴区有增厚感变。

（2）耳穴电探测诊法：膈穴区呈强阳性反应；神门穴区、交感穴区、胃穴区及皮质下穴区也常呈阳性或强阳性反应。

【耳穴疗法】

（1）主穴取膈、胃、贲门、神门、交感、神经系统皮质下、肝穴；配穴取耳迷根穴。采用毫针刺法、药物注射法、埋针法或压豆法治疗均可。毫针刺法与药物注射法，每日 1 次，3~5 次为一个疗程；埋针法或压豆法，每隔 3 日更换 1 次。主治膈肌痉挛（呃逆）。

典型病例：国外一例偏瘫患者，持续呃逆 2 年半，偶有缓解 1~1.5 小时，属顽固性呃逆，经内科用药物、理疗均未见效。后在耳穴神门、膈穴，注射维生素 B_1 注射液，每穴 0.05mL，配合体针的足三里、鸠尾、内关、膈俞穴，连续治疗 6 次，获愈。

（2）取膈、胃、神门、相应病变脏腑（肺、脾、肝、肾）穴区。采用毫针刺法，施以强刺激手法；也可耳针埋藏或用王不留行子贴压。

【预防与调护】

（1）调摄精神：安定情绪，分散注意力，保持精神舒畅，消除紧张情绪及不良刺激，避免情志过激。

（2）调摄起居：注意寒温适宜，避免外邪侵袭。

（3）调摄饮食：宜清淡易消化，忌生冷、辛辣、肥腻等刺激性食品，避免饥饱无常；发作期间应进食易于消化的食物。

第二节　恶心和呕吐

【概述】

恶心和呕吐可单独发生，但二者联系密切，并被认为是由同一神经通道介导的常见症状。恶心是指喉和上腹部一种迫切的欲吐不吐、欲呕不呕的感觉，呕吐是指胃及肠内容物经口强力驱出的动作。干呕是呕吐之前或伴随呕吐的呼吸肌和腹部肌肉强烈地节律性收缩。喷射性呕吐往往是中枢神经系统疾病合并颅内高压者发生的呕吐。恶心和呕吐是一种具有保护意义的防御反射，可把胃内有害的物质排出。

中医学称饮食入胃而复逆出为呕吐。有物有声为呕，有物无声为吐，有声无物为干呕（或谓"哕"）；心中欲呕不呕，欲吐不吐谓之恶心。其名虽有不同，但病因、病机、证治则相类似，故统称为呕吐。《黄帝内经》中谓之"呕逆""呕吐""呕胆"，《诸病源候论》中称"干呕"，《三因方·呕吐》中分为寒呕、热呕、食呕、气呕，《景岳全书·呕吐》中分为实呕、虚呕。

【诊断要点】

（1）食物由胃经口吐出。

（2）常伴有头晕、恶心、胃痛、腹痛、胁痛等症状。

（3）常有胃脘受寒、饮食不节、精神刺激等诱发病史。

（4）上腹部特殊不适感，恶心，常伴有头晕、流涎、脉缓、血压降低等迷走神经兴奋症状。伴腹泻者，多见于急性胃肠炎或细菌性食物中毒、霍乱、副霍乱和各种原因的急性中毒；呕吐大量隔宿食物，且常在晚间发生，提示有幽门梗阻、胃潴留或十二指肠瘀滞；呕吐物多且有粪臭味者多见于肠梗阻；伴右上腹痛及发热、寒战或者黄疸者，应考虑胆囊炎或胆石症；呕吐后上腹痛缓解，常见于溃疡病；伴头痛及喷射性呕吐者，常见于颅内高压症或青光眼；伴眩晕、眼球震颤者，见于前庭器官疾病；正在应用某些药物如抗菌药物与抗癌药物等，则呕吐可能与药物副作用有关；已婚育龄妇女伴停经，且呕吐在早晨者，应注意早孕；有肾功能不全、糖尿病、电解质紊乱、重症甲亢等病史，呕吐伴有明显的恶心者，应考虑尿毒症、酮中毒、低钠、低氯、甲亢危象。

【望耳诊病要点】

在贲门穴区，呈片状色白隆起变（彩图 12-2），或白色隆起区伴有红色变。

【其他耳诊法】

（1）耳穴触诊法：贲门穴区见肿胀变，触之压痕水肿变，但疼痛不敏感。

（2）耳穴电探测诊法：贲门穴区呈阳性反应或强阳性反应；胃、十二指肠、消化系统皮质下穴，呈阳性反应。

【耳穴疗法】

主穴取胃、膈、交感、神门、贲门、食管穴。配穴：肝气犯胃型者，配加肝、胆穴；脾胃虚弱、化疗者，配加脾穴；寒邪犯胃型者，配加枕、皮质下穴。选用针刺法、王不留行子或磁珠压穴法治疗均可。

（1）耳穴针刺法：取 0.5~1 寸毫针针刺双侧耳穴，深度以不穿透耳廓背面皮肤为度，施以捻转泻法行针，并予留针 30 分钟，留针期间行针 2~3 次，手法宜轻，以防晕针，每日 1 次，4 次为一个疗程。

（2）耳穴王不留行子或磁珠压穴法：每次单侧取穴，双耳交替进行。每日按压耳穴 5~10 次，每次每穴各按压 3 分钟，以局部感觉胀、热、痛为度，每隔 3~5 日更换贴压物 1 次，10 次为一个疗程，一般治疗 2~3 个疗程。化疗患者于化疗前 30 分钟，每穴每次按压 3~5 分钟，按压的力道以患者感到疼痛但能耐受为准，每日按压 5~6 次，直至一个疗程化疗结束为止。

【预防与调护】

（1）调饮食：饮食宜清淡，勿食油腻、生冷、辛辣等刺激性食物。宜少食多餐，忌暴饮暴食。

（2）舒情志：保持心情舒畅，避免情志刺激。

（3）慎起居：做到生活有节，避免风寒暑湿秽浊之邪入侵。

第三节　反　胃

【概述】

反胃，是指食管或胃的内容物反流到口腔，为上消化道疾病常见症状之一。是因食管下端括约肌功能障碍，同时有胃及食管的逆蠕动所致。可分为功能性和器质性两种。

中医学"反胃"名称首见于《备急千金要方》。而《金匮要略》则称为"胃反"，《丹溪心法》称为"翻胃"。往后的医家多称"反胃"。中医反胃症状明显，以宿食不化、朝食暮吐、暮食朝吐为特征，实为呕吐的一种；而西医学所说的反胃，应属中医学"吐"的范畴。

【望耳诊病要点】

在贲门穴区，呈片状色白隆起变（彩图12-3），或色白隆起区伴有红色变。

【其他耳诊法】

（1）耳穴触诊法：在贲门穴区呈肿胀变，触之有压痕水肿，疼痛不敏感。

（2）耳穴电探测诊法：在贲门穴区呈阳性反应或强阳性反应，在胃、十二指肠、皮质下穴区呈阳性反应。

【耳穴疗法】

取胃、肝、交感、脾、贲门、枕、神经系统皮质下穴。采用毫针刺法、药物注射法、电针法、埋针法、王不留行子或磁珠压穴法治疗均可。单侧或双侧取穴，每日1次，5~7次为一个疗程。

笔者临床应用该法共治疗反胃患者122例，治愈98例，有效21例，无效3例。治愈率达80.33%，总有效率达97.54%。

【预防与调护】

（1）对于本病的预防，首先应注意饮食有节，不食寒凉生冷、酸辣煎炸食物，以保护脾胃。

（2）由于忧思恼怒伤肝可横逆侵乘脾胃，故更要注意情志调达，以解除七情致病的因素。

（3）得病之后，要正确治疗及护理，适当休息，饮食宜清淡，避免粗硬黏腻食物，酸辣醇酒更不适宜。

（4）对于频频吐酸而饮食减少者，应少量多次进食饭汤米粥，以养胃气。

（5）若属脾胃虚寒患者，可加入生姜适量同煮，以宣通脾阳，调和胃气。

第四节　腹　泻

【概述】

一、急性腹泻

急性腹泻是指排便次数增多，粪便稀薄，或便中夹杂黏液、脓血等异常成分，病程一般在 2 个月以内者。可发生于不同年龄，但以儿童及青壮年多见。急性腹泻一般以感染性占大多数，还见于急性中毒、消化道疾病及一些全身性疾病病变过程中。

中医学所说的腹泻主要为泄泻，即指以大便次数增多，粪质清稀，甚至大便如水样为特征的病症。本文所论之急性腹泻，包括了痢疾、霍乱等病的腹泻症状，所以与历代所述的"飧泄""溏泄""鹜泄""濡泄""暴泻""肠澼""下利""霍乱"等病症有关。

二、慢性腹泻

慢性腹泻是消化系统疾病中的一种常见症状。排便次数增多，超出原有的习惯频率，粪质稀薄，容量或重量增多，或排黏液脓血便者称之为腹泻。病程在 2 个月以上者一般列为慢性腹泻。

中医学对于腹泻，历代有不同的称谓。如《黄帝内经》中称为"虚泄""肠澼"，《伤寒论》称为"下痢"。古人有将大便溏薄者称为"泄"，大便如水者称为"泻"。近代统称为泄泻。慢性腹泻一般有久泻、虚泻等说法。其特征为大便次数增多、粪质清稀，病势较缓，病程迁延，临床多为虚证或虚实夹杂之证。

中医学认为，泄泻的主要病变在于脾胃、大小肠。可由感受外邪、饮食所伤、七情失调、脾胃虚弱等多种因素所致，其病变的关键在于脾胃功能障碍。

【临床表现与鉴别诊断】

一、急性腹泻

（一）临床表现

1. 症状　腹泻起病急骤，每日排便可达 10 次以上，粪便量多而稀薄；或粪便清稀如水样；或便中有黏液、脓血并伴有里急后重、腹痛等症状；或伴有发热、呕吐等症状，常引起脱水、电解质紊乱，甚至出现代谢性酸中毒。由于急性腹泻可发生于多种疾病病变过程中，因此还常见其原发病各自的临床表现。由于急性腹泻为一症状，故尚无统一诊断标准，以下几点可供参考：①每日排便次数增多，多者达 10 次以上。②粪便量多而稀薄，或粪便清稀如水样。③症状持续几日、几十日不等，但在 2 个月以内。④有的粪中夹杂黏液、脓血。⑤有的伴发热、腹痛、里急后重等症状，或有脱水、电解质紊乱等。

2. 分类 急性腹泻分类通常可参照病因及病机分类，按病因可分为感染性腹泻和非感染性腹两大类；按病机可分为渗出性腹泻、渗透性腹泻、分泌性腹泻或肠道运动异常性腹泻等，但由于急性腹泻至今仍只作为症状论述，故其分类尚未完全统一。

（二）诊断要点

（1）病史及发病情况：注意询问病史，包括起病的缓急，病程的长短，大便次数、量、气味及性状，有无与痢疾等患者接触史，有无疫区涉足史，有无不洁饮食史，有无泻药服用史或服用抗生素或其他药物史，有无发热、腹痛、里急后重、恶心呕吐等症状。急性腹泻一般以感染性占大多数，应注意流行病史，急性菌痢常有与痢疾患者接触史或不洁饮食史，以夏秋季多见；霍乱在沿海地区易于发病，在短期内呈水型或食物型暴发流行；急性食物中毒性感染常在进食后 2～24 小时内发病，有集体暴发史或同餐多人先后发病，且多见于夏秋季；化学毒物或其他毒物中毒有摄入毒物史，亦可集体发病；有泻药或易致腹泻药物服用史；患者住院期间的急性腹泻提示为食谱的改变或药物的应用等。

（2）注意粪便性状：水样大便见于肠毒性大肠埃希菌、金黄色葡萄球菌食物中毒；绿色水样便见于小儿肠毒性大肠埃希菌肠炎；米汤样大便见于霍乱、副霍乱；血水样或洗肉水样大便见于嗜盐杆菌肠炎；腥臭血水样便见于急性坏死性小肠炎；脓血便见于痢疾、慢性溃疡性结肠炎；黏液便见于肠易激综合征；白陶土样便伴有泡沫见于脂肪泻；海水样蓝便或蛋花汤样便见于伪膜性肠炎。

（3）考虑伴随症状：急性腹泻伴有高热者，以细菌性痢疾、沙门菌属食物中毒性感染可能性大，轮状病毒性胃肠炎亦常有发热；有里急后重者，多见于细菌性痢疾、阿米巴痢疾、急性血吸虫病，但直肠癌、结肠癌、结肠憩室炎、直肠结核、病变位于左侧结肠的克罗恩病、性病性淋巴肉芽肿等，亦可伴有里急后重；腹泻较轻同时有高热、严重毒血症及皮疹者应考虑败血症、伤寒及其他全身性感染；伴有荨麻疹、头痛、血管神经性头痛曾进食易引起过敏性食物，如鱼、虾者，可能为变态反应性胃肠炎；皮肤有紫癜、腹痛明显者，应考虑过敏性紫癜。

（三）鉴别诊断

急性腹泻须与细菌性痢疾、沙门菌属胃肠炎、病毒性胃肠类疾病、霍乱、伪膜性肠炎、急性血吸虫病等相鉴别。

二、慢性腹泻

（一）临床表现

1. 病史

（1）年龄、性别、籍贯、职业：功能性腹泻及溃疡性结肠炎多见于青壮年，功能性腹泻多见于中年女性。肠癌性腹泻多见于中、老年男性。疫区的农民、渔民、牧民腹泻应排除寄生虫可能。

（2）既往史：详细了解引起腹泻的原发病史，含肠道感染史、饮食、精神状况、胃肠道手术史、是否有萎缩性胃炎、甲状腺病、糖尿病、肾功能不全、肝胆疾病、胰腺疾病、免疫缺陷性疾病、结缔组织病等。

2. 症状

（1）粪便性质：粪便量多色浅不黏或稀水便，可见于吸收不良综合征、小肠炎、结肠炎。量少而黏有脓血，常见于慢性结肠炎症、直肠结肠癌、结肠血吸虫、慢性细菌性痢疾。肠道阿米巴病可出现果酱样恶臭便。腹泻与便秘交替发作，大便附有黏液，可见于肠易激综合征、肠结核、克罗恩病。大便中有未消化食物，多为胆胰疾病所致小肠吸收不良。大便量多，灰色糊状，有油光，为脂肪泻。肠道寄生虫所致腹泻有时可见致病成虫排出，如绦虫等。

（2）腹泻情况：腹泻伴脐周疼痛者，病变部位多在小肠。痛在左下腹者，多为乙状结肠病。伴持续上腹部与背部疼痛，常为胰腺病变所致。痉挛性下腹部疼痛，可见于结肠病。疼痛呈绞痛伴局限性胀气、肠蠕动亢进者，往往提示有不完全肠梗阻，可见于肠结核、小肠恶性淋巴瘤、结肠癌、克罗恩病等。腹泻与便秘交替出现，可见于克罗恩病、溃疡性结肠炎、肠易激综合征、肠结核、结肠癌、滥用泻剂、部分肠梗阻等病。伴贫血、消瘦，可见于溃疡性肠结核、肠淋巴瘤、肠恶性组织细胞病、溃疡性结肠炎急性发作、克罗恩病、阿米巴痢疾等。伴体重下降而无发热者，可见于吸收不良、甲状腺功能亢进症、肠道慢性炎症及恶性肿瘤。伴有关节炎或关节疼痛者，除肠道炎症病变外，还有肠道脂代谢障碍症。伴有发作性哮喘、皮肤潮红、右心瓣膜病、肝大者，应考虑为类癌综合征。伴有神经系统疾病者，可见于糖尿病。有反复感染者，应考虑为艾滋病、丙种球蛋白减少或缺乏症等免疫缺陷性疾病。伴有消化性溃疡，提示胃泌素瘤。伴有皮肤损害，出现结节性红斑、坏疽性脓皮病者，多见于肠道炎症性疾病。伴有疱疹样皮炎提示乳糜泻。伴有肝脏病变，可见于肠道肿瘤肝转移、溃疡性结肠炎、克罗恩病、阿米巴肠病。有肛周脓肿或瘘管者，提示克罗恩病、肠结核或性病性淋巴肉芽肿。

3. 体征

（1）腹部检查：慢性腹泻患者，若腹部检查有异常，可为诊断提供重要依据。如在左下腹触及包块，应考虑为结肠癌、乙状结肠憩室炎、癌性肠腔狭窄或单纯性粪块壅积。若于右下腹触及肿块，应考虑为结肠癌、血吸虫性肉芽肿或阿米巴病、增生性肠结核、克罗恩病等。炎症性包块较癌性包块为软，而且压痛明显。结肠痉挛造成的类似肿块的肠段，具备时有时无的特性。腹部膨胀伴肠鸣音亢进，提示肠梗阻。

（2）肛门指诊：如有压痛并带出黏液脓血，为直肠炎性病变。发现坚硬肿块并带血，应考虑直肠癌。

（二）鉴别诊断

慢性腹泻须与慢性细菌性痢疾、慢性血吸虫病、免疫缺损性腹泻、大肠癌、慢性非特异性溃疡性结肠炎、克罗恩病、胰源性吸收不良、乳糜泻、获得性乳糖缺乏症、肠易激综合征等相鉴别。

【望耳诊病要点】

1. 急性腹泻

（1）在大、小肠穴区，呈点、片状红晕变或充血变（彩图12-4），部分患者呈红色丘疹变，周围呈红晕或水肿变，脂溢增多变、光泽明显变。

（2）在直肠穴区呈点状红晕变（彩图 12-5）。

2. 慢性腹泻

（1）在大肠穴区，呈片状凹陷变（彩图 12-6），在大、小肠穴区呈点、片状暗红变或丘疹样暗红色变（彩图 12-7），也可呈点、片状白色变，边缘红晕变或片状灰白色变有皱褶变。少数患者呈糠皮粉末状脱屑变。

（2）在脾穴区，呈点、片状白色变（彩图 12-8）或片状增厚变、色白边缘呈红晕变。

（3）在肾穴区，呈片状白色变且无光泽变（彩图 12-9）。

3. 过敏性腹泻

（1）在大、小肠穴区，呈丘疹状小红点变，边缘色鲜红或暗红变，均有脂溢变（彩图 12-10）；少数患者呈片状红色变，有皱褶变。

（2）在风溪穴区，可见数个小白点或暗红点变（彩图 12-11），也可见片状红晕变或呈糠皮样脱屑变，脱屑部分的皮肤呈红晕变或充血变。

【其他耳诊法】

（1）耳穴触诊法：在大肠穴区呈条片状凹陷变，小肠穴区，多呈片状增厚变，压痛均为+++；脾穴区压痛+++，直肠穴区、胃穴区、皮质下穴区压痛++。过敏性腹泻者，风溪穴区，压痛+++，并有压痕反应。少数患者三焦穴区，压痛++～+++。

（2）耳穴电探测法：

1）在大肠穴区、小肠穴区、直肠穴区呈强阳性反应；在胃穴区、脾穴区、肾穴区、交感穴区、皮质下穴区呈阳性反应。

2）过敏性腹泻者，在风溪穴区呈强阳性反应。

3）少数患者，在三焦穴区、肺穴区呈阳性反应。

【耳穴疗法】

一、临床采菁

取大肠、小肠、下角端、口、肺、神门、直肠下段穴。针刺后埋针，每日 1 次。

典型病例：患者温某某，男性，24 岁，战士。畏寒，发热 39℃，腹痛，腹泻一夜 7 次。先水样便，继而脓血便，里急后重，左下腹部压痛明显。针刺左耳舟后疼痛减轻，便意消失。留针 24 小时后大便黄软，带少量血。留针至 36 小时，腹痛完全消失，大便正常，热退。未用任何药物，治愈后 1 个半月随访，未见复发。

二、验方荟萃

主穴取小肠、大肠、脾、肾、交感、神门穴。配穴：功能性腹泻者，配加肝穴；过敏性结肠炎者，配加内分泌穴；湿热泻者，配加耳尖、三焦穴；伤食泄泻者，配加腹穴；阳虚泄泻者，配加皮质下穴。用王不留行子或磁珠压穴。每次单侧取穴，双耳轮换交替进行。每日按压耳穴 5～10 次，每次每穴各按压 3 分钟，以局部感觉到胀、热、痛为度，每隔 2～3 日更换另一侧耳朵贴压。5 次为一个疗程。主治腹泻。

【预防与调护】

一、急性腹泻

（1）急性腹泻与消化道感染关系密切，预防本病发生要注重饮食卫生及水源管理，不吃腐败变质食物，不饮生水，生吃瓜果要烫洗，养成饭前便后洗手的卫生习惯。发病患者要卧床静养，限制浓茶、酒类及辛辣食物，忌食荤腥油腻，饮食宜清淡素洁，如进食粳米粥、蔬菜之类，同时还应注意保暖。若系霍乱患者，吐泻未止时，不可过早进食，待吐泻已止，方可逐渐进食清淡饮食。养成良好的饮食习惯，三餐有序，不暴饮暴食，不食不洁之物，少食生冷食物。

（2）涉足疫区要与传染源隔离，如不同时进餐，减少接触，勤洗手等，有利于防止病原体从口而入。

（3）平素保持心情舒畅，劳逸结合，适度锻炼。

（4）急性腹泻发作时，要禁食、补液，使肠道得到休息，好转后给予清淡的流质饮食，尽量避免食用不易消化食物及高脂肪食物。

（5）急性腹泻治疗的同时要积极治疗各种原发疾病。

二、慢性腹泻

1. 一般护理

（1）慢性腹泻患者应适当活动，锻炼，增强体质。

（2）病室环境应整洁，安静。保持良好的心态，避免不良情绪的刺激，注意饮食卫生。

（3）饮食应以清淡、易消化为原则，少进食辛辣、油腻、香燥之品。可经常服用藕粉、莲子、芡实、薏苡仁等益脾补肾之品。

（4）注意大便性状的观察、便次、量和水分的多少，并做详细记录。

（5）轻度脱水的患者可给予复方氯化钠溶液口服补液，亦可给服五汁饮（即梨汁、荸荠汁、鲜苇根汁、麦冬汁、藕汁或甘蔗浆）。

（6）若腹泻频繁，或年老体弱、病重的患者，在不宜口服时，可用棉签蘸取温五汁饮或温开水温润口唇、齿及舌面。

（7）严重者，应给予大量输液，静脉输液时应掌握先快后慢、先盐后糖、见尿补钾的原则。

2. 辨证施护

（1）对寒湿泄泻，应注意防寒保暖；对湿热泄泻，应注意夏季防暑，忌食油腻、甘甜辛辣食物，饮食应清淡、易于消化。

（2）对肝气乘脾泄泻，应注意心理护理，保持心情舒畅，避免不良刺激。

（3）对脾胃虚弱泄泻，应忌食油腻、厚味、坚硬难于消化的食物，应食用富有营养、高热量易于消化的食物，亦可常用扁豆、薏苡仁、莲子、山药、扁豆等熬粥服食；亦可少量食用苹果、柠檬等水果。

（4）对肾阳虚衰泄泻，应忌食生冷、油腻厚味之品，可食用附子煨羊肉、胡椒粉、金樱子粥等，还应注意腹部保暖。

第五节　便　秘

【概述】

凡大便秘结不通，排便时间延长，或虽有便意但排出困难者，均可称为便秘。大多是由饮食、劳倦、情志损伤，造成大肠积热或燥热伤津，气机凝滞或寒凝，或阴阳气血亏虚、失于温养、濡润，使大肠的传导功能失常所致。临床上将其分为热秘、气秘、冷秘、虚秘等证型。按便秘的性质，将其分为器质性便秘和功能性便秘两种。前者在治愈原发的器质性病变的基础上，便秘即可痊愈。本文主要阐述功能性便秘。慢性功能性便秘是指非器质性的各种原因所致的排便节律、排便习惯及粪便的性状改变面言，即排便次数减少，或排便困难和粪干燥硬结或黏滞难排，症状持续 3 个月以上。其具体表现为：排便次数<3 次/周；25%以上时间排便费力；25%以上时间粪质硬或呈硬球状；25%以上时间有排便不尽感，钡剂灌肠或肠镜检查未发现器质性病变。临床上也称为"习惯性便秘""特发性便秘""单纯性便秘"。

便秘中医古今名称很多，有"大便难""后不利""脾约"，"阳结""阴结""肠结""风秘""热秘""风燥""热燥""虚秘"等，现统称为"便秘"。

【临床表现】

1. 症状　2~3 日不排大便，长者可达 1 周；或全无便意，或仅矢气频作，或便意急迫，或腹痛欲排，但临厕时则排便困难，挣努难下，排便时间延长，或完全无粪便排出，如偶尔排出，粪块大多结硬，如羊矢状、球状不等，有的因肛裂便后点滴鲜血，有的杂含黏液、粪有时不结硬而黏滞不爽。

2. 体征　下腹部可扪及条索状粪便块，直肠指检可触及粪便。

3. 并发症　常有肛周疾病、结肠炎症性息肉、结肠憩室、结肠黑色病变等。

【望耳诊病要点】

在大肠穴区、小肠穴区，常可见阳性反应，其阳性反应常呈点状或片状白色变或丘疹变，有皱褶变（彩图 12-12）；或可见糠皮样脱屑变（彩图 12-13）。

【其他耳诊法】

（1）耳穴扪诊法：在大肠穴区，可扪及条索状隆起变，质地较硬变。

（2）耳穴染色诊法：在大肠、艇中穴区，可见点、片状染色变。

（3）耳穴触压诊法或电探测诊法：在大肠、直肠、脾、肺、艇中、交感等穴区，可触压及或探及几个或多个敏感点。

【耳穴疗法】

一、临床采菁

（1）主穴取直肠、大肠、便秘点、皮质下穴。配穴：实秘者，配加肺、胃、三焦、腹穴；虚秘者，配加肺、脾、肾穴。采用耳穴毫针法、耳穴压丸法、耳穴激光照射法等方法治疗均可。若用耳穴毫针法治疗，每次选主穴 2~3 穴，配穴 1 或 2 穴。当毫针刺入后，施以强刺激手法行针，并予留针 30~60 分钟。每日治疗 1 或 2 次，若大便已出可每日治疗 1 次或隔日治疗 1 次，以巩固疗效。10 次为一个疗程。亦可施以耳穴压丸法，可适当多选 1 或 2 穴，先取单侧耳穴，待压穴 3~5 日后除去，再换压另一侧耳穴，10 次为一个疗程。兼有心悸、失眠者，配加心、神门穴。食欲不振、恶心者，配加脾、胃穴。发热者，可取耳尖、屏尖穴放血；属情志不遂者，配加肝、胆、肝阳$_1$、肝阳$_2$穴。

（2）取脾、大肠、胃、直肠下段穴。采用毫针刺法，施以强刺激手法，并予留针 1~2 小时。留针期间捻针 2 次，每日 1 次，主要适用于习惯性便秘。

典型病例：患者何某某，女性，23 岁，工人。罹患习惯性便秘 1 年余。5~7 日排便 1 次，排便时艰涩不畅。体格检查无器质性病变，经服药治疗无效。采用耳针疗法治疗，予双侧肺穴区埋针，嘱患者每日用指头压按耳针 4~5 次，埋针后次日早晨大便 1 次，再经 2 次埋针，大便正常，每日 1 次，随访 8 个月未再复发。

二、验方荟萃

（1）主穴取大肠、直肠、交感穴；配穴取脾、皮质下、肺、腹、艇中穴。

1）毫针法：每次主穴均取，配穴根据病症选 2~3 穴。每次取单侧耳穴，两耳交替进行。耳廓皮肤常规消毒后，在穴区敏感点进针。虚证和迟缓性便秘施以捻转补法行针，并予留针 15~20 分钟；实证和痉挛性便秘施以强刺激捻转泻法行针，并予留针 60 分钟。每日施治 1 次，10 次为一个疗程。

2）压丸法：取穴与耳穴毫针法相同。每次取单侧耳穴，双耳交替进行。在穴区敏感点压丸，虚证和迟缓性便秘，施以轻柔按摩补法；实证和痉挛性便秘施以强刺激对压泻法。每隔 2~3 日换压另一侧耳穴，10 次为一个疗程。

3）埋针法：取穴与耳穴毫针法相同，每次取单侧耳穴，双耳交替进行。在穴区敏感点施埋揿针。虚证者施以轻柔按摩法，实证者施以重压泻法。嘱患者每日自行按压 4 次。每周施治 1 次，6 次为一个疗程，疗程间相隔 15 日。

（2）主穴取大肠、直肠、交感、皮质下穴。配穴：肠道实热型者，配加肝、胆、胃、三焦、耳尖穴；肠道气滞型者，配加脾穴；脾肾阳虚型者，配加肾穴。可选用针刺、王不留行子或磁珠压穴、放血疗法施治。

1）针刺法：用 0.5~1.0 寸毫针针刺双侧耳穴，深度以不穿透耳廓背面皮肤为度，施以中度刺激，手法应轻，以防晕针。每日 1 次，7 次为一个疗程。一个疗程治疗后，休息 1 日，连用 4 周。

2）压穴法：单侧取穴，双耳交替进行。每日按压耳穴 4~6 次，每次每穴各按压 3 分钟，以局部感觉胀、热、痛为度，3 日更换 1 次按压物，10 次为一个疗程，一般治疗 1~2 个疗程。

3）放血法：在耳尖穴放血 2~3 滴为宜。主治便秘。

【预防与调护】

（1）生活要有规律：养成每日排便 1 次的习惯。每日早晨起床后饮用一杯温白开水，或加入少量食盐的有淡咸味的白开水。每日按时去解大便，不管有无便意都要按时去上厕所。

（2）做好饮食调理：尽量食用新鲜水果蔬菜和粗粮，有宽肠通便作用。平时要多食富含纤维素的蔬菜（如韭菜、芹菜、菠菜等）和新鲜水果。要鼓励老年人适量喝水或饮用蜂蜜水、大枣、芝麻和胡桃等。

（3）适度开展体育锻炼活动：改善胃肠的蠕动，提高腹部和会阴部肌肉的肌力，使气血通畅，排便自然顺利。

（4）其他方法：便秘严重者，可适量服用缓泻剂或使用开塞露、甘油灌肠等。

第六节　食管炎

【概述】

食管炎在临床上有反流性食管炎、腐蚀性食管炎和感染性食管炎之分。

1. 反流性食管炎　是食管疾病中最为常见的多发性疾病。这是由于食管下端括约肌（LES）功能失调，或幽门括约肌关闭功能不全，胃液中的盐酸、胃蛋白酶或十二指肠内容物反流进入食管，引起食管黏膜充血、水肿，甚至糜烂等炎性改变的疾病。临床表现以胸骨后或剑突下烧灼感、烧灼样疼痛、吞咽困难反酸或呕吐为主。

胃食管反流（GER）分为生理性反流和病理性反流两种类型。生理性胃食管反流是一种生理现象，没有症状，不需治疗。当食管下端括约肌抗反流障碍功能降低，食管黏膜的屏障功能遭到破坏，反流物对食管黏膜产生破坏现象，而食管对反流物的廓清能力降低时，则发生反流性食管炎。

2. 腐蚀性食管炎　是食管烧伤引起不同程度的狭窄，主要症状为吞咽困难。

3. 感染性食管炎　常见于真菌感染的虚弱型患者，尤其多见于用抗生素、皮质类固醇和免疫抑制性药物治疗时，偶尔可见有病毒（巨大细胞病毒或疱疹病毒）引起者。

中医学无食管炎病名，根据其临床特征，当属于中医学的"噎膈""吞酸""胸痹""胃脘痛""反酸""反胃"等病症范畴。本病多因情志内伤，饮食失调，劳累过度而发病。若情志不畅，肝失疏泄，气机升皮厚度的 15%。固有膜浅层毛细血管扩张充降失调，饮食失节，烟酒过度，损伤脾胃，湿热壅结于中焦，或久病伤脾，脾气虚弱，木不疏土，致使脾胃不和等诸多因素，均可导致气、瘀互结于食管，胃之通降受阻，而见恶心、呕吐、反酸、嗳气、胸骨后痛伴灼感等症状，甚则食入反出。

【临床表现与鉴别诊断】

一、临床表现

1. 症状

（1）烧心、反酸：是反流性食管炎的常见症状而且有诊断意义，多与平卧、弯腰、咳嗽、妊娠、腹水、用力排便、穿紧身外衣和围腰、头低位仰卧等姿势有关，并可诱发和加重烧心症状。还可由于进食过量，或摄入茶、酒、咖啡、果汁、阿司匹林等而诱发。个别患者伴有舌、唇、颊黏膜的灼热感或口腔溃疡。儿童常无烧心表现，主要表现为呕吐、反流、消瘦等严重症状。

（2）胸骨后心窝部疼痛：严重者为剧烈刺痛，放射到后背、胸部甚至耳后，酷似心绞痛或胸膜炎。如果反流性食管炎患者出现持续性胸骨后痛，甚至放射到颈部提示有穿透性边界溃疡或同时伴有食管周围炎。当潴留的食物和反流的分泌物被吸入气管和肺时，可出现夜间阵发性呛咳、喘息，甚至窒息。

（3）初期由于炎症造成食管局限性痉挛，可发生间歇性吞咽困难和呕吐。后期由于纤维瘢痕所致的狭窄，可出现持续性吞咽困难和呕吐。

（4）其他重症反流性食管炎因反流物吸入，可导致慢性咽炎、声带炎或吸入性气管炎、肺炎等。

总之，反流液除引起反流性食管炎外，还可致咽、喉及肺部等多种疾病。因此对一些原因不明的症状和疾病应想到胃食管反流，要引起临床注意。

2. 体征 反流性食管炎一般无明显体征。有的患者仅在按压胸骨后感到隐痛，或剑突下轻度压痛。

3. 并发症 常见的有食管良性狭窄、呕血、食管裂孔疝等。

二、鉴别诊断

本病应与消化性溃疡、心绞痛、食管癌等疾病相鉴别。

【望耳诊病要点】

食管穴区可分为三等份，由前向后，分别为食管上、中、下三段。临床可根据阳性反应所出现的位置，确定食管病变的具体部位。

（1）在食管穴区相应分段上可见点状、片状红晕变或暗红色变，界线不清（彩图12-14）。

（2）病史长者，多呈点状白色变，边缘红晕变或棕灰色变（彩图12-15）。

【其他耳诊法】

（1）耳穴触诊法：在食管穴区相应分段处用探棒压之常有凹陷变，且压痛+++。

（2）耳穴电探测诊法：在食管穴区相应分段处，呈强阳性反应；在交感穴区、贲门穴区呈阳性反应。

【耳穴疗法】

一、笔者经验

主穴取食管、贲门、皮质下、交感穴；配穴取神门、枕、小肠穴。采用毫针刺法、药物注射法、埋针法、王不留行子或磁珠压穴法治疗均可。每次单侧或双侧取穴，每日1次，5~7次为一个疗程。

笔者临床应用该法共治疗食管炎患者54例，获效52例，总有效率达96.30%。

二、验方荟萃

主穴取食管、贲门、消化系统皮质下、交感穴；配穴取神门、枕、小肠穴。采用毫针刺法、药物注射法、埋针法或压豆法治疗均可。每次单侧或双侧取穴，毫针刺法或药物注射法，每日1次，5~7次为一个疗程；埋针法或压豆法，每隔3日更换1次，3~5次为一个疗程。主治食管炎。

【预防与调护】

1. 生活调理 食管炎的发病原因，有很多是与不良的生活习惯和嗜好有关，如长期嗜好烈性酒和烟、辛辣的调味品，或进食时狼吞虎咽，或吃粗糙较硬的食物及过热的食物，对食管黏膜都会产生物理性的或化学性的刺激作用，引起食管的炎症或外伤的发生。因此，改变不良的生活习惯及饮食方法，可防止本病的发生。同时，对于食管炎的预防应该避免导致食管下端括约肌功能减弱的有关因素（即减低胃内的或腹内的压力）。

（1）肥胖患者需要减轻体重，因为肥胖后腹内压力明显增大，特别在仰卧时尤甚。

（2）减少增加腹内压的活动，如不要穿太紧的内衣裤，避免大便时过度用力，避免经常弯腰及体力劳动等。

（3）将床头提高10~20cm，以减少夜间食物反流。

（4）要戒烟，因吸烟可降低食管下端括约肌的张力。

2. 饮食调理 食管炎急性期，患者局部疼痛，吞咽困难，应短期禁食或进清淡有营养的流汁饮食，要缓慢进食，且鼓励少食多餐。反流性食管炎患者睡前4小时不宜进食，以免胃内容物反流食管。食管炎慢性期，除各种症状加重外，患者情绪忧郁，不思饮食，有的患者有反食现象，进食不久又将食物吐出，少数患者还有出血症状，因此必须注意保证每天饮食供应足够的热量。对反复呕吐的患者，要注意口腔护理，防止呕吐物呛入气管，以免引起窒息等。可结合食疗，对吞咽困难、口干、大便秘结者，可给予少量蜂蜜水、橄榄油或麻油进食，既保护食管黏膜又可润肠。频服梨汁、藕汁可防止口干咽痛、吞咽疼痛。

3. 精神调理 情志失调是食管炎的主要致病因素。因此，预防本病，应避免七情内伤，保持心情舒畅，愉快乐观，劳逸结合，加强医疗体育锻炼活动，如太极拳、气功等。对于患者，若出现情绪忧郁，不思饮食，应予积极开导，鼓励其多进食，与病邪做斗争。

第七节　急性胃炎

【概述】

急性胃炎系指由于各种不同病因引起的急性胃黏膜炎性病变。它主要是由各种内因或外因的刺激而引起。常起病较急，伴有胃黏膜充血、水肿、出血、糜烂的，称为急性胃黏膜病变。

急性胃炎可分为单纯性、腐蚀性、感染性、化脓性四种类型。其中以急性单纯性胃炎最为多见。

引发本病的病因以细菌感染或细菌毒素的作用最为多见；其次与饮酒、进食过冷、过热，或过于刺激或粗糙的食物、暴饮暴食以及服用某些对胃黏膜有刺激性的药物（如糖皮质激素、水杨酸盐、磺胺类等）有关，也有少数患者可因食用虾、蟹、甲鱼等，发生过敏反应而发病的。

本病在中医学，属"胃脘痛"等病症范畴。多因伤食、感受寒邪或饮酒无度所致。

【临床表现与鉴别诊断】

一、临床表现

1. 一般表现

（1）起病较急，多在进食后短时间内发病。因进食不洁食物引起的急性胃炎，潜伏期为 1~24 小时。

（2）上腹部疼痛、恶心、呕吐为最常见的临床表现。疼痛程度轻重不等，轻者主诉上腹隐痛或不适，重者呈剧烈绞痛。呕吐物多为胃内容物。急性食物中毒者常伴有腹泻，严重呕吐、腹泻者可导致失水、电解质紊乱、酸中毒，甚至虚脱。

（3）部分患者可出现发热，一般为轻、中度热；可合并上消化道出血，主要以呕血或呕吐血性胃内容物为主。其他症状有腹胀、嗳气、剑突下烧灼感、食欲不振等。

（4）体检可见上腹部或脐周轻度压痛，肠鸣音亢进，或伴有上腹部膨胀。

2. 特殊表现

（1）急性糜烂性胃炎：常突然出现上消化道出血，表现为呕血及黑便。出血量一般不大，以少量反复出血为主，可自行停止，单独黑便者仅占 6% 左右。出血一般在应激等病因存在后的数小时至 2 周内发生。

（2）急性腐蚀性胃炎：患者在吞服腐蚀剂后立即出现唇、口腔、咽喉、胸骨后及上腹部剧烈疼痛，伴吞咽困难，剧烈恶心呕吐，吐出带血性黏膜样物，严重者出现食管或胃穿孔，导致胸膜炎，弥漫性腹膜炎及休克。

检查可发现与腐蚀剂接触部位的黏膜出现不同颜色的灼痂：硫酸所致者为黑色；盐酸所致者为灰棕色；硝酸所致者为深黄色；醋酸或草酸所致者为白色；强碱所致者黏膜呈透明水肿样改变。

（3）急性化脓性胃炎：表现为上腹部剧烈疼痛，呕吐物可为脓性，伴寒战高热。体检时上腹部明显压痛及肌紧张，酷似急腹症。

二、鉴别诊断

本病常与急性单纯性胃炎、急性糜烂性胃炎等相鉴别。

【望耳诊病要点】

在胃穴区，呈点状或片状红晕变，并可见光泽变（彩图12-16）。

【其他耳诊法】

（1）耳穴染色诊法：在胃穴区可见出现染色改变。
（2）耳穴触压诊法或电探测诊法：在胃、交感、神门等穴区，可触压及或探及敏感点。

【耳穴疗法】

一、临床采菁

取胃、脾、肝、神门、脑、下脚端穴。每次选2~3穴，局部常规消毒，用毫针刺入，胃脘疼痛剧烈时施以强刺激手法。疼痛缓解时采用轻刺激，镇痛效果较好。

典型病例：患者宣某某，男性，52岁，干部。于1984年12月16日就诊。因上腹部疼痛20余年，伴嘈杂、腹胀、嗳气，有时食后恶心、呕吐。检查：腹软，肝、脾未及，脐上有压痛，胃镜检查示浅表性胃窦炎。选择新耳穴之胃窦穴（位于耳轮脚末端上侧与耳轮背耳外下方）、幽门穴（位于耳轮脚末端消失处与三角窝近内侧中部）、前列腺穴、脾穴埋针，经两侧耳穴埋针3次后，临床症状明显缓解，于5次埋针后一切症状消失。胃镜复查发现原有浅表性胃窦炎病变消失。随诊6个月未见症状复发。

二、验方荟萃

（1）主穴取胃、脾、皮质下、耳中、耳迷根、交感穴。临证配穴：疼痛剧烈者，配加神门穴；腹胀痛甚、嗳气反酸频者，配加肝、艇中、三焦穴。采用耳针法、埋针法、电针法、药线灸法治疗均可，急性者尤其适用埋针法治疗。每日1或2次。

（2）主穴取胃、脾、交感、肺穴；配穴取肾、肝、胰胆、神门、皮质下、三焦穴。

1）幼儿可采用耳穴药液注射法。每次主穴均取，也可选取1或2个配穴。抽取维生素B_{12}注射液0.5mg（1mL），每次注射单侧耳穴，剩余药液注入体穴足三里穴，每日注射1或2次，大多在2日内获愈。

2）成年人采用耳穴毫针法或耳穴电针法，每次除选取主穴外，再选用1或2个配穴。每次用单侧耳穴，两耳交替使用。刺入后留针30~60分钟或电针通电治疗30分钟，一般3日即可获愈。若未愈，提示罹患合并症。

【预防与调护】

（1）发作期间应禁食，适当补充液体，等病情好转后，给予流质或半流质饮食。

（2）平常注意饮食卫生，不进食腐败、不洁、难于消化的食物，忌饮烈性酒等。

第八节　慢性胃炎

【概述】

慢性胃炎系指由于不同病因引起的各种慢性胃黏膜炎性病变。

引发本病的病因至今未明。但一般认为，急性胃炎未及时治疗和彻底恢复、长期食用刺激性物质、幽门功能障碍导致胆汁反流、胃酸或营养缺乏等均为致病因素。近来也有人认为，幽门螺杆菌感染及自身免疫也是重要因素。

按 1982 年全国慢性胃炎会议拟订的分类法，将其分为浅表性胃炎、萎缩性胃炎和肥厚性胃炎三种。浅表性胃炎可转变为萎缩性胃炎，或与萎缩性胃炎并存，萎缩性胃炎的转归可出现胃萎缩及恶性贫血，少数患者可发展成胃癌。尤其是胃窦胃炎，若与胃息肉并存者，更应引起重视，做定期复查。肥厚性胃炎则可并发出血、贫血以及低蛋白血症等。

本病在中医学，属"胃痞""胃脘痛""吞酸""嘈杂"等病症范畴。常由急性胃炎演变而来，无度、刺激性食物及药物、生冷食物、暴饮暴食等，也可致使慢性胃炎发生。

【临床表现与鉴别诊断】

一、临床表现

1. 症状　最常见的是上腹痛、饱胀、嗳气和食欲不振，缺少特异性症状。与溃疡病相比，则空腹时比较舒适，饭后不适，进食虽不多已觉过饱，此与胃容受舒张功能障碍有关，因而。症状常因冷食、硬食、辛辣或其他刺激性食物而引起或加重。

出血也是慢性胃炎的症状之一，尤其是在合并胃黏膜糜烂时更易发生。可以是反复小量出血，亦可为大出血。出血以黑便为多见，一般持续 3~4 日后自动止血，数月或数年后可再次发生。

慢性浅表性胃炎的症状以上腹痛多见，占 85% 左右，多为隐痛。其次为上腹部饱胀不适、嗳气、食欲不振、反酸及恶心等。慢性萎缩性胃炎的症状以上腹部胀满较多见，伴有或无腹痛；如有出血、贫血和消瘦等症状或体征时，说明病情较重。一般临床症状的轻重与胃黏膜病理变化的严重程度无明显关系，其原因有两种可能性：①活组织检查未能取到病变部位。②症状并非来源于胃，可能由于肝胆系统疾病引起。但是，症状的严重程度确与病变的活动性和胃运动功能、泌酸功能有关。

2. 体征　上腹部可有压痛。少数患者表现消瘦、贫血。多数患者有黄、白厚腻舌苔。此外无特殊体征。

二、鉴别诊断

本病常与消化性溃疡的消化道症状、假肿瘤胃窦炎和有胃癌样症状的胃体胃炎、慢性胆管疾病、钩虫病贫血等相鉴别。

【望耳诊病要点】

1. 慢性浅表性胃炎患者 其左耳胃穴区，可呈隆起样变（彩图12-17）。其隆起面积的大小，一般可反映患病时间的长短情况。见有隆起者，有 3~5 年病程；隆起有半个绿豆大小者，约有 10 年病程；大于半个绿豆大小者，其病程在 10 年以上。

2. 慢性萎缩性胃炎患者

（1）其胃穴区，可见点、片状白色隆起变（彩图12-18）。

（2）若用拇、示（食）两指轻轻拉起耳廓，用中指在耳背胃穴区向前顶起时，常呈明显点、片状白色隆起者，则多为慢性萎缩性胃炎急性发作（彩图12-19）。

【其他耳诊法】

（1）耳穴扪诊法：部分慢性胃炎患者，可在胃穴区触及小片状凸起变，但质地较软。

（2）耳穴染色诊法：可在胃、脾或肺穴区见有点片状染色变。

（3）日光反射耳穴诊法：可见胃穴区呈黯红色变，亮度稍见增强变。

（4）耳穴触压诊法或电探测诊法：可在胃、交感、神门等穴区，触压及或探及敏感点。

【耳穴疗法】

一、临床采菁

（1）主穴取胃、脾、交感、神门穴。配穴：脾胃虚寒型者，配加脾、肾穴；胃热阴虚型者，配加上屏、三焦穴；肝气犯胃型者，配加肝、胆穴；胃络瘀血型者，配加心、肝穴。病情重者宜用毫针刺法，病情较轻者可用耳穴压丸法或激光照射等方法。毫针刺法治疗前最好在脾胃区域内找一敏感点，选取主穴 1~2 穴，并根据临床证型选取相应的配穴 2~3 穴。用 75% 乙醇消毒后，用毫针刺入，施以中度刺激，疼痛较重者需强刺激，并予留针 30 ~60 分钟。留针期间捻针 1 或 2 次。每日 1 次或隔日 1 次，10 次为一个疗程。耳穴压丸法可先治疗一侧耳穴，待 3~5 日后除去，再予治疗另一侧耳穴，10 次为一个疗程。

临床体会：耳针治疗慢性胃炎疗效较好，尤其是疼痛明显、食欲减退者。若伴有上消化道出血，症状较重，病情较急者，还需立即予以药物及手术治疗，不可延误病情。

（2）主穴取胃、脾、皮质下、十二指肠、交感穴。配穴：生气加剧，配加肝穴；呕恶嗳气，配加任 2 穴；疼痛剧烈配加神门穴。每次选主穴 3 穴，配穴 1 或 2 穴。用王不留行子贴压，并嘱患者每日自行按压 5 次，每次 5 分钟。隔日换贴 1 次，10 次为一个疗程。

（3）主穴取胃、皮质下、下脚端、神门、耳迷根穴。配穴：肝气犯胃型者，配加肝、脾穴；脾胃虚弱型者，配加脾、小肠、大肠穴；胃阳不足型者，配加脾、耳中穴；肝脾不和型者，配加脾、胰胆穴；胃络瘀阻型者，配加肝、肾上腺穴；饮食伤胃型者，配加食管、贲门穴。用王不留行子贴压。

二、验方荟萃

（1）主穴取胃、脾、皮质下、耳中、耳迷根、交感穴。临证配穴：疼痛剧烈者，配加神门穴；萎缩性、胆汁反流性者，配加胰胆、内分泌穴；腹胀痛甚、嗳气反酸频者，配加肝、艇中、三焦穴。采用耳针法、埋针法、电针法、药线灸法治疗均可，埋针法于急性期选用较为适宜。药线灸者，可在上腹部压痛区边缘施以梅花点灸法，以做配合治疗。每日治疗1或2次。慢性者各种治疗方法都可选用，最为常用的则均为埋针法、压丸法、贴磁法、按摩法、夹耳法、艾灸法、药线灸法，均须坚持一段时间的治疗。

（2）主穴取胃、脾、交感、肺穴；配穴取肾、肝、胰胆、神门、皮质下、三焦穴。

1）毫针法：当临床症状明显时，每次主穴全取，配穴再依临床症状选取2~3穴。当临床症状不明显时，只需选取主穴。对准敏感点进针，脾、肝两穴向胃穴方向透刺。实证患者采用强（重）刺激泻法，并予留针60分钟以上；虚证患者采用强（轻）刺激补法，并予留针15分钟。每次选用单侧耳穴，两耳交替进行。每日针治1次，10次为一个疗程，疗程间相隔10日。

2）压丸法：每次除选主穴外，再根据临床症状选用配穴。实证患者采用强刺激对压泻的手法，虚证患者采用弱刺激轻柔按摩补的手法。每隔3~5日换贴另一侧耳穴，10次为一个疗程。疗程间相隔7~10日。

3）药液注射法：注射药液选用维生素 B_{12} 注射液加少量维生素 B_1 注射液（不可加入太多，加多了则很痛，患者不易接受），或5%当归注射液，或黄芪注射液、丹参注射液等均可。每次除取主穴外，可再选配1或2个配穴。剩余药液可注入足三里穴。每周注射1次，两耳同时进行，4次为一个疗程。疗程间相隔15日。

4）电刺激法：每次选用单侧耳穴，两耳轮换交替进行。可在耳毫针法的基础上，将电针治疗仪输出的导线夹子分别夹在毫针的针柄上，或直接将特制的耳穴夹夹在选定的耳穴上。实证患者，每次通电治疗30分钟，用密波；虚证患者，每次通电治疗15分钟，用疏密波或疏波。每隔1~2日治疗1次，10次为一个疗程，疗程间相隔10日。

【预防与调护】

（1）患病期间应控制饮食，禁食生冷、辛辣、肥甘食物。平时应注意饮食，避免过饥、过饱，不进食过硬、难于消化及辛辣等刺激性食物，戒除烟酒。

（2）祛除病因，卧床休息，注意保暖，对症治疗；大量呕吐、腹痛剧烈、消化道溃疡者应暂禁食、水。急性发作时，予清淡、流质饮食为主，症状缓解后，逐渐增加稀粥、蛋羹等。然后再用少渣清淡半流质饮食，继之用少渣软食。尽量少用产气及含脂肪多的食物，如牛奶、豆奶、蔗糖等。

（3）严重呕吐腹泻，宜饮糖盐水，补充水分和钠盐。若因呕吐失水，以及电解质紊乱时，应静脉注射葡萄糖盐水等溶液。

（4）待病情好转后，可给予少渣半流质饮食，继而用软食。伴肠炎腹泻应减少脂肪，少用或不用易产气食品，如牛奶、豆浆、蔗糖等食物。少量多餐，每日5~7餐，每餐宜少于 300mL。

（5）保持心情舒畅，不郁闷生气。

（6）注意适当休息，不过于疲劳。特别是饭后更要注意休息一段时间。

第九节　消化性溃疡

【概述】

消化性溃疡是指发生于胃或十二指肠的一种慢性溃疡。它的形成均与胃酸和胃蛋白酶的消化作用有关。其发病年龄段以青壮年为多。有慢性长期反复发作史和典型的节律性疼痛等临床特征。其并发症常有出血、穿孔、幽门梗阻、癌变等。因溃疡发生在与酸性胃液相接触的胃肠道，与胃酸和胃蛋白酶有着较为密切的关系，故称为消化性溃疡。

溃疡病的临床特点为慢性、周期性和规律性的上腹部疼痛，与饮食有关，制酸剂可缓解症状。发病与季节有一定关系，以秋季和冬春之交时期为多发。本病在我国人群中的发病率、死亡率尚无确切调查资料，曾有人统计，人群中约 10% 在一生中患有溃疡病。接受胃镜检查者有 16.5%~28.9% 为溃疡病，其中十二指肠溃疡比胃溃疡多见，两者之比为 2：1 至 4：1，以男性患者为多，年龄方面，十二指肠溃疡以青少年患者多见，胃溃疡以中老年患者多见。

本病在中医学，属"胃脘痛""胃气痛""胃痛"等病症范畴。

【临床表现与鉴别诊断】

一、临床表现

（一）症状

1. 疼痛　上腹部疼痛是溃疡病的主要症状。但大约有 10% 的溃疡病患者可无疼痛。典型的溃疡性疼痛常呈节律性和周期性。

（1）疼痛的部位和性质：常位于上腹中部、偏左或偏右。不过，位于十二指肠球后的溃疡疼痛可出现于右上腹和脐的右侧。位于胃体和贲门下的胃溃疡呈现左前胸下部或左腹部疼痛。发生在胃或十二指肠球部的后壁溃疡以后背疼痛为主。疼痛部位虽大致反应溃疡病灶所在的位置，但并不完全一致。

溃疡性疼痛可表现为隐痛、钝痛、刺痛、烧灼样痛或胀痛，一般不放射，范围比较局限，疼痛多不剧烈，可以忍受。偶尔也有疼痛较重者。

（2）疼痛的节律：节律性疼痛是溃疡病的特征性症状，它与进食有一定关系。十二指肠溃疡疼痛常在饥饿时和夜间出现，进食后可以减轻。胃溃疡疼痛多出现于餐后 1 小时左右，其节律性不如十二指肠溃疡明显，夜间疼痛症状也比十二指肠溃疡轻和少见。

溃疡性疼痛之所以呈节律性可能与胃酸分泌有关。进食后 1 小时左右，胃酸分泌开始增多，胃酸刺激溃疡面而引起疼痛。食物对酸具有缓冲作用，可使胃液 pH 升高，所以进食或口服碱性药物可使疼痛症状暂时减轻。人在午夜的胃酸分泌量常常处于 24 小时胃酸分泌周期的高峰。因此，患者常在半夜被痛醒。此外，引起溃疡疼痛的原因可能还涉及胃酸以外的因素，譬如胃蛋白酶、胆盐、胃十二指肠的肌张力增高和痉挛等。

（3）疼痛的周期性：溃疡性疼痛的另一个特点是呈反复周期性发作，十二指肠溃疡比胃溃疡更为明显。所谓疼痛的周期性是指疼痛持续数日、数周或数月后，继以数月乃至数年的缓解，而后又复发。一年四季均可发病，但以秋末至春初气温较冷的季节更为常见。相当多的患者经反复发作进入慢性病程后，失去上述疼痛的节律性和周期性特征。由于溃疡病容易复发，故整个病程往往较长，不少患者有数年甚至 10 年以上的病史。

2. 其他症状 溃疡病除上腹疼痛外，尚可有上腹饱胀、嗳气、反酸、烧心、恶心、呕吐、食欲减退等消化不良的症状，但这些症状缺乏特异性，部分原因或许与伴随的慢性胃炎有关。病程较长的患者因影响摄食和消化功能而出现体重减轻，有些患者可因慢性失血或营养不良而出现贫血。

（二）体征

溃疡病患者缺少特异性的体征。多数患者有上腹部轻度压痛，少数患者因出血、贫血而有面色、唇甲苍白或心率增快。部分患者因幽门梗阻而体质瘦弱，呈慢性病容。

（三）并发症

常见的有溃疡出血、溃疡穿孔、幽门梗阻、溃疡癌变等。

二、鉴别诊断

本病应与慢性胃炎、胃神经症、胃癌、慢性胆管疾病、胃黏膜脱垂等相鉴别。

【望耳诊病要点】

（1）胃溃疡：在左耳胃穴区的耳背对应处，可见粟米粒样大小的赘生物变（彩图 12-20）。

（2）十二指肠溃疡：在十二指肠穴区可见小片状凹陷变，其色红活油润变或黯红失润变（彩图 12-21）。

【其他耳诊法】

一、胃溃疡

（1）耳穴染色诊法：在左耳胃穴区，可见染色变。

（2）耳穴扣诊法：在左耳胃穴区的耳背对应处，可扣及粟米粒样大小的小结节变。

（3）耳穴触压诊法或电探测诊法：在左耳胃穴区的耳背对应处，可触压及或探及敏感点。

二、十二指肠溃疡

（1）耳穴扣诊法：在十二指肠穴区，可扣及小片状凹坑变。

（2）耳穴染色诊法：在十二指肠穴区，可见染色改变。

（3）耳穴触压诊法或电探测诊法：在十二指肠穴区，可触压及或探及敏感点。

【耳穴疗法】

一、胃溃疡

（一）临床采菁

1. 治疗消化性溃疡　取胃、脾、十二指肠、交感、内分泌等穴，用王不留行子贴压耳穴，每次取单侧耳穴，1周后更换另一侧耳穴，连续治疗4周为一个疗程。

穆绪超临床应用该法共治疗消化性溃疡患者72例，临床治愈44例，好转26例，无效2例。治愈率达61.11%，总有效率达97.22%。

2. 治疗消化系统急性痛证　主穴取神门、三焦、胰胆、脾、胃、交感、内分泌、皮质下穴，每次选3~4穴。采用揿针埋针或王不留行子贴压。每隔2~3日换埋（贴）1次。

焦汉民临床应用该法共治疗消化系统痛证患者288例，即时痛止者208例，痛减者69例，无效者11例。显效率达92.22%，总有效率达96.18%。

（二）验方荟萃

（1）主穴取胃、交感、皮质下穴。配穴：肝郁气滞型者，配加肝、胆穴；肝胃郁热型者，配加小肠、上屏、肝阳Ⅰ、肝阳Ⅱ穴；脾胃虚寒型者，配加脾、胃穴；气滞血瘀型者，配加肝、脾、心穴。采用毫针刺法、耳穴压丸法、激光照射法治疗均可。治疗前最好在胃区内找一敏感点。每次选主穴2~3穴，依据辨证再选取相应的配穴，可一侧也可双侧同时治疗。胃穴可透向十二指肠穴，施以中度刺激，并予留针30~60分钟，每日1次或隔日1次，10次为一个疗程。耳穴压丸法可选用一侧耳穴，待3~5日后除去，改换另一侧耳穴治疗，10次为一个疗程。脾胃虚寒者可用线香灸脾、胃、耳迷根等穴。伴有便秘者，可加便秘点、直肠穴；有腹泻者，配加小肠、脾穴；失眠者，配加神门、心、失眠穴等；伴有少量出血者，可配加耳中、脾穴。

（2）主穴取胃、十二指肠、交感、皮质下、口穴。临证配穴：胃脘胀痛连胁者，配加肝、三焦穴；胃脘隐痛、喜暖畏寒者，配加脾、耳迷根穴；胃脘隐隐灼痛，口干唇燥，饥而不欲食者，可配加胰胆、内分泌穴；疼痛剧烈者，配加神门、心或耳迷根穴；溃疡活动期者，可配加耳中、脾穴。常选用耳针法、电针法、埋针法、压丸法、药线法、耳穴药液注射法［取硫酸阿托品注射液（过敏试验阴性者）0.5mg（1mL）加2%盐酸普鲁卡因注射液1mL混匀后注射］。溃疡活动期（症状加重）每日1次，每次留针1~4小时。若胃出血者，可在胃、神门、耳中处，抽取亚硫酸氢钠甲萘醌（维生素K_3）注射液或肾上腺色腙（安络血）注射液注射，每穴注射0.1~0.2mL，双耳交替进行。若上腹部疼痛较为剧烈，时间长而顽固，腹胀拒按，反酸嗳气，属中医的肝胃不和证型者，则宜先在耳背"Y"形沟或"耳迷根"穴附近寻找显露的血管，点刺放血5~8滴，然后再在其他穴位施行别的治法。对于上腹部隐痛，畏寒喜暖，喜按，空腹痛甚，食后减轻，反吐酸水，大便溏薄，舌淡白，属中医的脾胃虚寒证型者，取双侧耳穴采用艾灸、线香灸、药线灸治疗，其疗效颇佳。采用药线灸者，宜配合在上腹部压痛边缘处，以梅花点灸和足三里穴点灸施治。缓解期则一般采用压丸法、按摩法治疗。

二、十二指肠溃疡

（一）临床采菁

1. 治疗消化性溃疡　取胃、脾、十二指肠、交感、内分泌等穴，用王不留行子贴压耳穴，每次取单侧耳穴，1周后更换另一侧耳穴，连续治疗4周为一个疗程。

2. 治疗消化系统急性痛证　主穴取神门、三焦、胰胆、脾、胃、交感、内分泌、皮质下穴，每次选3~4穴。用撖针埋针或王不留行子贴压。每隔2~3日换埋（贴）1次。

3. 治疗胃脘痛　主穴取胃穴。配穴：肝气犯胃型者，配加肝、胆穴；脾胃虚弱型者，配加脾、肾。用耳穴治疗仪的探棒头点按胃穴1分钟，再根据临床辨证选配1或2个配穴，每穴点按30秒钟，剧痛者可酌情延长至3分钟。

（二）验方荟萃

（1）主穴取胃、十二指肠、交感、皮质下、口穴。临证配穴：胃脘胀痛连胁者，配加肝、三焦穴；胃脘隐痛、喜暖畏寒者，配加脾、耳迷根穴；胃脘隐隐灼痛，口干唇燥，饥而不欲食者，可配加胰胆、内分泌穴；疼痛剧烈者，配加神门、心或耳迷根穴；溃疡活动期者，可配加耳中、脾穴。常选用耳针法、电针法、埋针法、压丸法、药线法、耳穴药液注射法［取硫酸阿托品注射液0.5mg（1mL）加2%盐酸普鲁卡因注射液（过敏试验阴性者）1mL混匀后注射］。溃疡活动期（症状加重）每日1次，每次留针1~4小时。胃出血者，可在胃、神门穴、耳中处，抽取亚硫酸氢钠甲萘醌（维生素K_3）注射液或肾上腺色腙（安络血）注射液注射，每穴注射0.1~0.2mL，双耳交替进行。若上腹部疼痛较为剧烈，时间长而顽固，腹胀拒按，反酸嗳气，属中医的肝胃不和证型者，则宜先在耳背"Y"形沟或"耳迷根"穴附近寻找显露的血管，点刺放血5~8滴，然后再在其他穴位施行别的治法。对于上腹部隐痛，畏寒喜暖，喜按，空腹痛甚，食后减轻，反吐酸水，大便溏薄，舌淡白，属中医的脾胃虚寒证型者，采用艾灸、线香灸、药线灸，施灸双侧耳穴，则疗效更佳。采用药线灸者，宜配合在上腹部压痛边缘处，施以梅花点灸和足三里穴点灸法治疗。缓解期则一般采用压丸法、按摩法治疗。

（2）取胃、脾、肝、十二指肠、神门、内分泌穴，每次据证选4~5穴。采用耳针法，发作期施以强刺激；或加用电针法，用疏密波，频率每分钟40次，并予通电治疗20分钟。每日治疗1次，两耳交替进行。缓解期可改用王不留行子贴压耳穴，10次为一个疗程。

（3）主穴取胃、十二指肠、皮质下、贲门、脾穴；配穴取交感、神门穴。肝胃不和型者，配加肝、三焦穴；胃阴不足型者，配加胰、内分泌穴。采用毫针针刺法、药物注射法、电针法、埋针法或压豆法治疗均可。每次单侧或双侧取穴，每日或隔日1次，5~7次为一个疗程。埋针法或压豆法每隔3日更换1次耳穴、针具或豆子，5次为一个疗程。主治胃、十二指肠溃疡。

【预防与调护】

（1）饮食要有规律，避免暴饮暴食及过食生冷辛辣等刺激性食物，忌烟戒酒。少食过甜、过酸的食物及水果，如巧克力、冷饮、苹果及橘子。少食易胀气的食物，如淀粉含量较高的红薯、藕、土豆等。

（2）保持乐观状态，避免精神紧张，情绪激动。养成良好的生活习惯，合理饮食，积极配合治疗。

（3）注意适当休息，不过于疲劳。特别是饭后更要注意休息一段时间。

（4）平时加强医疗体育锻炼，促进肠胃功能恢复。

第十节　十二指肠炎

【概述】

十二指肠炎系指局限于十二指肠黏膜层的炎症。炎症多在球部。内镜检出率为 6%～41%。男女比约为 4：1，青壮年患者在 80% 以上。本病常与慢性胃炎、消化性溃疡等合并存在，可分为急性和慢性两大类。后者又可分为特异性与非特异性两种，通常所称十二指肠炎多指非特异性的。

特异性十二指肠炎，又称为"继发性十二指肠炎"，伴发于其他疾病。如伴发于十二指肠溃疡；细菌、病毒、寄生虫和真菌感染；十二指肠邻近器官病变（如急、慢性胰腺炎、胆管感染、肝硬化伴门静脉高压及非特异性溃疡性结肠炎等）。另外急性心肌梗死、克罗恩病、严重创伤、脑外伤和慢性肾衰竭也可伴发特异性十二指肠炎。

特异性十二指肠炎指炎症累及十二指肠黏膜，但无十二指肠溃疡，不伴发于其他疾病者。病因尚不十分清楚。刺激性食物、药物、饮酒、放射线照射等均可引起此病。

十二指肠炎的主要临床症状为胃部疼痛，故属于中医学"胃痛""胃脘痛"等病症范畴。

【临床表现与鉴别诊断】

一、临床表现

1. 症状　主要症状为上腹部疼痛、恶心、呕吐，常伴有其他消化不良症状，如腹胀、嗳气、反酸。有时酷似十二指肠球部溃疡，呈周期性、节律性上腹部疼痛，空腹痛，用制酸药或进食可缓解，并有反复黑便或呕吐咖啡样液，但多可自动止血。也可毫无症状。

2. 体征　上腹部轻度压痛，部分患者可有舌炎、贫血和消瘦等。

二、鉴别诊断

本病常与十二指肠溃疡、十二指肠憩室炎、胃神经症、慢性胃炎、慢性胆管疾病等相鉴别。

【望耳诊病要点】

（1）十二指肠炎：在十二指肠穴区，呈大片凹陷变，中间或可见毛细血管扩张变（彩图 12-22）。

（2）十二指肠炎静止期：在十二指肠穴区，呈圆形凹陷变，色淡红变（彩图 12-23）。

（3）十二指肠炎发作期：在十二指肠穴区，呈片状凹陷变，周围色红变（彩图 12-24）。

【其他耳诊法】

（1）耳穴触诊法：十二指肠穴区稍变硬变，压痛+～+++。
（2）耳穴染色诊法：在十二指肠穴区，可见染色变。
（3）耳穴电探测诊法：在十二指肠穴区，可探及敏感点。

【耳穴疗法】

主穴取十二指肠、胃、贲门、脾、皮质下穴；配穴取交感、胆、胰穴。采用毫针针刺法、药物注射法、电针法、埋针法或压豆法治疗均可。单侧或双侧取穴，每日或隔日 1 次，5～7 次为一个疗程。埋针法或压豆法每隔 3 日更换 1 次，5 次为一个疗程。主治十二指肠炎。

【预防与调护】

具体内容请参见"十二指肠溃疡"。

第十一节　上消化道出血

【概述】

上消化道出血是指屈氏韧带以上的食管、胃、十二指肠和胰胆等病变引起的出血，包括胃空肠吻合术后的空肠上段病变。其主要临床表现为呕血和黑便。临床上根据失血量与速度将上消化道出血分为慢性隐性出血、慢性显性出血和急性出血。临床上以急性上消化道出血多见。短时间内上消化道大量出血称为急性大出血常伴有急性周围循环障碍，死亡率约为 10%。80%的上消化道出血具有自限性。一般认为上消化道一次出血量达 60～100mL 即可表现为黑便，胃内残留血量超过 250～300mL 可出现呕血。

上消化道出血，属中医学"吐血""便血（远血）""结阴"等病症范畴。

【临床表现】

一、症状

上消化道出血按出血速度可分急性和慢性，根据出血量临床可分为少量、中等量、大量出血，其临床症状可因出血量、出血速度和患者机体状态而有不同表现。

1. 呕血、黑便和便血　上消化道急性大量出血多数表现为呕血。出血速度快而出血量多，呕血的颜色呈鲜红色。少量出血则表现为黑便、柏油样便或粪便隐血试验阳性。出血速度过快，在肠道停留时间短，解暗红色血便。少数病例首发症状可表现为晕厥、汗出、肢冷等，而未出现呕血和黑便。

2. 失血性周围循环障碍表现 出血量超过 400~500mL 时，可出现头晕、乏力等临床症状。中等量失血（占全身血容量的 15% 左右，约 800mL），即使出血缓慢，即可引起贫血的临床症状，如面色无华、甲床、口腔黏膜和大小鱼际肌苍白、突然起立时可产生晕厥、四肢发冷。大量出血达全身血容量的 30%~50%（1500~2500mL）时即可产生休克，临床表现为烦躁不安或神志模糊、面色苍白、四肢湿冷、心悸、呼吸困难、尿量减少直至无尿等，若处理不当可导致死亡。

3. 贫血 慢性消化道出血在常规体检中发现小细胞低色素性贫血。急性大出血后早期因有周围血管收缩与红细胞重新分布等生理调节，血红蛋白、红细胞和血细胞压积的数值可无变化。此后，大量组织液渗入血管内以补充失去的血浆容量，血红蛋白和红细胞因稀释而降低。平均出血后 32 小时，血红蛋白可稀释到最大限度。失血会刺激骨髓代偿性增生，外周血网织红细胞增多。

4. 氮质血症 在大量消化道出血后，血液蛋白的分解产物在肠道被吸收，以致血中氮质升高，称肠源性氮质血症。一般出血后 1~2 日达高峰，出血停止后 3~4 日恢复正常。

5. 发热 大量出血后，多数患者在 24 小时内常出现低热，持续数日至 1 周。发热的原因可能为血容量减少、贫血、血分解蛋白的吸收等因素导致体温调节中枢的功能障碍。分析发热原因时要注意寻找其他因素，例如有无发生肺炎等。

6. 上腹痛 大多数消化性溃疡病例在出血前上腹部疼痛发作或加剧，而在大量出血后疼痛往往减轻或消失，其机制可解释为：出血后溃疡和其周围的大量"蛋白质餐"在胃排空延迟的情况下，有效地中和胃酸而解除疼痛。大量出血后如疼痛加重，常表示有再次出血或其他并发症可能，特别应警惕胆管出血的可能性。

二、体征

少量出血可无明显体征，中大量出血可见：
（1）反应迟钝，意识模糊等。
（2）皮肤苍白、湿冷，体表静脉塌陷。
（3）脉搏快速而细弱，心率快、心音低钝。
（4）血压下降。
（5）肠鸣音亢进，胃脘可有压痛，有肝、胆疾病者还可出现黄疸、腹水等征象。

三、常见并发症

出血量过多会出现休克，肝硬化患者会出现多脏器衰竭等并发症。

【望耳诊病要点】

（1）在食管、胃、十二指肠、胰、胆穴区，呈鲜红或暗红色变（彩图 12-25）。
（2）色变位于某一穴区提示某一脏器出现出血病变，如位于多处穴区提示多处脏器出现出血病变。
（3）如色变呈鲜红色变，提示新近病灶。
（4）如色变呈暗红色变，提示陈旧性病灶。

【其他耳诊法】

（1）耳穴触诊法：在食管、胃、十二指肠、胰、胆穴区，压痛+～+++。

（2）耳穴染色诊法：在食管、胃、十二指肠、胰、胆穴区，可见染色变。

（3）耳穴电探测诊法：在食管、胃、十二指肠、胰、胆穴区，可探及敏感点。

【耳穴疗法】

主穴取胃、膈、贲门、交感、神门穴。配穴：肝气犯胃型者，配加肝、胆穴；脾胃虚弱型者，配加脾穴。采用王不留行子或磁珠压穴法治疗均可。可双侧取穴，每日按压5～10次，每次每穴各按压2～3分钟，以局部感觉胀、热、痛为度，每次贴压3～5日后，再间隔1日，8次为一个疗程。主治胃出血。

【预防与调护】

（1）禁酒，忌食粗糙的食物，避免食用辛辣等刺激性大的食物。

（2）规律饮食，按时定量，少吃多餐，不宜过饱，不暴饮暴食，进食时要细嚼慢咽，要以无刺激性、低纤维、容易消化、有营养的食物为主，不吸烟，不喝酒、浓茶、浓咖啡等。

（3）谨慎用药。口服硫糖铝或氢氧化铝与氢氧化镁混合剂，可中和胃酸，起到保护胃黏膜的作用。非甾体类抗炎药能够对胃黏膜造成损伤，患者应谨慎使用，以免诱发消化道黏膜出血，这类药物包括阿司匹林、保泰松等。

（4）胃出血患者平时要养成良好生活习惯，充分休息，工作不要过度劳累，不熬夜，精神放松，保持心情愉快，进食后要休息一会儿再工作。

（5）加强医疗体育锻炼是治疗的关键，可进行慢跑、打太极拳等锻炼措施。

第十二节　胃肠功能紊乱

【概述】

胃肠功能紊乱，又称为"胃肠神经官能症"或"胃肠神经症"，是一组胃肠综合征的总称，包括癔球症、弥漫性食管痉挛、食管贲门失弛缓症、神经性嗳气、神经性畏食症或肠道激惹综合征等。该病多有精神因素的前提，以胃肠运动功能紊乱为主，而在病理解剖方面未能发现器质性病变。

本病在中医学，属"梅核气""呕吐""胸痛""泄泻""嗳气""畏食"等病症范畴。一般认为本病多因情志不遂、肝郁气滞、肝气犯胃，或因忧愁思虑过度，而致气结痰凝血瘀，或因肝胃之气郁结，或因脾肾不足。总之，本病的发生多与七情有关。

中医学认为，肝为刚脏，性喜条达，本病的发病多与情志有关，因此肝气郁结，胃失通降，脾失健运为本病的基本病机，而以肝气郁结在本病的发病中尤为关键，它可以体现在本病的全过程。具体分述如下。

1. 肝气郁结　患者平素精神抑郁，情怀不畅，或急躁易怒，肝失疏泄，气机郁滞，横逆犯土可致脘闷嗳气、腹胀纳呆、胸胁胀痛、痛无定处等。

2. 气郁化火　肝气久郁，化而为火，五脏之火以肝火最为横暴，肝胃郁火则脘胁灼痛、吞酸嘈杂；火性炎上，循肝脉上行则头痛、目赤、耳鸣、口干口苦等。

3. 痰气交阻　肝郁乘脾，脾失健运，聚湿生痰，痰气郁结胸膈，搏于咽中可见咽中如有炙脔，咯之不出，吞之不下等。

4. 肝气乘脾　肝气有余，疏泄太过，横逆乘脾，脾失健运，清浊不分，水谷混杂而下则见腹痛、肠鸣、泄泻等。

5. 气机壅滞　过食肥甘厚味，辛辣炙煿或烟酒过度，湿热内生，气机壅滞，通降失司，可致脘腹痞满胀痛、食后尤甚、口臭便干等。

6. 气阴两虚　因思虑劳倦过度，或久病失养，或为药物损伤，久则气耗，脾气亏虚，症见神疲乏力、气短懒言、大便溏薄等；肝郁化火，或过食辛辣，胃阴被耗，津液不布，可见口干欲饮、胃痛隐隐等症状；阴虚则生内热，亦可出现手足心热、盗汗等症状。

7. 脾阳不振　因久泻伤阴，阴损及阳，阳气不振，失于温煦，故可见脘腹疼痛、喜温喜按、肢冷便溏等症状。

【临床表现与鉴别诊断】

一、临床表现

1. 病史　曾有精神创伤史，且多以情绪波动为诱因，起病缓慢，病程较长。

2. 症状

（1）胃功能失调的症状：①神经性呕吐。发生在进餐时或刚结束时，不伴有消瘦，不费力的呕吐。②神经性嗳气症。声响而频的嗳气，癔症表现浓厚，有人在场时加重。③神经性畏食。畏食伴有明显的体重下降（>20kg），重者可见贫血及内分泌失调的表现。

其他尚可伴有反酸、嘈杂、恶心、食后饱胀、剑突下热感及上腹部不适或疼痛等症状。

（2）肠功能失调的症状：可见腹痛、腹泻，泻后痛缓，肠鸣，或腹泻与便秘交替等症状。

（3）神经症表现：失眠、多梦、头痛、心悸、胸闷、盗汗、焦虑、神经过敏、注意力不集中、健忘、倦怠等。

3. 体征　一般无阳性体征。

二、鉴别诊断

胃肠神经症是一组胃肠功能紊乱的综合征。重点应与其他各种原因所致的呕吐、腹泻、畏食等器质性病变相鉴别。

【望耳诊病要点】

在相应部位可见阳性反应，如癔球症在咽喉穴区（彩图12-26），弥漫性食管痉挛在食管穴区（彩图12-27），神经性呕吐在胃穴区（彩图12-28），神经性畏食在脾穴区（彩图

12-29)，肠道激惹综合征在大肠穴区（彩图 12-30）等，可见点、片状白色变。

【其他耳诊法】

（1）耳穴扪诊法：一般无阳性反应物扪及。

（2）耳穴染色诊法：在相应部位及神门穴区，可见小点状染色改变。

（3）耳穴触压诊法或电探测诊法：在相应部位、心、皮质下、交感、神门等穴区，常可触压及或探及敏感点。

【耳穴疗法】

一、笔者经验

主穴取胃、大肠、小肠、肝、交感穴。配穴：失眠者，配加心、肾穴；眩晕者，配加枕、内耳穴；头痛者，配加额、顶、枕穴；呃逆者，配加膈、交感、胃穴。每次选3~4穴。用"麝香镇痛膏"贴压王不留行子双侧耳穴，并嘱患者每日自行按压贴穴数次，以产生酸胀感为度，隔日换贴1次。

笔者临床应用该法共治疗胃肠功能紊乱患者79例，临床治愈28例，显效45例，有效4例，无效2例。治愈率为35.44%，治愈、显效率达92.41%，总有效率达97.47%。

二、临床采菁

主穴取相应部位、神门、交感、皮质下、心穴；配穴取肝、肾上腺、枕、胰胆、脾穴。

（1）毫针法：每次相应部位必取，根据不同的临床症状选取主、配穴各2~3穴。每次取单侧耳穴，两耳交替进行。在相应部位进针时，一定要对准敏感点进针，亦可在敏感点进两针（一针直刺，一针斜刺），并予留针30~60分钟。每日或隔日针刺1次，10次为一个疗程。

（2）压丸法：先在相应部位寻找敏感点，如癔球症则在咽喉穴，弥漫性食管痉挛则在食管穴等，然后施以压丸法。以癔球症为例，治疗手法由轻至重按顺时针方向边旋转边按压，并嘱患者做吞咽动作，暗示患者在施行手法时，症状会逐渐减轻乃至消失。再如法贴压其他耳穴，并嘱患者每日按压时，思想要集中，要按压到患处有反应，或症状有所减轻。每隔2~3日换贴另一侧耳穴，10次为一个疗程。疗程间相隔7~10日后，继续再行下一个疗程的治疗。

（3）电针法：治疗取穴与耳穴毫针法相同，但应取双数。每次取单侧耳穴，两耳交替进行。可在耳穴毫针法的基础上，在其针柄上连接电针治疗仪的输出导线，相应部位及主穴接负极；或直接用带有导线的耳穴夹，夹在耳穴敏感点上。用疏密波，电流强度以患者能耐受为度，每次通电治疗30分钟。每日或隔日治疗1次，10次为一个疗程，疗程间相隔1周时间。

临床体会：耳穴毫针疗法治疗胃肠神经官能症疗效较好，在治疗时如能适当加以暗示疗法，往往会收到意想不到的疗效。

三、验方荟萃

（1）主穴取交感、神门、皮质下、胃、大肠穴；配穴取肝、脾、小肠、胰胆穴。采用耳穴毫针法或耳穴压丸法治疗均可。对于临床症状重者，采用毫针刺法，施以中度刺激，每日1次。待症状稍见缓解后，再改用耳穴压丸法，每3~5日治疗1次，10次为一个疗程。治疗时最好找到敏感点，可先治疗一侧耳穴，也可两耳同时取穴，每次选4~6穴治疗即可。

（2）主穴取胃、小肠、乙状结肠、皮质下、交感、脾穴。配穴：反酸、嗳气、恶心者，配加贲门穴；食后腹胀者，配加肝、胆、腹胀穴；头痛、头昏、失眠者，配加耳尖穴（放血）；焦虑不安者，配加身心穴。采用耳穴毫针刺法或耳穴压丸法治疗均可。对于症状重者，采用毫针刺法，施以中度刺激，每日1次。待症状稍见缓解后，再改用耳穴压丸法，每3~5日治疗1次，10次为一个疗程。治疗时最好找到敏感点，可先治疗一侧耳穴，也可两耳同时取穴，每次选4~6穴治疗即可。

【预防与调护】

（1）本病的精神治疗占有重要的地位，治疗时应深入了解病史，做耐心细致的解释工作，以使患者能正确认识该病，消除思想顾虑，树立战胜疾病的信心。

（2）进食富于营养而易于消化食物，忌食油腻及刺激性食物，戒烟禁酒，少食多餐。

（3）生活起居有常，建立良好的生活习惯，保证充足的睡眠。

（4）避免精神刺激及忧思郁怒，保持心情舒畅。

（5）多参加文化体育活动，解除思想顾虑，增强自身素质。

第十三节 急性胃肠炎

【概述】

急性胃肠炎多因进食刺激性食物，或暴饮暴食，或腹部受凉，或进食腐败、不洁食物而引起的胃肠道急性炎症性病症。本病好发于夏、秋两季。起病急骤，以频繁呕吐、胃脘部剧烈疼痛为主要临床表现的，则称为急性胃炎；以腹泻、脐周疼痛为主要临床表现的，则称为急性肠炎；呕吐与腹泻均为明显的，则称为急性胃肠炎。

本病在中医学，属"呕吐""泄泻""霍乱"等病症范畴。

中医学认为，本病可因外感寒、湿、暑、热，损伤脾胃，失于健运，水谷混杂而下，阻于中焦、升降失常而致吐泻。也可因过食生冷及不洁之物，损伤脾胃、阻遏中焦，清浊不分，导致吐泻。也可因湿热内蕴、中焦痞塞、清浊不分，导致吐泻。

【临床表现与鉴别诊断】

一、临床表现

（1）起病急，突然发生恶心，呕吐，腹痛，腹泻。呕吐时多为食物排出。腹泻一日数次至十数次，常呈黄色水样便，少数患者可带黏液或血样。有的患者并常伴有不同程度的发热、恶寒、头痛等全身症状。

（2）如吐泻频繁剧烈时，可出现脱水及周围循环衰竭的危重征象。

（3）上腹部和脐周围有明显压痛，听诊肠鸣音亢进。

二、鉴别诊断

本病应与急性菌痢、霍乱等胃肠道疾病相鉴别。

【望耳诊病要点】

在大肠穴区、乙状结肠穴区，呈条片状充血红润变，有脂溢变，多光泽变（彩图12-31）。

【其他耳诊法】

（1）耳穴触诊法：在大肠穴区、乙状结肠穴区平坦或略有凹陷变，触压后留有红色压痕反应，疼痛敏感度Ⅰ度至Ⅱ度。

（2）耳穴电探测法：在大肠穴区、乙状结肠穴区、皮质下穴区，呈阳性反应或强阳性反应。

【耳穴疗法】

一、笔者经验

主穴取耳尖（放血）、胃、大肠、小肠、直肠、下焦、脾、交感穴；配穴取贲门穴。急性期采用毫针针刺法、药物注射法、电针法治疗均可；慢性期采用压豆法或埋针法治疗均可。急性期每日1次，3~5次为一个疗程；慢性期每隔3日更换1次，3~5次为一个疗程。

笔者临床应用该法共治疗急性期患者85例，临床治愈80例，有效5例。临床治愈率达94.12%，总有效率达100%。

二、验方荟萃

主穴取耳尖（放血）、胃、大肠、小肠、直肠、下焦、脾、交感穴；配穴取贲门穴。采用毫针刺法、药物注射法、埋针法或压豆法治疗均可。毫针刺法与药物注射法，每日1次，5~7次为一个疗程；埋针法或压豆法，每隔3日更换1次，3~5次为一个疗程。主治急、慢性胃肠炎。

【预防与调护】

（1）患者平素应注意饮食卫生，不进食腐败变质食物，不饮生水，养成饭前便后洗手的良好习惯。

（2）祛除病因，停用一切对胃肠有刺激的饮食或药物，酌情暂时禁食或给予流质饮食，多多饮水。有剧烈呕吐或腹泻、明显失水症状时，须静脉补液给予纠正。

（3）对于严重的吐泻患者，为防止水及电解质紊乱、酸中毒的产生，还应配合应用静脉输液治疗，维持水及电解质的平衡状态，以防证变险生。

第十四节　功能性消化不良

【概述】

功能性消化不良（FD），又称为非溃疡性消化不良（NUD）及 X 线阴性、非器质性、诊断不明、特发性消化不良，也称为原发性消化不良、胀气性消化不良、上腹不适综合征等，目前采用前两种术语为多。我们认为这两种提法均有不妥之处，功能性消化不良给人们的印象是仅排除了消化性溃疡。随着研究的进展，此类患者可能存在神经通路的异常及胃肠激素分泌的紊乱，所以尚难以找出合适的术语，本文暂采用功能性消化不良一词。

功能性消化不良，属中医学"胃痞""胃脘痛""嘈杂"等病症范畴。

【临床表现鉴别诊断】

一、临床表现

1. 上腹痛　指上腹正中部隐痛或胀痛。

2. 上腹不适　指患者不用疼痛来表示的主观症状，包括上腹胀、早饱、胀气、恶心等。此外，也可有纳差、嗳气、反酸、烧心等表现。

二、鉴别诊断

由于本病的诊断是由主诉加排除诊断结合方式，所以借助 X 线、B 超、胃镜与现代手段，即可将本病与慢性胃炎、十二指肠炎、消化性溃疡、胃癌、慢性胆管疾病及胃黏膜脱垂、食管炎等疾病相鉴别。

【望耳诊病要点】

本病望诊时，耳穴异常不明显，故以电探测诊法为主。

【其他耳诊法】

以电探测诊法为主，探测小肠、脾、胃、皮质下等耳穴，均呈阳性反应。

【耳穴疗法】

主穴取胃、贲门、小肠、大肠、直肠、脾、皮质下穴；配穴取神门、枕、耳尖穴（放血法）。上述耳穴除耳尖穴施以放血法外，其他诸耳穴采用毫针刺法、药物注射法或压豆法治疗均可。每次取单侧或双侧耳穴，毫针刺法或药物注射法每日 1 次，7~10 次为一个疗程；压豆法每隔 3 日更换 1 次，3~5 次为一个疗程。主治功能性消化不良。

【预防与调护】

1. 护理　医护人员应详细了解患者的心态，针对各种类证患者进行心理卫生知识的宣教，以解除患者的心理压力。同时医护人员应注意杜绝给患者带来医源性的心理创伤，并根据临床辨证分别辅以饮食、气功、针灸等疗法进行护理治疗。如对寒邪入中之 FD 患者予以热敷、按揉穴位等以散寒祛邪温经，或配用神仙粥等。

2. 康复　功能性消化不良虽临床发病率较高，但一般情况下经内科治疗大多可以痊愈，中医治疗具有较好的疗效。但是由于生活中情志失调或饮食不适亦可引起复发，因此要使患者身体恢复健康，应做到饮食有节，食宜清淡、勿暴饮暴食、贪凉饮冷，以免损伤脾胃，应力戒烟酒，以免损伤肝脾，助湿化热；保持心情愉快，避免精神刺激，以防气机阻滞；生活规律，做到"起居有常，不妄作劳"。

由于本病患者以脑力劳动者居多，应鼓励患者参加文体活动，劳逸结合，培养多种兴趣、爱好，丰富业余生活，提高个人修养，锻炼自己沉着、开朗、乐观、大度的性格等。

3. 预防　避风寒，慎起居，劳逸有度。脾胃虚弱之人应经常服用香砂养胃丸或山药莲子粥以调补脾胃之气，避免复受七情、饮食所伤。加强锻炼，增强体质，适当地参加娱乐活动。提高个人修养，保持稳定心态。

第十五节　肠粘连

【概述】

肠粘连，是指腹腔内壁和小肠曲或肠曲之间相互黏着的病理改变。此病是外科腹部手术后常见的后遗症，有 80% 是由于内脏腹膜损伤后纤维渗出后纤维素机化所形成的结缔组织致使腹腔内脏器官彼此粘连，腹腔内炎症感染也可造成本病。如不及时治疗，部分患者可进一步发展成为粘连性肠梗阻。国内资料显示，在急性肠梗阻中，粘连性肠梗阻发病率最高，约占 50%，如采用手术治疗，其死亡率为 6% 以上。

肠粘连属中医学"腹痛""肠结"等病症范畴。此病是由于寒邪直中，实热内蕴，瘀血阻络，脾胃虚弱导致，肠系内结，腑气闭阻而发病，其病位在肠。

【临床表现与鉴别诊断】

一、临床表现

1. 症状 腹部手术后或结核性腹膜炎经内科治愈后及胆囊炎、阑尾炎急性发作后，出现阵发性腹痛、腹胀、恶心、呕吐、腹泻或便秘交替或大便不畅感，肛门排气减少或无排气。

2. 体征 肠粘连的体征主要表现在腹部，检查时腹壁柔软，手术瘢痕周围有轻压痛，无肌紧张及反跳痛，无肠型及蠕动波。腹部听诊肠鸣音可亢进，或有气过水声。

3. 并发症 肠粘连并不一定发生梗阻，除非有以下情况存在：纤维性带状粘连使肠袢折角、肠袢被折叠到腹壁或脓肿壁的一个固定点上，或一长纤维带套入一段肠袢，造成闭袢性肠梗阻。肠袢以粘连为支点而发生扭转，则常引起绞窄性肠梗阻。广泛的粘连，肠管的位置被粘连成团块，在此粘连团块中的肠管发生折曲，肠腔被压迫而发生狭窄，这种肠梗阻多是不完全性的，但是在暴饮暴食之后，或肠炎之后，肠黏膜水肿，蠕动增加，则可导致完全性肠梗阻发生。

肠梗阻的临床表现有 4 个主要症状：腹痛、呕吐、腹胀、排气与排便停止。

由于该病多为一种并发症，无特殊检查手段和诊断标准。

二、鉴别诊断

本病应与克罗恩病（克隆病）、溃疡性结肠炎、结核性腹膜炎、慢性结肠炎、慢性盆腔炎等相鉴别。

【望耳诊病要点】

在小肠穴区（彩图 12-32）、大肠穴区（彩图 12-33），常可见大头针头或粟米粒大小结节变，并向外凸出。

【其他耳诊法】

（1）耳穴扪诊法：在大肠穴区、小肠穴区，可扪及小结节变。

（2）耳穴染色诊法：在小肠穴区、大肠穴区，可有染色改变。

（3）耳穴触压诊法或电探测诊法：在相应部位、小肠、大肠等穴区，常可触压及或探及敏感点。

【耳穴疗法】

一、笔者经验

取大肠、小肠、脾、胃、交感、神门、内分泌、腹穴，每次选 3~4 穴。用"麝香镇痛膏"贴压王不留行子于上述双侧耳穴，并嘱患者每日自行按压数次，以产生酸、麻、胀感为度。每隔 2~3 日换贴 1 次。

笔者临床应用该法共治疗术后肠粘连患者 17 例，临床治愈 10 例，显效 5 例，有效 1 例，无效 1 例。临床治愈率达 58.82%，临床治愈、显效率达 88.24%，总有效率达 94.12%。

二、验方荟萃

取腹、脾、胃、大肠、小肠、神门穴。采用毫针针刺法，施以强刺激行针手法，得气后留针 30~60 分钟。每日 1 次。

【预防与调护】

（1）注意活动，腹部术后 4~6 小时可在病床上进行活动，待 6~8 小时后，可在他人的协助下离床活动。

（2）腹部术后忌马上进食。术后 24~48 小时内应禁食，待 2~4 日后，肛门开始排气放屁时，才能少量多次进食全流质（豆浆、米汤等）饮食，待 5~6 日后再进半流质（米粥、面条等）饮食。

（3）术后避免立即进食易产气及难于消化的食物，如牛奶、瘦肉等。

第十六节　痔

【概述】

痔，一般称为"痔疮"，是直肠下端黏膜下或肛管皮下静脉丛发生扩大、曲张而形成柔软的静脉团。本病在成年人中极为常见，故有"十人九痔"之说，儿童则较少见。根据其发生的部位，分内痔、外痔和混合痔 3 种。

本病在中医学，属"肠风""肠澼""脏毒""截肠""近血"等病症范畴。

【临床表现与鉴别诊断】

一、临床表现

（一）症状

痔核多发于 30 岁以后的成年人，婴幼儿罕见。其主要症状表现如下。

1. 便血　便血是内痔的常见症状，早期内痔常以便血为主。痔出血的特点是出血发生在排便时，但并非每次解便都可发现，这种出血常呈间断性，出血量多少不定，或点滴而出，或粪便带血，或手纸带血，严重者出血可呈喷射状。一般为鲜血，与大便不相混。出血系粪便擦破隆起的曲张痔静脉以及用力排便，血管内压力增高所致。在粪便干硬时最易发生。

2. 脱出　脱出是二、三期内痔的主要症状，混合痔的内痔部分也可脱出。最初脱出表现为用力排便时肛内有物脱出，便后可自行回纳，逐渐发展到每次便后脱出，甚至在劳累、活动或咳嗽时肛内也有物脱出，需用手送回或卧床休息后方可复位。

3. 黏液溢出 多见于痔脱出阶段。反复脱出引起慢性炎症，引起黏膜杯状细胞分泌黏液较多，肛门周围湿润。

4. 肛门瘙痒 多由于黏液分泌过多，肛缘皮肤受到刺激，增生，局部湿疹样变，引起肛门瘙痒。

5. 肿痛 内痔一般无疼痛，但脱出后不能回纳，形成嵌顿绞窄，则可以作肿作痛。另外，血栓性外痔和炎性外痔常以肿痛为主要症状。

6. 贫血 贫血为痔出血的继发症状。反复多次的出血，则可逐渐出现贫血。表现为面色苍白，唇睑色淡，头晕眼花，心悸气短，记忆力减退，严重者可有食欲减退、恶心、腹胀、四肢水肿等。

（二）体征

1. 视诊 观察肛门的外形、肛缘突起位置、多少和颜色，突起包块是否红肿，肛内脱出物能否回纳，有无出血。

2. 触诊 戴消毒手套或指套，轻压肛周，有无触痛，突起的包块的硬度、大小、有无触痛等。指诊肛管直肠注意有无包块、形状、活动度、硬度等。抽出手指后，观察指套是否染血迹。

二、鉴别诊断

便血、脱出及肛门部肿物为痔的主要症状，临床上须注意与直肠息肉、直肠脱垂、直肠癌、肛裂等相鉴别。

【望耳诊病要点】

（1）在痔核点（彩图12-34）、肛门穴区（彩图12-35），可见点状或片状白色变，边缘或有红晕变，其界线不清。

（2）①在肛门穴区、直肠穴区（彩图12-36），多可见阳性反应，阳性反应呈点、片状白色变，边缘或有红晕变；少数患者呈点、片状黯灰色变，压之可有褪色变。②混合痔患者，则在肛门穴区（彩图12-37）、直肠穴区（彩图12-38）多可见及圆圈状红晕变，大小不等，压之可褪色变。

【其他耳诊法】

（1）耳穴扪诊法：可在肛门穴区触及条索状变或小结节变。

（2）耳穴染色诊法：可在肛门、直肠等穴区见有点状或小片状染色变。

（3）耳穴触压诊法或电探测诊法：在肛门、大肠、直肠等穴区，常可触压及或探及敏感点。

【耳穴疗法】

一、笔者经验

取直肠、大肠、三焦、肛门、交感穴，每次取3~4穴。用"麝香镇痛膏"贴压王不留行子于双侧耳穴，并嘱患者每日自行按压贴穴 3~5 次，每次每穴 3~5 分钟，以出现酸、麻、胀感为佳，每隔 2~3 日更换 1 次。

笔者临床应用该法共治疗痔疮患者 246 例，临床治愈 200 例，显效 36 例，有效 5 例，无效 5 例。临床治愈率达 81.3%，临床治愈、显效率达 95.93%，总有效率达 97.98%。

二、临床采菁

（1）取双耳直肠穴，耳穴皮肤常规消毒后，用三棱针做点刺放血 3~5 滴。每周施治 2 次，6 次为一个疗程。

（2）取交感、神门、大肠、肺、直肠下段、皮质下、肛门穴及敏感点，每次选 4~5 穴。每次取单侧耳穴，两耳交替进行。用王不留行子贴压上述耳穴，并嘱患者每日自行按压贴穴 3~5 次，每次每穴 2~3 分钟，以出现酸、麻、胀感为度。

三、验方荟萃

（1）主穴取直肠、肛门、大肠、神门穴。临证配穴：疼痛甚者，配加皮质下穴；大便软秽、出血者，配加脾穴；大便秘结者，配加便秘点。采用埋针法、压丸法、耳针法、电针法、药线灸法治疗均可。一般当发作期症状严重时，以选针刺法、埋针法、药线点灸法治疗为宜；缓解期，以压丸法、埋针法治疗为宜。

（2）主穴取直肠、肛门、肺、肾、脾穴。配穴：痔核感染者，配加肾上腺穴；疼痛者，配加神门、皮质下穴；大便干结者，配加大肠、角窝中穴。

1）压丸法：每次取单侧耳穴，双耳轮换交替使用。根据病情辨证选穴 4~6 穴，在穴区探找寻及敏感点后，在敏感点压贴王不留行子，并嘱患者每日自行按压 4~5 次，每次每穴按压 0.5 分钟。每 2~3 日换贴 1 次，10 次为一个疗程，疗程间相隔 5~7 日。

2）毫针法：感染疼痛明显者采用耳穴毫针法。先根据病情每次选 3~5 穴，在穴区探寻及敏感点后，压一凹痕做标记，脾、肾两穴施以捻转补法，神门、直肠、肛门、肾上腺穴区施以捻转泻法。每日 1 次，7 次为一个疗程。未愈者，再行下一个疗程的治疗。疗程间相隔 3~5 日。

3）电刺激法：每次取单侧耳穴，两耳轮换使用。先在上述穴区选 4 个最敏感耳穴，快速进针后，再接上电针治疗仪输出导线，采用疏密波，输出电量以患者能耐受为度。每次通电治疗 30 分钟。每日 1 次，10 次为一个疗程，疗程间相隔 3~5 日。

4）磁疗法：取穴同耳穴压丸法。每次取单侧耳穴，两耳轮换交替使用。用磁珠或磁片贴压在耳穴敏感点上。肛门、直肠等相应穴区用泻的手法，脾、肾等穴区用补的手法。10 次为一个疗程。

5）放血法：肛门、直肠穴区用三棱针点刺放血。若肛门穴区有阳性反应物，直接点刺阳性反应物放血，则疗效更佳。每次取单侧耳穴，隔日再点刺另一侧耳穴，4 次为一个疗程。若未治愈，继续下一个疗程的治疗。

【预防与调护】

（1）饮食要合理，多进食新鲜蔬菜、水果，少食辛辣刺激性食物，不要大量饮酒。

（2）生活、起居要有规律，做到劳逸结合。养成每天早晨大便 1 次的习惯，若有便意应及时上厕所。不要长时期持续站立或坐着工作，宜间断地更换不同姿势。杜绝排便时长时间阅读。

（3）注意排便卫生。便后用自来水清洗肛门。

（4）积极开展医疗体育锻炼。对于久站、久坐及年老体弱者，更应加强体育锻炼活动。可做提肛运动，每日数次，每次 3~5 分钟。或取仰卧位做肛门内缩动作，或站立或坐，并配合深吸气，肛门内缩，而后深呼气，肛门放松。后者在白天工作间隙也可进行。

（5）保持肛部清洁卫生，及时治疗直肠疾患。

第十七节　直肠脱垂

【概述】

直肠脱垂是直肠黏膜，直肠全层，或并有部分乙状结肠向下移位的疾病。本病可发于任何年龄，但以小儿、老人、经产妇及体弱的青壮年为主。其中小儿多见为直脱黏膜脱垂，成人和老年人常见为直肠全层或合并有部分乙状结肠脱垂。

直肠脱垂的分类方法很多，1975 年在我国首次全国肛肠学术会议上，将直肠脱垂分为三度：

一度：排便或增加腹压时，直肠黏膜下移，脱于肛门外，长度在 3cm 左右，便后脱出部分自行复位，无自觉症状者。

二度：排便时直肠全层外翻脱出，长度在 4~8cm，必须用手压迫复位，触摸脱出的包块肥厚有弹性，肛门括约肌较松弛者。

三度：排便时肛管、直肠和部分乙状结肠外翻脱出，长达 8cm 以上，用手推压较难复位，脱出部分的黏膜糜烂，触之肥厚失去弹性，括约肌松弛，手法复位后可见肛门闭合不紧者。

我国是世界上最早记述直肠脱垂的国家，《五十二病方》中有 "人州出不可入者……倒（悬）其人，以寒水戈（浅）其心腹，入矣" 的记载，其中 "人州出" 即直肠脱垂。中医文献中多将本病称为 "脱肛"。

【临床表现与鉴别诊断】

一、临床表现

（一）症状

1. 脱出　直肠脱出是本病的最主要症状。轻者在排便时脱出，便后可自行还纳，重者除在大便时直肠脱出外，走路、咳嗽、久站、劳累时也可脱出。

2. 排便异常　可在脱出的同时，伴有便秘、腹泻、大便失禁等排便异常表现。

3. 局部症状　由于肛门括约肌松弛，黏液可外溢，刺激肛周皮肤，出现瘙痒，坠胀疼痛、尿频等症状。

（二）体征

直肠脱垂脱出的包块经常呈一倒置的圆锥形，脱垂的长度不定，其表面为直肠黏膜，可为正常黏膜或伴有炎症或溃疡。脱出圆锥形物顶端为肠腔的孔，若孔偏向后方，则圆锥形前方较其后方长而大，为直肠全层脱垂，属于滑动性脱垂。若肠腔的孔在圆锥形顶部，前后壁等长，则属于肠套叠脱垂。

手指沿包块外表上行，若发现包块与肛门之间有一环形沟，说明脱出包块是直肠，为肠全层脱垂。若包块与肛门之间不存在沟，在肛门外脱出肠段可见到齿线，说明突出的包块是肛管和直肠。若脱出的包块薄而成半球形，说明为直肠黏膜脱垂。若为黏膜脱垂，其长度一般不超过4cm，有放射状黏膜沟，若为直肠全层脱垂，一般在5cm以上，黏膜皱襞呈环状沟。

二、鉴别诊断

主要应与痔核脱出相区别。内痔脱垂各痔核间多有明显分界，痔黏膜充血，色鲜红或暗紫。有时直肠黏膜脱垂可伴发内痔脱垂。

【望耳诊病要点】

在直肠穴区（彩图12-39）、肛门穴区（彩图12-40），呈隆起变或凹陷变。

【其他耳诊法】

（1）耳穴扪诊法：在直肠穴区、肛门穴区，可触及硬块变。
（2）耳穴染色诊法：可在直肠穴区、肛门等穴区见有点状或小片状染色变。
（3）耳穴触压诊法或电探测诊法：在直肠穴区、肛门穴区，常可触压及或探及敏感点。

【耳穴疗法】

一、临床采菁

（1）主穴取直肠、肛门、大肠、阑尾、脾、肺、乙状结肠穴；配穴取三焦、皮质下、乙状结肠穴。采用针刺法、药物注射法、埋针法或压豆法治疗均可。每次双侧取穴，针刺法与药物注射法均每日1次，10次为一个疗程。埋针法或压豆法每隔3日更换1次，3~5次为一个疗程。

（2）取直肠、大肠、皮质下、神门穴。用毫针针刺，施以中强度刺激，每日1次，7~10次为一个疗程；也可施以埋针法或用王不留行子贴压，每隔3日更换1次，3~5次为一个疗程。

典型病例：患者钟某某，女性，68岁，1996年3月5日就诊。主诉：脱肛4年，加重3个月。平素体弱，罹患慢性结肠炎多年，于4年前罹患痢疾病后久泻不愈以致脱肛。近3个月来，每逢咳嗽或大便必脱肛，而且脱后不能自行回纳，必须他人帮助还纳；近1个月来时常有黏液流出肛门外，并有头晕目眩症状。经治疗后已控制了黏液的流出，但脱肛未见好转，经他人介绍来本科诊治。体检：神清神倦，面色无华，气短懒言，舌淡苔白，脉沉细。临床诊断：脱肛（证属中气下陷，气血两虚）。治宜补气益血，升提固脱。治疗取穴分2组，第1组取穴：体穴百会穴，左耳心、肝穴；第2组取穴：体穴双侧足三里穴，右耳脾、肾穴。两组耳穴交替使用。体穴百会及足三里穴采用艾灸法，以患者自觉温热感为度，每次施灸20分钟。耳穴采用针刺法，每隔5分钟行针1次，并予留针20分钟。艾灸与针刺均每日1次，12次为一个疗程，间隔5日再行第2个疗程。治疗一个疗程后，脱肛由他人帮助回纳转为自行回纳，而且脱肛次数已明显减少；待治疗到第2个疗程后，只有在用力大便时才脱肛，而且脱出部分很短小；待治疗到第3个疗程后，咳嗽及用力大便也不再脱肛。随访半年，疗效巩固，未见复发。

二、验方荟萃

主穴取直肠、肛门穴；配穴取耳尖、大肠、三焦穴。采用针刺法、埋针法或压豆法治疗均可。双侧取穴，针刺法每日1次，10次为一个疗程。埋针法或压豆法每隔3日更换1次，3~5次为一个疗程。

【预防与调护】

（1）患者饮食宜清淡，易消化，少渣滓，以免排便次数增多。有习惯性便秘或排便不畅的患者，平时要多食含纤维素多的蔬菜、水果，保持粪便柔软，排便时不要太用力或蹲厕过久。成年人大便时，姿势宜前斜，不宜直立，注意调理饮食，避免便秘或腹泻，以防直肠脱垂。患者不宜吃刺激性食物，如辣油、芥末、辣椒等，不宜过食油腻食物，不宜食用带鱼、螃蟹等发物。

（2）要坚持体育锻炼和强壮腹部肌肉的锻炼，以改善人体气血亏虚及中气不足的状况，这对于巩固疗效和预防直肠脱垂具有很重要的意义。

（3）有习惯性便秘或排便不畅的患者，除了要多食含纤维素的食物外，排便时不要用力过猛；妇女分娩和产后要充分休息，以保护肛门括约肌的正常功能。如有子宫下垂及内脏下垂，应及时治疗。

（4）经常做肛门体操，促进肛提肌群运动，具有增强肛括约肌功能的效果，对预防本病有一定地作用。提肛运动：静坐，放松，臀部及大腿用力夹紧，合上双眼，配合吸气时，向上收提肛门，提肛后稍屏一下气息，然后配合呼气时，全身放松。每次煅炼90下，每日3次，一般在大便后和睡觉前各进行1次。

第十八节　阑尾炎

【概述】

阑尾炎是指阑尾发生炎性病变及其他病理改变引起的疾病，以右下腹疼痛为主要临床表现，可分急性、慢性两类。病理变化分单纯性、化脓性、坏疽性、脓肿性4种。阑尾穿孔导致弥漫性腹膜炎是其严重的并发症。慢性阑尾炎不全都是炎性病变，还包括其他病理改变。

阑尾炎属中医学"肠痈"等病症范畴，是由于饮食不节、寒温不调、劳倦过度、情志不畅、肠道寄生虫等致使热毒内聚，痈脓发生而发病。病位在大、小肠，与肝、脾、胃关系密切。病机变化初起气机不调，继则气滞血瘀壅遏化热，血败肉腐而成痈。

【临床表现与鉴别诊断】

一、临床表现

（一）症状

1. 腹痛 典型的腹痛多始于上腹部或脐周围，但患者并不能准确地辨明疼痛的确切部位。疼痛呈阵发性，初起并不剧烈，逐渐加重，经数小时至 24 小时左右，转移至右下腹阑尾所在部位，此时，患者可准确指出疼痛位置，70%~80%的患者有此病史。这种转移性右下腹痛是急性阑尾炎的特点。少数患者腹痛不典型，有的初期全腹作痛；有的无转移性腹痛，开始即局限于右下腹；还有的起于左侧腹部，或在腰部、会阴部、大腿及睾丸等处发生痛感、单纯性阑尾炎多呈持续性钝痛或胀痛；化脓性及坏疽性者为阵发性加剧或跳痛，阑尾腔梗阻时可出现阵发性绞痛。腹痛局限右下腹后向周围扩散，预示阑尾穿孔已发展到腹膜炎。蛔虫钻入阑尾，亦可见上腹或脐周围疼痛，后转移至右下腹部，但疼痛为典型阵发性，较一般急性阑尾炎剧烈，腹部压痛与主诉疼痛不符。

2. 胃肠道症状 恶心、呕吐是本病仅次于腹痛的症状，吐出物多为食物，并常伴有食欲减退，约30%的患者出现便秘或腹泻，有的屡有排便感，但排出粪便不多，或仅有少许黏液。

3. 全身反应 发病初期一般无明显全身症状，但可有头痛、乏力及咽痛等症。随着炎症发展，可出现发热、出汗、口渴、尿黄、脉数及虚弱等中毒症状。如有寒战、高热、黄疸，则要警惕有门静脉炎的可能。

（二）体征

1. 腹部体征 右下腹阑尾点有固定而明显的压痛，而且当腹痛尚未转移至右下腹前压痛已固定在右下腹，这在诊断上具有重要意义，压痛范围与炎症波及范围成正比。炎症扩散至壁层腹膜时，可出现腹壁肌紧张和反跳痛等腹膜刺激征，其严重程度和范围大小是区别各型阑尾炎的重要依据，但须注意，衰竭患者、老人、小儿、孕妇或盲肠后位阑尾时，腹肌紧张可不明显。

2. 舌苔脉象 初期多见薄白或白腻苔，舌质淡红，脉弦或弦紧；化热后出现黄腻苔，热甚则苔焦黑而燥，舌质红或绛，脉弦数；后期可见少苔或无苔，舌面如镜，舌质红，脉细无力。

3. 其他体征

（1）结肠充气试验：先以一手压迫左下腹降结肠区，再以另一手反复按压其上端，患者感觉右下腹痛时为阳性。

（2）腰大肌试验：左侧卧位，右下肢向后过伸，引起右下腹痛者为阳性。阳性结果提示炎性阑尾位置较深，贴近腰大肌。

（3）闭孔肌试验：仰卧位，右腿屈曲 90° 并内旋，引起右下腹痛者为阳性。阳性结果提示炎性阑尾位置较低，贴近闭孔肌。

（4）直肠指检：直肠右前方有压痛者为阳性。阳性结果说明阑尾位置指向盆腔，或炎症已波及盆腔。

（5）阑尾穴压痛试验：右侧足三里穴下 2~4cm 处有压痛者为阳性，阳性率达 70%~80%。

4. 并发症　常有穿孔等并发症。

二、鉴别诊断

本病应与胃、十二指肠溃疡穿孔，急性胃肠炎，节段性回肠炎，右侧输尿管结石，急性输卵管炎等相鉴别。

【望耳诊病要点】

1. 急性阑尾炎　在阑尾穴区，呈点状或丘疹样充血变（彩图 12-41），部分患者有血疱样丘疹变，界线清晰，有光泽变。

2. 慢性阑尾炎　在阑尾穴区，呈点状变或片状变，色白变（彩图 12-42）。

3. 慢性阑尾炎急性发作　在阑尾穴区，呈白色隆起变（彩图 12-43），中间或有点状或片状充血变，或点状白色周围边缘红晕变。

4. 阑尾切除术后　在阑尾穴区处，可见褐色条段状瘢痕样变（彩图 12-44）。

【其他耳诊法】

1. 急性阑尾炎
（1）耳穴触诊法：在阑尾穴区，呈红色压痕反应变，压痛明显（++）。
（2）耳穴电探测诊法：在阑尾穴区，呈阳性反应或强阳性反应。

2. 慢性阑尾炎
（1）耳穴触诊法：在阑尾穴区，呈凹凸不平变，亦可触及点状变或片状隆起变、质硬变。
（2）耳穴电探测诊法：在阑尾穴区，呈阳性反应变。

3. 慢性阑尾炎急性发作
（1）耳穴触诊法：在阑尾穴区，可触及片状隆起或条索状物变，并可见片状隆起中有点状红色压痕反应变，疼痛敏感（++）。
（2）耳穴电探测诊法：在阑尾穴区，呈阳性反应变。

4. 阑尾切除术后
（1）耳穴触诊法：在阑尾穴区，可触及条索状瘢痕样反应物变。
（2）耳穴电探测诊法：在阑尾穴区，呈阳性反应变。

【耳穴疗法】

一、临床采菁

（1）用一端拉直的回形针针头（针头要磨光滑）对罹患右下腹疼痛的患者进行耳壳阑

尾穴区的触诊检查。阑尾穴区位于小肠穴区与大肠穴区之间。

程国炬临床应用该法共治疗 30 例患者，所治患者均进行了阑尾切除术，计单纯型阑尾炎 11 例，化脓型阑尾炎 12 例，穿孔型阑尾炎 7 例。所治患者术前双耳壳阑尾穴区均有不同程度的压痛，术后压痛全部消失。

（2）取阑尾、大肠、交感、神门穴。用毫针针刺，施以强刺激手法，并予留针 20~30 分钟，每日 1~2 次，中病即止。

二、验方荟萃

（1）主穴取耳尖、交感、阑尾、腹、内分泌穴；配穴取肺、大肠、三焦穴。采用针刺法、药物注射法、埋针法或压豆法治疗均可。双侧取穴，针刺法、药物注射法可每日 1 次，10 次为一个疗程；埋针法、压豆法，每隔 3 日更换 1 次，3~5 次为一个疗程。

（2）治疗急、慢性阑尾炎：

1）治疗急性阑尾炎：取阑尾、耳尖（放血）、内分泌、肾上腺、腹、交感、下焦穴。采用针刺法或药物注射法治疗均可。双侧取穴，每日 1 次，5~7 次为一个疗程。

2）治疗慢性阑尾炎：取阑尾、下焦、交感穴。采用针刺法、药物注射法、埋针法或压豆法治疗均可。双侧取穴，针刺法、药物注射法可每日 1 次，10 次为一个疗程；埋针法、压豆法，每隔 3 日更换 1 次，3~5 次为一个疗程。

【预防与调护】

（1）宜食清淡饮食，多食蔬菜水果，忌饭后暴急奔走，防止跌仆损伤的发生。

（2）宜劳逸相宜，忌劳倦过度。

（3）宜情绪安稳，忌暴怒忧思。

（4）注意气候变化，防止腹部受凉。

（5）预防胎前产后肠道寄生蛔虫等，导致气滞血瘀，胃肠功能受损，传化不利，运化失职，糟粕积滞，生湿生热，败血浊气壅遏而成肠痈等。

第十九节　肛　裂

【概述】

肛裂，即肛管的皮肤全层裂开，并形成慢性感染性棱形溃疡。大多发生于肛管前、后正中线上，同时发生于两侧的则较为少见。一般发生的部位，男性者多见于后部，女性者则多见于前部。

本病的发生多与肛管损伤、感染等因素有关，以周期性肛门疼痛且久治不愈为临床特征。多见于 30~40 岁的中年人，老人和儿童患者则较为少见。

本病在中医学，属"钩肠痔""裂痔"等病症范畴。

【临床表现与鉴别诊断】

一、临床表现

1. 症状

（1）疼痛：疼痛是肛裂的主要症状。典型肛裂的疼痛特点是周期性疼痛。所谓周期性疼痛，是指当粪团进入直肠壶腹时产生便意，肛门括约肌也开始活动，患者可能感到不适或轻微疼痛，粪便通过肛管时，扩张肛管引起撕裂样疼痛，便后疼痛短暂缓解，称疼痛间歇期，时间一般在5分钟左右。随后括约肌持续性痉挛收缩，疼痛再次加重，甚至较排便时更严重，称疼痛发作期，持续时间为1小时至数小时，之后疼痛逐渐缓解。再次排便时，又出现周期性疼痛。肛裂疼痛的程度和时间长短可因人而异，因肛裂的深度和范围而异。

（2）出血：肛裂的出血不规则，时有时无。一般出血量不多，大便时有鲜血点滴而下，有时粪便表面带血，有的仅手纸带血。出血的产生是由于排便时裂口中的小血管被撕裂所致。

（3）便秘：肛裂患者因恐惧排便时肛门剧痛，往往有意延迟排便时间，减少排便次数，结果粪便在肠腔内存留时间延长，水分被完全吸收，致使粪便干硬，出现便秘。便秘形成后更进一步加重排便时的肛门疼痛，形成恶性循环，影响肛裂的愈合，这也是肛裂常为慢性的原因。

（4）瘙痒：由于肛裂分泌物对肛周皮肤的刺激，形成湿疹可引起肛门瘙痒。另外肛裂引起肛窦炎、肛乳头炎或皮下瘘也可刺激肛腺、使腺体分泌增多，肛周潮湿不洁，引起瘙痒。

2. 体征　在肛管后正中线上可见及溃疡面，溃疡面呈梭形或椭圆形，轻触就可引起疼痛。

（1）急性者，边缘整齐，裂口较小，创面呈鲜红色。

（2）慢性者，边缘不很整齐，创面深大，呈灰白色，且创缘发硬，溃疡下方的皮肤因炎性刺激，水肿增生而引起皮垂，又称"前哨痔"，是慢性肛裂的重要标志。

二、鉴别诊断

本病应与肛管结核性溃疡、肛管上皮癌、肛门皲裂、梅毒性溃疡等相鉴别。

【望耳诊病要点】

在痔核点（彩图12-45）、肛门穴区，可见点状白色赘生物变（彩图12-46），边缘部位或可见齿轮状红晕变；少数患者中可见点状红晕变，并呈放射状变。

【其他耳诊法】

（1）耳穴扪诊法：在痔点、肛门穴区，可扪及条索状隆起变。

（2）耳穴染色诊法：在痔点、肛门穴区，可见染色改变变。

（3）耳穴触压诊法或电探测诊法：在痔点、肛门、直肠、肺、艇中、交感等穴区，可触压及或探及几个或多个敏感点。

【耳穴疗法】

取痔点、肛门、直肠、肺、艇中、交感等穴，每次选3~4穴。急性期采用毫针刺法，施以中度刺激，并予留针20~30分钟，每日施治1或2次；缓解期采用耳穴贴压法，用王不留行子贴压上述耳穴，并嘱患者每日按压3~5次，每次每穴施治3~5分钟，按压至患者能耐受为度。

笔者临床应用该法共治疗肛裂患者29例，临床治愈20例，显效3例，有效2例，无效4例。临床治愈率达68.97%，临床治愈、显效率达79.31%，总有效率达86.21%。

【预防与调护】

(1) 生活起居要有一定的规律，养成每日按时排便的习惯。

(2) 禁烟戒酒，不食或少食油煎、辛辣和炒制的香燥食物。多饮水，并多进食蔬菜、瓜果以及粗纤维食物，以保持大便通畅无阻。

(3) 出现便秘和大便干结时，可及时服用轻泻药。

(4) 注意肛门局部清洁，避免发生继发性感染。

第二十节　脂肪肝

【概述】

脂肪肝是一种肝组织脂肪积蓄过多所致的肝脏疾病。一般来说，正常肝脏中脂肪含量约占肝湿重4%~7%。在某种病因下，如果肝内脂肪占肝湿重达到或超过10%时，即为脂肪肝。

在临床上，轻度患者可无症状或仅觉肝区闷胀感；中、重度病者，则有肝区闷胀，甚或疼痛、疲乏无力、消化不良等。并有肝大、腹部饱满、肝功能异常、高脂血症等表现。有6%~8%的患者可转化为肝纤维化、肝硬化，部分患者可并发糖耐量异常、高黏血症、高血压、冠心病等疾病。

脂肪肝以轻、中度肝功能异常伴高脂血症为特点，可经药物治疗或节食、运动等措施而自行缓解。

脂肪肝，当属于中医学的"积聚"等病症范畴。

【临床表现】

一、症状

1. 轻度症状　轻度患者大多无临床症状，部分患者偶有疲乏感觉，或仅觉近期腹部胀满感。据文献记载，约25%以上脂肪肝患者临床多无症状。绝大多数脂肪肝是由集体、个人常规体检而确诊。

2. 典型症状 一般来说，中、重度患病者绝大多数有一定的临床症状，主要表现为：疲乏，消化不良，恶心，畏食，腹胀，肝区胀闷，甚或疼痛。

典型脂肪肝的症状是由于肝功能异常及肝内脂肪积蓄所引起，症状类似于肝炎。肝区疼痛常在安静休息或重体力劳动之后，或大量酗酒之后加重。症状轻重与脂肪肝病变程度不相一致，常因人而异。

二、体征

1. 肝大 中、重度患者由于脂肪堆积过多，肝可大。75%脂肪肝有肝大体征，4%的患者脾大。某些脂肪肝病者，出现类似慢性肝炎症状而就诊。由于脂肪肝多伴体肥，腹壁脂肪较厚，触诊多不满意，较难以发现早期肝大体征，须借助于 B 型超声波肝检查而确诊。

2. 黄疸 15%脂肪肝病患者有轻度黄疸，多系阻塞性黄疸，结合胆红素增多，可持续数周。可随肝中脂肪减少而消退，胆囊造影正常。

3. 轻度体液潴留 12%的患者有轻度体液潴留现象，重症者可见下肢水肿或腹水。可能与腹部脂肪积蓄，下肢静脉回流障碍和肝功能失调有关。当肝中脂肪减少时，体液潴留可得到纠正。

4. 蜘蛛痣及门静脉高压 8%的患者有蜘蛛痣及门静脉高压。这一体征是暂时性改变，脂肪肝治愈后，可完全恢复。

5. 维生素缺乏症 有半数以上的患者有各种维生素缺乏的表现：末梢神经炎、舌炎、口角炎、角膜干燥症、皮肤过度角化及皮下瘀斑等。

6. 常见并发症 主要有高脂血症、高黏血症、肝纤维化与肝硬化等。

【望耳诊病要点】

（1）在肝穴区，常可见片状隆起变（彩图 12-47）。
（2）部分患者，在肝穴区，可见结节状凸出变（彩图 12-48），或见其他形变（彩图 12-49）。

【其他耳诊法】

（1）耳穴扪诊法：在肝穴区，可扪及片状隆起变或结节状凸出变。但质地较软，似海绵状。
（2）耳穴染色诊法：在肝穴区，可见染色改变。
（3）耳穴触压诊法或电探测诊法：在肝穴区，可触压及或探及敏感点。

【耳穴疗法】

取双侧肝穴，施以耳穴贴压法，用王不留行子粘贴耳穴，并嘱患者用拇、示（食）两指对压肝穴，每日自行按压 4~6 次，每次每穴按压 5~10 分钟，一直按压至患者能耐受为度。每隔 2~3 日更换药子 1 次，10 日为一个疗程，疗程间相隔 3~5 日。一般患者治疗 3~4 个疗程。

笔者临床应用该法共治疗脂肪肝患者 48 例，部分患者配合药物疗法，临床治愈 37 例，显效 4 例，有效 5 例，无效 2 例。临床治愈率达 77.08%，临床治愈、显效率达 85.42%，总有效率达 95.83%。

【预防与调护】

（1）饮食宜清淡，以低脂饮食为主，忌食油腻、肥甘食物，戒烟忌酒。多食蔬菜、瓜果及粗纤维食物。

（2）生活起居要有规律，做到劳逸结合。

（3）积极开展医疗体育活动，适当参加体力劳动。

第二十一节　肝硬化

【概述】

肝硬化是一种常见的由不同病因引起的慢性、进行性、弥漫性肝病。病理特点为广泛的肝细胞变性、坏死，弥漫性纤维组织增生，并有再生小结节形成，肝小叶的正常结构和血管解剖破坏，导致肝脏质地变硬而成为肝硬化。临床上早期可无症状。晚期则以肝功能损害与门静脉高压为主要表现，甚则常出现严重并发症。

肝硬化不是一种独立的疾病，而是各种肝脏或胆管疾病发展到晚期的一种表现。其病因很多，主要以病毒性肝炎最为常见，其他诸如血吸虫病、慢性乙醇中毒、化学药物及慢性化学毒物或细菌毒素中毒、胆汁淤积、循环障碍致长期肝淤血，以及代谢紊乱、营养失调等也可引起肝硬化的发生。

中医学认为，本病属"鼓胀""单腹胀"等病症范畴，因腹部胀大如鼓而命名。以腹部胀大，皮色苍黄，甚则腹皮青筋暴露，四肢不肿或微肿为特征。多因酒食不节，情志所伤，感染血吸虫，劳欲过度以及黄疸积聚失治，使肝、脾、肾功能失调，气、血、水、瘀积于腹内而成。

【临床表现与鉴别诊断】

一、临床表现

在我国本病患者以 20~50 岁男性多见，青少年患者的发病多与病毒性肝炎有关。肝硬化的起病和病程一般缓渐进行，可能潜伏数年至十数年之久（平均 3~5 年）。由于肝脏具有较强的代偿功能，早期临床表现多不明显，即使有症状也缺乏特性。不少患者是在体格检查或因其他疾病进行剖腹手术时才被发现。

不少学者将肝硬化的临床表现分为肝功能代偿期和肝功能失代偿期，此种分期对临床分析病情有一定帮助。

（一）肝功能代偿期

症状较轻，常缺乏特征性。可有乏力、食欲减退、消化不良、恶心、呕吐、右上腹隐痛和腹泻等症状。体征不明显，肝常大，部分患者伴脾大，并可出现蜘蛛痣和肝掌。肝功能检查多在正常范围内或有轻度异常。

（二）肝功能失代偿期

1. 症状

（1）食欲减退：为最常见的症状，有时伴有恶心、呕吐；晚期腹水形成，食欲减退将更加严重。

（2）体重减轻：为多见症状。

（3）疲倦乏力：也为早期症状之一，其程度自轻度疲倦感觉至严重乏力，与肝病的活动程度一致。

（4）腹泻：相当多见，多由肠壁水肿、肠道吸收不良（以脂肪为主）、烟酸的缺乏及寄生虫感染因素所致。

（5）腹痛：腹痛在大结节性肝硬化中较为多见，占 60%～80%。疼痛多在上腹部，常为阵发性，有时为绞痛性质。腹痛也可因伴发消化性溃疡、胆管疾病、肠道感染等引起。与腹痛同时出现的发热、黄疸和肝区疼痛常与肝病本身有关。

（6）腹胀：为常见症状，可能由低钾血症、胃肠胀气、腹水和肝脾大所致。

（7）出血：常出现牙龈、鼻腔出血，皮肤和黏膜有紫斑或出血点或有呕血与黑粪，女性常有月经过多。

（8）神经精神症状：如出现嗜睡、兴奋和木僵等症状，应考虑肝性脑病的可能。

2. 体征

（1）面容：面色多较病前黝黑；除面部（尤其是眼周围）外，手掌纹理和皮肤褶皱等处也有色素沉着；晚期患者面容消瘦，面颊有小血管扩张、口唇干燥。

（2）黄疸：出现黄疸表示肝细胞有明显损害，对预后的判断有一定意义。

（3）发热：约 1/3 活动性肝硬化患者常有不规则低热；如出现持续发热尤其是高热，多数提示并发呼吸道、泌尿道或腹水感染，革兰阴性杆菌败血症等，合并结核病的也有发热症状。

（4）腹壁静脉怒张：在腹壁与下胸壁可见到怒张的皮下静脉；脐周围静脉突起形成的水母头状的静脉曲张，或静脉上有连续的杂音等体征均属少见。

（5）腹水：腹水的出现常提示肝硬化已属晚期，在出现前常先有肠胀气。一般患者腹水聚积较慢，而短期内形成腹水者多有明显的诱发因素，如有感染、上消化道出血、门静脉血栓形成和外科手术等诱因，腹水形成迅速，且不易消退。出现大量腹水时，脐可突出而形成脐疝，伴随膈肌抬高，可出现呼吸困难和心悸。

（6）胸水：腹水患者伴有胸水者不太少见，其中以右侧胸水较多见，双侧者次之，单纯左侧者最少。

（7）脾大：脾一般为中度大，有时可为巨脾；并发上消化道出血时，脾脏可暂时小，甚至不能触及。

（8）肝脏：肝硬化时，肝脏的大小、硬度与平滑程度不一；早期肝大，表面光滑，中等硬度，晚期缩小、坚硬，表面呈结节状，一般无压痛，但有进行性肝细胞坏死或并发肝炎肝周围炎时可能触痛与叩击痛。

（9）内分泌功能失调的表现：男性乳房发育和阴毛稀少；女性患者有月经过少和闭经、

不孕、雌激素过多，可使周围毛细血管扩张而产生蜘蛛痣与肝掌；蜘蛛痣可随肝功能的改善而消失，而新的蜘蛛痣出现，则提示药物性肝损害有发展。肝掌是手掌发红，特别在大鱼际、小鱼际和手指末端的肌肉肥厚部，呈斑状发红。

（10）出血征象：皮肤和黏膜（包括口腔、鼻腔及痔核）常出现瘀点、瘀斑及新鲜出血灶。

（11）营养缺乏表现：如消瘦、贫血、皮肤粗糙、水肿、舌光滑、口角炎、指甲苍白或呈匙状，多发性神经炎等。

3. 并发症 常见的有肝性脑病、上消化道大量出血、自发性腹膜炎、原发性肝癌、肝肾综合征、门静脉血栓形成等。

二、鉴别诊断

（1）与其他原因所致的肝大，如慢性肝炎、原发性肝癌和肝脂肪浸润等相鉴别。

（2）与其他原因所致的脾大，特别是特发性门静脉高压（斑替综合征）相鉴别。

（3）与其他原因引起的上消化道出血，尤其是消化性溃疡、胃炎等相鉴别。

（4）与其他原因所致的腹水症，特别是缩窄性心包炎、结核性腹膜炎、腹膜癌肿及卵巢肿瘤相鉴别。

（5）与其他原因引起的神经精神症状如尿毒症、糖尿病酮症酸中毒所引起的昏迷以及肝性脑病相鉴别。

【望耳诊病要点】

（1）①在肝穴区，常可见结节状隆起变（彩图12-50）。②在肝穴区结节边缘处常呈黯红色变（彩图12-51）。③在肝穴区结节边缘处的界线较为清晰（彩图12-52）。

（2）①在肝阳1、肝阳2穴区，可见结节状隆起变（彩图12-53）。②在肝阳1穴区、肝阳2穴区，可见有红点变或红斑变（彩图12-54）。

（3）在肝穴区和肝阳穴区，均可见及结节状隆起变（彩图12-55）。

【其他耳诊法】

（1）耳穴扪诊法：在肝穴区、肝阳$_1$、肝阳$_2$穴区，可扪及结节状隆起变，且质地较硬变，其硬度与肝的硬化程度成正比关系。

（2）耳穴染色诊法：在肝穴区、肝阳$_1$、肝阳$_2$穴区，可见染色改变。

（3）耳穴触压诊法或电探测诊法：在肝穴区、肝阳$_1$、肝阳$_2$穴区，可触压及或探及敏感点。

【耳穴疗法】

一、笔者经验

取肝、脾、胃、腹、皮质下、神门、三焦等穴，每次随症取3~4穴。每次取单侧耳穴，双耳交替进行。急性期施以耳穴毫针刺法，施以中度刺激，得气后留针30分钟，每日施治

1 或 2 次；缓解期施以耳穴贴压法，用王不留行子以麝香镇痛膏粘贴耳穴，并嘱患者每日自行按压 3~5 次，每次每穴施治 3~5 分钟，按压至患者感觉酸痛并能耐受为度。每隔 2~3 日更换药子 1 次，10 日为一个疗程，一般连用 2~3 个疗程。

笔者临床应用该法共并结合药物及其他特色疗法共治疗肝硬化患者 13 例，显效 10 例，有效 3 例。显效率达 76.92%，总有效率达 100%。

二、验方荟萃

取肝、胃、脾、三焦、腹、交感、神门、皮质下穴，每次据证选 4~5 穴，采用毫针针刺法，施以中度刺激，并予留针 30~60 分钟，每日治疗 1 次；或采用王不留行子贴压耳穴，10 次为一个疗程。

【预防与调护】

（1）饮食宜富于营养而易于消化，以低盐饮食为主，戒烟忌酒，忌食大蒜、生姜等刺激之品以及羊肉等"发物"和坚硬、粗糙的食物，多食新鲜蔬菜、瓜果等。

（2）生活要有一定规律，注意适当休息。

（3）树立战胜疾病的信心，保持乐观状态，避免郁闷生气。

第二十二节 肝 大

【概述】

正常成年人的肝脏位置，当平静呼吸时，其上界位于右锁骨中线的第五肋间，其下缘则隐藏于肋缘之后；当做深呼吸时，一般不能触及或刚可触及肝脏，也有少数人其肝的左叶可在剑突下触及，但一般不超过 3cm，边缘锐利，表面光滑，质地柔软，无压痛表现。当各种原因造成肝脏受损而发生病变时，使得肝脏体积增大，以致在肋缘下可被触及者，就称为"肝大"。肝大并不是一种独立的疾病，而是一种临床体征而已。

中医对该病的认识，一般归属于"癥瘕""积聚"的病症范畴。临床又将"癥瘕症"归属于"积聚"类病症。所谓积聚，是指腹内结块，或痛或胀的病症。多因正气亏虚、脏腑失和或情志抑郁、饮食内伤，以致痰食凝聚，气滞血瘀，日久结成块状。古代医家认为，积与癥是有形之块，固定不移，痛有定处，病在脏，属于血分；聚与瘕是无形之块，聚散无常，痛无定处，病在腑，属于气分。

【临床表现与诊断要点】

一、临床表现

肝大的临床表现，根据病因不同则伴随有各种各样的症状和体征，因引起肝大的原因繁多，伴随的临床表现散见于各种疾病之中，在此不再赘述。

二、诊断要点

1. 病史 病史往往能提供肝脾大的病因诊断线索，尤其是有关传染病与寄生虫病的流行病学史。肝硬化患者往往有肝炎、黄疸、慢性酒精（乙醇）中毒等病史。肝内炎症、急性肝瘀血、肝内占位性病变均可引起肝区疼痛，多为钝痛性，但肝癌的疼痛可相当剧烈。伴有发热常提示肝炎、肝脓肿、胆管感染、肝癌或其他急性传染病、血液病、结缔组织疾病等。瘀血肝则以慢性右心衰竭、慢性缩窄性心包炎为主要的发病基础。

2. 体格检查 首先需注意有无黄疸。肝硬化患者可见蜘蛛痣、肝掌等。短期内明显消瘦、恶病质常见于肝癌。出、凝血功能异常，贫血可见于严重肝病，脾功能亢进、长期阻塞性黄疸、血液病、钩端螺旋体病等。

【望耳诊病要点】

在肝穴区，可见条片状白色隆起变（彩图12-56），且隆起的边缘处界线清晰（彩图12-57）。

【其他耳诊法】

（1）耳穴扪诊法：在肝穴区，可扪及片状隆起变，质地较软变。
（2）耳穴染色诊法：在肝穴区，可见染色改变。
（3）耳穴触压诊法或电探测诊法：在肝穴区，可触压及或探及敏感点。

【耳穴疗法】

取肝、脾、胃、皮质下、神门、三焦等穴，每次取3~4穴。每次取单侧耳穴，双耳交替进行。施以耳穴贴压法，用王不留行子以麝香镇痛膏或医用胶布粘贴耳穴，并嘱患者每日自行按压3~5次，每次每穴施治3~5分钟，按压至患者感觉酸痛并能耐受为度。每隔2~3日更换1次，10日为一个疗程，一般连用2~3个疗程。

笔者临床应用该法共治疗肝大患者18例，临床治愈15例，显效2例，有效1例。临床治愈率达83.33%，临床治愈、显效率达94.44%，总有效率达100%。

【预防与调护】

具体内容详见"肝硬化"。

第二十三节　药物性肝损害

【概述】

药物性肝损害，是指服用某种药物后，由于药物本身或其代谢产物对肝脏的作用，所致肝损害的病变。临床可见黄疸、急性肝炎样表现，严重者可出现急性或亚急性肝衰竭。

药物性肝损害，属中医学"黄疸""胁痛""癥积"等病症范畴。中医学虽无药物性肝病之病名，但对其误治所造成的危害却认识非常深刻。如《本草求真》曰："昔人云，肝无补，非无也，实以肝气过强，则肝血不足，补之反为五脏害，故以无补为贵。"《潜斋医学丛书·柳州医话》有"凡肝郁病误用热药，皆贻大患"之说。说明前人已认识到药物使用不当，对肝脏会造成损害。

【临床表现与鉴别诊断】

一、临床表现

（一）症状

1. 急性药物性肝病　临床表现似一般病毒性肝炎。黄疸出现前 1~2 日有乏力，胃纳减退，上腹不适，恶心呕吐，尿色深黄等。

2. 慢性药物性肝病　多缓慢发病。症状为乏力，畏食，上腹不适，肝区痛，黄疸，尿色深黄等。

（二）体征

（1）肝区压痛，胁下可触及肿大的肝脏。

（2）严重者可见到肝掌、蜘蛛痣。

二、鉴别诊断

常与病毒性肝炎、阻塞性黄疸等相鉴别。

【望耳诊病要点】

在肝穴区，可见条块状明显凸起变（彩图 12-58）。

【其他耳诊法】

（1）耳穴扪诊法：在肝穴区，可扪及片状隆起变，质地较软。

（2）耳穴染色诊法：在肝穴区，可见染色改变。

（3）耳穴触压诊法或电探测诊法：在肝穴区，可触压及或探及敏感点。

【耳穴疗法】

取肝、脾、胃、腹、皮质下、神门、三焦等穴，每次取 3~4 穴。每次取单侧耳穴，双耳交替进行。施以耳穴贴压法，用王不留行子粘贴耳穴，并嘱患者每日自行按压 3~5 次，每次每穴施治 3~5 分钟，按压至患者感觉酸痛并能耐受为度。每隔 2~3 日更换 1 次，10 日为一个疗程，一般连用 2~3 个疗程。

笔者临床应用该法共治疗药物性肝损害患者 15 例，临床治愈 8 例，显效 5 例，有效 2 例。临床治愈率达 53.33%，临床治愈、显效率达 86.67%，总有效率达 100%。

【预防与调护】

具体内容详见本章第十一节"肝硬化"。

第二十四节 胆囊炎

【概述】

胆囊炎，是指各种原因引起胆囊内产生炎症的一种疾病。常有急、慢性之分。可以是原发性的，即不伴有胆囊结石的；也可以是继发性的，即在胆囊结石的基础上，而后发生炎症的。

急性胆囊炎的发病原因主要为：①胆囊管梗阻（如胆石、胆管蛔虫、中华分枝睾吸虫、梨形鞭毛虫、癌肿等的阻塞）。②细菌感染（如大肠埃希菌、副大肠杆菌以及链球菌、葡萄球菌、伤寒杆菌、粪链球菌、产气杆菌等）。③胰液向胆囊反流等。本病有 70%～80% 合并胆管结石。我国农村中以胆管蛔虫为最常见诱发因素。

慢性胆囊炎的发病原因多发生在胆石症的基础上，且常是急性胆囊炎的后遗症，或因体内胆固醇紊乱所致。此外，亦可见于伤寒病的带菌者。

本病在中医学，相当于"胁痛""腹痛""结胸""少阳病""胆胀""黄疸"等病症范畴。

【临床表现与鉴别诊断】

一、临床表现

（一）急性胆囊炎

1. 症状 右上腹呈阵发性绞痛或持续性钝痛，并常向右肩背部放射，常伴有畏寒、发热、恶心、呕吐、轻度黄疸等全身表现。

2. 体征 右上腹局限性压痛，腹肌紧张，墨菲征阳性，有时可扪及肿大的胆囊。

（二）慢性胆囊炎

1. 症状 上腹部或右季肋部常有隐痛、钝痛或胀痛或腰背部不适感。可有餐后上腹饱胀、呃逆、嗳气、恶心等消化不良症状，上述症状常于进食油腻食物后加剧。一般不发热或仅见低热。

2. 体征 右上腹压痛，墨菲征阳性。有胆囊积水时，可扪及肿大的胆囊。

二、鉴别诊断

（1）急性胆囊炎应与急性后位或高位阑尾炎、右肾结石、急性胰腺炎、胃及十二指肠急性穿孔、右侧大叶性肺炎和胸膜炎、心绞痛等相鉴别。

（2）慢性胆囊炎应与胃、十二指肠溃疡、慢性胃炎、反流性食管炎、慢性胰腺炎等相鉴别。

【望耳诊病要点】

（1）在胰胆穴区对应的耳背部处，常可见点、片状充血变或红晕变，且有光泽变（彩

图 12-59）。

（2）在胰胆穴区，可见一条充盈扩张的毛细血管变（彩图 12-60）。

（3）慢性胆囊炎：病程在 10 年以内的患者，在胰胆穴区，可见粟米粒大小结节变（彩图 12-61）。

（4）慢性胆囊炎：病程在 10 年以上的患者，在胰胆穴区，可见软骨组织增生变，其形状如同黄豆或绿豆样大小（彩图 12-62）。

（5）急性胆囊炎患者，在胰胆穴区（彩图 12-63）、十二指肠穴区（彩图 12-64），常可见阳性反应，其阳性反应呈点、片状充血变或红晕变，且有光泽变；慢性胆囊炎患者，则可见点、片状白色变（彩图 12-65），边缘或可见红晕变。

【其他耳诊法】

（1）耳穴扪诊法：在胰胆穴区，可扪及增厚感变，且质地较软。

（2）耳穴染色诊法：在胰胆、肝、十二指肠穴区，常呈点状或小片状染色变。

（3）耳穴触压诊法或电探测诊法：常可在胰胆、肝、脾等穴区触压及或探及敏感点。

【耳穴疗法】

一、临床采菁

主穴取胰胆、交感、肝穴；配穴取神门、内分泌、胃、三焦、脾穴。采用耳穴压丸法、毫针刺法、激光照射法治疗均可。若遇发热者，可配加神门穴。若恶心、呕吐者，可配加胃穴。若黄疸者，可配加脾、三焦穴。

二、验方荟萃

（1）①急性者，取胰胆、肝、交感、肾上腺、口、神门穴。发热者，配加耳尖穴或耳轮血管显露处放血。②慢性者，取交感、耳中、胰胆、脾、胃、内分泌穴。采用耳针法、埋针法、压丸法、药液注射法、药线法或贴磁法等治疗均可。

1）前 4 法适宜用于急性者。耳针每日 1 或 2 次，宜施以强刺激，并予留针 1~2 小时。留针期间，每隔 20 分钟捻针 1 次；耳穴压丸可在胰胆、肝、神门等穴处正面和反面都贴子，做前后对压。剧烈疼痛者，可用硫酸阿托品注射液 0.5mg 加 2%盐酸普鲁卡因注射液（过敏试验阴性者）混匀后做耳迷根穴位注射；耳穴注射者，每次选 2~3 穴，可选用敏感抗生素注射，每日 2~3 次，两耳交替进行。

2）慢性者可选用压丸法、埋针法、贴磁法或药液注射法治疗均可。注射药液可选用维生素 B$_1$ 注射液、维生素 B$_{12}$ 注射液或 0.9%氯化钠（生理盐水）注射液、2%盐酸普鲁卡因注射液（过敏试验阴性者）等药液，每次选取敏感点穴位 3~5 穴，隔日或每周注射 1 次，5~10 次为一个疗程。

无论急、慢性者，均可用中药威灵仙 30g，以水煎后分两次口服，以配合治疗，能提高疗效。

（2）取肝、胆、交感、神门、耳尖、耳迷根、三焦、十二指肠穴，每次选 5~7 穴。急性者采用毫针针刺法，施以强刺激，或取耳尖穴做点刺放血，或加用电针疗法，用连续波，频率每分钟 150~180 次，并予留针 30~60 分钟，每日治疗 1 或 2 次；慢性者施以耳针中度刺激或采用王不留行子贴压耳穴，每日 1 次。贴压药子者，并嘱每日自行按压耳穴数次，每次取单侧耳穴，两耳交替进行。每 3~5 日更换 1 次，10 次为一个疗程。

（3）主穴取交感、胆、肝、内分泌穴；配穴取神门、胃、脾、三焦、腹穴。采用针刺法、埋针法、压豆法治疗均可。双侧取穴，每日 1 次，10 次为一个疗程。主治胆囊炎。

【预防与调护】

（1）急性发作期应卧床休息，禁食。

（2）平常饮食以清淡为主，多食低脂、高蛋白食物，忌食高脂肪油腻、油炸食物，少食肉类、蛋黄、鱼子等。

（3）生活起居要有规律，保证睡眠和休息，做到劳逸结合，防止过于疲劳。

（4）讲究卫生，防止肠道蛔虫的感染，饭前便后要洗手，生吃瓜果须洗净，搞好环境卫生。积极治疗肠蛔虫症和胆道蛔虫症，预防胆色素结石的产生。

（5）确保胆囊收缩功能，防止胆汁长期瘀滞；对长期禁食使用静脉内营养的患者，应定期使用胆囊收缩药物，如胆囊收缩素等。

第二十五节　胆石症

【概述】

胆石症，是指胆管系统（包括胆囊、胆管和肝管）中的任何部位发生结石的一种疾病，是一种常见病、多发病。据有关资料显示，我国人群中，大约 10% 的人患有胆石症。

结石形成的原因至今尚未完全阐明，但一般认为与神经系统功能紊乱、胆管感染、胆汁比例失调、核心的存在等有关。临床上根据结石所处的部位不同，一般可分为肝内胆管结石、胆总管结石和胆囊结石 3 种。

本病属中医学"胆胀""胁痛""腹痛""黄疸"等病症范畴。

【临床表现与鉴别诊断】

一、临床表现

（一）症状

1. 腹痛　腹痛是胆石症的主要临床表现之一。胆石症发作时多有典型的胆绞痛，为上腹部和右上腹阵发性痉挛性疼痛，持续性加重，常向右肩部或肩胛部放射。90% 以上的胆绞痛为突然发作，常在饱餐、过劳或剧烈运动之后。除剧烈胆绞痛外，患者常表现坐卧不安，甚至辗转反侧，心烦，大汗淋漓，面色苍白，恶心呕吐。每次发作持续时间为数十分钟到数小时。如此发作往往需持续数日才能完全缓解。由于结石所在部位的不同，腹痛的具体表现形式也有所不同。

（1）胆囊结石：胆囊内结石（尤其是较大结石）不一定均产生绞痛，有的可以终身无症状，称为隐性胆囊结石。胆囊颈部结石极易引起急性梗阻性胆囊炎。除胆绞痛外，还出现恶寒、发热等感染症状，严重患者由于炎性渗出或胆囊穿孔可引起局限性或弥漫性腹膜炎，因而出现腹膜刺激症状。部分患者可在腹部检查时触及胀大的胆囊。如结石不大或胆囊管直径较粗时，从胆囊排出的结石进入胆总管，但可能嵌顿在壶腹部，引起胆绞痛、梗阻性黄疸、化脓性胆管炎，甚至出现急性出血性坏死性胰腺炎。

（2）胆总管结石：约75%的患者出现黄疸，黄疸的深浅随结石嵌顿的程度而异，且有波动性升降。如胆石阻塞胆管合并感染时，可同时出现腹痛、高热与黄疸三联症。病变在胆总管时，疼痛多局限在剑突下区，如感染已涉及肝内小胆管时，可出现肝区疼痛与叩击痛。

（3）肝内胆管结石：常缺乏典型的胆绞痛，发作时常有患侧肝区持续性闷胀痛或叩击痛，伴有发热、寒战与黄疸。一侧肝内结石多无黄疸。如结石位于肝右叶疼痛可放散至右肩部及背部；左侧肝胆管结石放散至剑突下、下胸部。如结石梗阻于肝左、右胆管或二、三级胆管，亦可引起高位梗阻性化脓性胆管炎的表现。

2. 胃肠道症状 胆石症急性发作时，继腹痛后常有呕吐、恶心。呕吐为胃内容物，此后腹痛并不缓解。急性发作后常有厌油腻食物、腹胀和消化不良等症状。

3. 发热与寒战 与胆管感染程度有关。胆囊炎多继发于胆囊结石；它们之间互为因果，可出现不同程度的发热，梗阻性坏疽性胆囊炎可有寒战及高热，胆管结石常并发急性胆管炎而出现腹痛、寒战高热和黄疸三联症。当胆总管或肝内主要胆管由于结石、蛔虫和胆管狭窄造成胆管急性完全梗阻时，胆管扩张，胆管内压升高，管腔内充满脓性胆汁，大量细菌和内毒素滞留于肝内，通过肝窦状隙进入血液循环而导致败血症和感染性休克，此种病变称为急性梗阻性化脓性胆管炎（AOSC）。典型的AOSC除上述三联症外，还可出现血压降低（四联症），如再出现神志障碍，则称之为Reynald五联症。

4. 黄疸 胆囊结石一般不出现黄疸，但有30%的患者可以出现一过性黄疸。在胆总管结石时，约70%以上的患者可出现黄疸，黄疸呈波动性升降，如不清除结石或解除梗阻，虽经各种药物治疗亦消退很慢，迁延日久可引起胆汁性肝硬化。

（二）体征

在发作期呈急性病容，感染严重者有体温升高及感染中毒征象，如伴有呕吐或进食困难可有脱水、酸中毒表现，当引起胆管梗阻时巩膜与皮肤有黄染。胆囊结石的腹部压痛多限于右上腹胆囊区，胆囊复发性梗阻时可触及胀大的胆囊，随着炎症加重，也可出现腹紧张与反跳痛。莫菲征在胆囊结石引起的胆囊炎多呈阳性。胆管结石的腹部压痛多在剑突下偏右侧，位于肝内胆管的结石压痛在右肝区，常有肝大；左肝管结石压痛位于剑突或左上腹部。

（三）并发症

常见的有胆总管炎、胆囊穿孔、胆管出血、急性胰腺炎、肝脓肿等。

二、鉴别诊断

常与先天性胆总管扩张，胃、十二指肠溃疡合并穿孔，急性胰腺炎，急性肠梗阻，高位急性阑尾炎，肝脓肿，右肾结石，胆道蛔虫症，急性心肌梗死等相鉴别。

【望耳诊病要点】

（1）在胰胆穴区，可见有粟米粒至绿豆样大小的结节变（彩图12-66）。

（2）其增生组织的大小与胆囊结石的大小呈正比关系，且质地越硬，表明其结石形成的时间越长。

【其他耳诊法】

（1）耳穴扪诊法：在肝穴区，可扪及小结节变，质地较硬变。

（2）耳穴染色诊法：在胆穴区，可见染色改变。

（3）耳穴触压诊法或电探测诊法：在肝胆穴区，可触压及或探及敏感点。

【耳穴疗法】

一、临床采菁

（1）治疗胆绞痛：应用耳穴探查仪在两侧耳穴如肝、胆、胰、胃、十二指肠、神门、交感、皮质下等耳穴做检查，找准阳性反应点作为耳穴注射点。每次取单侧耳穴，两耳交替进行。用1mL蓝芯注射器套接4号皮试注射普通针头，抽取盐酸山莨菪碱（654-2）注射液0.1mg（0.1mL），再抽取灭菌注射用水至1mL混匀。每次选用阳性耳穴点2~3穴，每穴皮内注射上述混合药液0.1mL。

王志英临床应用该法共治疗胆绞痛患者115例，显效76例，好转25例，无效4例。显效率达66.09%，总有效率达96.52%。

（2）治疗胆绞痛：取双侧耳迷根穴。用1mL一次性使用注射器套接4或4.5号皮试注射针头，抽取0.5%盐酸普鲁卡因注射液（过敏试验阴性者）1mL或亚硫酸氢钠甲萘醌（维生素K$_3$）注射液1mL后，每穴注射0.3mL。

达南临床应用该法共治疗胆绞痛患者56例，在15分钟内获效者有39例，占69.64%，15分钟以外获效者4例，占7.14%，总有效率达76.79%。

二、验方荟萃

（1）主穴取胰胆、肝、内分泌、耳迷根、十二指肠穴。临证配穴：伴有胆囊炎者，配加肾上腺、交感穴；伴有厌油、恶心、呕吐者，配加胃、脾、肺穴；伴口苦、心烦易怒者，配加三焦、心穴；伴失眠者，配加神门、肾穴；疼痛较甚者，配加皮质下、三焦、交感穴。治疗时，在上述耳穴中寻找敏感点，采用压丸法，每次贴一侧耳穴，并每日于睡前、午饭前、晚饭前各按压1次，每次5~10分钟。每2~3日换对侧耳穴1次，10~15次为一个疗程，每个相隔1周时间。对于急性疼痛者，应予强刺激，年老者宜予轻刺激，一般用中等刺激即可。耳压第1日要定时按压4次，如果不予定时按压，则疗效较差。据B超仪观察，每次按压的时间以5~10分钟为最佳；如使用电针治疗仪直接以连续波型每分钟200次左右的频率刺激耳穴，最佳治疗时间为2分钟，一般不宜超过5分钟。此时，胆囊的收缩处于最大极限，而按压超过 30 分钟或电针治疗仪刺激超过 5 分钟，胆囊的大小又会接近于按压前的水平。治疗期间，可嘱胆囊结石者多取仰卧或左侧卧位，以使结石易于移行至胆囊颈部。并鼓励患者增加活动量，如跳跃、跑步、打太极拳等。

耳穴疗法排石有其适应证和禁忌证。一般认为其适应证是：

1）胆总管、胆囊、肝管结石和胆囊术后的残余结石，大小在 1.5cm 以下。

2）肝、胆管或肝内广泛小结石难以手术者。

3）并有慢性胆囊炎或有胆石症引起的疼痛、发热、黄疸等表现，在排除以下禁忌证后，前 3 种情况均适宜行耳穴疗法排石。

其禁忌证是：

1）胆囊、胆总管、肝管、胆管口括约肌有先天性畸形。

2）罹患 II（中）度原发性高血压、冠心病或心功能不全、心肌梗死、恶性肿瘤、急性传染病（包括各型急性病毒性肝炎）。

3）胆总管、胆管口、十二指肠乳头有慢性炎症、狭窄、纤维化或斑痕引起梗阻或不全梗阻者。

4）胆管有出血病史者。

5）有胰腺炎症状者。

6）孕妇，对于萎缩性胆囊炎无胆汁分泌者，应慎用耳穴疗法。

（2）取胆、交感、神门、耳尖、肝、耳迷根、三焦、十二指肠穴，每次选 5~7 穴。疼痛发作时采用毫针刺法，施以强刺激手法行针，并予留针 30~60 分钟；并取耳尖穴作点刺放血。慢性者采用毫针刺法，施以中度刺激或用王不留行子贴压耳穴，每日施治 1 次。压子者嘱患者每日自行按压耳穴数次，每次取单侧，两耳交替进行。可同时配合进食少量脂肪餐，以促进胆囊的收缩，使结石易于排出。

【预防与调护】

（1）急性发作期间，应卧床休息，禁食。待病情有所缓解后，酌情进食流质或半流质饮食。

（2）缓解期间，宜低脂饮食。戒烟忌酒，不食油腻、肥甘以及绿茶、咖啡等刺激性食物。忌不吃早餐。

（3）治疗期间，患者宜卧床休息，禁食、胃肠减压及指导患者深呼吸放松等，以缓解疼痛，同时给予营养支持，还要防止皮肤损伤。

（4）平常睡时取右侧卧位，以防结石嵌顿于胆囊口。但治疗时，则应取左侧卧位，以利于结石的排出。

（5）讲究个人卫生，防止肠道蛔虫的感染，并预防胆色素结石的形成。

（6）保持乐观情绪，避免郁生闷气。

瘘而并发出血。出血亦与低氧血症、凝血机制障碍等多种因素有关。

3. 发热 腹痛伴发热是本病特点之一，早期发热并非胰腺感染，而是组织损伤的产物引起，但继发于胆源性胰腺炎，可出现高热、寒战。若发病 3~7 日体温持续增高或降至正常后又上升，则多为感染所引起，提示有胰腺脓肿、腹腔或胸腔化脓性炎症等并发症。

4. 黄疸 大约有 20% 的急性胰腺炎患者可出现不同程度的黄疸。其主要由于胰头部水肿压迫胆总管引起，但多数伴有胆总管结石和/或炎症，致使 Oddi 括约肌痉挛、水肿或狭窄，影响胆汁引流而产生黄疸。病程较长引起的黄疸也可能由于胰头假性囊肿、胰腺脓肿、肝脓肿及肝中毒性损害等所致。

5. 休克 国内有报道出血坏死性胰腺炎伴休克者达 30% 左右。早期出现休克提示有胰腺坏死。患者烦躁不安，皮肤苍白或呈大理石斑样青紫，四肢湿冷，脉细弱，心率快，可达 100~120 次/分钟，血压下降，脉压差小。暴发型者可在发病后短时间内猝死。其机制为：在急性出血坏死性胰腺炎发病后，胰腺产生大量多肽类血管活性物质释放入血，使末梢血管扩张、血管通透性增加，加之胰周的渗出和炎性刺激，使大量液体潴留在第三间隙，造成有效循环量锐减，严重者可在 6 小时内丢失循环血量的 20%~30%，有人发现在急性胰腺炎心脏指数升高和周围血管阻力降低的现象，犹如败血症时血流动力学的改变。急性出血坏死性胰腺炎时，血浆中的心肌抑制因子可导致心脏衰竭。

6. 手足抽搐 其原因是血钙降低。引起血钙降低的因素较多，主要是出现脂肪坏死，脂肪被脂酶分解而成甘油及脂肪酸，与钙结合，形成不溶性皂化斑，导致血清钙浓度降低。血清钙的降低程度与病变的严重程度有关。如血清钙降至 2mmol/L 以下，患者则预后不良。

7. 并发症 主要有急性呼吸窘迫综合征（ARDS）、急性肾衰竭、胰性脑病、糖尿病、弥漫性血管内凝血（DIC）等。

（二）体征

1. 全身表现 急性胰腺炎的体温变化与病变程度有关，较轻的水肿性胰腺炎患者无发热，或仅有轻度及短时的发热；但胆源性胰腺炎的患者可出现高热；急性胰腺炎患者出现严重休克时，体温可低于正常。轻型病例舌苔薄白或白腻，脉多弦紧或弦细，重型病例舌质多红，苔黄腻或黄燥，脉多弦滑或数。在急性出血坏死性胰腺炎，则有脉快、呼吸频数和不同程度的血压下降，甚至休克。

黄疸由胆管疾患诱发的急性胰腺炎或胰头肿大压迫胆总管时，患者可能出现不同程度的皮肤、巩膜黄染。多数为轻度至中度，重度者少见。黄疸随胆管结石或炎症及肿大胰头水肿的消退、胆管梗阻的解除而减轻或消失。

2. 腹部体征 急性胰腺炎腹部体征与病变程度相一致，首先表现出腹部压痛和腹肌紧张。压痛和肌紧张的范围、程度与病变的位置及病情的程度密切相关。在水肿性胰腺炎的患者中，于左上腹或右上腹或全上腹部有轻压痛，但多数无肌紧张；急性出血坏死性胰腺炎的患者，可出现上腹部或全腹明显的压痛与肌紧张。当腹腔有渗出液时，则出现反跳痛。在重症胰腺炎的患者中可有腹胀、肠蠕动音减弱或消失等弥漫性腹膜炎体征。

二、鉴别诊断

要注意与急性胆囊炎、胆结石、胃十二指肠溃疡穿孔、胆管蛔虫病、急性肾绞痛、急性肠梗阻、肠系膜血管栓塞等相鉴别。

慢性胰腺炎

【概述】

慢性胰腺炎是指胰腺局部的、节段性或弥漫性的进行性炎症。其特征是进行性、持续性及不可逆性。本病是一种由于多种原因引起胰腺实质慢性坏死与纤维化，导致胰腺内、外分泌功能减退的疾病。

慢性胰腺炎属中医学"腹痛""胁痛""胃脘痛""结胸"等病症范畴。随着生活水平的提高，饮食结构的改变，医学科学的进步与发展，对慢性胰腺炎的认识不断充实。近年来本病有明显增多趋势。常见于暴饮暴食、过食肥甘厚味、长期酗酒，湿热内蕴，致使肝胆郁热，升降失司，胆汁逆流，脾胃受损，亦见于胆管、胃、肠手术之后，创伤或粘连所致正常生理解剖结构改变，脏腑功能失调而发为本病。病位在胰腺，与肝胆脾胃关系密切。

【临床表现与鉴别诊断】

一、临床表现

（一）症状

1. 腹痛 本病多有反复发作的上腹痛，随着疾病的发展，腹痛发作次数增加，间歇期缩短，以至最后几乎持续存在。腹痛可放射至背、肋缘、前胸、肩胛等处。疼痛剧烈时常伴有恶心，呕吐，有时虽注射吗啡亦不能减轻，但另有一部分患者在整个病程中无腹痛表现。

2. 体重减轻，消瘦 由于畏食或惧怕进食引起腹痛而致营养欠佳，其次因严重的胰腺病变可引起胰酶分泌减少，导致吸收不良，久之导致体重减轻、消瘦。

3. 胰腺外分泌不足症状 如不欲食、厌油腻食物、食后上腹饱胀不适、腹泻、营养不良等。每日大便3~5次，粪便量多，色淡而发油光，有恶臭，多气，呈酸性反应，显微镜下发现脂肪球，称为脂肪泻，此外，粪便在显微镜下发现未完全消化的肌肉纤维，称为肉质下泄，常伴有含氮过多，称为氮溢。

4. 胰腺内分泌不足症状 如胰岛破坏严重，少数病例有葡萄糖耐量试验不正常、高血糖及糖尿。

（二）体征

慢性胰腺炎患者中，一部分无阳性体征，而另一部分患者剑突下及上腹部出现压痛，有假性囊肿形成时，左上腹或脐上可触及肿块，呈圆形或椭圆形，表面光滑而有压痛。胰腺囊肿可大可小，当累及胃、十二指肠、总胆管或门静脉时，可产生上消化道梗阻，梗阻性黄疸或门静脉高压的征象。肝脏常因脂肪浸润而肿大。

（三）并发症

轻型慢性胰腺炎患者无明显并发症，重型患者常见的并发症有消化道出血、结肠病变、胰腺癌、假性囊肿等并发症。

二、鉴别诊断

常与急性胃肠炎、消化性溃疡急性穿孔、胆囊炎、胆石症、心肌梗死、急性肠梗阻、胰腺癌等相鉴别。

【望耳诊病要点】

（1）急性胰腺炎：在胰胆穴区，呈片状肿胀变，充血红润变（彩图12-68）。

（2）慢性胰腺炎：在胰胆穴区，呈片状隆起变或条片状隆起变（彩图12-69）。

【其他耳诊法】

1. 急性胰腺炎

（1）耳穴触诊法：在胰腺穴区，呈红色压痕反应，周围水肿变，触压痛呈++～+++。

（2）耳穴电探测法：在胰腺穴区呈强阳性反应，在胆、胆管、糖尿病点、皮质下穴区呈阳性反应。

2. 慢性胰腺炎

（1）耳穴触诊法：在胰腺穴区，呈白色压痕反应，片状隆起变，可触及条索状反应物变，触痛则并不明显。

（2）耳穴电探测法：在胰腺、皮质下穴区呈阳性反应，在胆、胆管、糖尿病点呈弱阳性反应变。

【耳穴疗法】

主穴取胰、胆、脾、十二指肠、内分泌、皮质下穴；配穴取肝穴。采用毫针针刺法、药物注射法、埋针法或压豆法治疗均可。一般急性胰腺炎多采用毫针针刺法或药物注射法，每日1次，5～7次为一个疗程；慢性胰腺炎大多采用埋针法或压豆法治疗，每隔3日更换1次，5～7次为一个疗程。

临床体会：

（1）耳穴治疗慢性胰腺炎，以刺激左耳胰穴为主。胰、胆穴，在左耳为胰腺穴、右耳为胆囊穴。因此在治疗取穴时，必须用耳穴诊断仪，准确探测其阳性反应点后，方可治疗。

（2）慢性胰腺炎由于反复发作，治疗时间长，一般需要1～3个疗程治疗，症状方能得到缓解。

【预防与调护】

一、急性胰腺炎

（一）护理

根据病情的轻重和疾病的不同阶段，采用常规护理、一级护理和辨证施护相结合的措施。

（1）急性发作，疼痛剧烈，呕吐频作，应卧床休息，环境要安静。

（2）注意观察病情变化，注意体温、呼吸、心率、血压和神志变化，一旦出现变证，应立刻报告医生采取中西医疗法抢救。

（3）注意观察腹痛部位、性质，腹部包块，矢气，腹部压痛、肌紧张程度和范围，腹水情况。观察尿量和呕吐、排便的次数、性质。

（4）早期、中期患者，如果情况尚好，呕吐不严重者，可不禁食，少食多餐，给予低蛋白、无脂流质，如米汤、米粥、藕汁、果汁、菜汁，但忌油腻食物。晚期患者，呕吐频繁，大便秘结，应绝对禁食，必要时进行胃肠减压、输液、灌肠等综合疗法，补充热量和水分，防止病情恶化。注意输液速度，最好在心肺监测下进行调整。

（二）康复

（1）本病经中药和中西医结合抢救治疗后症状可以缓解或痊愈。但由于本病伤阴耗液，加之治疗中苦寒药物易伐脾胃。所以在恢复期间应继续遵循医嘱，坚持服药，调理脏腑，滋阴生津，健脾益气。

（2）在病后恢复期，要善于调养精神，保持乐观情绪，避免精神刺激和情绪激动。

（3）在恢复期要节制饮食，少吃多餐，开始可给予无脂半流质；病愈后可食高蛋白、低脂肪膳食，宜食富纤维素的食物。忌暴饮暴食，忌油腻腥荤或辛辣刺激食物，严格禁酒。适当给予食疗。

（4）在修复期可适当活动，可做太极拳、腹部按摩操等。

（三）预防

当急性胰腺炎急性期过后，部分患者可再次复发，复发率高达32%～63%。胰腺炎病因主要与胆管疾患（炎症、结石、蛔虫）、暴饮暴食、酗酒有关，次要因素为感染、创伤、高脂血症、动脉硬化等。在我国近70%的患者有胆结石，40%的患者有短期饥饿后暴饮暴食，本病由于饮食不节引发者占84%，蛔虫干扰引发者占50%，七情所伤导致者占10%。因此要预防发生或防止复发，就要积极治疗胆管疾患，消除发病根源；切实做到节制饮食，养成良好的饮食习惯，确定合理的饮食结构，勿暴饮暴食，严禁饮酒、过食油腻和刺激性食物；保持轻松乐观的情绪。

二、慢性胰腺炎

（一）护理

（1）慢性胰腺炎发作期，疼痛剧烈者，应卧床休息，室内要安静舒适。

（2）注意观察病情，如体温、脉搏、呼吸、血压、舌质、舌苔颜色、大小便等变化情况，疼痛严重时应及时报告医生，进行观察处理，要保持大便通畅。

（3）如有呕吐或腹泻者，观察排泄物颜色和量，及时报告医生进行处理。

（4）忌食肥甘厚味，忌酒，进高蛋白低脂肪食物，病重时进流质、半流质，中药亦少量多次分服，如并发糖尿病时，进糖尿病饮食。

（二）康复

病情不同，表现不一，应针对病情采取措施。

（1）慢性无痛性胰腺炎，病情较稳定者，生活要规律，情绪愉快乐观，节制饮食，忌饮酒，勿感冒，避免劳累，以减少诱发因素。根据病情和检查化验结果，选择用药。有并发症者，积极治疗。适当锻炼身体，增强抵抗力。

（2）慢性复发性胰腺炎，除上述方法外，针对复发原因和出现的症状以及检查化验结果，采取措施，避免诱发因素。本证型一般病程长，要本着急则治其标、缓则治其本、标本兼顾的原则进行治疗。必要时可用中西医结合治疗。

（三）预防

（1）饮食要有节制，合理搭配。

（2）适当限制高脂肪饮食及刺激性食物，勿暴饮暴食，忌酒，戒烟。

（3）对胆管及上消化道疾病早诊断、早治疗，如发现机械性梗阻，要及时治疗。

（4）日常生活应保持心情舒畅，精神愉快，生活规律，避免精神刺激。

第十三章　心脑血管疾病

第一节　风湿性心脏病

【概述】

风湿性心脏病，简称"风心病"，是指急性风湿性心脏炎症所遗留下来的以心瓣膜病变为主要表现的一种心脏病，又称"风湿性心瓣膜病"。在慢性瓣膜病的基础上，患者可有风湿炎症长期反复发作，此类疾病称作"活动性风湿病"。由于活动性风湿病可继续存在和发展，并进一步加重瓣膜的损害和心脏的负担，临床上可出现心功能不全、心律失常等病变征象，还可有房颤、栓塞、亚急性感染性心内膜炎、肺部感染等常见并发症。

本病在中医学，属"心悸""怔忡""心痹""咳喘"等病症范畴。中医学认为，风心病主要由正气不足及风、寒、湿、热、毒邪入侵于心，损伤心气，心气受损，帅血无力，而致心血瘀阻而发生。病因与摄生不慎、饮食失宜、劳倦过度等有关。

【临床表现与并发症】

一、临床表现

（一）症状

1. 各种心脏炎症

（1）心脏炎：为急性风湿热的最常见的表现，心脏损害可轻可重，可单独发生心肌炎、心内膜炎、心包炎，也可同时出现这些病变。

（2）心肌炎：有心悸、胸闷等。严重者可有心力衰竭而出现咳嗽、呼吸困难、胸痛、疲劳、汗出、纳食减少等。

（3）心内膜炎：可无明显的症状及体征。以瓣膜狭窄及关闭不全为心内膜炎的主要表现，多有发热，听诊可闻及心脏杂音或杂音加重。

（4）心包炎：为全心炎及多发性浆膜炎的一部分，胸痛为唯一症状。风湿性心包炎积液一般不多，可同时有风湿性胸膜炎和风湿性肺炎，心电图除 aVR 外，可见 ST 段向上移和 T 波倒置。有心包积液时超声检查可发现液平面。

2. 二尖瓣狭窄　根据二尖瓣狭窄口的程度，分为 3 种：轻度狭窄，瓣孔直径在 1.2cm 以上；中度狭窄，瓣孔直径在 0.8~1.2cm 之间；重度狭窄，瓣孔直径在 0.8cm 以下。三者均可引起血流动力学方面的变化。

在代偿期内，患者能胜任一般的体力劳动，无症状或只有轻微的症状。左心房衰竭期：有呼吸困难和发绀、咳嗽、咯血，以及声音嘶哑、吞咽困难。右心衰竭期：体循环静脉淤血，肝脾大和压痛，甚至出现心源性肝硬化，皮下及下肢水肿和腹水，呼吸困难和发绀。

3. 二尖瓣关闭不全 轻度二尖瓣关闭不全，可无自觉症状，当出现左心功能不全时症状较重，可有疲倦、乏力和心悸，或因肺充血而发生劳累后呼吸困难，后期也可出现右心功能不全的症状。

4. 主动脉瓣关闭不全 早期常无症状，或仅有心悸和头部搏动感，心尖区不适，晚期产生左心功能不全和肺淤血的症状，如劳累后气急或呼吸困难，少数患者可有心绞痛和昏厥，最后发生右心衰竭。

5. 主动脉瓣关闭不全 病变早期常无症状，或仅有心悸、头部搏动感，心尖区不适，晚期产生左心功能不全和肺淤血的症状，如劳累后气急或呼吸困难，少数患者可有心绞痛和昏厥，最后发生右心衰竭。

6. 主动脉瓣狭窄 轻度者可无症状。狭窄程度加重时，最早自觉症状是疲乏，活动后呼吸困难，主要是眩晕或昏厥、心绞痛和左心衰竭，容易发生猝死。

7. 三尖瓣关闭不全 以右心室衰竭的临床表现为主。

8. 三尖瓣狭窄 有疲倦、呼吸困难等右心房压力增高以至衰竭为主要临床表现。

9. 联合瓣膜病变 为两个或两个以上瓣膜同时受累，最常见的是二尖瓣狭窄合并主动脉瓣关闭不全。临床表现为各瓣膜病变所引起的综合症状和体征。一般以损害较严重的瓣膜病变表现较为突出，且临床表现和体征可相互影响。

（二）体征

1. 二尖瓣狭窄 两颧紫红色，口唇轻度发绀。中度以上狭窄者，叩诊时心浊音界在胸骨左缘第三肋间向左扩大，第一心音亢进，心尖区可听到局限、低调、隆隆样的舒张中、晚期杂音。隔膜型瓣膜口病变时，可在心尖区的内上方听到二尖瓣开放拍击音。

2. 二尖瓣关闭不全 心尖向左下移位，心浊音界向左下扩大。左心室肥厚时，在心尖区可见局限性、抬举性搏动。心尖部可听到一响亮的性质粗糙、音调高、时限较长的全收缩期吹风样杂音，常向左腋下传导。心尖区常有第三心音出现。

3. 主动脉瓣关闭不全 颈动脉搏动显著，心尖搏动向左下移位，呈抬举性。心浊音界向左下扩大。在第3~4肋间可听到音调高、响度递减的吹风样舒张早期杂音，常向心尖区传导。此外，显著的主动脉瓣关闭不全可产生下述外周血管征：舒张压降低、脉压增宽、水冲脉、毛细血管搏动征和动脉枪击音。

4. 主动脉狭窄 在胸骨右缘第二肋间，可听到一粗糙、响亮的收缩期杂音，向颈动脉及锁骨下动脉传导，有时可触到收缩期震颤。心功能不全时，可听到第四心音。左心室排血量减少，收缩压降低，以致脉压变小。

5. 三尖瓣关闭不全 右心扩大，胸骨左缘第3~5肋间有高调的全收缩期杂音，颈部静脉显示收缩期搏动，肝大，晚期可有腹水。

6. 三尖瓣狭窄 右心房扩大，胸骨左缘第3~5肋间有低调的隆隆样舒张中期到后期杂音，深吸气时增强，可伴舒张期震颤。可有肝大、腹水和水肿。

二、并发症

风心病主要并发症有充血性心力衰竭、房颤、亚急性感染性心内膜炎、栓塞、急性肺水肿、肺部感染等，并发症发生之后则各相应的症状、体征出现。

【望耳诊病要点】

（1）在心穴区（彩图 13-1），可见小片状白色变，边缘或呈黯红色变；或呈丘疹样黯红色变（彩图 13-2），且其边缘界线常不很清晰。

（2）在心穴区，一般常可见光泽变（彩图 13-3）。

【其他耳诊法】

（1）耳穴染色诊法：在心穴区，常呈染色改变。

（2）耳穴触压诊法或电探测诊法：在心穴区，可触压及或探及敏感点。

【耳穴疗法】

一、笔者经验

取心、交感、皮质下、神门、肾上腺、脑点穴，每次选 4~6 穴。采用毫针刺法，施以较强刺激，并予留针 30~60 分钟。每次取单侧耳穴，两耳交替进行。亦可在针后加用贴压药子，并嘱患者每日自行按压数次，10 日为一个疗程。

笔者临床应用该法共治疗风湿性心脏病患者 9 例，显效 7 例，有效 2 例，显效率达 77.78%，经治患者全部获效。

二、临床采菁

主穴取心、小肠、肾上腺、皮质下、神门、内分泌穴；配穴取肺、脾、肾、肝穴。采用耳穴压丸法、埋针法、耳针法、药线点灸法、贴磁法等均可。初起治疗时，手法宜轻，待患者适应后逐渐加重刺激，每次取单侧耳穴，两耳交替使用。每日 1 次，10 次为一个疗程。对于心肺瘀阻型者，可配加肺穴，以通血脉、止咳喘；气血两亏型者，可配加肝、脾两穴，以益气养血；心肾阳虚型者，可配加肾穴，以温补肾阳。

三、验方荟萃

（1）取心、小肠、肾上腺、皮质下、神门、风湿线穴（风湿活动期时用）。采用压丸法、埋针法、贴磁法、按摩法、耳针法、药液注射法、梅花针、药线点灸法等治疗均可。起初治疗时，手法宜轻，待患者适应后再逐渐加重刺激量，10 次为一个疗程。其中，针刺法、梅花针法、药线灸法、药液注射者可隔日治疗 1 次。施行药线灸法者，亦可配合体穴内关、间使、心俞、足三里穴治疗。

（2）主穴取心、神门穴；配穴取肝、肾、交感、耳尖穴。可选用针刺法、埋针法、王不留行子或磁珠压穴等疗法治疗。压穴法：单侧取穴，双耳交替进行。每日按压耳穴 3~5 次，每次每穴各按压 3 分钟，以局部感觉胀、热、痛为度，2 日更换另一侧耳朵贴压，6 次为一个疗程。主治风湿性心脏病。

【预防与调护】

（1）风心病是一种因反复的风湿活动而引发的心脏瓣膜病变，最终常导致渐进性心功能不全，故应积极治疗链球菌感染，如扁桃体炎、咽喉炎、猩红热、丹毒等，以避免急性风湿热活动的发生。

（2）饮食宜清淡而富于营养，戒烟忌酒以及油腻、肥甘和刺激性食物。

（3）生活起居要有规律，房事要节制，工作、学习不疲劳过度。

（4）起居有常，注意防寒保暖，避免久居潮湿场所，以防感染。

（5）发作期间绝对卧床休息，缓解期间可适当活动。居住之地，应尽量避开潮湿、阴暗、不通风的环境。

（6）注意气候变化，及时增减衣服，避免发生感冒。

（7）调摄情志，保持精神愉快，避免情志过激。

（8）劳逸要适度，积极开展医疗体育锻炼活动，以增强自身体质。

第二节　慢性肺源性心脏病

【概述】

慢性肺源性心脏病，简称"肺心病"，是心血管系统较常见的一种疾病。系由于肺部、胸郭或肺动脉的慢性病变所引起的肺循环阻力增加，进而引起右心室肥厚，最后发展为右心衰竭的一种心脏病。由慢性肺功能不全所致者，尚可因缺氧和高碳酸血症影响了全身各部位重要器官，造成严重的功能衰竭，故本病是以肺、心功能障碍为主要表现的全身性疾病。在气候寒冷的地区，本病的发病率较高。

本病在中医学，属"肺胀""咳喘""痰饮""水肿""心悸"等病症范畴。肺胀是由于长期慢性咳喘气逆，反复发作，以致引起五脏功能失调，气血津液运行敷布障碍而形成。因此其病位主要在肺，兼及心、脾、肾脏，是一种虚实相兼的复杂证候。

【临床表现与鉴别诊断】

一、临床表现

（一）症状

1. 肺、心功能代偿期　此期心功能代偿一般尚好，肺功能处于部分代偿阶段，患者常有慢性咳嗽、咳痰和喘息，稍活动即感心悸、气短、乏力和劳动耐受力下降，并有不同程度发绀等缺氧症状。胸痛可能与右心缺血有关，或因炎症波及胸膜之故，咯血则较少见。

2. 肺、心功能失代偿期　随着病情加重，心肺功能受到严重损害，一旦发生呼吸道感染，就会加重心肺的负荷，导致心肺功能失代偿，此时可见咳、痰、喘症状加重，通气功能受到明显障碍，引起缺氧和二氧化碳潴留，导致呼吸衰竭，急性呼吸道及肺部感染为最常见的诱因。由于通换气功能进一步减退，故此期表现为缺氧及二氧化碳潴留的一系列症状。当 $PaO_2<8kPa$ （60mmHg）时，表现为低氧血症，症见发绀、心率加快、呼吸急促，甚则引起反应迟钝，嗜睡。当 $PaO_2>6.67kPa$ （50mmHg）时，表现为二氧化碳储留，可见头痛、头晕、多汗、神志淡漠、白天嗜睡、夜间失眠兴奋（昼夜颠倒）以及肌肉震颤、抽搐等症状。

（二）体征

1. 肺、心功能代偿期 体格检查可见明显肺气肿征，如桶状胸、肺部叩诊呈过清音、肝上界及肺下界下移、肺底活动度缩小、听诊普遍性呼吸音降低，常可听到干、湿啰音。右心室虽扩大，但常因肺气肿存在使心浊音界不易叩出。心音遥远，肺动脉瓣第二音亢进，提示有肺动脉高压存在。三尖瓣区可能听到收缩期杂音，剑突下见及心脏收缩期搏动，提示有右心室肥厚和扩大。因肺气肿胸腔内压升高，阻碍了腔静脉的回流，可出现颈静脉充盈，又因膈下降，肝下缘可在肋缘下触及，酷似右心功能不全的体征。但此时静脉压多无明显升高，肝脏并非瘀血，前后径并不增大，且无压痛，可予鉴别。

2. 肺心功能失代偿期

（1）呼吸衰竭：肺性脑病时体格检查可发现球结膜充血水肿、眼底网膜各血管扩张和视乳头水肿等颅内压增高表现。瞳孔缩小，腱反射减弱或消失，锥体束征可阳性。肢体温暖多汗，脉洪大有力等。

（2）心力衰竭：以右心衰竭为主，体检示颈静脉怒张、心率增快、心前区可闻奔马律或有相对性三尖瓣关闭不全引起的收缩期杂音，杂音可随病情好转而消失。可出现各种心律失常，特别是房性心律失常，肝大伴压痛，肝颈反流征阳性，水肿和腹水，病情严重者可发生休克。

（三）并发症

最常见为酸碱平衡失调和电解质紊乱。其他尚有上消化道出血和休克，其次为肝、肾功能损害及肺性脑病，少见的有自发性气胸、弥散性血管内凝血等，后者病死率高。

二、鉴别诊断

应与风湿性心瓣膜病（简称风心病）、冠心病、原发性扩张型心肌病、缩窄性心包炎、其他昏迷状态等相鉴别。

【望耳诊病要点】

在心穴区（彩图13-4）、肺穴区（彩图13-5），常可见紫黯色或红色的斑点变或斑块变。

【其他耳诊法】

（1）耳穴染色诊法：在心廓、肺穴区，可见染色改变。
（2）耳穴触压诊法或电探测诊法：在心穴区、肺穴区，可触压及或探及敏感点。

【耳穴疗法】

一、笔者经验

取脑、交感、肺、皮质下、肾等穴，每次选 3~4 穴。先施以耳穴毫针刺法，用耳毫针持续捻转数分钟，待病情缓解后，再施以耳穴埋针法，每隔 2~3 日换埋 1 次。

笔者临床应用该法共治疗肺源性心脏病患者 49 例，所治患者均获不同程度疗效。

二、验方荟萃

取平喘、肺、下屏尖、神门、脑、下脚端等穴，每次选 2~3 穴。施以毫针刺法，采用强刺激手法行针，并予留针 20~30 分钟，每隔 1~2 日施治 1 次。适用于治疗各种类型的肺胀。

【预防与调护】

（1）饮食宜清淡而富于营养，戒烟忌酒，不食辛辣、炙煿、浓茶、咖啡等刺激性食物。

（2）注意天气变化，随时增减衣、裤，以预防发生感冒。

（3）缓解期间，应适当开展医疗体育活动，如散步、打太极拳等，以增强身体素质，提高抗病能力，但不能过于疲劳。

第三节　病毒性心肌炎

【概述】

病毒性心肌炎，是由于病毒感染而引起心肌局灶性或弥漫性的炎性病变。临床上，根据病情的不同性质，常分为急性、亚急性和慢性等多种类型。自从抗生素广泛应用于临床以来，与溶血性链球菌感染有关的风湿性心肌炎已有明显减少，而由病毒所引起的心肌炎，则相对比以往有所增多。

在中医学，本病属"惊悸""怔忡""脚气""水肿""喘证""温病""心痹""虚劳""汗证""厥证""猝死"等病症范畴。

【临床表现与鉴别诊断】

一、临床表现

病毒性心肌炎临床分为急性、亚急性、慢性 3 种，发病 3 个月以内称为急性，3~6 个月为亚急性，半年以上为慢性。

（一）症状

心肌炎的症状可能出现于原发病的症状期或恢复期。多数患者在发病前有发热、全身酸痛、咽痛、腹泻等症状，反映全身性病毒感染，但也有部分患者原发病症状轻而不显著，须仔细追问方被注意到，而心肌炎症状比较显著的患者，常主诉胸闷、心前区隐痛、心悸、乏力、恶心、头晕等。

（二）体征

轻者心脏不扩大，心脏扩大显著反映心肌炎广泛而严重。心率增速与体温不相称，或心率异常缓慢，均为心肌炎的可疑征象，心律失常极为常见。心尖区第一心音可减低或分裂，心音可呈胎心样。心包摩擦音的出现反映有心包炎存在。心尖区可能有收缩期吹风样杂音或舒张期杂音，前者为发热、贫血、心腔扩大所致，后者因左心室扩大造成的相对性二尖瓣狭窄。杂音响度不超过三级，心肌炎好转后即消失。重症弥漫性心肌炎患者，可出现心力衰竭的体征。

（三）并发症

常见的有心律失常、心力衰竭、心源性休克等。

二、鉴别诊断

临床应与风湿性心肌炎、冠心病、二尖瓣脱垂综合征、β受体亢进综合征、甲状腺功能亢进症、原发性心肌病，以及其他疾病，如尿毒症、肠伤寒、大叶性肺炎、菌痢、立克次体感染等相鉴别。

【望耳诊病要点】

在心穴区，可见脱屑变（彩图13-6），及或粟米粒样大小的结节变（彩图13-7）。

【其他耳诊法】

（1）耳穴扪诊法：在心穴区，可扪及小结节变。
（2）耳穴染色诊法：在心穴区，可见染色改变。
（3）耳穴触压诊法或电探测诊法：在心穴区，可触压及或探及敏感点。

【耳穴疗法】

一、笔者经验

取心、皮质下、交感、神门、肾上腺、脑、小肠穴，每次选4~6穴。每次取单侧耳穴，两耳交替进行。采用毫针刺法，施以轻刺激，并予留针30分钟，每日或隔日施治1次。亦可用王不留行子粘贴耳穴，并嘱患者每日自行按压数次，每次每穴3~5分钟，10次为一个疗程。

笔者临床应用该法共治疗病毒性心肌炎患者17例，临床治愈9例，显效4例，有效1例，无效3例，临床治愈率达52.94%，临床治愈、显效率达76.47%，总有效率达82.35%。

二、临床采菁

主穴取心、交感、皮质下、内分泌穴；配穴取小肠、神门、脾、肺、胃穴。采用耳针法、埋针法或耳穴压丸法治疗均可。耳针时，每次取 3~5 穴，施以中等度刺激，并予留针 30~60 分钟。痹证入心者，可配加神门穴，以镇静、镇痛。气阴两虚者，可配加脾、肺穴，以益气养阴。阳虚欲脱者，可配加脾、肾两穴，以回阳固脱。

临床体会：耳穴疗法只作为辅助疗法，临床具体应用时，应采用中、西医综合疗法作综合性治疗。

三、验方荟萃

（1）主穴取心、小肠、神门、交感、皮质下穴。配穴，心脾两虚型者，配加脾穴；痰湿阻滞型者，配加脾穴；气滞血瘀型者，配加胸穴；余热未清者，配加舌穴。可选用王不留行子或磁珠压穴法施治。压穴法：单侧取穴，每次按压 2~3 分钟，以局部感觉胀、热、痛为度，每日按压 3~5 次，每次贴压 3 日，两耳交替进行，30 日为一个疗程，疗程间相隔 7 日。

（2）主穴取心、胸、小肠、心血管皮质下、内分泌穴；配穴取降率穴（位于渴点与外耳连线之中点处）。采用毫针刺法、药物注射法、埋针法或压豆法治疗均可。毫针刺法与药物注射法每日 1 次，5~7 次为一个疗程；埋针法与压豆法，每隔 3 日更换 1 次，3~5 次为一个疗程。主治病毒性心肌炎。

【预防与调护】

（1）春季是病毒性心肌炎的高发季节，应引起人们的警惕。日常应注意通风换气，并注意清洁卫生。

（2）饮食宜清淡而富于营养，戒烟忌酒，不食辛辣、炙煿、浓茶、咖啡等刺激性食物。

（3）注意天气变化，随时增减衣、裤，以预防发生感冒。

（4）其病早期应注意卧床休息，以有利于控制病情和促进痊愈。

（5）恢复期或慢性期期间，可适当开展医疗体育锻炼活动，如散步、打太极拳等，以增强身体素质，提高抗病能力，但不能过于疲劳。

第四节　心包炎

【概述】

心包炎，是指心包膜脏层和壁层的炎性病变。病变可波及邻近组织，有时可同时并发心肌炎或心内膜炎。临床上常按其病程的长短，分为急性心包炎和慢性心包炎两种，前者常见心包渗出液，后者常可引起心包缩窄。

引起心包炎的病因很多，但一般可概括为感染性和非感染性两大类型。在感染性心包炎当中，以结核性心包炎最为常见，病毒性、化脓性心包炎临床也并非少见，亦有见于真菌性和寄生虫性的。

在非感染性心包炎当中，常见的有风湿性、特发性、肾衰竭性、放射损伤性、胆固醇性、乳糜性、心肌梗死性、肿瘤性或自身免疫性等多种。

本病在中医学，属"心痛""胸痹""喘咳""心悸""痰饮"等病症范畴。

【临床表现与鉴别诊断】

一、临床表现

（一）症状

1. 急性心包炎　除原发疾病的表现外，心包炎本身的常见症状有：

（1）心前区痛：多见于急性非特异性和感染性心包炎患者，在结核性及肿瘤性心包炎患者中非常明显。是最初出现的症状，可轻可重。轻者仅为胸闷，重者呈缩窄性或尖锐性痛。常局限在心前区或胸骨后，可放射至颈部、左肩、左臂、上腹部；呼吸、咳嗽和左侧卧位时加重，变换体位或吞咽时可更明显，坐位及前倾位时减轻。

（2）呼吸困难：是心包渗液时最突出的症状。心包填塞时，可有端坐呼吸、呼吸表浅而快、身躯前倾、发绀、水肿、乏力、烦躁不安，甚至休克征象。呼吸困难是由肺淤血、肺或支气管受压所致。

（3）全身症状：发热，与心前区痛同时出现，并有畏寒、汗出、干咳、嘶哑、吞咽困难、烦躁不安、呕逆等，有时与原发病的症状难以区别。

2. 慢性心包炎　大多起病隐匿，常见于急性心包炎后数月至数十年，典型表现为体循环淤血，静脉压升高和液体潴留。有不同程度的呼吸困难、腹部膨胀、乏力、肝区疼痛、头晕、食欲不振、体重减轻。极少数病例起病初始症状为心慌，或为水肿。

（二）体征

1. 急性心包炎

（1）心包摩擦音：是纤维蛋白性心包炎的特异征象。为一抓刮样、粗糙的高频音，极似踩雪音，位于心前区，以胸骨左缘第3、4肋间最明显，前俯坐位时易听到，与杂音相同，不出现在心音之后，而是盖过心音，较心音表浅，更接近耳边，呈收缩期、舒张期双相性。一般存在数天至数周，有时只存在数小时。在心包渗液时，如心包两层之间还有些粘连，则仍可听到此音。

（2）渗液性心包炎：当积液量在200~300mL以上时可有下列体征：①心绝对浊音界两侧增大并随体位而变化。②心尖搏动消失或微弱，位于心浊音界左内方。③心音低而遥远，心率增快；少数可听见心包叩击音。④Ewart征：即背部左肩胛角下呈浊音、震颤增强和可闻及支气管呼吸音，为大量积液时心脏被推移向后，压迫左后下肺，造成缩性肺不张所致。⑤Rotch征：胸骨右缘第3~6肋间出现实音。⑥颈静脉怒张、肝大、下肢水肿、腹水等。

（3）心脏压塞征：颈静脉怒张，静脉压显著增高；动脉收缩压下降，舒张压不变，脉压减小，重者休克；奇脉又名吸停脉，即吸气时脉搏搏动幅度明显下降，是对心包积液的诊断有特异性价值的体征，单纯性缩窄性心包炎通常无奇脉，若缩窄性心包炎出现奇脉者，提示心包内仍有积液或合并有慢性肺部疾患。

（4）大量心包渗液：即心包填塞征，出现呼吸困难、心动过速及奇脉。如心包渗液缓慢增加，则血压正常；如迅速增加，尤其是血性液体，则常见于血压突然下降或休克，颈静脉显著怒张，Kussmaul征阳性（吸气时颈静脉更怒张），心音低弱、遥远等，为Bech三联征。

2. 慢性心包炎

（1）心脏受压表现：颈静脉充盈、怒张，肝淤血性肿大，腹水，胸腔积液，下肢水肿，重者可发展到全身水肿，伴四肢肌肉慢性萎缩。少数患者有 Kussmaul 征（即吸气时颈静脉更为扩张）和 Friedreich 征（颈静脉只在心脏舒张早期塌陷）。本病腹水较周围水肿出现得早，且多属大量。迟早可发生胸腔积液。

（2）心脏体征：心尖搏动不易触及，心浊音界正常或稍增大，心音减低，50%的患者可闻及异常的舒张早期心音，发生在第二心音（A_2）后 $0.09 \sim 0.12$ 秒（s），呈拍击性质，称心包叩击音。心前区有时可听到舒张中期隆隆样杂音，类似房室瓣狭窄，常见于房室环处的缩窄。心动过速，心律一般为窦性心律，晚期患者可出现心房纤颤，动脉压减低，脉压变小；35%的患者有奇脉。

（三）并发症

心包炎常见的并发症主要有心律失常、心力衰竭等。

二、鉴别诊断

（1）急性非特异性心包炎胸痛剧烈时，应与急性心肌梗死相鉴别。

（2）限制型心肌病：缩窄性心包炎应与限制型心肌病相鉴别。

（3）其他疾病：出现心包积液时，应与扩张型心肌病相鉴别；当出现心包填塞症状时，应与右心衰竭的体循环淤血相鉴别。

【望耳诊病要点】

（1）在心穴区，常可见淡红变或红褐色变（采图13-8）。

（2）在心穴区，常可见粟米粒样大小的小结节变（彩图13-9）。

【其他耳诊法】

（1）耳穴扪诊法：在心穴区，可扪及小结节变。

（2）耳穴染色诊法：在心穴区，可见染色改变。

（3）耳穴触压诊法或电探测诊法：在心穴区，可触压及或探及敏感点。

【耳穴疗法】

（1）取交感、神门、胸、内分泌等穴，每次取单侧耳穴，双耳交替使用。或施以埋针法，用撳针埋入；或施以耳穴贴压法，用王不留行子粘贴，用胶布固定。并嘱患者每日自行按压 $2 \sim 3$ 次，每次施治 5 分钟，并予保留 $3 \sim 5$ 日。适用于治疗瘀血结心型心包炎。

（2）取肺、心、神门、肾上腺等穴，每次取单侧耳穴，双耳交替使用。或施以埋针法，用撳针埋入；或施以耳穴贴压法，用王不留行子粘贴，用胶布固定。并嘱患者每日自行按压 $2 \sim 3$ 次，每次施治 5 分钟，并予保留 $3 \sim 5$ 日。适用于治疗湿浊淫心、痰热陷心型心包炎。

（3）取皮质下、内分泌、神门、交感、肾等穴，或取压痛敏感点，每次取单侧耳穴，双耳交替使用。或施以埋针法，用揿针埋入；或施以耳穴贴压法，用王不留行子粘贴，用胶布固定。并嘱患者每日自行按压 3~4 次，每次施治 5 分钟，并予保留 3 日后换针或换药。适用于治疗湿浊淫心，痰热陷心型心包炎。

【预防与调护】

1. 预防　应注意生活起居有节，寒温适度，防止外邪侵袭。

2. 调理

（1）生活调理：急性期一般应卧床休息，以减轻心脏作功负担，保护未损伤心肌；若为慢性心包渗液和心包粘连，可适度散步、练气功和打太极拳，以促进血液循环，帮助心包渗液的吸收，减轻粘连，促进病情恢复，但应量力而行，劳逸结合。重症者应卧床休息治疗；呼吸困难者宜采取半卧位。

（2）饮食调理：应进低盐饮食，以营养丰富、细软、易消化的饮食为主，如蔬菜、鱼类、瘦肉、动物心脏（猪、牛、羊及其他动物的心脏）等。忌食辛辣、肥甘之品，戒烟酒。可作食疗的中药有：金银花、白菊花、夏枯草、沙参、玉竹、石斛、百合、白果、茯苓、莲子、山药、炒扁豆、薏苡仁、天冬、麦冬、贝母、海带、海藻、三七、人参、西洋参、黄芪、冬虫夏草、三七、罗汉果等。可以将这些中药与食物适当烹调制成可口食品以配合治疗。

（3）精神调理：保持精神愉快，避免精神刺激。

第五节　冠状动脉硬化性心脏病（附：隐性冠心病）

【概述】

冠状动脉硬化性心脏病，简称"冠心病"，过去曾称本病为"冠状动脉性心脏病""冠状动脉粥样硬化性心脏病"或"缺血性心脏病"。是临床常见病、多发病，亦是心血管系统的常见疾病之一，又是中老年人群的常见疾病。发病的重要因素为脂质代谢失调和动脉壁损坏，易患因素包括高脂血症、原发性高血压、糖尿病、吸烟、酗酒、脑力劳动、情绪紧张并缺乏体力劳动和遗传因素等。

1979 年，世界卫生组织将冠心病分为心绞痛、心肌梗死、心力衰竭、心律失常、心脏骤停等 5 种。

心绞痛

【概述】

心绞痛，是冠状动脉发生硬化、狭窄和（或）痉挛，心肌发生急剧而短暂的缺血、缺氧而引起的临床综合征。95% 由冠状动脉粥样硬化性心脏病所致，是冠心病中最为常见的一种类型。

西医学认为，心绞痛发生于冠状动脉的供血不能满足心肌代谢的需要，引起心肌急剧、暂时的缺血、缺氧之时。

心绞痛，属中医学"胸痹""心痛"等病症范畴。

【临床表现与鉴别诊断】

一、临床表现

（一）症状

典型的心绞痛具有以下特点：

1. 疼痛发作常有诱因 常见的诱因是情绪激动（发怒、兴奋、焦虑等）、体力劳动、爬山、上楼、饱餐、寒冷、跑步、逆风行走、吸烟等。

2. 发作突然 很少在发作前有先兆，在发作间歇期感觉可完全正常。

3. 疼痛发生的部位 典型的部位为胸骨上、中段，胸骨后，有时可波及心前区，可放射至左肩、左上肢前内侧，甚至达无名（环）指和小指。

4. 疼痛的性质 剧烈绞痛，呈压榨感、憋闷感或窒息感，疼痛时迫使患者停止一切活动，疼痛严重时有濒死的恐惧感，有时伴出汗、肢冷、面色苍白、发绀等症状。

5. 疼痛的持续时间 疼痛的持续时间一般多为 1~5 分钟，很少超过 15 分钟，经休息后可逐渐得到缓解。

6. 其他症状 心绞痛发作时常见患者有面色苍白、出冷汗、极度疲乏、心悸、胸闷、头晕甚至晕厥、呼吸困难等。

（二）体征

部分患者在心绞痛发作时可出现：①暂时性血压升高。②窦性心动过速。③心尖部出现第四心音（房性奔马律），在左侧卧位时容易听到。④乳头肌功能失调所引起的体征：心尖区第一心音亢进，心尖区收缩期杂音及收缩中、晚期喀喇音。这些异常体征于心绞痛缓解或休息后可变为不明显，偶可消失。

（三）并发症

常见的有心律失常、心力衰竭，严重者可发生急性心肌梗死。

二、鉴别诊断

本病应与心脏神经症、急性心肌梗死，严重的主动脉瓣狭窄或关闭不全、风湿性冠状动脉炎、梅毒性主动脉炎引起冠状动脉口狭窄或闭塞，肥厚型心肌病等，肋间神经痛以及不典型疼痛，如食管病变、膈疝、胆管病变、消化性溃疡、肠道疾病、颈椎病等相鉴别。

【望耳诊病要点】

（1）在心穴区，血管形态常可见弧状变（彩图 13-10）、环状变（彩图 13-11）、条段状变，点状变（彩图 13-12）、片状变（彩图 13-13）、海星状变（彩图 13-14）和蝌蚪状变（彩图 13-15），以及及红色变（彩图 13-16）或黯红色变（彩图 13-17）或黯灰色变（彩图 13-18）等。

（2）耳垂部可见明显而清晰的耳褶征（又称冠心沟、皱褶纹）变（彩图 13-19）。

（3）在心穴区，可见阳性反应。其阳性反应常呈圆形变（彩图13-20）、半圆形（彩图13-21），或点状（彩图13-22）、条状（彩图13-23）红晕，边缘清晰或不清晰。

【其他耳诊法】

（1）耳穴扪诊法：在心穴区，可触及稍有隆起变，质地较软变。

（2）耳穴染色诊法：在心、小肠穴区，可见小点状或小片状染色变。

（3）耳穴触压诊法或电探测诊法：在心、小肠、皮质下或内分泌等穴区，可触压及或探及敏感点。

【耳穴疗法】

一、临床采菁

（1）取心、冠状动脉后（三角窝内侧和耳轮脚末端）、小肠、前列腺后等穴区，用王不留行子置于菱形胶布上，再贴压于上述耳穴，并嘱患者每日自行按压4次，每次按压10下，5日更换耳穴1次。

尉迟静临床应用该法共治疗冠心病患者23例，经5次治疗后，症状消失、心电图恢复正常者7例；经治疗10次后，症状消失、心电图恢复正常者16例，经治患者全部获效。

（2）主穴取心、神门、交感、肾、小肠穴；配穴取肝、脾、肺、内分泌、皮质下穴。先用人体信息诊断仪（电压10V、电流9mA、频率为每分钟3500次）的探针针头针刺每穴15~30秒，然后将油菜子用小块胶布固定在耳穴上，并嘱患者每日自行按压5~10次，以出现麻痛感为度。每周贴压2次，两耳交替进行，7~10次为一个疗程。

程宝安临床应用该法共治疗心绞痛患者50例，显效37例，有效11例，无效2例，显效率达74%，总有效率达96%。

二、验方荟萃

（1）主穴取心、交感、小肠、皮质下、胸、缘中、枕、降压沟穴。临证配穴：心绞痛者，配加神门、内分泌穴；失眠者，配加神门、缘中穴；心律失常者，配加心脏点穴；头晕者，配加肝、枕、缘中穴；合并高脂血症者，配加内分泌、肝、肺、脾穴；合并心功能不全者，配加心、肾穴；合并高血压者，配加角窝上、降压沟。每次选主穴2~3穴，配穴2~3穴。在心绞痛发作期间以耳针、电针治疗为主，每日或隔日治疗1次，每次留针约60分钟；平常以压丸法、埋针法为主，耳穴药液注射法、贴磁法等治疗也较为适宜，刺激不宜过强。10次为一个疗程。对于病情严重者，宜配合中西药物及其他特色疗法共同进行。

（2）取心、交感、皮质下、神门、肾上腺、脑点穴，每次选4~6穴。采用毫针刺法，施以较强刺激，并予留针30~60分钟。每次取单侧耳穴，两耳交替进行。亦可在针后加用药子贴压法。贴压后，并嘱患者每日自行按压数次。每日或隔日治疗1次，10次为一个疗程。

（3）主穴取心、小肠、心血管系统皮质下、交感穴；配穴取胸、肝穴。采用毫针刺法、药物注射法、埋针法或压豆法治疗均可。急性发作期一般采用毫针刺法或药物注射法，均每日 1 次，3~5 次为一个疗程；稳定期采用埋针法或压豆法，每隔 3 日更换 1 次，5~7 次为一个疗程。主治冠心病心绞痛。

【预防与调护】

冠心病心绞痛是可以预防的，采取相应措施能降低人群中的冠心病发病率（一级预防），阻止心绞痛的进一步发展。

1. 预防

（1）控制危险因素：包括积极治疗控制高血压，采取有效措施降低血脂，治疗肥胖症及糖尿病。

（2）改善生活方式：包括停止吸烟，有计划地逐渐增加体力和体育活动，限制饮食，调整饮食结构，食用低脂低钠食物。

2. 调理 对已发生的冠心病患者，应转入二级预防，积极采取预防措施，加强调护指导，以止或延缓病变发展，并力争病情好转，延长生命。主要措施有：

（1）生活调理：心绞痛发作时应休息。一般患者在缓解期调整日常生活及工作量，进行适当的体力活动及运动（以不发作心绞痛为度），以改善体力及心脏代偿功能。一般不需卧床休息，但频发心绞痛或卧位型、变异型心绞痛患者应卧床休息。并戒除烟酒等不良嗜好。

（2）饮食调理：膳食中的总热量要控制，尤其对超重及肥胖者要严格限制。食用低脂肪、低胆固醇、低钠饮食，特别应避免食用动物性脂肪及动物内脏、蛋黄、虾蟹、鱼等含高胆固醇的食物。宜多食水果、蔬菜、豆类及豆制品，保证有足够的蛋白质及维生素、纤维素摄入。冠心病进餐不宜过饱，以减轻心脏负担，防止心绞痛发作。

可以作饮食治疗的中药材及蔬菜有：人参、西洋参、党参、麦冬、制首乌、冬虫夏草、女贞子、黄精、杜仲、当归、川芎、丹参、三七、佛手、粉葛根、银耳、木耳、山楂、白果、绞股蓝、海藻、昆布、紫菜、芹菜、生菜等。可将这些中药材与食物一起制作成可口的食品以供食用。

（3）精神调理：消除患者紧张心理及急躁情绪。可适当给予安定等镇静剂，或针灸、按摩、气功，使之气血平和，心绪平静，保证有充足的睡眠。对 A 型行为患者，要加强心理护理。

心肌梗死

【概述】

心肌梗死属冠心病的严重类型，是由于冠状动脉闭塞，血流中断，使部分心肌因严重的持久性缺血而发生局部坏死所致。临床主要表现为持久而剧烈的胸骨后疼痛，血清心肌酶增高，以及心电图进行性改变。常发生心律失常、心力衰竭或休克。

心肌梗死绝大部分系由冠状动脉硬化所引起；少数见于梅毒性主动脉炎累及冠状动脉开口，结缔组织疾病（风湿性疾病）或冠状动脉栓塞所引起。

本病在中医学，属"真心痛"等病症范畴，其并发症属"心悸""喘证""厥脱"等病症范畴。急性心肌梗死多发生在中年以后，其病因病机和"心痛""胸痹"一样，与年老体衰、阳气不足、七情内伤、气滞血瘀、过食肥甘或劳倦伤脾、痰浊化生、寒邪侵袭、血液凝滞等原因有关。寒凝气滞、血瘀痰浊闭阻心脉，心脉不通而发为心胸疼痛，严重者部分心脉突然闭塞，气血运行中断而发为真心痛。

【临床表现与鉴别诊断】

一、临床表现

按临床过程和心电图的表现，本病可分为急性、亚急性和慢性 3 期，其临床表现主要发生在急性期。

（一）梗死先兆

部分患者有先兆表现。发病前数日或数周内有乏力、胸部不适，活动时有心悸、气急、烦躁、心绞痛等症状，心绞痛发作较以前频繁，性质较剧，持续较久，硝酸甘油疗效差，诱发因素不明显，疼痛时伴恶心、呕吐、大汗和心动过缓等，心电图示 ST 段一时性明显抬高或压低、T 波增高或倒置等。

（二）症状

1. 疼痛　疼痛性质与心绞痛相似但更剧烈，持续时间较长，可达数小时至数日，休息和含服硝酸甘油多不能缓解。患者常焦虑不安，汗出肢冷，面色苍白，全身软弱。10%～20%的患者可无疼痛，或疼痛的性质不典型，或疼痛的部位不典型，或表现为休克、心力衰竭，即所谓无痛性心肌梗死，常见于既往有糖尿病史、老年患者或中风病患者，很容易造成漏诊或误诊。

2. 全身症状　多在发病后第 2 日开始出现发热，系由坏死物质吸收所致，体温一般在 38℃左右，持续约 1 周，下壁心肌梗死者约有 1/3 伴有恶心呕吐或上腹痛，这与迷走神经受坏死心肌刺激和心排血量降低、组织灌注不足有关，严重者发生呃逆。高热或发热持续时间超过 1 周者要考虑感染的可能。

3. 心律失常　见于 75%～95%的患者，多发生于发病 1～2 周内，可伴有心悸、乏力、头晕、昏厥等症状。心律失常以室性心律失常最多，尤以室性过早搏动常见，可频发或成对出现或呈短阵室性心动过速。房室传导阻滞和束支传导阻滞也较多见，前壁心肌梗死易发生快速心律失常，下壁（膈面）心肌梗死易发生房室传导阻滞。前壁心肌梗死发生房室传导阻滞表明梗死范围广泛，情况严重，是急性期引起死亡的主要原因之一，房室传导阻滞和束支传导阻滞逐渐发展，可导致心室停搏或室性异位节律，或无任何先兆而猝死。其中最严重的心律失常是室性异位心律（包括频发性早搏、阵发性心动和颤动），频发、多源、成对出现或 R 波落在 T 波上的室性早搏可能是心室颤动先兆。因此，急性心肌梗死患者若出现上述高危性心律失常即应高度警惕并及时处理，以免发生心室颤动。

4. 低血压和休克　20%～30%的急性心肌梗死患者合并低血压或休克，绝大多数发生在起病后的第 1 周内，特别是发病的头 24 小时内。疼痛时血压下降未必是休克。如疼痛缓解而收缩压仍低于 12kPa（90mmHg），有焦虑不安、面色苍白、皮肤湿冷、脉细而快、大汗淋漓、尿量减少（每小时小于 20mL）、神志迟钝甚至昏厥者，则为休克表现。休克的主要原因为左室壁受损（40%以上），且多为透壁性梗死，以冠状动脉而言，多为 3 支血管病变，但大面积的心内膜下梗死也可导致心源性休克。

5. 心力衰竭　主要是左心衰竭，可在起病最初几日内发生，为梗死后心脏收缩力弱或不协调所致，常见呼吸困难、咳嗽、发绀、烦躁等症状，严重者发生肺水肿等表现，在后期亦可出现慢性心力衰竭。右心梗死者，早期出现右心衰竭。

6. 不典型临床表现　急性心肌梗死可以不发生疼痛，这种无痛病例在我国可达总数的1/6～1/3。无痛病例可因梗死面积小，产生的致痛物质不足，或因糖尿病自主神经受损、中风、老年患者等感觉迟钝，或发生于外科各种手术后，胸痛被其他严重症状所掩盖。

急性心肌梗死可表现为猝死。极少数心肌梗死患者急性期无任何症状，因其他疾病在做心电图检查时而发现陈旧性心肌梗死改变。

（三）体征

1. 心脏体征　急性心肌梗死时心脏体征可在正常范围内，体征异常者大多数无特征性。心脏浊音界可轻度至中度增大，心率可增快，心尖区第一心音减弱，可出现第三、四心音或房性、室性奔马律，可有各种心律失常。

2. 血压　早期偶有血压增高，大部分患者都有血压下降，发病前血压增高者，发病后血压可降至正常水平以下，且可能不再恢复到起病前水平。

（四）常见并发症

急性心肌梗死常见并发症主要有乳头肌功能失调或断裂、心脏破裂、体循环或肺循环动脉栓塞、心脏室壁瘤和心肌梗死后综合征等。

二、鉴别诊断

本病常与心绞痛、急性心包炎、急性肺动脉栓塞、主动脉夹层动脉瘤、急腹症等相鉴别。

【望耳诊病要点】

（1）急性发作期患者，在心穴区常可见点状变（彩图 13-24）或小片状变（彩图 13-25）充血变或红晕变。

（2）缓解期患者，心穴区常可见点状变（彩图 13-26）或小片状变（彩图 13-27）黯红色变或棕褐色变。

（3）几乎所有患者，耳垂部呈耳褶征（又称冠心沟、皱褶纹）变清晰而明显（彩图 13-28）。

（4）在心穴区可见阳性反应，阳性反应常呈圆形（彩图 13-29）、半圆形（彩图 13-30）或条状（彩图 13-31）红晕，边缘清晰或不清晰。

【其他耳诊法】

（1）耳穴扪诊法：可在心穴区触及稍有隆起变，质地较软变。

（2）耳穴染色法：在心、小肠穴区，可见小点状或小片状染色变。

（3）耳穴触压诊法或电探测诊法：在心、小肠、皮质下或内分泌等穴区，可触压及或探及敏感点。

【耳穴疗法】

（1）主穴取心、小肠、皮质下、交感穴；配穴取神门、脾、肝、肾、胸、肾上腺穴。采用针刺法时，每次取 2~4 穴，施以中度刺激，并予留针 30 分钟。亦可采用耳穴埋针法或耳穴压丸法。

（2）主穴取心、交感、小肠穴；配穴取神门、内分泌、皮质下、肺穴。

1）耳穴毫针法：主穴均取，配穴选 1~3 穴。先用耳穴探测仪或细棒探寻敏感点，然后对准敏感点进针，小肠穴针尖刺向心穴区。心穴区亦可用双针针刺。施以捻转手法，待有针感后予以留针 20~30 分钟。每日 1 次，10 次为一个疗程。

该法适用于症状发作时。

2）耳穴压丸法：每次主、配穴均取，对准敏感点压丸。采用点压手法，每 3 日治疗 1 次。每次取单侧耳穴，两耳交替使用，7 次为一个疗程。贴丸后，嘱患者每日自行按压耳穴 3~4 次。该法适用于缓解期。

3）耳穴贴膏法：用自制"冠心膏"（人参 10g，三七 20g，乳香 20g，王不留行子 15g，当归 10g，丹参 15g，麝香 1g，冰片 5g。上药共研为细末，炼蜜为膏，制成直径约 30mm 的药丸）。用时，用 0.8cm×0.8cm 的氧化锌橡皮膏将"冠心膏"固定于心穴上，两耳同时贴敷。每 3 日换药 1 次，10 次为一个疗程。

对于心肌梗死患者，由于病情严重多变，临床需急诊抢救，采用综合治疗，耳穴疗法只能作为一种辅助疗法。

【预防与调护】

（1）饮食宜清淡，多进食富含维生素 C 的食物，以低脂、低盐、低胆固醇软食为原则，保持每天必需的热能和营养，少食多餐。不暴饮暴食，禁烟忌酒，不食炙煿、肥甘和浓茶、咖啡等一切刺激性食物。少食含胆固醇高的食物，有心功能不全和高血压患者应限制钠盐的摄入。

（2）生活起居要有规律，做到劳逸结合，不疲劳过度。寒温要适宜，要注意气候变化，避寒保暖，防止受凉感冒而诱发本病。

（3）注意调摄精神，保持稳定情绪，避免情绪波动或喜怒忧思无度，保持心情平静愉快。

（4）心肌梗死的患者应绝对卧床休息，并予中、西药及综合疗法共同治疗。

（5）积极治疗原发性高血压、高脂血症、肥胖症和糖尿病等。

（6）适度开展医疗体育锻炼，达到锻炼的目的。发作期间患者应立即绝对卧床休息，缓解期要注意适当休息，保证充足的睡眠，坚持进行力所能及的活动，做到动中有静。运动量一般可视年龄和健康状况而定，避免过度劳累。

（7）懂得和识别心肌梗死的先兆症状并给予及时处理。警惕不典型的发病表现，如反射性牙痛、胃痛，遇到这种情况应提高警惕，凡有冠心病病史的患者均不可忽视，应尽早就医诊治。

（8）急性期间需绝对卧床休息，休养环境应安静、舒适、整洁、寒温适宜。对于卧床时间较长的患者应定期做肢体被动活动，避免肢体血栓形成。要提醒患者排便忌用力过度，便秘者可给些轻泻剂或开塞露通便，大便前可给予口含硝酸甘油片或消心痛片等药物。

【附】 隐性冠心病

【概述】

冠心病若无临床症状与体征，但有心肌缺血的心电图改变，且其心肌无组织形态改变的，就称为"隐性冠心病"。

【望耳诊病要点】

在耳垂部，其耳褶征（皱褶纹）不明显，但隐约可见（彩图13-32）；或见纹路上下不相沟通者（彩图13-33），就称为隐心沟。

【其他耳诊法】

（1）耳穴染色诊法：在心穴区，或可见染色变。
（2）耳穴触压诊法或电探测诊法：在心穴区，可触压及或探及敏感点。

【耳穴疗法】

取心、交感、小肠、神门、内分泌、皮质下等穴，每次选3~4穴。施以耳穴贴压法，用王不留行子粘贴耳穴，并嘱患者每日自行按压4~6次，每次每穴按压3~5分钟，一直按压至患者出现酸痛感觉且能耐受为度。每隔2~3日更换1次，10日为一个疗程，疗程间相隔3~5日，一般连用2~3个疗程。

笔者临床应用该法共治疗隐性冠心病患者48例，临床治愈25例，显效10例，有效13例，临床治愈率达52.08%，临床治愈、显效率达72.92%，经治患者全部获效。

第六节 心律失常

【概述】

健康人的心脏是按照一定的频率和节律有节奏地跳动的，当心脏因受到生理或病理等多种因素的影响，发生了心脏冲动的形成或冲动的传导发生障碍，而引起心脏的频率或节律异常改变时，就称为心律失常。

心律失常有多种，包括心动过缓、过速、心律不齐及异位心律等。心律失常临床表现多种多样，十分复杂。本病常见症状有心悸、乏力、头晕、晕厥等，亦可无症状。

为便于描述，将心律失常分为快速性心律失常及缓慢性心律失常，并将提前早发的过早搏动归于快速性心律失常加以讨论。

本病在中医学，属"惊悸""怔忡""昏厥""虚劳""水肿"等病症范畴。

【临床表现与鉴别诊断】

一、临床表现

（一）症状

1. 快速性心律失常

（1）窦性心动过速：心率在 100～150 次/分钟范围内，可无症状，或有心悸、乏力、易激动等表现。

（2）过早搏动：偶发者可无症状或自觉心跳不规则，心跳停歇感或增强感。频发者有心悸、胸闷、乏力，甚则有心绞痛发作。

（3）阵发性室上性心动过速：发作时，有心悸、头晕、心前区不适、乏力，发作时间长而严重的病例可出现心绞痛、呼吸困难、血压下降等症状。

（4）阵发性室性心动过速：发作时，患者突然头晕、血压下降、心绞痛发作，甚至昏厥、休克、猝死等表现。

（5）房扑与房颤：发作时，患者可有心悸、胸闷等症状，严重者可出现昏厥、心绞痛或心力衰竭表现。持久房颤者，心房内常有血栓形成，血栓脱落，即可造成栓塞。

（6）室扑与室颤：一旦发生，瞬即出现意识丧失、抽搐，继之呼吸停止。

2. 缓慢性心律失常

（1）窦性心动过缓：心率不低于 50 次/分钟，一般不引起症状，如心率低于 45 次/分钟，可引起心绞痛、心功能不全或中枢神经系统功能障碍等症状。

（2）病态窦房结综合征：轻者可出现头昏、乏力、失眠、记忆力减退、反应迟钝等，重者可反复晕厥或心脏停搏。

（3）房室传导阻滞：Ⅰ度房室传导阻滞患者一般可无症状，Ⅱ度房室传导阻滞患者或可有心悸或心脏停顿感，心跳缓慢时可有头昏、乏力、活动后气促，甚至晕厥等表现。Ⅲ度房室传导阻滞患者除上述症状外，还可出现心、脑、肾等脏器供血不足的临床表现，如心、脑、肾功能不全等。

（二）体征

1. 窦性心动过速　心率为 100～150 次/分钟范围内，可有心尖部搏动和颈部血管搏动增强，心音响亮，或可在心尖部听到收缩期杂音，脉数。

2. 过早搏动　可听到提前发生的早搏和其后较长时间的间歇，早搏的第一心音常增强，第二心音减弱或消失，脉结代或脉促。

3. 阵发性心动过速　室上性心动过速发作时心率为 150～250 次/分钟，心率绝对规则，不因呼吸和运动而变化，第一心音强度不变。心脏原有杂音减弱或消失。室性阵发性心动过速心率为 150～250 次/分钟，心律略不规则，心尖部第一心音强弱不等，并可有心音分裂，脉数疾。

4. 心房扑动与颤动　心房扑动时心率快而规则，如压迫一侧颈动脉窦或眼球，能使心率暂时减慢，压迫解除后，恢复原来房扑的心率。心房扑动伴有不规则房室传导时，心跳不规则。心房颤动心律绝对不规则，心音强弱不一，脉搏短绌。房颤之脉象多表现为脉促，心室率缓慢者亦可表现为结代脉，快速房颤之脉象多表现为促涩，缓慢房颤亦可表现为迟涩或结代，房颤合并Ⅲ度房室传导阻滞者可表现为脉迟。

5. 心室扑动与颤动 患者意识丧失，血压下降，大动脉搏动消失，听不到心音，脉涩微或怪乱。

6. 窦性心动过缓 心率低于 60 次/分钟，脉缓或迟。

7. 病态窦房结综合征 心律失常的表现为多样性，如有严重心动过缓、窦性停搏、窦房传导阻滞，心率常在 50 次/分钟以下，并可听到心律不整或长间歇。脉迟或结代。当病窦出现"慢—快"综合征时，此时脉象即表现为脉迟缓、结代与数疾、促涩交替出现。

8. 房室传导阻滞 Ⅰ度房室传导阻滞患者一般无体征，脉象亦多无异常。Ⅱ度房室传导阻滞可分为二型：莫氏Ⅰ型，又称为文氏现象，听诊时第一心音可强弱不等，在一系列规则的心脏搏动后出现一个长的间歇，在间歇前无过早搏动；莫氏Ⅱ型，听诊可发现每隔一次或数次规则性心脏搏动后有一长间歇，或心率慢而规则，脉结代或促脉。Ⅲ度房室传导阻滞，或称完全性房室传导阻滞，心率在 40 次/分钟左右。心尖区第一心音强弱不等。有时第一心音特别响亮，称为"大炮声"，收缩压偏高，舒张压偏低而脉压增大。严重时因心室率突然减慢或暂时停搏而心音、脉搏暂时消失。脉迟或结代。

二、鉴别诊断

各种类型的心律失常主要通过心电图来进行鉴别。

（1）注意室性早搏与伴有室内差异传导的房性早搏、结性早搏的鉴别。

（2）注意Ⅲ度房室传导阻滞与干扰性完全性房室脱节的鉴别。

【望耳诊病要点】

（1）窦性心动过速：在一般情况下，在心穴区常可见龟裂变（彩图 13-34）。当症状发作时，则多见黯红色变（彩图 13-35）。

（2）窦性心动过缓：在心穴区，常可见及环形皱褶纹变（彩图 13-36）。

（3）在心穴区多见阳性反应。其阳性反应多呈圆形皱褶变，内有小点状或片状白色反应（彩图 13-37）；亦有部分患者，可见阳性反应呈凹陷变或皱褶纹变（彩图 13-38）。

【其他耳诊法】

（1）耳穴扪诊法：在心区，可扪触及片状隆起变，且质地稍见发硬变；或扪触时，稍见有凹陷变或不平变。

（2）耳穴染色诊法：在心穴区，可见点状染色变。

（3）耳穴触压诊法或电探测诊法：在心、皮质下、小肠穴区或神门、交感、枕等穴区，可触压及或探及 1 或 2 个或多个敏感点。

【耳穴疗法】

一、临床采菁

（1）取心、神门、交感穴。先用探针找准耳穴敏感点，然后将30号0.5寸毫针刺入，深度以穿透耳软骨为度，并予留针30分钟。留针期间，每隔10分钟行针1次，施以中等度刺激。隔日施治1次，7次为一个疗程。

渠敬文临床应用该法共治疗阵发性室上性心动过速患者18例，经1~2个疗程治疗后，经治患者全部获愈。

（2）取窦房结（位于屏上切迹和耳舟下缘内侧处）、颈动脉窦（位于耳屏内上方和耳甲艇内上方处）、迷走（位于对耳轮下脚内侧下方处）、心等穴，每次双耳均取。施以埋针法，每隔5日更换1次，7次为一个疗程。

尉迟静临床应用该法共治疗慢性心房扑动患者1例，经治疗7次后，心房扑动骤然消失，心律恢复正常，随访1年未见复发。

（3）取心、交感穴，每次取单侧耳穴，双耳交替进行。采用王不留行子贴压上述耳穴。每周更换2次。

何臣刚临床应用该法共治疗吞咽性阵发性心动过速患者1例，经1个月治疗后获愈。

二、验方荟萃

（1）取心、交感、小肠、心脏点、神门、皮质下、支点、肾、耳迷根穴。每次选上述耳穴敏感点3~5穴，采用压豆法、埋针法、药线灸法、耳针法、药液注射法治疗均可。施以耳穴针刺法时，用轻刺激，留针时间宜稍长，可在30~60分钟范围以内。每日1次，5~10次为一个疗程。

（2）主穴取心、交感、神门、枕穴。配穴：因器质性病变所致心律失常者，配加小肠、耳迷根穴；合并神经衰弱者，配加肾、皮质下穴；合并内分泌功能紊乱者，配加内分泌、皮质下穴；合并原发性高血压者，配加耳背沟穴。

1）压丸法：每次主穴均取，配穴根据病情选取，在穴区内寻找敏感点压丸。心率快者可用对压法或直压法；心率慢者，可用轻柔按摩法。嘱患者悉心体会耳穴部位的感觉、感传和症状有无改善，以使"气至病所"。每次按压一侧耳穴，待3~5日后再换压另一侧耳穴，并嘱患者自己每日如法按压耳穴3~4次，10日为一个疗程。

2）毫针法：治疗取穴与耳穴压丸法相同。在穴区内寻找敏感点进针。心率快者，用逆时针方向捻转强刺激泻法行针；心率慢者，用顺时针捻转弱刺激补法行针。每次取单侧耳穴，两耳轮换交替使用。每日针刺1次，10次为一个疗程。待症状缓解后，可改用耳穴压丸法，以巩固疗效。

3）埋针法：对于病程较长患者可应用该法治疗。取穴同耳穴压丸法。在敏感点进针后，用胶布固定。每次取单侧耳穴，夏季每2日换埋另一侧耳穴；冬季可每3~7日换埋1次，10次为一个疗程。

4）激光照射法：选穴与耳穴压丸法相同。每次取单侧耳穴，每次用激光照射治疗2~3

分钟。每日 1 次，10 次为一个疗程，疗程间相隔 7 日。

【预防与调护】

（1）饮食宜清淡而富于营养，以高蛋白饮食为主，辅以新鲜蔬菜、时鲜瓜果等。忌食生冷、肥甘、辛辣以及浓茶、咖啡等刺激性食物；戒烟禁酒。心阳虚者，忌过食生冷；心阴虚者，忌辛辣炙煿；痰浊、瘀血者，忌过食肥甘；水饮凌心者，宜低盐饮食。

（2）生活要有规律，做到起居有常，睡眠充足，劳逸结合，不过于疲劳。注意寒暑变化，要防寒保暖，避免外邪侵袭而诱发或加重心律失常。轻症患者，可从事适当体力活动，以不觉疲劳，不加重症状为度，应避免剧烈活动及强体力劳动。重症患者，平时即感心悸、气短等症状，应嘱卧床休息，待症状消失后，也应循序渐进地增加活动量。养成按时作息的习惯，保证睡眠，保持大便通畅，饮食要定时定量，节制性生活，戒烟忌酒。

（3）保持情绪稳定，精神乐观，避免情绪波动，精神紧张，以减少发作次数。

（4）坚持治疗。本病病势缠绵，应坚持长期治疗，获效后亦应注意巩固治疗。可服人参等补气药，改善心气虚症状，增强抗病能力。积极治疗原发病，对预防本病具有重要意义。有些心律失常常有先兆症状，若能及时发现及时采取措施，可减少甚至避免再发心律失常。

第七节　脑血栓形成

【概述】

脑血栓形成，是指在脑动脉的颅内、外段动脉管壁发生病变，尤其是动脉粥样硬化的基础上，发生血液的有形成分凝聚，致使动脉管腔明显狭窄或闭塞，引起相应部位的脑部发生梗死，从而引起一系列的临床症状。

脑动脉粥样硬化是引起本病的最常见病因，其次是各种脑动脉炎，包括结核性、化脓性、钩端螺旋体病、红斑狼疮、结节性动脉周围炎、血栓闭塞性脉管炎、大动脉炎及其他非特异性脑动脉炎等。少见的病因有颈部动脉的直接外伤、先天性动脉狭窄以及真性红细胞增多症等疾病。血压降低和血液凝固性增高（如分娩后）等，亦为诱发本病的因素之一。

本病在中医学，属"中风""卒中""偏枯"等病症范畴。

【临床表现与鉴别诊断】

一、临床表现

大多于 50 岁以后发病，常伴有高血压；多在睡眠中发病，醒来才发现肢体偏瘫。部分患者先有头昏、头痛、眩晕、肢体麻木、无力等短暂性脑缺血发作的前驱症状，多数经数小时甚至 1~2 日症状达高峰，通常意识清楚，但大面积脑梗死或基底动脉闭塞可有意识障碍，甚至发生脑疝等危重症状。神经系统定位体征视脑血管闭塞的部位及梗死的范围而定。

二、鉴别诊断

本病应与脑出血、脑栓塞、颅内占位性病变、脑内寄生虫病等相鉴别。

【望耳诊病要点】

（1）在耳垂部，可耳褶征（皱褶纹）变（彩图13-39）。

（2）在皮质下穴区，可见黯灰色变，无光泽（彩图13-40）。

（3）阳性反应主要出现在皮质下（彩图13-41）、缘中（彩图13-42）、枕（彩图13-43）等穴区，可见点、片状充血变或红晕变。

【其他耳诊法】

（1）耳穴扪诊法：可在肝、脾穴区触及不很明显的圆形凸出变，质地较软变。

（2）耳穴染色诊法：可在皮质下、肝、脾穴区，见有点状或小片状染色变。

（3）耳穴触压诊法或电探测诊法：可在皮质下、缘中、肝、肾、脾穴区及相应部位，触压及或探及敏感点。

【耳穴疗法】

一、临床采菁

（1）取脑、缘中、肝、二焦、降压沟穴。采用毫针直刺法，施以强刺激手法，并予留针30~60分钟，隔日治疗1次。

典型病例：郝某，男性，67岁，干部。于1999年8月10日入院。患者1周前偶发头昏，周身乏力，因素患原发性高血压故未引起重视，昨日午休睡后，突发左半身不遂，伴语言謇涩，舌强不语，即来就诊。查体：形体偏瘦，面色萎黄，被动体位，不能合作，双侧瞳孔等大等圆，对光反射良好。左侧额纹及鼻唇沟变浅，口角向右侧㖞斜，伸舌偏向右侧，左侧额纹及鼻唇沟变浅，口角向右侧㖞斜，伸舌偏向右侧，左侧肢体肌力为0级，肌张力低，体温36.9℃，脉搏86次/分钟，呼吸19次/分钟，血压150/97.5mmHg。西医诊断：急性脑血管意外（后经CT证实为双侧基底节区腔隙性梗死）。中医辨证：中风（中经络）。当即进行针灸及耳针治疗，5次后左上肢肩关节稍能动作，下肢亦能平移，一个疗程后面瘫痊愈，下肢抬腿30°，上肢能在床上平移；2个疗程后，患侧肢体有力，能在别人帮助下行走，患侧上肢亦能摸着头，语言流利，反应灵活，左上肢肌力达3级，左下肢肌力达4级；经3个疗程治疗，左侧肢体功能恢复正常出院。

（2）治疗脑卒中后遗症：主穴取皮质下、脑点、肝、三焦穴及相应部位；配穴取心、脾、口、咽喉穴。采用直刺或透刺法，施以强刺激，并予留针30~60分钟。亦可采用电针或超声波刺激穴位，或用强刺激不留针法。每日1次，20次为一个疗程。可双耳同时治疗，亦可双耳交替使用。言语不利者，可配加心、脾穴；吞咽困难时，可加用口、咽喉穴。

临床体会：

1）耳针疗法对本病有一定的疗效。但目前对本病的治疗多数是配合采用体针或头皮针

或重于运动障碍，部分病例病灶对侧可出现自发性疼痛。常有眼球运动障碍（眼球向上注视麻痹，呈下视内收状态）。瞳孔缩小或不等大，一般为出血侧散大，提示已有小脑幕疝形成；部分病例有丘脑性失语（言语缓慢而不清、重复言语、发音困难、复述差，朗读正常）或丘脑性痴呆（记忆力减退、计算力下降、情感障碍、人格改变等）。如病情发展，血液大量破入脑室或损伤丘脑下部及脑干，昏迷加深，出现去大脑强直或四肢弛缓，面色潮红或苍白，出冷汗，鼾声大作，中枢性高热或体温过低，甚至出现肺水肿、上消化道出血等内脏并发症，最后多发生枕骨大孔疝而死亡。

2. 脑叶出血　又称为"皮质下白质出血"。临床应用 CT 检查后，发现脑叶出血约占脑出血的 15%，发病年龄 11~80 岁不等，40 岁以下占 30%，年轻人多由血管畸形（包括隐匿性血管畸形）、Moyamoya 病引起，老年人常见于高血压动脉硬化及淀粉样血管病等。脑叶出血以顶叶最多见，以后依次为颞叶、枕叶、额叶，40% 为跨叶出血。脑叶出血除意识障碍、颅内高压和抽搐等常见症状外，还有各脑叶的特异表现。

（1）额叶出血：常有二侧或双侧的前额痛、病灶对侧偏瘫。部分病例有精神行为异常、凝视麻痹、言语障碍和癫痫发作。

（2）顶叶出血：常有病灶侧颞部疼痛；病灶对侧的轻偏瘫或单瘫、深浅感觉障碍和复合感觉障碍；体象障碍、手指失认和结构失用症等，少数病例可出现下象限盲。

（3）颞叶出血：常有耳部或耳前部疼痛，病灶对侧偏瘫，但上肢瘫重于下肢，中枢性面、舌瘫可有对侧上象限盲；优势半球出血可出现感觉性失语或混合性失语；可有颞叶癫痫、幻嗅、幻视、兴奋躁动等精神症状。

（4）枕叶出血：可出现同侧眼部疼痛，同向性偏盲和黄斑回避现象，可有一过性黑矇和视物变形。

3. 脑干出血

（1）中脑出血：中脑出血少见，自 CT 应用于临床之后，临床已可做出诊断。轻症患者表现为突然出现复视、眼睑下垂、一侧或两侧瞳孔扩大、眼球不同轴、水平或垂直眼震，同侧肢体共济失调，也可表现大脑脚综合征（Weber 综合征）或红核综合征（Benedikt 综合征）。病情严重者出现昏迷、四肢迟缓性瘫痪、去大脑强直，常迅速死亡。

（2）脑桥出血：占脑出血的 10% 左右。病灶多位于脑桥中部的基底部与被盖部之间。患者表现突然头痛，同侧Ⅵ、Ⅶ、Ⅷ脑神经麻痹，对侧偏瘫（交叉性瘫痪），出血量大或病情严重者常出现四肢瘫痪，很快进入意识障碍、针尖样瞳孔、去大脑强直、呼吸障碍，多迅速死亡。可伴中枢性高热、大汗和应激性溃疡等。一侧脑桥小量出血可表现为脑桥腹内侧综合征（Foville 综合征）、闭锁综合征和脑桥腹外侧综合征（Millard-Gubler 综合征）等。

（3）延髓出血：延髓出血更为少见，表现为突然意识障碍，血压下降，呼吸节律不规则，心律失常，轻症患者可呈延髓背外侧综合征（Wallenberg 综合征），重症患者常因呼吸心跳停止而死亡。

4. 小脑出血　占脑出血的 10% 左右。多见于一侧半球的齿状核部位，小脑蚓部也可发生。发病突然，眩晕明显，频繁呕吐，枕部疼痛，病灶侧共济失调，可见眼球震颤，同侧周围性面瘫，颈项强直等，如不仔细检查，易误诊为蛛网膜下腔出血。当出血量不大时，主要表现为小脑症状，如病灶侧共济失调，眼球震颤，构音障碍和吟诗样语言，无偏瘫。

出血量增加时，还可表现有脑桥受压体征，如展神经麻痹、侧视麻痹等，以及肢体偏瘫和（或）锥体束征。病情如继续加重，颅内压增高明显，昏迷加深，极易发生枕骨大孔疝而死亡。

5. 脑室出血 分为原发性与继发性两种，继发性系指脑实质出血破入脑室者；原发性系指脉络丛血管出血及室管膜下动脉破裂出血，血液直流入脑室者。以前认为脑室出血罕见，现已证实占脑出血的 3%~5%。55%的患者出血量较少，仅部分脑室有血，脑脊液呈血性，类似蛛网膜下腔出血。临床常表现为头痛、呕吐、项强、Kemig 征阳性、意识清楚或一过性意识障碍，但常无偏瘫体征，脑脊液血性，酷似蛛网膜下腔出血，预后良好，可以完全恢复正常；出血量大，充满全部脑室，瞳孔缩小或时大时小，眼球浮动或分离性斜视，四肢肌张力增高，病理反射阳性，早期出现去大脑强直，严重者双侧瞳孔散大，呼吸深，鼾声明显，体温明显升高，面部充血多汗，则预后极差，大多迅速死亡。

二、鉴别诊断

本病应与脑梗死、脑栓塞、蛛网膜下腔出血、外伤性脑出血，内科疾病导致的昏迷，如糖尿病昏迷、肝性昏迷、尿毒症昏迷、急性酒精中毒、低血糖昏迷、药物中毒、CO 中毒等相鉴别。

【望耳诊病要点】

（1）在耳垂部，可见耳褶征（皱褶纹）变（彩图 13-44）。

（2）在脑点穴区（彩图 13-45）、脑干穴区（彩图 13-46）、皮质下穴区上 1/3 处（彩图 13-47），可见红点变或红斑变，且界线不很清晰。

（3）在心穴区，可见环形皱褶纹变，并可见光泽变（彩图 13-48）。

【其他耳诊法】

（1）耳穴染色诊法：在心、脑点、脑干、皮质下等穴区，可见染色改变。

（2）耳穴触压诊法及电探测诊法：可在心、脑点、脑干、皮质下等穴区，触压及或探及敏感点。

【耳穴疗法】

一、临床采菁

请参见第七节"脑血栓形成"中介绍的病例。

二、验方荟萃

主穴取脑、脑干、心血管皮质下、神经系统皮质下、心、耳大神经点、枕小神经点穴及相应部位；配穴取三焦、脾、肝穴。采用毫针刺法、电针法、药物注射法、埋针法或压豆法治疗均可。急性期一般采用毫针刺法、电针法或药物注射法治疗，每日 1 次，5~7 次为一个疗程；恢复期或后遗症期大多采用埋针法或压豆法治疗，每隔 3 日更换 1 次，5~7

次为一个疗程。主治脑血管意外（包括脑出血、脑血栓形成、脑栓塞、蛛网膜下腔出血和脑血管痉挛等病）。

另参见第七节"脑血栓形成"的"验方荟萃"。

【预防与调护】

（1）密切关注中风患者的先兆表现，如头晕、肢体麻木、眼前发黑、言语不清、哈欠不断等。

（2）及时治疗可能引起中风的疾病，消除中风的诱发因素。

（3）平素应注意健康饮食，戒烟、忌酒。

（4）多参加户外活动，但应注意保暖，适度进行医疗体育锻炼活动。

（5）病后的康复应先从简单的动作开始，运动应缓慢而柔和，逐步增加活动量，长期坚持。

第九节　脑动脉硬化症

【概述】

脑动脉硬化症，是由于脂质沉积于脑动脉内壁，以致脑动脉发生粥样硬化、小动脉硬化、微小动脉玻璃样变等脑动脉变性病变，由此导致慢性、进行性脑缺血、缺氧，表现为脑功能障碍、精神障碍和局灶性损害等慢性脑病综合征。

本病的确切病因目前尚未完全明了，但可以肯定与糖尿病、高脂血症和原发性高血压等疾病有关，多数患者脑组织存在有不同程度的萎缩表现，整个脑重量减轻，脑回变小，脑沟增宽，尤以额叶、颞叶为甚。大约70%的脑卒中患者，都存在有脑动脉硬化症。

本病在中医学，属"眩晕""健忘""不寐""中风""虚劳""呆证"等病症范畴。中医学认为本病早期由于无明显临床表现故无具体病症可归纳，但本病多见于中老年人，且随年龄增长而呈增高趋势，故肾虚是其主要发病基础，同时与痰、瘀等病理产物有密切关系，另外还涉及肝、脾等脏腑。

【临床表现与鉴别诊断】

一、临床表现

1. 早期　主要表现为脑功能障碍和精神障碍表现，多数患者有头昏脑胀、头痛、眩晕、倦怠乏力、嗜睡、精神萎靡不振或抑郁，易见激动，失眠、多梦、记忆力减退，尤以近事记忆力减退明显，注意力不集中、情绪不稳定、思维迟钝，理解力以及综合分析能力较差，工作能力下降，言语不清、吞咽困难、动作迟缓，肢体麻木，行走时缓慢摇摆等。

2. 后期　表现为局灶性或弥漫性损害，如痴呆、肢体震颤或中风或癫痫发作等。

二、鉴别诊断

脑动脉硬化所引起的脑血管意外，需与其他原因引起的脑血管意外相鉴别。

【望耳诊病要点】

（1）在心穴区，可见环状皱褶纹变（彩图 13-49）。
（2）在耳垂部，可见耳褶征（皱褶纹）变（彩图 13-50）。

【其他耳诊法】

（1）耳穴染色诊法：在心穴区，可见染色改变。
（2）耳穴触压诊法及电探测诊法：在心穴区，可触压及或探及敏感点。

【耳穴疗法】

一、临床采菁

1. 辨证分型治疗眩晕症　①气血不足型者，取神门、枕、心、脾、肾、皮质下穴，施以补法行针。②肝阳上亢型者，取肝、肾、枕、神门、内耳、皮质下穴，施以泻法行针。③痰阻中焦型者，取脾、胃、枕、神门、交感穴，施以泻法行针。每次取单侧耳穴，两耳交替进行。耳穴皮肤常规消毒后，用 30 号 0.5 寸毫针沿皮刺入，使之产生热、胀感，并予留针 30 分钟。

高庆梅临床应用该法共治疗眩晕症患者 80 例，显效 58 例，好转 20 例，无效 2 例，显效率达 72.5%，总有效率达 97.5%。

2. 治疗眩晕症　主穴取内耳、额、枕、脑点、神门、交感穴。配穴：肝阳上亢型者，配加心、肝、肾、三焦穴；气血亏虚型者，配加脾、胃、肾穴；肾精不足型者，配加肾、子宫（或睾丸）、内分泌穴；痰浊内蕴型者，配加肺、脾、肾、皮质下穴；瘀血阻络型者，配加脑干、肾、内分泌、皮质下穴。施以耳穴贴压法，用王不留行子贴压上述耳穴。隔日施治 1 次，3 次为一个疗程。

蒋运祥临床应用该法共治疗眩晕症患者 47 例，临床治愈 19 例，显效 14 例，进步 11 例，无效 3 例，治愈率为 40.43%，治愈、显效率达 70.21%，总有效率达 93.62%。

二、验方荟萃

1. 治疗眩晕症　主穴取内耳、额、枕、脑点、神门、交感、肾等穴。配穴，实证者，配加肝、心、皮质下穴；虚证者，配加脾、胃、内分泌等穴。施以耳穴贴压法，用王不留行子贴压上述所选耳穴。隔日施治 1 次，5 次为一个疗程。

2. 治疗眩晕症　取肝、交感、肾上腺、脾、内耳穴。选用针刺法、埋针法或压豆法治疗均可。每次单侧取穴，双耳交替进行，3 日更换 1 次，1 个月为一个疗程。

【预防与调护】

（1）如发作时，患者应卧床休息，室内宜安静，空气要流通，光线尽量调暗些。

（2）饮食宜清淡而富于营养，不进食炙煿、肥甘以及辛辣、浓茶、咖啡等刺激性食物，以低脂、低盐、低胆固醇饮食为主。

（3）保持情绪稳定，精神不紧张，情绪不波动，乐观向上。

（4）生活有规律，起居有常，做到劳逸结合，不过于疲劳。

（5）积极开展医疗体育活动，如慢跑、散步、打太极拳等。

（6）处于发作间歇期的患者，不宜单独外出，以防发生意外。

第十节　冠状动脉供血不足

【概述】

冠状动脉是一条供应心脏本身血液的动脉，是心脏取得各种营养物质、氧和能量的唯一通道。冠状动脉的血液循环过程，一方面为心脏带来了营养物质、氧气以及能量，另一方面又能将心肌代谢所产生的乳酸等废物运走，所以说冠脉循环是维持心脏正常功能的根本保证。当各种原因引起冠状动脉出现痉挛或狭窄，甚至阻塞时，则可导致冠状动脉供血不足的发生。

【望耳诊病要点】

（1）在耳垂部，可见耳褶征（皱褶纹、冠心沟）变（彩图 13-51）。

（2）在心穴区，可见环状皱褶纹变（彩图 13-52）。

（3）在心穴区，可见细小扩张的小血管变（彩图 13-53）。

【其他耳诊法】

（1）耳穴染色诊法：在心穴区，可见染色改变。

（2）耳穴触压诊法及电探测诊法：在心穴区，可触压及或探及敏感点。

【耳穴疗法】

取心、肝、小肠、神门、交感、皮质下、脾、肾、内分泌等穴，每次选 3~4 穴。施以耳穴贴压法，用王不留行子粘贴耳穴。并嘱患者每日自行按压 4~6 次，每次按压 3~5 分钟，按压至患者出现酸痛并能耐受为度。每次取单侧耳穴，双耳交替进行。每隔 2~3 日更换 1 次，10 日为一个疗程，疗程间相隔 3~5 日，一般治疗 2~3 个疗程。

笔者临床应用该法共治疗冠状动脉供血不足患者 25 例，临床治愈 15 例，显效 5 例，有效 5 例，临床治愈率达 60%，临床治愈、显效率达 66.67%，总有效率达 100%。

【预防与调护】

见第九节"脑动脉硬化症"。

第十一节　原发性高血压

【概述】

原发性高血压，以前曾称"高血压病"，是一种以动脉血压持续升高，或神经功能失调表现为临床特征，并伴有动脉、心脏、脑和肾等器官病理性改变的全身性疾病。

本病病因尚未完全阐明。目前认为主要与中枢神经系统及内分泌体液调节功能紊乱有关，其与年龄、职业、环境等因素也有密切联系。此外，家族性高血压病史、肥胖症、高脂血症、高钠饮食、嗜烟、酗酒等各种因素的影响，也促使原发性高血压的发病率有所增高。高血压不仅使冠心病的发病率成倍增加，且是造成脑血管意外，及心、肾功能损害的重要原因。

此外，高血压也作为某种疾病的一种症状表现，如肾脏疾病、内分泌疾病、颅内疾病等均可发生高血压症状，称为继发性或症状性高血压。

根据本病的主要证候、病程、转归及其并发症，本病当属于中医学中的"头痛""眩晕""肝风""中风"等病症范畴。根据原发性高血压的临床表现，中医学主要是通过眩晕、头痛来认识其病因病机的。

【临床表现、诊断标准与分期标准】

一、临床表现

原发性高血压根据起病和病情进展的缓急及病程的长短可分为缓进型和急进型两型，前者又称良性高血压，绝大部分患者属此型，后者又称恶性高血压，仅占原发性高血压患者的 $1\% \sim 5\%$。

（一）缓进型原发性高血压

多为中年后起病，有家族史者，发病年龄可较轻。起病多数隐匿，病情发展慢，病程长。早期患者血压波动，血压时高时而正常，在脆性高血压阶段，当劳累、精神紧张、情绪激动时易出现血压升高，休息、去除上述因素后，血压常可降至正常。随着病情的发展，血压可逐步升高并趋向持续性或波动幅度变小。患者的主观症状和血压升高的程度不一致，约半数患者无明显症状，只是在体格检查或因其他疾病就医时发现有高血压，多数患者则在发生心、脑、肾等器官的并发症时才明确高血压诊断。

患者可有头痛，多发生在枕部，尤易发生在睡醒时，尚可有头晕、头胀、颈部扳紧感、耳鸣、眼花、健忘、注意力不集中、失眠、烦闷、乏力、四肢麻木、心悸等。这些症状并非是由高血压直接引起的，部分是高级神经功能失调所致，无临床特异性。此外，尚可出现机体不同部位的反复出血，如眼结膜下出血、鼻出血、月经过多，少数有咯血等。

早期患者由于血压波动幅度大，可有较多症状，而在长期高血压后，即使在血压水平较高时也无明显症状，因此，不论有无症状，患者应定期随访血压。随着病情的发展，血压明显而持续性升高，则可出现脑、心、肾、眼底等器质性损害和功能障碍，并出现相应的临床表现。在并发主动脉粥样硬化时，其收缩压增高常较显著，并发心肌梗死或发生脑出血后，血压可能降至正常。

1. 脑部表现 头痛、头晕和头胀是高血压常见的神经系统症状，也可有头部沉紧或颈项扳紧感。高血压直接引起的头痛多发生在早晨，位于前额、枕部或颞部，可能是颅外颈动脉系统血管扩张，其脉搏振幅增高所致。大多数患者舒张压很高，经降压药治疗后头痛可减轻。高血压引起的头晕可为暂时性或持续性，伴有眩晕者较少，与内耳迷路血管性障碍有关，经降压药物治疗后也可减轻，但要注意，有时高血压下降得过低亦可引起头晕。

2. 心脏表现 血压长期升高增加了左心室的负担，左心室因代偿而逐渐肥厚、扩张，形成了高血压性心脏病。

高血压时心脏最先受影响的是左室舒张期功能；出现临床症状的高血压性心脏病多发生在高血压起病数年至十余年之后，在心功能代偿期，除有时感心悸外，其他心脏方面的症状可不明显。代偿功能失调时，则可出现左心衰竭症状；反复或持续的左心衰竭，可影响右心室功能而发展为全心衰竭。

由于高血压可促进动脉粥样硬化，部分患者可因合并冠状动脉粥样硬化性心脏病而有心绞痛、心肌梗死的表现。

3. 肾脏表现 肾血管病变的程度和血压的高度及病程密切相关。早期可先出现蛋白尿、血尿，当肾功能进一步减退时，血中非蛋白氮、肌酐、尿素氮常增高，酚红排泄试验示排泄量明显降低，肌酐清除率可明显低于正常，上述改变甚至随肾脏病变的加重而加重，最终出现尿毒症。

（二）急进型高血压

在未经治疗的原发性高血压患者中，约1%可发展成急进型高血压。发病较急骤，男女比例约为3∶1，多在青中年发病。近年来此型高血压已少见，可能与早期发现轻中度高血压患者并进行及时有效的治疗有关。其表现基本上与缓进型高血压相似，但症状如头痛等明显，具有病情严重、发展迅速、视网膜病变和肾功能很快衰竭等特点。血压显著升高，舒张压多持续在130~140mmHg或更高。各种症状明显，小动脉的纤维样坏死性病变进展迅速，常于数月至1~2年内出现严重的脑、心、肾损害，发生脑血管意外、心力衰竭和尿毒症。并常有视力模糊或失明，视网膜可发生出血、渗出物及视神经乳头水肿。血浆肾素活性高。由于肾脏损害最为显著，常有持续蛋白尿、血尿和管型尿，24小时尿蛋白可达3g，最后多因尿毒症而死亡，但也可死于脑血管意外或心力衰竭。

（三）高血压危重症

1. 高血压危象 在高血压的进程中，如全身小动脉发生暂时性强烈痉挛，周围血管阻力明显上升，致使血压急骤上升而出现一系列临床症状时称高血压危象。这是高血压时的急重症，可见于缓进型高血压各期和急进型高血压，血压改变以收缩压突然明显升高为主，舒张压也可升高，常在诱发因素作用下出现，如强烈的情绪变化、精神创伤、心神过劳、寒冷刺激和内分泌失调等。患者出现剧烈头痛、眩晕，亦可有恶心、呕吐、胸闷、心悸、气急、视力模糊、腹痛、尿频、尿少、排尿困难等。有的伴随自主神经功能紊乱症状，如发热、口干、出汗、兴奋、皮肤潮红或面色苍白、手足发抖等；严重者，尤其在伴有靶器官病变时，可出现心绞痛、肺水肿、肾衰竭、高血压脑病等。发作时尿中出现少量蛋白和红细胞、血尿素氮、肌酐、肾上腺素、去甲肾上腺素可增加，血糖也可升高、眼底检查小动脉痉挛，可伴出血、渗出或视神经乳头水肿。发作一般历时短暂，控制血压后，病情可迅速好转，但易复发。在有效降压药普遍应用的人群，此种危象已很少发生。

2. 高血压脑病　在急进型或严重的缓进型高血压患者，尤其是伴有明显脑动脉硬化时，可出现脑部小动脉先持久而明显地痉挛，继而被动性或强制性扩张，急性的脑循环障碍导致脑水肿和颅内压增高从而出现了一系列临床表现，在临床上称为高血压脑病。发病时常先有血压突然升高，收缩压、舒张压均高，以舒张压升高为主，患者出现剧烈头痛、头晕、恶心、呕吐、烦躁不安、脉搏多慢而有力，可有呼吸困难或减慢呼吸、视力障碍、黑矇、抽搐、意识障碍，甚至昏迷，也可出现暂时性偏瘫、失语、偏身感觉障碍等。检查可见视神经乳头水肿，脑脊液压力增高、蛋白含量增高。发作短暂者历时数分钟，长者可数小时甚至数日。妊娠高血压综合征、肾小肾血管性高血压和嗜铬细胞瘤的患者，也可能发生高血压脑病这一危急病症。

（四）常见并发症

高血压常见并发症有脑血管意外、心功能不全、肾衰竭及主动脉夹层动脉瘤等。

二、诊断标准

1978 年世界卫生组织（WHO）专家委员会确定的高血压标准为：静息时，若成人收缩压≥21.3kPa（160mmHg），及（或）舒张压≥12.7kPa（95mmHg），可诊断为高血压；若收缩压在 18.9～21.2kPa（141～159mmHg）及（或）舒张压在 12.1～12.5kPa（91～94mmHg），称为临界性高血压。收缩压≤18.7kPa（140mmHg）及（或）舒张压≤12.0kPa（90mmHg），则为正常血压。在我国，临界性高血压仍属于高血压的范畴。

三、分期标准

第Ⅰ期：血压达到确诊高血压水平，临床无器官损害的客观表现。

第Ⅱ期：血压达到确诊高血压水平，并至少有下列 1 个器官受累：①X 线、心电图超声检查有左心室肥厚。②眼底检查见眼底动脉普遍或局部变窄。③蛋白尿和（或）血浆肌酐浓度升高。④大动脉超声或 X 线检查发现动脉粥样硬化斑块（包括颈、主、髂、股动脉等）。

第Ⅲ期：血压达到确诊高血压水平，并有器官损害的症状与体征：①脑血管意外或高血压脑病。②左心衰竭、心绞痛、心肌梗死。③肾衰竭。④眼底出血或渗出，有无视神经乳头水肿。⑤夹层动脉瘤，阻塞性动脉病。

【望耳诊病要点】

（1）在耳垂部可见既圆厚变又肥大变（彩图 13-54），并可见耳褶征（皱褶纹）变（彩图 13-55）。

（2）在心（彩图13-56）、肝（彩图13-57）、肾（彩图13-58）等穴区，多可见阳性反应。有时，在耳背沟穴区（彩图13-59），也可见阳性反应，阳性反应多呈点状红晕变或呈圆点状白色变，边缘见红晕变。

（3）在心穴区，可见圆形皱褶变（彩图13-60）。

（4）在肝穴区，可见小块状隆起变（彩图13-61）。

【其他耳诊法】

（1）耳穴扪诊法：在心穴区，可触及轻微不平变或肝穴区触及小块状隆起变，质地较硬变。

（2）耳穴染色诊法：常在肝、肾、心穴区见有小点状或小片状染色变。

（3）耳穴触压诊法或电探测诊法：在心、肝、肾、枕、耳背沟等穴区，可触压及或探及敏感点。

【耳穴疗法】

一、临床采菁

（1）取心穴：先采用毫针刺法，针感要求耳廓部有烧灼感或脱落感，可接上G6805电针治疗仪，用连续波，频率为5Hz，并予通电治疗30分钟，每日施治1次。待血压下降正常后继续在双双耳心穴贴压王不留行子10日，嘱患者每日自行按压数次。每2日更换1次。

梁书忠临床应用该法共治疗原发性高血压患者30例，近期有效率达100%，远期有效率达63.33%。

（2）辨证分型取穴治疗原发性高血压：①肝阳上亢型者，主穴取肝穴；配穴取胰、胆、神门、高血压点、皮质下、交感、枕、降压点穴。②阴虚阳亢型者，主穴取肝、肾穴；配穴取神门、高血压点、皮质下、交感、枕、降压点穴。③气阴两虚型者，主穴取心、肾穴；配穴取小肠、膀胱、脾、交感、皮质下、高血压点、降压沟穴区。再取夏枯草、牛膝各30g，生龙骨、生牡蛎、代赭石各45g，天麻、冰片各10g。上药以水煎2次，滤液浓缩至120mL，将王不留行子放入滤液中浸泡24小时，取出后阴干，同酒精溶化的冰片搅拌，使之均匀的黏附于胶布表面备用。取药丸贴压后，嘱患者按压药子至有痛感。每周施治2~3次，10次为一个疗程。

杨仓良临床应用该法共治疗原发性高血压患者65例，显效23例，有效30例，无效12例，显效率为35.38%，总有效率达81.54%。

（3）辨证分型取穴治疗原发性高血压：①肝火亢盛型者，取肝、肾、角窝上、肝阳穴。②阴虚阳亢型者，取肾、交感、皮质下穴。③阴阳两虚型者，取心、肾穴。④痰湿壅盛型者，取脾、三焦穴。均配耳背穴心、肝、肾穴。每次取单侧耳穴，两耳交替进行。将决明子用胶布贴敷于上述耳穴上，并嘱患者每日自行按压3~5次，每穴按压数十下，每周更换3次，10次为一个疗程，疗程间相隔10~15日。

管遵信临床应用该法共治疗原发性高血压患者62例，临床治愈12例，显效15例，有效 26 例，无效 9 例，治愈率为 19.35%，临床治愈、显效率为 43.55%，总有效率达 85.48%。

二、验方荟萃

（1）主穴取降压沟、肾上腺、耳尖、降压点、交感、神门穴；配穴取肝、心、脾、肾穴。采用耳穴压丸法、电针法、耳针法、埋针法、耳穴放血法等方法治疗均可。针刺时每次取 3~4 穴，施以中度刺激，并予留针 30 分钟，10 次为一个疗程。对于肝火亢盛者，可配加心穴，以宁心安神；配加肝穴，以平肝潜阳。对于痰浊上扰者，可配加脾穴，以健脾化痰。对于阴虚阳亢者，可配加肾、肝穴，以滋阴潜阳。对于阴阳两虚者，可配加肾、肝、脾穴，以滋阴补阳。

（2）主穴取角窝上、交感、降压沟、心、神门、高血压点、皮质下穴（必须选敏感点）。临证配穴：头痛、耳鸣者，配加额、颞或枕穴；失眠、烦躁者，配加肾、肝穴；血压较高时，配加耳尖穴点刺放血或降压沟穴点刺放血。采用压丸法、埋针法、针刺法、电针法、药线灸法、梅花针法、磁疗法、夹耳法、按摩法等治疗均可收效。临床症状顽固者，降压沟穴可采用排豆或排针刺法或耳针横刺法；对于症状较重者，应采用耳尖穴或降压沟点刺放血，出血量宜在 5 滴以上；针刺者需留针 60 分钟以上，压丸法宜揉按至耳廓发热、发麻为宜；敷磁贴选用磁场为 0.05~0.1T 的较为合适。应用耳穴疗法治疗后 15~30 分钟，一般血压都有不同程度的下降（少数患者反而有轻度上升，但以后则逐渐下降）。疗效：收缩压最多可降 60mmHg，舒张压可降 35mmHg，尤以开始时降压效果好，症状消失也较快，随着治疗时间的延续，疗效可停滞不前，此时休息较长时间后再行治疗。如血压下降至正常，可观察 3 个月，观察期间如血压有波动，可再行治疗。若在停治后血压回升，继续治疗仍有效。每日午后、晚上用 50℃ 左右的热水（以感觉舒适为度）浸泡双足平膝，每次 10~15 分钟，以有利于降压或维持疗效。

仍在服用降压药者，治疗初期数次血压接近正常或降至正常时，再逐渐减去药量。一般不需骤然停药或减药太快，以免引起"降压药骤停综合征"。对于用过多种降压药均无明显效果的患者，改用或加用耳穴后，能获得很好的疗效。尤其对改善自觉症状，减少药物副作用疗效独特，故耳穴疗法还可作为药物治疗的辅助疗法，减轻药物的副作用，增加药物的疗效。

【预防与调护】

（1）饮食宜清淡，少进食高脂、高糖饮食，限制钠盐的摄入，每日应少于 6g。禁烟忌酒，不饮用浓茶和咖啡以及刺激性食物。多食新鲜瓜果蔬菜，适当增加海产品的摄入。

（2）控制体重。适当降低体重，减少体内脂肪含量，可显著降低血压。最有效的减重措施是控制能量摄入和增加体力活动。

（3）保持稳定、愉快的情绪，避免精神过度紧张与情绪波动，保持心理平衡。必要时建议患者寻求专业心理辅导或治疗。

（4）做到生活有规律，起居有常，避免过于劳累。

（5）做好自我管理：定期测量血压，1~2 周应至少测量一次；治疗高血压应坚持"三心",即信心、决心、恒心;定时服用降压药物;注意做到劳逸结合,注意饮食,适当运动,保持情绪稳定,睡眠充足;老年人降血压不能操之过急,收缩压宜控制在 140~159mmHg 为宜,减少心脑血管并发症的发生;老年人及服用肾上腺素能神经末梢阻断药者,要防止直立性低血压。

(6)发作期间宜卧床休息,谨防摔跤及诱发卒中。缓解期间进行适当的体力劳动和医疗体育锻炼活动。

(7)按时就医:出现不适及时就医,若血压升高或过低,血压波动大,出现头晕眼花、恶心呕吐、视物不清、偏瘫失语、意识障碍、呼吸困难、肢体乏力等症状时,应及时到医院就医。

第十二节 血压不平衡综合征

【概述】

健康人的左右两侧肢体的血压基本上是相等的,如果左右两侧肢体血压不相等,并超过 0.7kPa(5mmHg)以上,以致出现一系列临床症状的,就称为"血压不平衡综合征"。

【症状与体征】

1. 早期 一般可无症状,或有头昏、脑胀、眩晕、乏力等。

2. 晚期 一般都可出现症状。上述早期症状进一步加重,并可有肢体发麻、记忆力减退、健忘、失眠等症状。

【望耳诊病要点】

在耳垂上方,轮屏切迹处可见一条皱褶纹垂向耳轮外并相通,称为"不平衡纹",又称为"晕沟"(彩图 13-62)。

【其他耳诊法】

(1)耳穴染色诊法:在耳尖穴区,可见染色变。
(2)耳穴触压诊法与电探测诊法:在耳尖穴区,可触压及或探及敏感点。

【耳穴疗法】

取耳尖、神门、交感、内分泌、皮质下、脑点等穴,每次选 3~4 穴,均取双侧耳穴。施以耳穴贴压法,用王不留行子粘贴耳穴,并嘱患者每日自行按压 4~6 次,每次每穴按压 3~5 分钟。每隔 2~3 日更换耳穴及压丸 1 次,10 日为 1 个疗程,疗程间相隔 3~5 日,一般治疗 2~3 个疗程。

笔者临床应用该法共治疗血压不平衡综合征患者 57 例,临床治愈 46 例,显效 5 例,有效 4 例,无效 2 例,临床治愈率达 80.70%,临床治愈、显效率达 89.47%,总有效率达 96.49%。

【预防与调护】

具体内容请参见"原发性高血压"。

第十三节　多发性大动脉炎

【概述】

多发性大动脉炎，又称为"无脉症"，是指主动脉及其分支的慢性、进行性且常为闭塞性的非特异性炎症性疾患。临床症状以病变处远端动脉搏动减弱或消失、血压降低或测不出为主要特征。

本病在中医学，属"伏脉""脉不通""脉痹""眩晕"等病证范畴。

【临床表现与鉴别诊断】

一、临床表现

（一）症状

（1）早期为病变活动期，表现为非特异性全身症状，如发热、全身不适、食欲不振、体重下降、夜间盗汗、关节疼痛和全身疲乏等，病变动脉处可有局限性疼痛和压痛。当局部症状和体征出现后，全身症状逐渐减轻或消失，多数患者则无上述症状。

（2）后期主要为血管腔狭窄或闭塞造成的缺血症状。临床根据血管受累部位可分为3型：

1）主动脉弓综合征：病变主要位于主动脉弓和头臂血管。颈动脉和椎动脉狭窄堵塞时，可有不同程度的脑缺血，表现为头昏、头痛、眩晕、视觉障碍等，严重者可有晕厥。颈动脉搏动减弱或消失，可听到血管杂音，少数伴有震颤。眼底视网膜贫血。锁骨下动脉受累时，可出现患肢无力、麻木和冷感，活动后间歇性肢体疼痛。患侧桡动脉搏动减弱或消失，血压降低或测不出，为无脉症的表现之一。

2）主-肾动脉型：病变主要累及胸腹主动脉及其分支，特别是肾动脉。由于下肢缺血，可出现乏力、麻木、冷感和间歇性跛行等症状。下肢的脉搏减弱或消失，血压降低，上肢的血压可升高。有的患者可有肠缺血绞痛、肠功能紊乱等。合并肾动脉狭窄者，高血压是主要表现，腹部或肾区可听到血管杂音。

3）广泛（混合型）型：具有上述两型特征，病变呈多发性，多数病情较重。其中肾动脉受累较常见，常有明显高血压。其他症状和体征则视受累血管而异。

上述3型均可合并肺动脉受累，晚期可出现肺动脉高压。近年发现病变可累及冠状动脉开口致心绞痛或心肌梗死。

（二）体征

1. 压痛　早期病变的动脉节段有压痛。

2. 脉搏异常　主动脉弓或降主动脉的局限性狭窄，临床类似先天性主动脉缩窄，上肢血压较下肢明显增高，且下肢血管搏动较弱。主动脉主要分支狭窄或闭塞时，有典型的"无脉症"表现。腹主动脉及两侧髂总动脉病变时，下肢脉搏减弱或消失。

3. 高血压　为该病的一项重要临床表现，主要见于胸主动脉狭窄或肾动脉狭窄者。

4. 血管杂音　根据不同受累血管，可在下列部位闻及血管杂音：①主动脉弓或降主动脉狭窄可于胸骨旁、腋部或肩胛区闻及收缩期杂音。②病侧锁骨下动脉移行部位。③腹主动脉病变时腹部和背部。④肺动脉病变时的肺动脉瓣区。

二、鉴别诊断

本病应与闭塞性动脉粥样硬化、血栓闭塞性脉管炎（Buerger 病）、先天性主动脉缩窄、结节性多动脉炎等相鉴别。

【望耳诊病要点】

多数患者可无明显阳性反应表现，少数患者在心穴区（彩图 13-63）、肺穴区（彩图 13-64），可见及小片状白色阳性反应。

【其他耳诊法】

（1）耳穴染色诊法：在心、肺穴区，可见染色变。

（2）耳穴触压诊法或电探测诊法：一般可在心穴区、肺穴区及患病部位相应耳穴，触压及或探及敏感点。

【耳穴疗法】

一、临床采菁

主穴取心、肺、交感、肝、心血管系统皮质下、肾上腺穴及相应部位；配穴取内分泌、肾穴。采用毫针刺法、电针法、药物注射法或压豆法治疗均可。毫针刺法、电针法或药物注射法，均每日 1 次，5~7 次为 1 个疗程；压豆法每隔 3 日更换 1 次，3~5 次为 1 个疗程。主治无脉症。

二、验方荟萃

（1）主穴取心、肺、肝、肾、交感、皮质下、肾上腺穴及相应部位；配穴取内分泌、腰骶椎、脾、锁骨穴。

1）毫针刺法：每次主穴均取，配穴根据临床症状选配 1 或 2 穴。在穴区敏感点进针，肺穴采用横刺法透刺，肝、肾、皮质下、脾、锁骨、腰骶椎穴采用斜刺，心、肾上腺、交感穴采用直刺，施以捻转或提按补法，相应部位用强刺激捻转泻法行针。经行针得气后，予以留针 30~180 分钟。每日 1 次或隔日 1 次，10 次为 1 个疗程，疗程间相隔 7 日后再继续治疗。

2）压丸法：每次主穴均取，配穴选 2~3 穴。在穴区敏感点上压丸，相应部位可多选几个敏感点同时压丸，施以强刺激对压泻法。在行手法治疗的同时，嘱患者悉心体会感传，最好能出现循经感传至患部，以达到"气至病所"，这样疗效就较好。腰骶椎穴施以直压泻法，其他耳穴采用轻柔按摩补法。每次按压单侧耳穴，两耳交替进行，每隔 2~3 日后换压另一侧耳穴，10 次为 1 个疗程。

3）电刺激法：在上述主、配穴中选 4 个敏感点，每次选单侧，两耳交替进行。采用耳针法进针后，在毫针针柄上连接电针治疗仪的导线夹。相应部位的敏感点接正极，另一敏感点接负极，用连续波，低频率。每次通电治疗 10 分钟后，断电 5 分钟，再予通电治疗 10 分钟，反复进行。其余耳穴用疏密波，通电刺激治疗 30 分钟。每日治疗 1 次，10 次为 1 个疗程。

（2）取腕、踝、肢、交感、神门、肝、心穴，每次根据临床证型选 4~6 穴。采用毫针刺法，施以轻刺激手法行针，并予留针 30 分钟。亦可用王不留行子贴压耳穴，并嘱患者每日自行按压数次。每次取单侧耳穴，两耳交替进行，10~20 次为 1 个疗程。

【预防与调护】

（1）饮食宜清淡而富于营养，忌食生冷、炙煿、肥甘以及辛辣、烟酒等刺激性食物。

（2）衣裤宜宽松，不过紧过小，且要注意保暖性能，避免寒冷刺激而影响血液循环。

（3）保持乐观情绪，避免情绪波动或郁生闷气，树立战胜疾病的信心和勇气。

（4）生活要有规律，起居作息有常，劳逸结合，不疲劳过度，节制房事，避免受冷、受湿。

（5）对于高血压患者，注意休息，避免剧烈运动，控制水和钠盐的摄入量。

（6）一般患者要积极参加力所能及的医疗体育锻炼活动，以增强机体的抵抗能力，促进血液循环，防止血栓形成。

第十四章 结缔组织疾病、内分泌疾病和代谢性疾病

第一节 类风湿性关节炎

【概述】

类风湿性关节炎（RA），又称"畸形性关节炎""强直性关节炎""萎缩性关节炎"，简称"类风关"，是一种以关节及关节周围组织的非感染性炎症为主的，能引起肢体严重畸形的慢性全身性自身免疫性疾病。如累及其他脏器，可引起心包炎、心肌炎、胸膜炎、间质性肺炎、肾淀粉样变以及眼部疾患（如巩膜炎、虹膜炎），还可并发血管炎以及末梢神经损害等，因此又称为类风湿性病。其关节症状特点为，关节腔滑膜发生炎症、渗液、细胞增殖、血管翳（肉芽肿）形成，软骨及骨组织破坏。最后关节强直，关节功能丧失。由于全身多系统受损，又认为其是一种免疫系统调节紊乱所致的炎症反应性疾病。也属结缔组织疾病，是经典的结缔组织疾病之一。

本病在中医学，属"痹证"范畴；也有人称为"历节病""顽痹""尪痹""骨痹""肾痹""虚痹""鹤膝风"等病证的，以区别于其他的"痹证"。其病因病机，中医学认为，寒、冷、湿、热、毒、过劳、内外伤、产后及七情失调等因素均为 RA 的发病诱因，而禀赋素亏、气血不足、肝肾亏损，复受风寒湿热是 RA 的主要因素。

【临床表现与鉴别诊断】

一、临床表现

（一）症状与体征

1. 关节病变 为多关节对称性肿痛，隐匿起病，数周或数月内逐渐起病。其早期重要特征表现为掌指（跖趾）关节、近端指间关节（梭形肿大）、腕、肘、膝、踝甚则颞颌关节等周围关节的对称性肿痛；晨间关节僵硬，午后渐轻。常可伴有低热、贫血、全身不适和乏力、重坠感、胃纳差等症。

关节晨僵常持续 1 小时以上，晨僵时间的长短与病情程度呈直接关系，晨僵时间越长，其病情越严重，临床上把其作为病情变化和活动性的指标。

当病情持续发展为中晚期，病情呈慢性、迁移性，依次表现为关节肿胀，滑膜炎、渗液、细胞增殖及血管翳形成，关节活动受限→关节面移位、脱臼→关节韧带、关节囊及关节周围组织破坏→终致关节强直或畸形→残废。

典型的关节畸形，如掌指关节向尺侧半脱位，形成尺侧偏斜，近端指间关节丧失伸直功能，远端关节过伸和屈曲而呈"鹅颈"畸形、"纽扣花"畸形，甚则望远镜畸形手等，掌指骨端由于大量被吸收，手指明显缩短，指关节松弛不稳，掌指关节背侧肿胀，骨间肌

萎缩，当患者握拳时，掌指关节背侧像山峰隆起。相邻指间肌下陷呈山谷样改变，称为山谷状畸形。

2. 关节外表现　临床医生应对关节外表现有较全面的了解，才不致误治或贻误病情。一般 RA 的关节病变只能致残，但关节外表现或其并发症却有致死的可能。

（1）类风湿性结节：见于约 25% 的典型 RA 患者，最常见在肘部、鹰嘴突等关节隆突部和经常受压处。若结节发生在肺部，X 线检查可见块状、密度均匀的阴影。

（2）类风湿性血管炎：主要累及病变组织的中、小动脉，静脉。临床可表现为：肾脏受累，尿常规异常；眼部罹患巩膜炎、虹膜炎、角膜炎；雷诺现象、指端坏死、慢性溃疡和紫癜等。

（3）间质性肺病变：肺间质纤维化常见临床症状为咳嗽难愈，静息或活动后气促、气短。X 线检查可见肺纹理增粗、紊乱，或呈网状、网状结节阴影。

（4）肾脏改变：临床表现为血尿、蛋白尿。其可能是由于 RA 导致肾淀粉样变，实质病变（肾小球和肾小管间质性）以及药物毒副反应所致。

（5）神经末梢的损害：常表现为肢体远端麻木、烧灼感或不同程度的感觉减退，手套样、袜套样的痛感、触觉减退，自觉麻木感。

（6）骨骼肌肉的改变：可继发肌炎、骨质疏松、腱鞘炎，甚或病理性骨折。

（二）常见并发症

有慢性胃炎及胃肠道出血、骨髓抑制、肾功能损害、肺间质纤维化、骨折、肢端溃疡及坏死、感染（肺部感染多见，中枢神经系统隐球菌感染、特异性感染如结核等，近年来有增多的趋势）等。并发症的出现，大多很严重，有些可能与糖皮质激素及免疫抑制剂的长期应用有关，构成目前 RA 患者的重要死因。

二、鉴别诊断

本病应与血清阴性脊柱关节病，如强直性脊柱炎（AS）、Reiter 综合征、银屑病关节炎，系统性红斑狼疮（SLE），痛风，骨关节炎，结核变态反应性关节炎，风湿性关节炎等相鉴别。

【望耳诊病要点】

（1）在各关节穴区，如颈椎（彩图 14-1）、胸椎（彩图 14-2）、腰骶椎（彩图 14-3）、髋（彩图 14-4）、膝（彩图 14-5）、踝（彩图 14-6）、跟、趾、指、腕、肘（彩图 14-7）、肩（彩图 14-8）、锁骨（彩图 14-9）等关节穴区，可见高低不平的、较为明显的小结节变。

（2）整个耳廓呈干硬变（彩图 14-10），不易揉软变。

【其他耳诊法】

（1）耳穴扪诊法：在各相应关节穴区，可扪及结节。

（2）耳穴染色诊法：在各相应关节穴区，可见染色变。

（3）耳穴触压诊法或电探测诊法：在各相应关节穴区，可触压及或探及敏感点。

【耳穴疗法】

一、临床采菁

（1）主穴取相应关节、肾、肾上腺穴；配穴取肝、脾、神门、交感、三焦穴。对于病情轻者可左、右耳穴交替使用，病情重者可双耳同时施压或采用揿针治疗。治疗选穴除主、配穴外，如有特殊压痛点亦可选用。用揿针治疗时，夏季最好 1 周更换 2 或 3 次，冬季可 1 周更换 1 次；若采用耳穴压丸法，则药子或磁珠每 3 日更换 1 次，5~10 次为 1 个疗程，疗程间相隔 1 周左右，直至显效。对于肝肾虚痹者，可配加肝穴，以滋补肝肾。若遇湿热较重者，可配加三焦穴，以使扶正而不留邪。

（2）取脾、内分泌、皮质下、肾上腺、患病关节对应的耳穴。每次取一侧耳穴，两耳轮换交替使用。用毫针浅刺，并予留针 30 分钟；或加用电针疗法，每次通电 10 分钟，每日 1 次；也可采用王不留行子贴压。

典型病例：患者宋某某，男性，60 岁，干部。罹患类风湿关节炎多年，严重时两膝关节疼痛不能上楼，约 20 日，当时血沉 88mm/h，抗 "O" 抗体>500U，类风湿因子（+），后经耳压神门、子宫、胃、内分泌、皮质下、肾上腺等耳穴，并配合火针治疗两膝关节，20 日后症状明显减轻，8 个月后完全康复，观察 2 年未见复发，复查 "血沉" 降到 27mm/h，抗 "O" 抗体<500U，类风湿因子（+）。

按语：耳穴压丸就是将中央置有王不留行子的 0.7cm×0.7cm 医用抗敏胶布，按压于一侧神门、子宫、内分泌、皮质下、肾上腺等耳穴，每日 1 次，并嘱患者自行按压，每日 3~4 次，左右耳交替进行，10 次为 1 个疗程。肌肉萎缩者，配加肝、脾穴；伴有颈椎患者，配加颈、肾穴。

二、验方荟萃

（1）主穴取肾上腺、内分泌、皮质下、神门穴、风湿线及相应部位穴；配穴取肝、脾、肾、风溪、三焦、耳尖穴。急性期采用针刺法或埋针法，前者每日针 1 次，每次留针 30~60 分钟，局部或全身发热者，加耳尖穴点刺放血，针后加对侧耳穴埋针，翌日取下，两侧耳穴同时进行。缓解期或慢性者，常选埋针法、压丸法、贴磁法、艾灸法、药线灸法治疗，并注重配以肝、脾、肾、三焦穴。采用药线灸者，在病灶局部每日施以 1 次莲花或梅花点灸治疗，可提高疗效。对于病灶局部畏寒不温者，每日 1 次在病灶足心区，施以艾条温和灸或艾炷隔姜灸法，可进一步提高疗效。

（2）取病损关节的相应耳穴，每次选 6~8 穴。采用毫针刺法，施以强刺激。每日 1 次，20 次为 1 个疗程。亦可用王不留行子贴压耳穴治疗。

【预防与调护】

（1）注意生活起居，避免淋雨以及坐卧湿地，以防止寒湿邪气侵犯。

（2）注意做好病变部位的保暖工作，适当活动，以促进血液循环。

（3）保持良好的思想情绪，树立战胜疾病的信心和勇气。

（4）能锻炼及生活方式的调整，长期关节病变会导致关节活动受限及肌肉萎缩，功能锻炼是关节功能恢复及维持的重要方法。

第二节 围绝经期综合征

【概述】

一般妇女在 45~55 岁之间，卵巢功能逐渐衰退直至完全消失，即从生殖年龄过渡到失去生殖功能的时期，这一段过渡时期称为围绝经期。在围绝经期中，月经自然停止来潮，称为绝经。部分妇女在自然绝经前后或因其他原因丧失了卵巢的功能以后，出现一系列以自主神经功能失调为主的综合征，称为围绝经期综合征。

本病在中医学，属"绝经前后诸证""脏躁"等病证范畴。其病因病机，中医学认为，月经、生殖与肾关系密切。《素问·上古天真论》曰："女子七岁，肾盛，齿更发长，二七天癸至，任脉通，太冲脉盛，月事以时下，故有子……七七任脉虚，太冲脉衰少，天癸竭，地道不通，故形坏而无子也。"明确指出肾通过冲任二脉管理月经和生殖，肾气主宰着人体的生长、发育、衰老过程。女性到了青春期，体内会产生一种促进人体生长发育和生殖作用的物质——"天癸"，继而月经潮之有时，具有生育功能。进入绝经前后，肾精亏虚，冲任二脉逐渐亏少，天癸将竭，精气、精血不足，月经渐少以至停止，生殖能力降低以至消失，这是妇女正常生理的衰退过程。

【临床表现与鉴别诊断】

一、临床表现

（一）症状

围绝经期综合征的症状可归纳为如下几个方面。

1. 血管舒缩功能失调　自觉症状为潮热。大约有 85% 的绝经前后妇女主诉有潮热感，常常突然发作，开始多在睡眠将醒时发作，以后可在白天的任何时间出现，每次持续几秒钟或几分钟，一般持续 1~3 年，10%~20% 的妇女甚至可持续终身。

2. 心血管系统症状　围绝经期妇女心血管功能有明显的改变，绝经期前后妇女动脉粥样硬化的进程明显比男性加快。常表现为心悸、头晕、头痛、耳鸣等。

3. 神经系统症状　从绝经前期开始，妇女情绪变化很大，常易激动，烦躁，多泪，焦虑，过度自信或自卑，不能摆脱烦恼，消沉，多疑，失眠，头痛，记忆力减退，注意力不集中，严重者对生活失去信心和兴趣，甚至产生轻生念头。

4. 月经及生殖系统变化　月经周期紊乱，周期延长，经期缩短，经量减少；或经期延长，经量增多；或过早绝经等。性器官逐渐萎缩，第二性征逐渐消失，性功能减退，阴道分泌物减少，外阴瘙痒，性交不适。

5. 骨及关节症状　骨质疏松。骨质疏松的临床表现：肌肉痛，腰腿痛，颈背痛，夜间抽筋，身高减低，关节变形，驼背，脊柱弯曲等。

6. 泌尿系统症状 应力性尿失禁，尿频、尿急，或尿痛，或感下腹部不适等。

7. 皮肤、乳房的变化 皮肤干燥，瘙痒，弹性减退，搔后易患神经性皮炎；皮肤感觉异常，如麻木、温度低、针刺、蚁走、虫爬感；色素沉着亢进，出现老年色素斑；口鼻腔黏膜干燥，眼结膜干涩；乳腺萎缩、松弛等。

（二）体征

本病无特异性体征。随着年龄的增长，第二性征可有不同程度的变化，并出现一系列老龄化体征。

（三）常见并发症

围绝经期综合征常见的并发症主要有冠心病、骨质疏松性骨折、精神病。

二、鉴别诊断

妇女进入围绝经期，年龄渐老，此期亦是高血压、动脉硬化、冠心病、颈椎病、肿瘤等疾病的好发期。除了有围绝经期综合征外，往往会并见其他老年病，临证时应详细了解病情，以免误诊或漏诊。如有内科疾患，应分别处理，勿延误病情。

【望耳诊病要点】

（1）在腹穴区（彩图14-11）毛细血管浮越而显见变。

（2）在内分泌穴区（彩图14-12）或其附近区域，可见小结节变等增生性改变。

（3）在肾穴区（彩图14-13）、内分泌穴区（彩图14-14）、内生殖器穴区（彩图14-15），可见皱褶纹，并呈黯红色变。

【其他耳诊法】

（1）耳穴扪诊法：在内分泌穴区、内生殖器穴区，可扪及小结节变或隆起状变，质软或凹陷不平变。

（2）耳穴染色诊法：在内生殖器、内分泌、艇角、肾穴区，可见点状或小片状染色改变。

（3）耳穴触压诊法或电探测诊法：在内生殖器、内分泌、艇角、交感等穴区，可触压及或探及敏感点。

【耳穴疗法】

一、临床采菁

（1）主穴取子宫、内分泌、皮质下、肝、肾、卵巢穴；配穴取神门、心、降压沟穴。采用双耳同时治疗或双耳交替使用。可采用毫针刺法或耳穴压丸法。每日1次，10~20次为1个疗程，疗程间休息2~3日。每次毫针刺法留针时间宜30~60分钟，随其病情而定。心慌心悸者可加用心穴。血压偏高者可加用降压沟穴。

（2）主穴取子宫、卵巢、内分泌、皮质下、神门、交感、肾、枕穴。配穴：心肾不交型者，配加心、肝、胃穴；肾阴亏虚型者，配加肺、脑干、内耳穴；肾阳虚衰型者，配加脾、兴奋点穴；肝气郁结型者，配加肝阳$_1$、肝阳$_2$、胆、三焦穴；肝肾阴虚型者，配加肝、目穴。采用耳穴贴压法，将王不留行子粘贴于一侧耳穴，隔日换贴对侧耳穴。并嘱患者每日自行按压贴穴 5~7 次，14 日为 1 个疗程，疗程间相隔 5 日。

刘楫帆临床应用该法共治疗围绝经期综合征患者 50 例，显效 38 例，有效 8 例，无效 4 例，显效率达 76%，总有效率达 92%。

（3）主穴取卵巢、脑、屏间、肾穴。配穴：心悸失眠者，配加心、神门穴；烦躁易怒者，配加肝；汗出、五心烦热者，配加交感穴。病情严重并出现精神异常者，配加耳尖穴。采用毫针针刺或埋针治疗，病情严重者可采用耳尖穴放血；若病久阴阳并虚者，则以王不留行子或磁珠丸埋穴。

典型病例：患者刘某，女性，48 岁，于 2008 年 6 月 5 日初诊。患者主诉近 1 年月经周期不正常，先后不定期，少则半月 1 次，多则 3 个月 1 次，伴有头晕目眩，口苦咽干，颈部烘热，烦躁易怒，胸闷憋气，失眠多梦，消瘦，乏力，食欲缺乏，精神较差，小便色黄，大便干结。查舌苔薄黄，脉沉弦。脉搏 84 次/分钟，血压 160/90mmHg。患病期间曾经中西医治疗并口服降压药（吲达帕胺），疗效欠佳。中医辨证为：绝经前后诸证（肝肾阴虚，肝阳上亢型），治以滋阴潜阳、益肾宁心、调理冲任为原则，取体穴关元、气海、三阴交、肝俞、脾俞、肾俞、太溪、神门为主穴，百会、风池、太冲为配穴，同时选取耳穴交感、神门、心、内分泌、卵巢、丘脑、缘中穴，用王不留行子压丸，每日自行按压 5 次，每次每穴按压 30~60 秒钟，每隔 5 日更换 1 次，每次治疗选一侧耳穴，两耳交替使用，10 日为 1 个疗程。每个疗程间隔 5 日。经 2 个月治疗，诸证消失，随访 3 个月未见复发。

二、验方荟萃

（1）主穴取内生殖器、内分泌、肾、肝、缘中、睾丸（卵巢）穴。临证配穴：情绪激动性失眠者，配加神门、心穴；心慌、心跳者，配加心、小肠穴；精神不集中者，配加兴奋点、额穴；血压高者，配加降压沟穴；面部潮红、多汗者，配加交感、面颊、肺穴；烦躁不安者，配加耳尖穴放血。采用压丸法、埋针法、贴磁法治疗均可，每周 2 次，10 次为 1 个疗程，每个疗程间隔 1 周，需坚持治疗 2 个月以上。若用针刺法，则每日 1 次，10 次为 1 个疗程，疗程间相隔 7 日。

（2）主穴取内生殖器、内分泌、肾穴。配穴：情绪激动、失眠者，配加心、神门、皮质下穴；阵发性心律失常者，配加心、小肠穴；血压偏高者，配加耳背沟、角窝上穴；潮红轰热、多汗者，配加交感、肺、颊穴；头晕目眩者，配加肝、枕穴；轻度水肿者，配加三焦、脾穴；记忆力减退者，配加皮质下、缘中、心穴；耳鸣者，配加外耳、内耳、肾上腺穴；恶心呕吐者，配加胃、枕、神门穴。

1）毫针法：主穴每次必取，配穴随症选取。探准敏感点，在敏感点处进针，施以平补平泻手法行针。在行针的同时，嘱患者注意自己的症状是否得以减轻，这样可提高疗效。每日针刺单侧耳穴，两耳轮换交替进行，10 次为 1 个疗程，疗程间相隔 5~7 日。

2）压丸法配合暗示疗法：取穴同耳穴毫针法。在按压耳穴施以手法治疗时，暗示患者症状将逐渐减轻。并嘱患者每日自行按压耳穴 3~5 次，在按压时，也要想着症状正在减轻。并要向患者讲述耳穴疗法一定能治好本病的道理，使患者坚信耳穴疗法能治好本病。隔日治疗 1 次，15 次为 1 个疗程，疗程间相隔 7~10 日。

3）放血法：对于烦躁不安的患者，可配合结节、耳尖穴作点刺放血。每次取单侧 1 穴，两穴轮换交替进行。

4）贴膏法：取穴同耳穴毫针法。选用"活血镇痛膏"或其他橡皮膏药。每次取单侧耳穴，两耳轮换交替使用。每 1~3 日换贴 1 次，10 次为 1 个疗程。

【预防与调护】

（1）饮食宜清淡而富于营养，少食辛辣刺激性食物，禁烟忌酒。

（2）生活起居要有规律，保持稳定情绪，做到劳逸结合，不过度疲劳。

（3）围绝经期综合征患者应养成良好的卫生习惯，要注意阴部的清洁，预防感染。定期进行妇科检查，注意月经变化。

（4）加强精神疏导与情绪调节，保持乐观豁达心态，放松心情，轻松度过围绝经期。

（5）积极开展医疗体育锻炼活动，增强身体素质。

第三节 糖尿病

【概述】

糖尿病，是一种临床常见的有遗传因素的内分泌-代谢性疾病，因胰岛素分泌相对或绝对不足以及靶细胞对胰岛素敏感性降低，从而引起糖、蛋白质、脂肪和继发的维生素、水、电解质代谢紊乱，并以高血糖为主要临床特征的一组疾病。

本病在中医学，属"消渴"等病证范畴。

【临床表现与鉴别诊断】

一、临床表现

（一）症状

1. 主要临床表现　不同类型的糖尿病有不同的临床表现，然而糖尿病最常见的症状为"三多一少"，即多饮、多食、多尿和体重减轻。不同类型的糖尿病出现这 4 种主要表现的时间及顺序可能不同，但这些临床表现在各种类型糖尿病的自然病程中均可能出现。

2. 其他临床症状　随着糖尿病的进一步发展，由于慢性并发症的出现而可以表现各种不同的临床症状，如疲乏无力，性欲减退、月经失调，麻木、腰腿疼痛（针刺、烧灼样或闪电样疼痛），皮肤蚁走感，皮肤干燥，瘙痒，阳痿，便秘，顽固性腹泻，心悸，体位性低血压、出汗，视物模糊、黑矇，多发及难治性疖肿，足部破溃等。

（二）体征

糖尿病的早期，绝大多数患者无明显体征，多尿明显而饮水不足情况下，患者可能出现脱水征。

久病患者可能因为营养障碍，继发性感染，心血管、肾脏、眼部、神经、皮肤、关节肌肉等并发症而出现各种相应的体征。

少数患者可出现皮肤黄色瘤、皮肤胡萝卜素沉着症。

（三）常见并发症

1. 常见的急性并发症 糖尿病酮症酸中毒，糖尿病非酮症高渗综合征，糖尿病性乳酸中毒，低血糖症等。

2. 常见的慢性并发症 糖尿病性心脏病，糖尿病性高血压，糖尿病性脑血管病变，糖尿病性下肢动脉硬化闭塞症，糖尿病性神经病变，糖尿病肾病，糖尿病足等。

二、鉴别诊断

本病应与其他原因所致的尿糖（如肾性糖尿、急性应激状态、食后糖尿、胃空肠吻合术后、弥漫性肝病等）阳性和继发性糖尿病（如胰源性糖尿病、内分泌性糖尿病、血液真性红细胞增多性糖尿病、医源性糖尿病等）相鉴别。

【望耳诊病要点】

（1）症状期：①在内分泌穴区（彩图 14-16）、胰胆穴区（彩图 14-17），可见红斑变或红点变或片状色斑变。其色越红，揭示病情越严重。②斑点或片状色斑的红变程度与病情的轻重常呈正比关系。

（2）无症状期：在胰胆穴区（彩图 14-18）、内分泌穴区（彩图 14-19），可见肿胀变，其色稍白变。

【其他耳诊法】

（1）手指触诊法：肿胀部位呈柔软感变。

（2）探棒触诊法：可见压痕变。

（3）耳穴染色诊法：在胰胆、肝、肾穴区，可见点状染色变。

（4）耳穴电探测诊法：在胰胆、内分泌、肾穴，可探及阳性反应，症状期阳性反应点可随症状增加而相应增加，这对早期发现糖尿病有辅助诊断作用。

【耳穴疗法】

一、临床采菁

（1）主穴取胰、胆、肝、肾、缘中、屏间、交感、下屏尖穴；配穴取三焦、渴点、饥点穴。根据临床主症及辨证分型情况，每次选 5～6 穴。每次取单侧耳穴，两耳交替进行。耳廓皮肤常规消毒后，施以毫针刺法，采用捻入法将毫针快速刺入耳穴，捻转行针 1 分钟，留针 60 分钟。留针期间，每隔 30 分钟行针 1 次。隔日施治 1 次，10 次为 1 个疗程。

龙文君临床应用该法共治疗糖尿病患者 25 例，显效 6 例，良好 6 例，好转 8 例，无效 5 例，显效率为 24%，显效、良好率为 48%，总有效率达 80%。

（2）主穴取胰腺、肾、内分泌、垂体、丘脑、三焦、神门穴；配穴取肺、胃、脾穴。采用毫针刺法，隔日 1 次。耳穴贴压药子法，每日 1 次。每次选用 3～5 穴，10 次为 1 个疗程，疗程间休息 3 日。对于上消者，可配加肺穴，以宣发肺气。中消者，可配加脾、胃穴，以健胃和脾。

二、验方荟萃

（1）主穴取胰胆、内分泌、肾、三焦、耳迷根穴。临证配穴：饮水多者，配加肺、渴点穴；多食者，配加胃、饥点穴；皮肤瘙痒、长期罹患疖肿者，配加神门、心穴；伴性功能减退、月经不调者，配加肝、内生殖器穴。每次选 3~5 穴，针刺者隔日 1 次，压丸者每 3 日更换一侧耳穴，5~10 次为 1 个疗程。

（2）主穴取胰胆、内分泌、缘中穴；配穴取肾、三焦、肺、肝、脾、胃、神门、肾上腺穴。

1）毫针法：每次主穴全取，配穴根据临床症状选取。每次取单侧耳穴，两耳交替进行。找准敏感点后，在敏感点进针。病程短者，施以平补平泻捻转法；病程长者，施以捻转补法。每日治疗 1 次，10 次为 1 个疗程，疗程间相隔 5~7 日。

2）压丸法：取穴同耳穴毫针法。每次取单侧耳穴，两耳交替进行。找准敏感点后，在敏感点施以压丸法。病程短者，用对压手法；病程长者，用轻柔按摩法。每日治疗 1 次，10 次为 1 个疗程，疗程间相隔 5~7 日。

3）磁疗法：取穴同耳穴毫针法。每次取单侧耳穴，两耳交替进行。找准敏感点后，在敏感点压磁珠或磁片。每 5~7 日更换 1 次，7 次为 1 个疗程，疗程间相隔 7 日。

4）药液注射法：治疗取穴与耳穴毫针法相同。主要用于胰岛功能减退引起的糖尿病患者。取胰岛素粉针剂 50μg 溶于 0.9%氯化钠（生理盐水）2mL 之中，溶解稀释后，做耳穴注射，每穴注射 0.1~0.2mL，剩余药液则注入双侧体穴三阴交穴［位于胫骨后缘，内踝尖上 3 寸（约 9cm）处］。

【预防与调护】

（1）严格控制饮食，节制肥甘厚味和甜食，多进食粗粮和新鲜蔬菜等。严禁烟酒。糖尿病患者应选少油少盐且清淡的食物，吃饭要细嚼慢咽，多吃蔬菜，尽可能不在短时间内吃含葡萄糖、蔗糖量大的食品，并在血糖过高时不吃水果，餐前餐后不吃水果等。

（2）注意天气变化，及时增减衣服，预防感冒。

（3）注意精神调养，保持乐观向上的心态。

（4）生活起居要有规律，做到劳逸结合，避免过度疲劳，节制房事。

第十五章　精神神经系统疾病

第一节　神经衰弱

【概述】

神经衰弱是神经症的一种。是一种以慢性疲劳，情绪不稳，自主神经功能紊乱，以突出的兴奋与疲劳为其临床特征，并伴有躯体症状和睡眠障碍的神经衰弱综合征。

本病在中医学，属"神劳""心劳"等病证范畴。

【临床表现、诊断要点与鉴别诊断】

一、临床表现

1. 精神易兴奋与易疲劳　主要表现为学习、工作注意力不能集中或专注于某一主题，易受外界无关刺激的影响。联想与回忆增多且杂乱、无意义，使人感到苦恼，常诉"脑力下降"。

2. 躯体的不适　常有大量的躯体不适症状，经各种检查找不到病理性改变的证据。这些症状实际上是一种生理功能紊乱的表现，多与患者的心理状态有关。最常见头痛，部位不恒定，但能忍受，工作、学习时加重，休息后疼痛减轻或消失。

3. 睡眠障碍　常入睡困难，睡眠不深，多梦，并因梦多而影响睡眠质量。易早醒，醒后无睡眠感，且疲乏。

4. 自主神经功能障碍　心悸、血压不稳定、多汗、畏食、便秘或腹泻、尿频；月经不调、早泄或阳痿等。

5. 情绪症状　难以控制和与环境不相称的烦恼、易激惹和紧张，部分患者可有轻中度的焦虑、抑郁，但不持久。有些神经衰弱患者可以完全没有抑郁情绪。

6. 其他　不存在相应的躯体疾病或其他精神疾病，体格检查无阳性体征。

二、诊断要点与鉴别诊断

（一）诊断要点（CCMD-3诊断标准）

1. 症状标准

（1）符合神经症的诊断标准。

（2）以持续和令人苦恼的脑力和体力易疲劳，经休息和娱乐不能恢复为特征，至少有以下其中2项：①易感症状，如烦恼、紧张、易激惹等，可有焦虑、抑郁情绪，但不占主导。②精神易兴奋症状，如回忆、联想增多，注意力不集中，对声光刺激敏感等。③肌肉紧张性疼痛，如头痛、腰背痛等。④睡眠障碍，如入睡困难、多梦易醒、睡眠节律紊乱、睡眠感觉缺失、醒后无清新感等。⑤其他心理生理症状，如头昏眼花、耳鸣、心慌、胸闷、腹胀、消化不良、尿频、多汗、阳痿、早泄及月经不调等。

2. 严重标准 患者感到痛苦或影响社会功能而主动求医。

3. 病程标准 符合症状标准至少3个月。

4. 排除标准 排除其他类型神经症、抑郁症及精神分裂症。因各种躯体疾病伴发的神经衰弱症状，可诊断为神经衰弱综合征。

（二）鉴别诊断

本病应与焦虑症、恶劣心境、神经衰弱综合征等相鉴别。

【望耳诊病要点】

在心穴区，可见圆形皱褶变（彩图15-1）；在枕穴区（彩图15-2）或垂前穴区（彩图15-3），可见点状或片状白色变；在肾穴区（彩图15-4），可见点状或片状白色变。

【其他耳诊法】

（1）耳穴扪诊法：在枕、颞、额等穴区，可触及条索状物变，对耳屏边缘软骨增生变。

（2）耳穴染色诊法：在心、肝、脾、枕、内分泌等穴区，可见小点或小片状染色变。

（3）耳穴触压诊法或电探测诊法：在心、内分泌、内生殖器、肝、肾、枕等穴区，可触压及或探及敏感点，随其症状的不同还可触压及或探及相应的敏感点。

【耳穴疗法】

一、临床采菁

（1）主穴取神门、交感、枕、皮质下、心穴（交替使用）。配穴：心脾亏虚型者，配加脾、胃穴；阴虚阳亢型者，配加肾、内分泌穴；肝气郁结型者，配加肝、胆穴。每次取单侧耳穴，两耳交替进行。耳廓皮肤常规消毒后，用30号0.5寸不锈钢毫针，快速进针刺入，施以中、强度刺激，并予留针30分钟。留针期间作间歇行针。每日施治1次，10次为1个疗程，疗程间相隔5日。

马新平临床应用该法共治疗神经衰弱患者36例，临床治愈27例，好转8例，无效1例，临床治愈率达75%，总有效率达97.22%。

（2）取耳尖、神门、心、皮质下、枕、利眠区、神经衰弱点为基本穴。心脾两虚型者，配加脾、小肠穴；心肾不交型者，配加肝、肾穴；心气虚型者，配加肝、胆穴；肝郁气滞型者，配加肝、三焦穴；肾阳虚型者，配加精宫、内分泌、肾穴；胃失和降型者，配加胃、三焦、脾穴。选择适合耳穴大小的半个绿豆，以其光滑面对准耳穴，用胶布贴紧并稍加压力，使患者感觉有酸、麻、胀或发热感。粘贴后，嘱患者每日自行按压贴穴3~5次，以耳廓出现发热感为佳。每隔3~5日换贴1次，6次为1个疗程，持续治疗1~3个疗程。

黄丽春临床应用该法共治疗神经衰弱患者166例，临床治愈60例，显效39例，进步43例，无效24例，临床治愈率为36.14%，临床治愈、显效率达59.64%，总有效率达85.54%。

（3）主穴取心、肾、皮质下、神门、失眠、神经衰弱点穴；配穴取枕小神经穴。施以耳穴贴压法，用王不留行子粘贴所选耳穴，粘贴后，并嘱患者每日自行按压贴穴3次，每次每穴施治1~2分钟，6日为1个疗程。

陶执临床应用该法共治疗神经衰弱患者348例，显效244例，进步100例，无效4例，显效率达70.11%，总有效率达98.85%。

二、验方荟萃

（1）主穴取神门、心、肾、皮质下、垂前穴。随证配穴：心肾不交型者，配加肝、肾穴；肝郁气滞型者，配加肝、三焦穴；心气虚型者，配加肝、胰胆、交感穴；心脾两虚型者，配加脾、小肠穴；肾阳虚型者，配加内生殖器、内分泌、艇角、肾穴；胃失和降型者，配加脾、胃、三焦、交感穴。

1）压丸法：每次主穴均取，配穴根据临床症状选取2~3穴。每次选单侧耳穴，两耳交替进行。对准敏感点压丸。采用轻柔的按摩手法，嘱患者每日自行按压每个耳穴3~4次，每3~5日治疗1次，10次为1个疗程。

2）药液注射法：取神门、心、肾、皮质下穴，每次选单侧，两耳交替进行。用一次性使用注射器套接4.5或5号皮试用注射针头，抽取0.5%~2%盐酸普鲁卡因注射液（过敏试验阴性者），或复方氯丙嗪注射液，或黄芪注射液，或维生素B_{12}注射液等后，耳穴皮肤常规消毒，快速进针后，每穴注射上述药液中的1种药液0.05~0.2mL，剩余药液注入体穴三阴交穴。每隔2~4日注射1次，7次为1个疗程。

（2）取额、脑、肝、脾、神门、心、皮质下穴，每次选3~5穴。采用毫针刺法，施以轻刺激或中度刺激，并予留针30~60分钟；热证者，可在耳尖穴做点刺放血。每日或隔日治疗1次。每次取单侧耳穴，两耳交替进行。亦可用王不留行子贴压上述耳穴，并嘱患者每日自行按压数次。10次为1个疗程。

【预防与调护】

（1）患者要树立战胜疾病的信心，由于神经衰弱治疗过程较长，疗效较慢。因此，坚持一定时间的治疗，使神经功能得到充分的调整。

（2）根据不同病因，自我进行对症治疗。

（3）患者宜多参加体力劳动和体育运动或文体活动，对调节神经系统的功能有很大的帮助。另外，劳动和运动能促进和改善全身的血液循环。

（4）建立合理的作息制度，做到劳逸结合，不过度用脑。午后及晚上不饮用浓茶及咖啡等。

（5）稳定思想情绪，避免情绪波动和郁生闷气。

第二节　头　痛

【概述】

头痛是指头颅上半部，即眉弓以上到枕部区域内深在性的疼痛。但不包括浅表性疼痛，浅表性疼痛也称头皮痛。1989 年国际头痛协会（HIS）将头痛与面痛合称为头面痛，因此，头面痛的定义应是头面部深在性疼痛及牵涉痛。

头痛是许多疾病中的一种常见的自觉症状，可出现于许多急、慢性疾病之中。

在中医学，有关头痛病名的记载很多，诸如"头风""脑风""大头风""雷头风"等，但实际上均属于头痛的范畴。是指因风寒湿热之邪外袭，或痰浊瘀血阻滞，致使经气上逆，或肝阳郁火上扰清空，或气虚清阳不升，或血虚脑髓失荣等所致的慢性反复发作性且经久不愈的头部疼痛。

【临床诊断要点】

1. 头痛的性质

（1）跳痛或胀痛则多见于血管性头痛。

（2）锐痛则多见于耳源性、齿源性头痛。

（3）针刺样、电击样、火烧样痛则多为神经性头痛。

（4）强烈样钝痛则多见于脑炎、脑膜炎、脑瘤等疾病。

（5）钳压痛、紧缩性痛、重压样痛则可为紧张性头痛。

（6）其疼痛变化多端、十分奇特的，则可为功能性头痛。

2. 头痛的部位

（1）右颞部疼痛，多见于偏头痛。

（2）前额部、颞部、头顶部疼痛，多见于硬膜下血肿性头痛。

（3）枕后部疼痛，多见于高血压性头痛。

（4）弥漫性全头痛，多见于颅内高压或低压，急性热性疾病。

（5）头痛部位固定不变，多为脑瘤所致；头痛较为局限或表浅，多为颅外疾病所致之头痛。

3. 头痛的程度

（1）疼痛非常剧烈，多见于急性颅内高压、三叉神经痛、蛛网膜下腔出血、偏头痛等疾病。

（2）中等度疼痛，常见于五官科疾病。

（3）较轻的一般性疼痛，多见于热性疾病。

（4）疼痛常难以忍受，多见于神经症患者。

（5）疼痛影响睡眠或夜间痛醒，则多为器质性疾病所致。

4. 头痛发生的方式

（1）慢性长期反复性头痛是偏头痛的特征性表现。

（2）坐位或立位时疼痛加重，卧位时则疼痛减轻，则多为低颅压性头痛。

（3）在咳嗽、用力、运动、大便时，疼痛加重，则常见于颅内占位性病变。

（4）在感冒后加重、做引流术后缓解，则见于鼻源性头痛。

（5）与精神创伤、情感因素有关的，则多见于精神性头痛。

（6）缓慢发生的头痛，多见于颅内外的多种疾病。

5. 头痛的时间

（1）偏头痛、脑瘤、额窦炎、颅内高压和高血压性头痛，多于晨间发生。

（2）眼源性头痛，多在长期阅读书籍后发生，经适当休息后可使疼痛得到缓解。

（3）鼻源性头痛，大多在起床后不久或在体位引流不畅时发生。

（4）紧张性头痛，大多在精神紧张，或睡眠不足，或疲劳过度时发生。

（5）偏头痛常呈周期性发作，且多在上午时发作，一般可持续数小时或 1~2 日。妇女则与月经周期有关，月经期间可致疼痛发生。

（6）脑瘤患者，其疼痛常呈进行性日益加重。

6. 头痛时伴随的全身症状与体征

（1）各种细菌性脑膜炎、病毒性脑炎、脑脓肿患者，常伴随急性头痛、发热、呕吐等症状。

（2）蛛网膜下腔出血、脑室肿瘤、颅后凹肿瘤患者，常伴随颈项强直或强迫头位。

（3）颅内占位性病变以及颅内高压性患者，常见慢性头痛伴呕吐，特别是喷射状呕吐。

（4）肾病、高血压、嗜铬细胞瘤患者，头痛且常伴随高血压症状。

（5）颅后凹病变、脑干病变、内耳病变患者，头痛且常伴见眩晕症状。

（6）癫痫病患者，常呈长期性、间歇性头痛且伴见惊厥症状。

（7）小脑肿瘤患者，头痛且常伴见剧烈性眩晕。

（8）脑血管畸形或脑动脉瘤突然破裂出血患者，常见剧烈头痛后，随即出现昏迷症状。

（9）脑部额叶肿瘤患者，常见头痛并伴随精神症状。

（10）脑肿瘤以及青光眼患者，头痛且常伴随视力障碍症状。

偏头痛

偏头痛是一种原发性头痛病，其特征是多种神经、胃肠道和自主神经症状的组合。临床表现为反复发作的偏侧或双侧头痛，可伴有恶心、呕吐和烦躁不安，发作前可能有视先兆。女性多于男性，部分患者有家族史。

偏头痛多属“内伤头痛”。头为清阳之府，三阳经脉均循行头面，足厥阴肝经与督脉会于巅顶，五脏六腑之阴经阳气皆上于头。因此，经络脏腑病变皆可发生头痛。

【临床表现与鉴别诊断】

一、临床表现

1. 症状与体征　主要表现为偏侧或双侧发作性头痛，一年发作 1 次或数次不等，偶尔多达每周 2 次，部分患者伴恶心、呕吐、视先兆、嗜睡和烦躁不安，发作间期一切如常。

2. 临床分型　按 2004 年第 2 版国际头痛协会（HIS）的偏头痛分类法（ICHD-Ⅱ），偏头痛可以分为 6 大亚型，即无先兆偏头痛、有先兆偏头痛、视网膜性偏头痛、常为偏头痛前驱的儿童周期性综合征、偏头痛并发症（慢性偏头痛、偏头痛持续状态、无梗死的持续性先兆、偏头痛性梗死和偏头痛诱发的痫样发作）及很可能的偏头痛。现主要介绍无先兆偏头痛（最多，占65%）及有先兆偏头痛（其次，占15%）。必须注意首先排除其他疾病。

不论有先兆偏头痛还是无先兆偏头痛，在发作前数小时或 1~2 日都可出现疲劳、注意力不集中、颈部僵硬不适、对光和声敏感、恶心、哈欠、面色苍白及（或）闪光视野。儿童与青少年的偏头痛发作与成人略有不同：①持续时间常为 1~2 小时，较成人短但发作频繁。②双侧性（头颈部）较成人多。③性别比随年龄增长而不同：4~7 岁，男>女；7~11 岁，男=女；11~14 岁，男：女=1：3，即女>男。

二、鉴别诊断

本病应与丛集性头痛、高血压头痛、头痛型癫痫、紧张型头痛等相鉴别。

紧张型头痛

紧张型头痛（TTH），以往又称为肌收缩性头痛、心因性头痛、应激性头痛、特发性头痛、普通性头痛等。1988 年国际头痛协会（IHS）第 1 版国际头痛疾病分类（ICHD-Ⅰ）首次引入了紧张型头痛这一通行的术语。

本病可归属于中医学"头痛""头风""脑风"等病证范畴。

【临床表现与鉴别诊断】

（一）临床表现

大多起病隐匿，部分病例呈发作性起病，又称发作性紧张型头痛，每次头痛持续 30 分钟至 7 日，随着发作次数的增多，发作频度和持续时间亦会延长，甚至成为慢性紧张型头痛或慢性头痛。病程可达数年或数十年。劳累、心理因素、不良姿势或躯体疾病和治疗与否等可使病程和病情波动，缓解或复发，使生活质量降低。在紧张型头痛患者，女性略多于男性，男：女约为 5：4。

1. 头痛 通常疼痛的部位位于双侧的枕部、颈-枕部、额-颞部、顶部或全头部，有时伴有颈部、肩部或面部肌肉紧张、僵硬，活动时常感不适或酸、胀、沉、重。疼痛的性质常为钝痛、胀痛、束带样紧箍感。

2. 伴随症状 部分病例头痛发作期间可伴有畏光、畏声和轻度恶心，但通常不会出现明显的呕吐现象。病程较长或治疗效果不佳者，常有失眠、焦虑或（和）抑郁障碍和胃肠功能不适等症状。

3. 体格检查 可扪及疼痛部位的肌肉紧张、触痛或呈痛性结节。头痛常呈轻至中度，不因日常活动而加重。

（二）鉴别诊断

本病应与偏头痛、颈源性头痛、颅骨疾病所致的头痛等相鉴别。

丛集性头痛

丛集性头痛（CH）是一种具有发作性、周期性和自主神经症状的一侧严重的原发性头痛。头痛呈丛集样反复密集发作，每次持续 15~180 分钟，每日发作 1~8 次不等。疼痛的部位通常位于一侧眼眶、眶上、颞或这些部位的结合部。疼痛侧常有结膜充血、流泪、鼻充血、流涕、额和面部出汗、瞳孔缩小、上睑下垂和眼睑水肿等症状。丛集性头痛的人群患病率为 0.1%~0.4%，男性多于女性，男、女比约为 9∶1。任何年龄均可发生，但以 20~40 岁者最为多见。

本病可归属于中医学的"头痛""头风""首风""脑风""眉棱骨痛"等病证范畴。

【临床表现与鉴别诊断】

（一）临床表现

1. 头痛　头痛常突然发生，10~15 分钟达到高峰，可持续 15~180 分钟。头痛呈非搏动性钻痛或撕裂样疼痛，严重而难以忍受，但头痛的严重程度并非持续不变。头痛常局限于侧眼眶、眶后、颞、眶上和眶下，偶有两侧交替发作。头痛发作有明显的周期性，可固定于一日内的某一时段或一年中的某个季节内发作，每日发作数次（1~8 次）或间日发作 1 次，但可连续发作数周至数月，有的患者头痛常在夜间快速眼动睡眠期发作，常于睡眠中痛醒。睡眠呼吸暂停、血氧饱和度下降、饮酒、血管扩张剂和抽烟等对丛集性头痛有诱发作用。头痛缓解期可持续数月至数年。

2. 自主神经症状　丛集性头痛发作期常有副交感神经过度激活，出现明显的自主神经功能障碍，表现为同侧眼流泪、球结膜充血、鼻阻塞或流鼻涕。部分病例因交感神经麻痹可出现瞳孔缩小、眼睑下垂。其他自主神经功能障碍症状，常有面部潮红或苍白、同侧面部或颈动脉触痛等。

3. 其他症状　部分病例在丛集性头痛发作期可出现情感障碍和行为异常，表现为焦虑、烦躁、容易激惹、疲劳、乏力或压抑，甚至轻生自杀。头痛严重时有的病例有哭、喊、尖叫等状况。夜间发作频繁者常有睡眠障碍，甚至恐惧不安、害怕头痛再次发作而彻夜难眠。

（二）鉴别诊断

本病应与偏头痛、丛集头痛样发作、三叉神经痛、阵发性偏头痛、SUNCT 综合征等相鉴别。

特发性颅内高压头痛

特发性颅内高压头痛（IIH），又称为良性颅内压增高综合征，是一种病因不明的慢性颅内压增高综合征。临床表现为头痛和一过性视障碍，检查可见脑脊液压力增高，且通常持续高于 200mmH$_2$O（1mmH$_2$O＝9.8Pa）。双侧视盘水肿，一侧视盘水肿较少见。有时可见展神经麻痹，出现水平复视。意识水平和意识内容不会改变。视力丧失通常是特发性颅内高压永久性的严重并发症。神经放射检查（如头颅 CT 及头颅 MRI）基本正常，无占位性病变、脑室扩大和脑室系统阻塞的证据。

根据 IIH 的临床表现与中医学相关病证的比较研究，IIH 当属于中医学"头痛""脑风""头风""视歧""视瞻昏渺"等病证范畴。

【临床表现与鉴别诊断】

（一）临床表现

1. 症状

（1）头痛：是最主要和最常见的症状，约占 IIH 患者的 90%。头痛多为轻至中度，以弥漫性或单侧性搏动性头痛，或额部、枕部钝痛为主。多为阵发性出现，晨重暮轻，咳嗽、摇头或用力常使头痛加剧。可伴有眼眶后胀痛，颈、肩、手臂疼痛。也可出现偏头痛样的搏动性疼痛，伴有恶心、呕吐、畏光或畏声，类似无视觉先兆的慢性偏头痛。有的患者头痛可呈阵发性发作，类似发作性紧张型头痛，服用西药缬沙坦及体位改变后加重。

（2）视觉症状：比较常见，包括视觉暗点、一过性视物模糊、复视、视野缺损、眼痛、斜视。有报道称，永久性视力丧失是并不少见的严重并发症。

（3）其他症状：60%的患者可出现搏动性耳鸣或头鸣，可听见自身心跳或耳语。这类症状多出现在 IIH 的早期阶段，其发生与血流由高压力的颅内腔流入低压力的颈静脉形成的湍流有关。其他症状包括麻木、共济失调、放射性疼痛、关节炎等。少数患者伴有精神和性格异常、记忆力减退、学习成绩下降等症状。部分病例可因假定位症状——展神经麻痹，而出现复视。

2. 体征

（1）视盘水肿：是常见的重要体征，多表现为双侧视盘水肿，偶见单侧视盘水肿，程度轻重不一，严重者伴有渗出或出血，视盘水肿时间较长可致视神经萎缩。部分患者还出现展神经麻痹，受累侧为内斜视及双眼复视。

（2）幼儿表现体征：为慢性颅内压增高所致的颅缝分离、头围增大。少数患儿有视野缺失，或视野缩小、生理性盲点扩大。偶见一侧面肌无力、步态不稳、踝阵挛、神经性耳聋等。

（3）其他体征：其他少见的症状包括手足的感觉异常、颈项强直及关节痛。这些症状与神经根受到高颅压的刺激有关。

（二）鉴别诊断

本病应与颅内占位病变、脑蛛网膜炎、颅内静脉窦隐性栓塞及微型脑动脉畸形、脑内积气和颅腔积气、脑室扩张不伴压力升高或脑萎缩等相鉴别。

低颅压性头痛

低颅压性头痛（IHH）是脑脊液（CSF）压力降低（<60mmH₂O）导致的头痛。以体位性头痛为临床特征，常在直立 15 分钟内出现头痛或头痛明显加剧，卧位 30 分钟头痛缓解或消失。IHH 的发生原因为脑脊液漏，或脑脊液生成减少，或脑脊液吸收过多。

低颅压性头痛，属中医学"头痛"中"内伤头痛"的病证范畴。

【临床表现与鉴别诊断】

（一）临床表现

任何年龄均可发病，以 20～40 岁居多，女性多于男性，男女比例为 1∶3。大多急性起病。

1. 症状与体征

（1）体位性头痛：头痛为首发症状，所有患者均有头痛，表现为额、颞、枕部的剧烈胀痛，或弥漫性钝痛及搏动性疼痛，疼痛可向肩、背部放射。特点是坐位与立位时不超过 15 分钟出现或头痛加重，平卧位时不超过 30 分钟头痛明显减轻，卧床和补液后症状消失。

头痛可持续一至数日，几乎所有患者眼底检查均正常。

（2）伴随症状：眩晕和呕吐，头位变动时或剧烈头痛之后出现头昏、视物旋转、恶心、呕吐。常有血压偏低、畏光、乏力、畏食、失水及颈项强直等表现，严重时可出现意识障碍，轻者嗜睡，重者昏迷。少数患者可出现自主神经症状，极少数患者因脑组织失去脑脊液的托浮和衬垫作用，使动眼神经直接受到挤压或牵扯出现瞳孔不等大，或眼外展肌麻痹等。偶见患者癫痫发作、听神经麻痹、锥体束征、脑膜刺激征、尿便障碍、硬膜下血肿及脑疝死亡的个案报道。

2. 临床分类

（1）自发性低颅压性头痛：此类患者往往找不到明确的病因。好发年龄为 20~30 岁，女性与男性比例为 3∶1，病程数日至数月不等。临床主要特点是突发或亚急性体位性头痛。头痛在平卧时减轻或消失，坐位或站立时出现，Valsalva 动作（深吸气后屏气，再用力做呼气动作）时加重，可伴有恶心、呕吐、眩晕、耳鸣等自主神经症状。

（2）继发性低颅压性头痛：多见于腰椎穿刺术后、颅脑外伤后、颅脑手术后、糖尿病昏迷、尿毒症、休克、脱水、脑膜脑炎等。临床特点是头痛剧烈呈全头痛或枕、颈、额、颞持续性胀痛或无固定位置痛，可向项、肩部放射，坐起、站立及活动时头痛加剧，多在平卧或头低脚高位时头痛减轻或消失。常伴有恶心、呕吐、耳鸣、畏光、眩晕、步态不稳，少数有短暂的晕厥发作、精神障碍、抽搐、心悸、出汗等。

（二）鉴别诊断

本病应与蛛网膜下腔出血、特发性颅内高压、结核性脑膜炎等相鉴别。

【望耳诊病要点】

1. 全头痛患者

（1）在额穴区（彩图 15-5）、颞穴区变（彩图 15-6）、枕穴区变（彩图 15-7）以及枕穴区下方处（彩图 15-8），均可见片状红晕变，或有隆起变。

（2）在头痛的反应部位处，可见片状增厚变（彩图 15-9），且有压痛变。

2. 头顶痛患者

（1）在枕穴区（彩图 15-10）或其下方处（彩图 15-11），可见隆起变。

（2）在枕穴区（彩图 15-12）或其下方处（彩图 15-13），可见点状或片状红晕变。

（3）在枕穴区点、片状隆起边缘处（彩图 15-14），可见红晕变。

3. 前头痛患者

（1）在额穴区（彩图 15-15），可见点、片状红晕变；或在额穴区点状白色边缘处（彩图 15-16），可见红晕变。

（2）病程较长，症状反复发作者：①在额穴区（彩图 15-17），可见圆形隆起变；②在心穴区（彩图 15-18），常可见皱褶纹变，并可见光泽变。

4. 偏头痛患者

（1）在颞穴区（彩图 15-19），可见点、片状红晕变或点状白色变，且其边缘处（彩图 15-20），可见红晕变，也可见点状（彩图 15-21）或片状隆起变（彩图 15-22）。

（2）在心穴区（彩图 15-23），可见皱褶纹变，且可见光泽变。

5. 后头痛患者 在枕穴区（彩图 15-24），常见点、片状红晕变；或在点片状白色边缘处（彩图 15-25），可见红晕变，亦可见片状隆起变（彩图 15-26）。

6. 头痛的相应部位可见阳性反应

（1）肝胃蕴热型头痛患者，在枕穴区（彩图 15-27）、颞穴区（彩图 15-28）、额穴区（彩图 15-29），可见毛细血管怒张变或毛细血管呈网状充血反应。

（2）风邪侵入型头痛患者，在枕穴区（彩图 15-30）、颞穴区（彩图 15-31）、额穴区（彩图 15-32），可见点状红晕变，边缘不清变，且有光泽变。

（3）虚证型头痛患者，在枕穴区（彩图 15-33）、颞穴区（彩图 15-34）、额穴区（彩图 15-35），可见小片状白色反应，或边缘可见红晕变（彩图 15-36）。

【其他耳诊法】

（1）耳穴扪诊法：在枕→额穴区皮下穴，可扪及小结节变，或在耳软骨边缘处可扪及发硬、增厚状改变。

（2）耳穴染色诊法：在神门、枕→额穴区，可见小片状染色变。

（3）耳穴触压诊法或电探测诊法：

1）肝胃蕴热型头痛患者，在肝、胃、皮质下穴区及相应部位，可触压及或探及压痛点或敏感点。

2）风邪侵入型头痛患者，在肝、风溪穴区以及相应部位，可触压及或探及敏感点。

3）虚证型头痛患者，在肾、脾、神门穴区以及相应部位，可触压及或探及压痛点或敏感点。

【耳穴疗法】

一、临床采菁

（1）取上耳根、神门、皮质下穴，施以耳穴毫针法，经行针得气后，并予留针 30 分钟，患者即可感觉疼痛缓解。

林芳临床应用该法共曾治疗簇集性头痛患者 1 例，经施治 4 次获愈。

（2）主穴取神门、脑、皮质下穴。配穴：前额及双鬓角疼痛者，配加额、太阳穴；两侧及偏头痛者，配加太阳、肝、胆穴；巅顶疼痛者，配加顶、肝穴；枕后疼痛者，配加枕、膀胱穴；风寒型者，配加肺、兴奋点穴；风热型者，配加扁桃体穴；肝胆型者，配加肝、胆穴；肾虚型者，配加肾、肝穴；气血亏虚型者，配加心、脾穴；痰浊型者，配加脾、肺穴。每次取主穴 2~3 穴，配穴 1 或 2 穴。取 2~3mm 大小的冰片置于 0.6cm×0.6cm 的胶布上，然后粘贴于上述耳穴。并嘱患者于每日三餐前及睡前 30 分钟各按压贴穴 50 次。外感型头痛患者，粘贴双耳；内伤型头痛患者，粘贴单耳；顽固性头痛患者，在神门、脑穴的耳背对应点上用冰片或王不留行子贴压。

吴锡强临床应用该法共治疗头痛患者 52 例，临床治愈 34 例，显效 10 例，好转 8 例，临床治愈率达 65.38%，临床治愈、显效率达 84.62%，经治患者全部获效。

二、验方荟萃

（1）耳穴治疗各种头痛：

1）全头痛：即整个头颅疼痛。主穴取耳尖、神门、皮质下、枕、颞、额、心、肝、肾、交感穴。临证配穴：感染引起者，配加肺、肾上腺、对屏尖穴；高血压者，配加肝阳、或降压沟、耳尖穴。在上述耳穴找出痛点 1~3 对，随病情选择治疗方法。头痛剧烈时用耳针强刺激，可透刺有关穴位（如枕透额穴、神门透肾穴等），以时针方向捻针为主，留针时间宜长，可予留针 1~24 小时，或配合耳尖穴放血；或可用 2% 盐酸普鲁卡因注射液（过敏试验阴性者）做耳穴注射，每日 1 或 2 次。对于疼痛轻微、病程较长者，可采用埋针法、压丸法、贴磁法、耳针法、药线灸法等治疗均可。耳针者，每日 1 次，每次 20~30 分钟；药线点灸者，尚可在头部的上星、百会、太阳、双侧风池、双侧攒竹穴处各点灸 1 壮，以配合治疗，每日 1 次。也可于患者耳背上 1/3 近耳根部显露的血管放血，出血量在 1mL 以上，每周或隔周放血 1 次，5 次为 1 个疗程。

2）前头痛：即前额部疼痛。主穴取额、神门、皮质下、胃、缘中穴。临证配穴：由鼻窦炎引起者，配加内鼻、外鼻、肾上腺或对屏尖穴；发热者，配加轮$_3$、轮$_4$、轮$_5$穴点刺放血，屈光不正引起者，配加眼或目$_1$、目$_2$穴；神经衰弱引起者，配加心、肾、缘中穴。治疗方法同全头痛。

3）后头痛：即枕后部疼痛。取枕、顶、膀胱、肾、脑干、颈椎、神门、耳尖穴，高血压者，配加耳尖穴或降压沟穴。治疗方法同全头痛。

4）偏头痛：即一侧性头痛。主穴取颞、肝、胆、交感、外耳、皮质下、神门、枕小神经点、肾穴。临证配穴：发作与月经周期有关者，配加内分泌、缘中穴；伴恶心呕吐者，配加胃、枕穴。治疗方法同全头痛。

5）头顶痛：即头顶部疼痛。取顶、枕、膀胱、皮质下、神门穴。治疗方法同全头痛。

（2）主穴取神门、交感、皮质下、枕透额穴区；配穴取肝、胃、肾、心、脾、肺、脑干穴区。

1）毫针法：每次主穴均取，配穴选 1 或 2 穴。对于头痛剧烈者，用耳毫针或耳电针治疗，常可收到即时缓解疼痛，甚至止痛的疗效。对于实证型头痛患者（如风邪、痰湿、肝胃蕴热型头痛）采用泻法手法行针，强刺激，并予留针 1 小时以上；或加用电针，用连续波或疏密波，通电治疗 30 分钟以上。对于虚证头痛患者（如血虚、气虚型头痛）采用补法手法，浅刺，弱刺激，并予留针 15~30 分钟，或加用电针治疗，用疏密波，输出电流不宜太大，每次通电治疗 10 分钟。每隔 1~2 日治疗 1 次，10 次为 1 个疗程。

2）压丸法：每次主穴均取，配穴 1~3 穴。风邪、痰湿、肝胃蕴热型头痛患者，施以泻法手法，采用对压或直压法，每次选用单侧耳穴，每日或隔日换贴另一侧耳穴；气虚、血虚型头痛患者，施以补法手法，采用轻柔按摩手法，每隔 2~5 日换贴另一侧耳穴，嘱患者自行按压耳穴时模仿医师的操作手法。10 次为 1 个疗程。医师行手法时，要注意"气至病所"，一般要求手法完成后，头痛要有减轻或消失，若此疗效出现，可考虑对各耳穴施以第 2 次手法治疗。

3）埋针法：取神门、交感、皮质下穴，施以埋揿针，枕穴透额穴施以埋皮内针，再随证选取配穴 1 或 2 穴。实证患者施以按压手法，虚证患者施以按摩手法。每隔 2~5 日换埋另一侧耳穴，10 次为 1 个疗程。

4）放血法：选取耳背近耳轮处明显血管 1 根，施以切割耳穴放血法放血 30 滴左右；耳廓正面选穴与耳针法相同，采用点刺耳穴放血法，每穴放血 1 或 2 滴。每周治疗 1 次，3 次为 1 个疗程，疗程间相隔 1 周时间。

【预防与调护】

（1）头痛的防治应减少可能引发头痛的一切病因，包括避免头颈部的软组织损伤、感染，避免接触及摄入刺激性食物，避免情绪波动等。

（2）及时诊断及治疗继发头痛的原发性疾病。

（3）饮食宜清淡而富含维生素，少食刺激性食物，禁烟忌酒。晚饭可进食早一些，或适当减少晚餐的用量。

（4）注意生活起居要有规律，保证睡眠充足。

（5）保持稳定情绪，避免情绪波动、精神紧张、焦虑、郁生闷气。

（6）注意天气变化，随时增减衣服，避免发生感冒。

（7）适当参加医疗体育锻炼活动，以增强自身素质，提高抗病能力。

第三节　面神经炎

【概述】

面神经炎为茎乳突内急性非化脓性炎症，引起周围性面神经麻痹的一种疾病，又称为"Bell 麻痹"。临床表现以一侧表情肌瘫痪为特点，部分患者可自行缓解。本病病因目前尚未完全阐明，激发因素可能系风寒、病毒感染和自主神经不稳定而引起局部的神经营养血管痉挛，导致神经缺血水肿、脱髓鞘甚至轴突变性等。

面神经炎在中医学，属"面瘫""口僻""吊线风""口眼㖞斜"等病证范畴。

【临床表现与鉴别诊断】

一、临床表现

（一）症状与体征

本病通常呈急性起病，一侧面部表情肌突然瘫痪，于几小时内达到顶峰。部分患者在起病前几日有同侧耳后、耳内、乳突区的轻度疼痛，数日即消失。或压迫面神经可产生不适感觉。多数患者往往于清晨洗面、漱口时突然发现一侧面颊动作不灵、嘴巴㖞斜。病侧面部表情肌完全瘫痪者，前额皱纹消失，眼裂扩大，鼻唇沟平坦，口角下垂，露齿时口角歪向健侧。病侧不能做皱额、蹙眉、闭目、鼓气和噘嘴等动作。闭目时，则因眼球转向上、外方露出角膜下缘的巩膜。鼓颊和吹口哨时，因患侧口唇不能闭合而漏气。进食时，食物残渣常滞留于病侧的齿颊间隙内，并常有口水自该侧淌下。泪点随下睑外翻，使泪液不能按正常引流而外溢。病侧的眼轮匝肌反射减弱或消失，眼睑震颤明显减弱。

除上述症状外，还可因在面神经管中的被侵部位不同而出现一些其他症状。如面神经受损在茎乳突孔以上而影响鼓索神经时，尚有病侧舌前 2/3 味觉障碍。如在发出镫骨肌分支以上处遭受损害，则尚有味觉损害和听觉过敏。膝状神经节被累及时，除有面神经麻痹、听觉过敏和舌前 2/3 的味觉障碍外，还有病侧乳突部疼痛，以及耳廓部和外耳道感迟钝，外耳道或鼓膜出现疱疹，构成所谓的"亨特综合征"。此外尚有病侧的泪液分泌减少，病侧面部出汗障碍，但此时无耳道内或鼓膜上的疱疹。

（二）常见并发症

面神经麻痹如不恢复或不完全恢复时，常可产生瘫痪肌的挛缩、面肌痉挛或连带运动，成为面神经麻痹的并发症。瘫痪肌的挛缩表现为病侧鼻唇沟加深、眼裂缩小，常易误将健侧认为是病侧。但若让患者作主动运动，如露齿时，即可发现挛缩侧的面肌并不收缩，而健侧面肌收缩正常。面肌痉挛为病侧面肌发生不自主的抽动。常见的联动征有：当患者瞬目时即发生病侧上唇轻微颤动；露齿时病侧眼睛就不自主闭合；或试图闭目时，病侧额肌收缩；更有在进食咀嚼时（尤其是浓味食物），即有病侧眼泪流下（鳄泪征）；或出现患部皮肤潮红、局部发热、汗液分泌等现象（耳颞综合征）。这些情况大概是由于病损后神经纤维再生时长入邻近的属于其他功能神经的许旺（Schwann）细胞膜管道中所致。面神经麻痹恢复后，个别病例（约 2.7%）可复发。据报道复发间隔时间最长者可达 20 年，最短 10 日。

二、鉴别诊断

本病应与急性感染性多发性神经根神经炎、腮腺炎或腮腺肿瘤、颌后的化脓性淋巴结炎、颅后窝病变、大脑半球病变等相鉴别。

【望耳诊病要点】

在面颊穴区，常可见阳性反应。

（1）急性期，在面颊穴区（彩图 15-37），可见点状或小片状红晕变，或毛细血管充血扩张变（彩图 15-38）。

（2）静止期，在面颊穴区（彩图 15-39），可见点状或小片状白色变，其边缘可见及黯红晕变（彩图 15-40）。

（3）恢复期，在面颊穴区（彩图 15-41）可见皱褶纹变，且（或）稍见及浮肿变（彩图 15-42）。

【其他耳诊法】

（1）耳穴扪诊法：在面颊穴区，可扪及小结节变或局部小凸起变，且有柔软感变。

（2）耳穴染色诊法：在肝、面颊、枕等穴区，可见小点状染色改变。

（3）耳穴触压诊法或电探测诊法：在肝、胃、面颊、皮质下、枕等穴区，可触压及或探及敏感点。

【耳穴疗法】

一、临床采菁

（1）辨证分型取穴治疗面神经炎：主穴取肝、肺、大肠、口、眼、面颊区穴。配穴：风寒袭表型者，配加神门、下屏尖穴；气滞血瘀型者，配加颞、皮质下穴；肝肾亏损型者，配加肾、屏间穴。每次选6~8穴。每次取单侧耳穴，两耳交替进行。采用耳穴毫针刺法，以30号0.5寸毫针按顺时针方向捻转进针，以局部出现热、胀、麻、重感为度，并予留针60分钟。留针期间，每隔10分钟行针1次。每日施治1次，10次为1个疗程。

刘本立临床应用该法共治疗面神经性瘫痪患者24例，临床治愈7例，显效11例，好转6例，临床治愈率为29.17%，临床治愈、显效率达75%，经治患者全部获效。

（2）主穴取三焦、相应部位、脑干、神经系统皮质下、内分泌、肾上腺穴；配穴取脾、肝穴。采用毫针刺法、药物注射法、埋针法或压豆法治疗均可。毫针刺法与药物注射法每日治疗1次，5~7次为1个疗程；埋针法或压豆法，每隔3日更换1次，3~5次为1个疗程。主治面神经麻痹。

（3）取面颊区、肝、眼、口、脑、下屏尖、枕穴。采用毫针针刺，施以强刺激手法，并予留针30~60分钟，隔日1次；或采用揿针埋针1~2日，取出后休息3日，再如法埋针。

典型病例：患者韩某某，女性，32岁，工人。2000年11月20日因右侧口眼㖞斜11日就诊。2000年11月9日因外出受凉，引起右侧面部麻木不适，右眼闭合不全，口角㖞向左侧，伴全身畏寒，头颞掣痛。经服中西药物治疗1周未效。检查：右眼闭合时露出巩膜4mm，额纹不对称，右唇沟变浅，口角向左侧㖞斜，不能皱额、蹙眉、闭目、露齿，鼓气时右侧口角漏风。舌淡红、苔薄白、脉浮紧。耳穴探测：肺、口、神门、面颊区呈阳性反应。西医诊断为周围性面神经麻痹（右），中医诊断为口眼㖞斜。辨证为风寒袭表。治以散寒解表、疏经通络穴。取穴处方：肺、肝、口、眼、大肠、神门、面颊区、下屏尖穴。治疗后畏寒、头痛消失，口眼㖞斜即感轻松，治疗5次后额纹对称，目能关闭，面部麻木消除，进食无异常。共治疗12次，症状、体征全部消失。随访1年未见复发。

二、验方荟萃

（1）主穴取肝、口、眼、面颊、皮质下穴；配穴取肾上腺、脾、枕、额穴。

1）毫针法：每次选主、配穴各2~3穴，各穴轮换交替使用。每次取单侧耳穴，两耳交替进行。于敏感点进针，面颊穴用透刺法，眼穴透向面颊穴。施以强刺激捻转泻法行针，并予留针30~60分钟。每日治疗1次，10次为1个疗程，疗程间相隔5~7日。

2）压丸法：每次主、配穴均取。找准敏感点压丸，施以强刺激对压手法，边按压边嘱患者主动或被动活动患侧面肌，并嘱患者每日自行按压耳穴3~4次。每隔3~5日换压另一侧耳穴，直至恢复正常。

3）放血法：选患者患侧耳背近耳轮处明显的血管1支，经揉搓数分钟后，使其充血，耳廓皮肤常规消毒后，用无菌手术刀尖划破血管，流血2~3mL，擦去血迹，以消毒敷料包扎，胶布固定。对于病情较轻，病程较短者，经放血 1 次可愈；对于病情较重，病程较长者，可放血 2~4 次。重复治疗时，可于上次手术的耳背处，另选 1 支血管放血。两次治疗相隔时间 4~6 日。

4）电刺激法：治疗选穴与耳穴毫针法相同。选择敏感点进针，根据虚实施以不同的补泻手法，再将电针治疗仪的输出导线连接在毫针的针柄上，或直接用连接导线的耳穴夹夹住耳穴。采用疏密波，电流强度急性期稍弱，恢复期稍强。每次通电治疗 20~30 分钟。隔日治疗 1 次，7 次为 1 个疗程，疗程间相隔 5 日。

（2）取皮质下、面、颊、额、眼、肺、肝、神门穴，每次选 4~6 穴。每次取单侧耳穴，两耳交替进行。也可在上述耳穴寻找敏感点。采用毫针刺法，施以轻刺激或中度刺激，并予留针 30~60 分钟，每日 1 次。亦可用王不留行子贴压上述耳穴，并嘱患者每日自行按压数次。10 次为 1 个疗程。

（3）取神门、交感、内分泌、口、眼、面颊、下屏尖穴。选用针刺法、埋针法、压豆法治疗均可。每次单侧取穴，双耳交替进行，隔日 1 次，5 次为 1 个疗程。主治面神经炎。

【预防与调护】

（1）治疗期间，可配合用毛巾做湿热敷贴，每次 20 分钟。
（2）注意适当休息，避免遭受风寒刺激。
（3）注意保护好患眼，防止患眼因闭合不全致异物进入眼内。
（4）避免头朝风口、窗隙久坐或睡眠，以防发病或复发。
（5）病发时饮食宜清淡，避免食用辛辣刺激的食物。
（6）患者应积极参加医疗体育活动，锻炼身体，增强体质。

第四节　面肌痉挛

【概述】

面肌痉挛，又称为面肌抽搐，或半侧面肌痉挛（HFS），是一种常见的面部局灶性肌张力障碍，面神经支配的一块或多块肌肉不自主地、间断性、不规则、无痛性强直或阵挛性抽动。面肌抽搐是其主要症状。目前的研究资料显示，面神经根受压及节段性脱髓鞘后引起的异位兴奋，或伪突触传导异常是其主要病理机制。面肌痉挛的发病率与患病率至今尚无流行病学文献的确切报道，然而以中年以后女性多见。本病系临床一种难治性疾病，进程缓慢，有时可与三叉神经痛同时发作。如不积极治疗，可迁延数年，通常难以自行缓解和痊愈，但也有少数晚期面瘫患者抽搐可自行停止，其病因至今不明。

中医学将面肌痉挛归属于"风证""风痉""筋急""筋惕肉𥆧""瘛疭""痉病""颤证"等病证范畴。

【临床表现与鉴别诊断】

一、临床表现

面肌痉挛可发生于任何年龄，但以中年以后，尤以 50～60 岁发病为多，女性较男性常见。

1. 症状 面肌抽搐是其主要症状。早期为一侧眼轮匝肌抽动，后逐渐发展到同侧面部其他肌肉，且以口轮匝肌抽搐最为明显，严重时可累及颈阔肌。随其病情加重，短暂性阵挛性抽搐可变为持续性，不能自行模仿和控制，但入睡后抽搐停止，两侧发作者少见。原发性面肌痉挛首发症状多在眶周肌肉，而后累及下部面肌，少数出现连带运动；继发性面肌痉挛多为眶周肌肉及下部面肌同时受累，连带运动发生率较高；精神因素引起者，常以唇肌痉挛为首发症状，多伴有精神抑郁。长期面肌抽搐而临床难愈者，可出现不同程度的焦虑、抑郁或睡眠障碍。

2. 体征 查体面部可见明显单侧肌肉阵发性抽搐，其他神经系统检查多无阳性体征发现，少数病情严重患者于病程晚期可有患侧面肌轻度瘫痪。

二、鉴别诊断

本病应与癔症性眼肌痉挛、习惯性抽动症、局限性癫痫、Meige 综合征、药物性面肌运动障碍等相鉴别。

【望耳诊病要点】

在面颊穴区，常可见阳性反应。

（1）急性期，在面颊穴区（彩图 15-43），可见点状或小片状红晕变，或毛细血管充血扩张变（彩图 15-44）。

（2）静止期，在面颊穴区（彩图 15-45），可见点状或小片状白色变，边缘可见黯红晕变（彩图 15-46）。

（3）恢复期，在面颊穴区，可见皱褶纹变（彩图 15-47），且（或）稍见水肿变（彩图 15-48）。

【其他耳诊法】

（1）耳穴扪诊法：在面颊穴区，可扪及小结节或局部小凸起变，且有柔软感变。

（2）耳穴染色诊法：在肝、面颊、枕等穴区，可见小点状染色改变。

（3）耳穴触压诊法或电探测诊法：在肝、胃、面颊、皮质下、枕等穴区，可触压及或探及敏感点。

【耳穴疗法】

一、临床采菁

主穴取三焦、口、神经系统皮质下、脑干、肝、脾穴及相应部位；配穴取大肠、神门、枕穴。采用毫针刺法、药物注射法、埋针法或压豆法治疗均可。毫针刺法与药物注射法，每日 1 次，5~7 次为 1 个疗程；埋针法或压豆法，每隔 3 日更换 1 次，3~5 次为 1 个疗程。主治面肌痉挛。

二、验方荟萃

主穴取神门、心、枕、口、皮质下、面颊穴。配穴：头痛者，配加额穴；耳鸣者，配加内耳穴。采用针刺法、药物注射法、埋针法或压豆法治疗均可。每次单侧取穴，双耳交替进行，隔日 1 次，5 次为 1 个疗程。

【预防与调护】

（1）面肌痉挛患者应注意合理休息，避免劳累和精神疲劳。

（2）日常生活中要注意面部保暖，养成良好生活习惯，不用凉水洗脸。

（3）经常用热毛巾敷脸，水温最好控制在 50℃左右，每日热敷 3 次，每次 15 分钟。

（4）早晚按摩脸部，按摩用力应轻柔、适度、持续、稳重、部位要准确。

（5）对着镜子进行自我表情动作训练。做皱眉、闭眼、吹口哨、示齿等运动，每次 3~10 分钟，每日 2~3 次。

第五节　肋间神经痛

【概述】

肋间神经痛（IN），是指胸神经根后根或肋间神经受到某种刺激或损害而引起的肋间神经支配的胸部或胁部发作性疼痛综合征。肋间神经痛的临床表现特点为沿肋间神经分布区持续性、放射性刺痛，或灼痛、抽痛、酸痛等，可阵发性加重，常因深吸气、咳嗽、喷嚏而诱发；相应的皮肤区域有感觉过敏，肋骨边缘可有压痛。临床上一般分为原发性和继发性两类，原发性极少见。

肋间神经痛是由多种病因（如胸膜炎、肺炎、带状疱疹、肋骨骨折或骨折后继发的骨痂或骨膜炎、肋骨肿瘤、胸椎病变、主动脉瘤等）引起的肋间神经变性、无菌性炎症，从而出现疼痛的一种疾患。

本病在中医学，属"胁痛"等病证范畴。

中医学认为，肝位居胁下，胆附于肝，与肝相为表里。胁肋部为足少阳胆经所过，同时肝脉布两胁，胁痛与肝胆经关系密切。肝为刚脏，主疏泄，性喜条达；肝主藏血，体阴用阳。若情志不舒，饮食不节，久病耗伤，劳倦过度，或外感湿热等，累及于肝胆，导致气滞、血瘀、湿热蕴结，肝胆疏泄不利，或肝阴不足，络脉失养，皆可引起胁痛。

【临床表现与鉴别诊断】

一、临床表现

1. 症状

（1）疼痛的性质：肋间神经痛一般无前驱症状，为发作性的沿肋间神经走行的剧烈的、连续性或间断性、针刺样、刀割样疼痛，或灼痛，并呈阵发性加剧，且以夜间较重；或放射性刺痛，疼痛可放射至背部或肩部，有的疼痛可成束带状。

（2）疼痛的范围：局限于受损肋间神经分布区，以单侧为最多，多见于一侧第5~9肋间，患部呈弧形剧痛，并有固定痛点。

2. 体征

（1）压痛点：检查时可发现与沿肋间神经走行相应的皮肤区有感觉过敏和相应肋骨下缘压痛，且有3个明显压痛点：①椎旁点：在脊柱旁患侧的神经出口点。②外侧点：在腋线上，与外侧穿支至表面的地点相当。③肋缘点：在胸骨与肋软骨的联合线上，与前穿支走出表面的地点相当。并应注意胸廓及背部有无肿胀、胸脊柱有无畸形，以及胸、背部活动有无受限，棘突有无压痛、叩击痛等。

（2）带状疱疹：水痘-带状疱疹病毒感染性肋间神经痛，在肋间神经痛区域可见带状疱疹。

二、鉴别诊断

本病应与胸膜炎、胸肋软骨炎、流行性胸痛、急性与慢性胰腺炎疼痛、心绞痛、肝胆疾病引起的疼痛、溃疡病疼痛等相鉴别。

【望耳诊病要点】

（1）在胸穴区（彩图15-49）、胸椎穴区（彩图15-50），可见阳性反应。其阳性反应常呈点、片状红晕变，或穴区可见毛细血管充盈变（彩图15-51）。

（2）随着疼痛程度的减轻，其红色变亦逐渐变成黯灰色变（彩图15-52）。

【其他耳诊法】

（1）耳穴扪诊法：在部分患者胸及胸椎穴区，可扪及条索状反应物。

（2）耳穴染色诊法：在胸廓、胸椎廓、神门穴区，可见小点状染色改变。

（3）耳穴触压诊法或电探测诊法：在胸廓、胸椎廓、神门廓、肝等穴区，可触压及或探及敏感点。

【耳穴疗法】

（1）主穴取胸、肝、神门穴；配穴取枕、皮质下穴。

1）耳穴毫针法：每次选单侧耳穴，两耳交替进行。先在胸穴寻及敏感点，当刺及敏感点时，一般于数秒钟内疼痛可立即减轻或消失，若无此即刻效应，说明尚未刺及敏感点，应出针另行选点施治或调整针刺方向。然后再如法针刺肝、神门穴。每日或隔日治疗1次，6次为1个疗程。

2）耳穴压丸法：每次选单侧耳穴，两耳交替进行。先在胸穴寻找敏感点施行耳穴压丸，施以强刺激对压泻法，由轻至重按压耳穴的同时，嘱患者做深呼吸或咳嗽，一直按压至疼痛明显减轻或消失为止。再如法贴压肝、神门、皮质下、枕穴。并嘱患者每日自行按压耳穴3~4次，每次均按压至疼痛减轻或消失为止。隔日1次，6次为1个疗程。

3）耳穴电刺激法：治疗取穴及针法与耳穴毫针法相同。每次选单侧耳穴，两耳交替进行。在毫针针柄上连接电针治疗仪的输出导线或直接用带有导线的耳穴夹夹在敏感点上，用密波或疏密波，电流强度以患者能耐受为度，每次通电治疗30分钟。每日或隔日治疗1次，10次为1个疗程。

（2）取胸、胆、神门、相应阳性点，每次选3~4穴。每次取单侧耳穴，两耳交替进行。采用毫针刺法，施以中度刺激或较强刺激，并予留针30~60分钟。每日治疗1次。或可用王不留行子贴压上述耳穴，并嘱患者每日自行按压数次。10次为1个疗程。

【预防与调护】

（1）注意合理饮食，少食辛辣等刺激性食物。
（2）保持稳定情绪，避免情绪波动，郁生闷气。
（3）做到劳逸结合，不疲劳过度。

第六节　坐骨神经痛

【概述】

坐骨神经痛是指沿坐骨神经通路及其分布区域内发生的疼痛，即在腰部、臀部、大腿后侧、小腿后外侧等部位所产生的疼痛综合征。临床上以疼痛由腰部、臀部或髋部向下沿坐骨神经扩散至足部，呈持续性钝痛，并发作性加剧为其主要临床特征。起病大多为急性或亚急性。常呈单侧性发病，寒冷、潮湿、用力不当等为诱发因素，病程可达数年，甚至数十年。坐骨神经痛可分为原发性和继发性两类。原发性坐骨神经痛，亦即坐骨神经炎，临床上较为少见，其发生可能与感染和受寒有关。继发性坐骨神经痛，根据病损部位的不同，可分为根性坐骨神经痛和干性坐骨神经痛两种。根性坐骨神经痛，临床上较为多见，病变主要位于椎管内，以腰椎间盘突出引起者最为多见，其他诸如腰椎结核、腰椎管狭窄症、肿瘤椎管内转移、腰椎关节炎等。干性坐骨神经痛，病变主要在椎管外坐骨神经的行程上。可由臀部外伤、髋关节炎、臀肌注射时位置不当、骶髂关节炎、盆腔内肿瘤、妊娠子宫压迫等所引起。

本病在中医学，属"腰痛""筋痹""腰胯痛""腰腿痛""痹证"等病证范畴。中医学认为，本病为下肢腰腿经络阻滞，气血运行不畅所致。其病因病机错综复杂，与体质强弱、生活环境、气候条件等密切相关。一般来说，本病的发生，以肝肾不足、气血两虚为内在因素，以风寒湿热之邪入侵为外在因素。

【临床表现与鉴别诊断】

一、临床表现

1. 症状　坐骨神经痛好发于青壮年，多单侧，少数可两侧交替发生，疼痛位于臀部与腰骶部，并向膝关节、小腿外侧至外踝部放射，呈牵扯痛或灼痛，行走、活动及牵拉坐骨神经可使疼痛加剧。往往伴有血管舒缩与营养障碍，有时皮肤干燥和出汗障碍。

（1）根性坐骨神经痛：一般先有下背部或腰部疼痛或僵硬不适感。典型的腰椎间盘突出症常在一次提举重物、弯腰劳动、挑担或跌跤后突然感到腰部如"损折"样"扭伤"，当即出现腰部不能动弹，一侧臀部及大腿后部剧痛，放射至小腿后外侧及足跟，呈典型坐骨神经痛表现。经卧床休息后疼痛自行消失，以后经常发作，与体力劳动或弯腰活动有明显联系。根性坐骨神经痛常于咳嗽、打喷嚏或摒气用力时疼痛加剧。患者常取特殊的减痛姿势，如睡时卧向健侧，患侧膝部微屈；仰卧起坐时患侧膝关节屈曲；坐下时健侧臀部先着椅；站立时身体重心移在健侧，病侧膝关节微屈。小腿外侧和足部（多为腰$_5$或骶$_1$神经分布区）可有针刺样或麻木样感觉异常。腰椎管狭窄症引起的腰腿痛属于神经根性的疼痛，可累及坐骨神经及其他马尾神经根，但其不如腰椎间盘突出那样起病急，一般只影响单个神经根，下肢疼痛发生于行走或长时间站立不动时（因腰部伸直椎管腔狭窄加重而诱发），改变体位或弯腰行走时痛即消失；也可发生在下肢活动增加时（因根动脉受压、马尾神经血供不足而产生症状），停止活动或吸氧可缓解疼痛。

（2）干性坐骨神经痛：多为亚急性或慢性起病。腰骶部不适及压痛不明显，也有上述减痛姿势，臀部以下坐骨神经通路压痛较明显。小腿外侧和足背的感觉障碍比根性者略为明显。

2. 体征

（1）根性者：可发现腰椎的正常前凸曲度消失，呈笔直状或略向后弯曲，并可稍向侧弯，弯向病侧，椎旁肌肉紧张，弯腰动作明显受限。病变水平的腰椎棘突常有叩痛及压痛，而沿坐骨神经通路的压痛则较轻。拉塞格征阳性（于髋关节屈曲情况下，伸直膝关节而牵拉坐骨神经时引起剧痛）；颏胸试验、压颈试验也呈阳性表现。受损神经根支配区的感觉、肌力、反射可有减退，腰 4～5 椎间盘突出可有伸拇肌力减弱，而膝、踝反射正常；腰 5、骶 1 椎间盘突出，则膝反射正常，踝反射减退或消失；腰 3～4 椎间盘突出则膝反射消失，踝反射正常。部分腰椎管狭窄症的患者可有双下肢的轻微感觉障碍、肌力减弱或反射不对称，但较不明显，静止期消失。

（2）干性者：沿坐骨神经行程有几个压痛点：坐骨孔点（坐骨孔的上缘）、转子点（坐骨结节和转子之间）、腘点（腘窝中央）、腓点（腓骨小头之下）、踝点（外踝之后）。可有肌肉压痛，以腓肠肌中点的压痛最为明显，拉塞格征亦为阳性表现。坐骨神经支配区的肌肉松弛，轻微肌萎缩，踝反射也常减低或消失。

二、鉴别诊断

本病应与脊髓疾病、急性感染性多发性神经根神经炎、血栓闭塞性脉管炎、下肢静脉曲张等相鉴别。

【望耳诊病要点】

（1）在坐骨神经穴区，可见阳性反应：

1）疼痛严重者，在坐骨神经穴区，可见点状或小片状红晕变，且有光泽变（彩图15-53）。

2）疼痛一般的患者，在坐骨神经穴区，常可见阳性反应为点状或小片状白色变（彩图15-54），边缘可见红晕变（彩图15-55）；或可见丘疹变（彩图15-56），且在丘疹边缘处还可见黯红色变（彩图15-57）。

（2）有时亦可在臀穴区见上述阳性反应：

1）疼痛较为严重者，或可在臀穴区见点状或小片状红晕变，并见光泽变（彩图15-58）。

2）疼痛一般的患者，可在臀穴区见点状或小片状白色变（彩图15-59），边缘可见红晕变（彩图15-60）；或可见丘疹变（彩图15-61），或在丘疹边缘处可见黯红色变（彩图15-62）。

【其他耳诊法】

（1）耳穴扪诊法：可在臀、坐骨神经等穴区皮下扪及条索状变或凹凸不平感变。

（2）耳穴染色诊法：在神门穴区、坐骨神经穴区、腰骶椎穴区，可见点状或小片状染色改变。

（3）耳穴触压诊法或电探测诊法：在坐骨神经、臀、髋、膝、踝、神门、皮质下、肝等穴区，可触压及或探及敏感点。

【耳穴疗法】

一、临床采菁

（1）取腰、臀、下肢、神门、肝穴。采用耳穴毫针刺法，毫针刺入后，予以留针15分钟。留针期间，行强刺激手法1次，再予留针15分钟，出针后用手指按压耳穴片刻。

巨宝琦临床应用该法共治疗坐骨神经痛患者10例，临床治愈9例，无效1例。

（2）取对侧坐骨神经点穴，采用耳穴毫针刺法，用30号0.5寸毫针垂直快速进针刺入，进针后耳廓部可出现疼痛、胀、热感向对侧腿部放射感，然后用胶布予以固定。每隔2小时按压1次，1周后取下毫针。

周海平临床应用该法共治疗坐骨神经痛患者40例，临床治愈13例，好转19例，无效8例，临床治愈率为32.5%，总有效率达80%。

（3）主穴取耳穴坐骨神经三角区穴（由耳背腰骶椎、腘胭窝及耳背坐骨神经构成）。

配穴取耳前相应耳穴。腓肠肌痛者，配加腓肠肌穴；腘窝痛者，配加腘窝穴；臀部痛者，配加臀、髋关节穴；足底痛或麻木者，配加足底一条线穴区（跟、足心、趾）。

二、验方荟萃

（1）主穴取坐骨神经、神门、肝穴；配穴取膀胱、臀、下肢（即髋→踝）、皮质下、肾穴。

1）耳穴毫针法：每次主穴均取，配穴选2~3穴。先予针刺患侧坐骨神经穴，用探针探及痛点时立即刺入，施以捻转强刺激手法，使患者产生循经感传，若诱导不出循经感传，也应使患肢疼痛明显减轻，否则应予出针另找敏感点针刺。若针刺患侧的坐骨神经穴未获得预期针感，则再加针刺对侧的坐骨神经穴。一般只需针刺单侧，随后再针刺神门、肝等穴。并予留针1~2小时。留针期间，每隔15分钟行针1次。每日治疗1次，10次为1个疗程。

2）耳穴压丸法：每次选单侧耳穴，两耳交替进行。先在坐骨神经穴寻及敏感点后，将药丸贴压在敏感点上，采用重刺激对压泻法，行手法时注意诱导循经感传，能获得即刻减轻或疼痛消失的疗效。然后再贴压神门、肝等穴区。并嘱患者模仿医者手法按压3~4次。每日1次，10次为1个疗程。

3）耳穴施灸法：治疗取穴与耳穴毫针法相同，每次选单侧耳穴，两耳交替进行。可在耳穴毫针法的基础上，在其毫针针柄上施以艾条灸；亦可用线香在所选的耳穴上施灸。每日1次，10次为1个疗程。该法对寒邪偏盛、得温痛减者较为适宜。

4）耳穴电刺激法：治疗取穴与耳穴毫针法相同，每次选单侧耳穴，两耳交替进行。选择敏感点进针，待获得针感后，在毫针针柄上连接电针治疗仪的输出导线，也可直接用带有导线的耳穴夹夹在敏感点上，用密波或疏密波，输出强度以患者能耐受为度。每次通电治疗30分钟。每日或隔日治疗1次，10次为1个疗程。

（2）取腰、臀、下肢相应部位、肝、神门穴，每次选3~4穴。每次取单侧耳穴，两耳交替进行。采用毫针刺法，施以中度刺激或较强刺激，以局部出现疼痛、烘热感觉为佳。并可加用电针疗法，并予留针30~60分钟。每日治疗1次。亦可用王不留行子贴压上述耳穴，并嘱患者每日自行按压数次。每日或隔日治疗1次，10次为1个疗程。

【预防与调护】

（1）急性发作期间，宜卧床休息，以利于康复。

（2）注意保暖防潮，避免感受寒湿。

（3）工作、劳动做到劳逸结合，不过于疲劳。

（4）积极开展医疗体育锻炼活动，尤其需要加强腰肌锻炼。

第十六章　泌尿系统疾病

第一节　原发性肾小球肾炎

原发性肾小球肾炎是以双侧肾脏肾小球病变为主的一种肾的原发性疾病。临床可分为急性肾炎和慢性肾炎两种。急性肾炎在小儿及青年中发病较多，慢性肾炎则在中青年较多，男性发病率高于女性。急性肾炎病程从数日至1年以上不等，慢性肾炎病程可长达数十年。不同患者表现和病程明显不同，一般都有水肿、蛋白尿、血尿、管型尿、高血压、贫血，病至晚期有眼底变化及肾功能不全等。

急性肾小球肾炎

【概述】

急性肾小球肾炎（简称"急性肾炎"），是内、儿科临床常见的肾脏疾病。急性起病，以血、蛋白尿、高血压、水肿、少尿及氮质血症为常见的临床表现，这是一组临床综合征，故又称之为"急性肾炎综合征"。其中以急性链球菌感染后肾小球肾炎最为常见，通常所说的急性肾炎多指此类。病程多在1年以内，表现为自发的恢复过程。本文重点讨论最常见的急性链球菌感染后肾炎。

急性肾炎多属于中医学"水肿""肾风""血尿"等病证范畴。

中医学认为，"邪之所凑，其气必虚，阴虚者阳必凑之"。急性肾炎的病因不外内、外二端。就内因而言，主要是先天禀赋不足，或后天饮食失节，劳逸不当，调理失宜，导致脾肾亏虚。外因方面，则多因六淫外袭，疮毒内陷。

【临床表现与鉴别诊断】

一、临床表现

1. 症状

（1）潜伏期症状：大部分病例有前驱感染史，病灶以呼吸道及皮肤为主。轻者可无感染的临床表现，仅抗链球菌溶血素"O"（抗"O"）滴度上升。

链球菌感染后7~20日开始出现临床症状，此时原发感染灶的临床表现大部分已消失，潜伏期亦可能较短，约1/5病例为4~7日，超过3~4周者极少见，但皮肤感染者潜伏期较长，平均为18~21日。

（2）典型症状：血尿、蛋白尿、少尿、水肿、高血压及程度不等的肾功能损害。

1）血尿：常为起病的第一个症状，几乎全部患者均有血尿，其中肉眼血尿出现率约40%。尿色成均匀的棕色混浊、酱油样棕褐色或呈洗肉水样，无血凝块。约数日至一二周消失。严重血尿时可有排尿困难，排尿时尿道有不适感，但无典型的尿路刺激症状。

2）蛋白尿：几乎所有患者均有不同程度的蛋白尿，多数病例尿蛋白为 $0.5 \sim 3.5 g/d$，常为非选择性蛋白尿，少数患者（<20%）尿蛋白在 $3.5 g/d$ 以上，此时尿中纤维蛋白原降解产物（FDP）常增高。

3）少尿：尿量减少者并不少见，但发展到真正无尿者少见。

4）水肿：亦常为起病的第一个症状，出现率为 70%～90%。典型表现为晨起眼睑水肿，呈所谓"肾炎面容"，严重时可波及全身，甚至出现胸、腹水及心包积液。体重可较病前增加 5kg 以上。急性肾炎的水肿指压可凹陷不明显。少于 20% 的病例可出现肾病综合征。但若患者尿蛋白严重降低（>3g/24h）也可出现低蛋白性水肿，即指凹性水肿。大部分患者于 2～4 周内自行利尿消肿。若水肿或肾病综合征持续发展，常提示预后不良。

5）高血压：常为一过性的，见于 80% 左右的病例，老年人更多见。轻型病例血压可正常，多为轻至中度的血压升高（130～143/90～110mmHg），偶见重度的高血压。常不伴高血压眼底改变。偶见高血压眼底改变，可见视网膜、小动脉痉挛，偶有火焰状出血及视神经乳头水肿，严重者可导致高血压脑病。急性肾炎的高血压主要是容量依赖性高血压，即少尿引起水、钠在体内潴留，血容量过多引起的高血压。因此，高血压与水肿程度平行一致，并且随利尿而恢复正常。如血压持续升高两周以上无下降趋势者，表明肾脏病变较为严重。

6）肾功能损害：常表现为一过性氮质血症，血肌酐、尿素氮轻度升高，较严重者（血肌酐>352μmol/L，尿素氮>21.4mmol/L）应警惕出现急性肾衰竭。经利尿数日后，氮质血症多可恢复正常。

7）全身症状：大部分患者起病时尿量少于 500mL/d，2 周后尿量渐增。患者亦常有疲乏、畏食、恶心、呕吐、嗜睡、头晕、视力模糊、腰部钝痛等，小儿可诉腹痛。

（3）非典型病例的临床表现：非典型的临床病例，可全无水肿、高血压及肉眼血尿。于链球菌感染后或急性肾炎密切接触者行尿常规检查而发现镜下血尿，甚或尿检也正常，仅血中补体呈典型的规律性改变即急性期明显降低，而 6～8 周后恢复。此类患者如行肾活检，可见典型的毛细血管内增生及特征性的驼峰病变。

2. 体征

（1）水肿：是急性肾炎最为常见的体征，轻者仅累及眼睑，表现为"肾炎面容"；重者波及全身，按之凹陷不明显。胸腔、腹腔积液可见于水肿严重的病例。

（2）眼底改变：急性肾炎的眼底改变是高血压引起的，可见视网膜小动脉痉挛，偶有火焰状出血及视神经乳头水肿。

3. 并发症　常见的有心力衰竭、脑病、急性肾衰竭等。

二、鉴别诊断

本病应与慢性肾炎急性发作、以急性肾炎综合征起病的肾小球疾病、急性泌尿系感染或急性肾盂肾炎、急性全身性感染、发热疾病、其他非肾小球疾病（如急性过敏性间质性肾炎、溶血性尿毒症、血栓性血小板减少性紫癜）等相鉴别。

慢性肾小球肾炎

【概述】

慢性肾小球肾炎，简称"慢性肾炎"，是由多种原因、多种病理类型组成的原发于肾小球的一组免疫性疾病。临床特点是起病隐匿，病程冗长，可以有一段时间的无症状期，尿常规检查有不同程度的蛋白尿、血尿及管型尿，大多数患者有程度不等的水肿、高血压及肾功能损害。本病常呈缓慢进展性，治疗困难，预后较差，病情逐渐发展，至慢性肾炎晚期，由于肾单位不断地毁损，剩余的肾单位越来越少，纤维组织增生、肾萎缩，最终导致肾衰竭。

慢性肾炎，属中医学"水肿""腰痛""头痛""眩晕""虚劳"等病证范畴。

【临床表现与鉴别诊断】

一、临床表现

1. 症状

（1）水肿：大多数患者有不同程度的水肿，轻者仅表现在面部、眼睑和组织松弛部，重则遍及全身，并可有胸水、腹水。

（2）高血压：大多数患者迟早会出现高血压，可持续性升高，亦可呈间歇性，表现为头胀、头晕、头痛、失眠、记忆力减退。持续性血压增高不仅可加速肾功能恶化，还可使心肌肥厚、心脏增大、心律失常，甚至发生心力衰竭以及脑血管意外等并发症。

（3）尿异常改变：是慢性肾炎患者必有的症状。尿量变化与水肿程度及肾功能状况有关，少尿、无尿致水钠潴留，临床上可出现水肿。尿蛋白含量不等，一般在 $1\sim3g/d$，亦可呈大量蛋白尿（$>3.5g/d$）。尿沉渣中常有颗粒管型和透明管型，伴有轻度至中度血尿，偶有肉眼血尿。

（4）肾功能不全：慢性肾炎的肾功能损害主要表现为肾小球滤过率下降，肌酐清除率减低，但由于多数患者就诊时未降到正常值的50%以下，因此血清肌酐、尿素氮可在正常范围内，临床不出现氮质血症等肾功能不全的症状。继之，则出现肾小管功能不全，如尿浓缩功能减退。到慢性肾炎的后期，被毁损的肾单位增多，肾小球滤过率下降至正常值的50%以下，此时在应急状态下（如外伤、出血、感染、手术或药物损害等），肾脏负担加重，则可发生尿毒症表现。

（5）贫血：慢性肾炎可有轻度至中度以上贫血，多数与肾内促红细胞生成素减少有关，至终末期肾炎，则出现严重贫血。

2. 体征　患者可有贫血貌，唇甲苍白，眼睑及颜面甚至双下肢浮肿，严重者可有胸水、腹水。

3. 常见并发症　主要有上呼吸道感染、肺部感染、尿路感染和急性肾衰竭等。

二、鉴别诊断

本病应与结缔组织疾病、急性肾炎、慢性肾盂肾炎、原发性高血压继发肾损害以及其他肾脏疾病（如过敏性紫癜性肾炎、糖尿病肾病、多发性骨髓瘤肾损害、痛风性肾病、肾淀粉样变、直立性蛋白尿、遗传性肾炎）等相鉴别。

【望耳诊病要点】

1. 急性肾炎

（1）在肾穴区，呈点状或片状充血样红晕变，并有光泽变（彩图 16-1）。

（2）部分患者在肾穴区，呈丘疹样红色变，并有光泽变（彩图 16-2）。

（3）在膀胱穴区，呈点、片状红晕变（彩图 16-3）。

（4）在内分泌穴区，呈点状红晕变或暗红变，均有光泽变（彩图 16-4）。

2. 慢性肾炎

（1）多数患者在肾穴区，呈点、片状白色变或皱褶黯红变，并有光泽变（彩图 16-5）。

（2）少数患者：①在肾穴区，呈丘疹状白色变或黯灰色变（彩图 16-6）。②在膀胱穴区，呈点、片状或丘疹状黯红色变（彩图 16-7）。③在内分泌穴区，呈点状或片状黯灰色变（彩图 16-8）。④在心穴区，可见环形皱褶纹变（彩图 16-9）。

【其他耳诊法】

（1）耳穴扪诊法：慢性肾炎患者，在肾穴区，可扪及小结节变或片状增厚变。

（2）耳穴染色诊法：急、慢性肾炎患者，在肾穴区，可见染色改变。

（3）耳穴触压诊法或电探测诊法：

1）急、慢性肾炎患者，在肾穴区，可触压及或探及敏感点。

2）急、慢性肾炎患者，在肾穴区、内分泌穴区及锁骨穴后外上方处，均呈强阳性反应；在膀胱穴区、心穴区、肾上腺穴区，均为阳性反应。

临床观察：周欢等选用上海医疗器械八厂生产的 D2-3 袖珍治疗仪观察 30 例肾小球肾炎住院患者耳廓肾炎点阳性反应。结果肾炎组耳穴肾炎点探测阳性率达 86.7%，其他临床杂病组达 100%，该组中医辨证与肾有关者病例占 80%，感冒组及正常人组则均为 0。其中肾炎点部位：位于锁骨穴区的外下方，耳舟下缘的凹陷处。

【耳穴疗法】

一、临床采菁

治疗水肿 取肺、脾、肾、膀胱穴。每次选双侧 2~3 穴，采用毫针刺法，施以中度刺激，隔日施治 1 次；或用王不留行子贴压，每隔 3 日更换耳穴与王不留行子。

典型病例：患者杨某，男性，50 岁，2003 年 10 月中旬在桂林医学院附属医院诊断为晚期中央型肺癌，经过 3 次化疗后患者体乏无力，每日晡时发热，体温 38.2℃，气喘，不能平卧，眼睑及双下肢水肿，寐差、纳呆、夜尿多，服利水药无显效，脉沉细、舌质淡、边有齿印。于 2004 年 1 月 18 日前来就诊。耳部望诊：双耳廓萎缩无华，在肺及气管穴处可一黑色点状斑点。足部望、触诊：足部皮肤苍白，肌肉欠饱满，肺、气管及胃反射区处可触及黄豆大颗粒。四诊并结合耳诊、足诊辨为脾肾阳虚型。选取肺、神门、气管、胃、脾、肾、皮质下、三焦等穴，予以王不留行子压丸，嘱患者每日自行按压 3~5 次，每次 3~5 分钟，每次贴一侧耳或双侧耳廓，保留 3 日，3 日为 1 个疗程，并予中药真武汤 5 剂，煎汤行足浴疗法，治疗 1 周后，患者打电话给医者告知，水肿已完全消失，睡眠、食欲及其他症状有所改善。

二、验方荟萃

1. 治疗急、慢性肾炎　主穴取肾、交感、肾上腺、内分泌、脾、膀胱、肾炎点穴。临证配穴：发热者，配加耳尖穴放血；血压高者，配加降压沟穴放血。先找准敏感点 4~5 个，采用针刺法、埋针法、压丸法治疗均可，慢性者还可采用贴磁法。耳针法留针宜 1~2 小时。每日 1 次，7~10 次为 1 个疗程。

2. 治疗急性肾炎　取脾、肺、肾、腹、脑、屏间、三焦、膀胱穴。每次取单侧耳穴，两耳交替进行。采用毫针刺法，施以中度刺激，并可加用电针疗法，每日施治 1 次。亦可用王不留行子贴压相应耳穴，并嘱患者每日自行按压穴贴处数次，每周更换 2~3 次。10 次为 1 个疗程。亦可施以埋针法埋针。

【预防与调护】

一、急性肾炎

（一）预防

预防感冒及呼吸道感染，特别是链球菌感染；注意个人卫生，预防皮肤感染等。

（二）调理

1. 生活调理

（1）急性肾炎患者应注意休息、保暖和个人防护，在流行性感冒、呼吸道感染等高发季节，应避免或尽量减少到人群密集的场所，以避免发生感染。一旦发生感染后及早给予青霉素或敏感抗生素治疗，能否预防或减轻急性肾炎尚无定论。有人观察到链球菌感染后 24 小时之内应用青霉素，亦未能阻止肾炎的发生。但充分的青霉素或敏感抗生素治疗能防止肾炎菌株的流行，对降低肾炎发病率有一定的作用。

（2）对链球菌感染患者，应于 2~3 周内密切观察尿常规变化，以早期发现急性肾炎，给予及时处理。

2. 饮食调理

（1）控制蛋白质的摄入量：肾功能正常的患者，蛋白质摄入量应保持为 40~70g/d（每千克体重 1~1.2g），不加分析地控制蛋白质摄入量，对于肾单位的修复不利，过高的蛋白质摄入量会促使肾小球硬化。对于患者少尿严重，持续时间长而发生氮质血症、肾功能不全的患者，应限制蛋白质摄入量，给优质低蛋白饮食，控制蛋白质摄入量，成人 20g/d，小儿 0.5g/（kg·d），并应选择富含必需氨基酸的高质量蛋白质，如牛奶、鸡蛋、鱼肉、瘦猪肉、鸡肉等，以达到既减轻肾脏排泄氮质的负担，又保证一定营养的目的，还可能促进非蛋白氮的利用，以减轻氮质血症。少数患者蛋白尿严重，出现肾病综合征时，则应增加蛋白质的摄入量以补充蛋白质的丢失。

（2）辨证选用食疗，巩固提高疗效：食疗在急性肾炎的治疗中具有重要的意义，在仍有链球菌感染的患者，可选用一些具有抗链球菌作用的中药进行饮食治疗，如夏桑菊茶、桑寄生绿茶、药浸乌梅（喉可舒、喉可安）等。恢复期临床常可选用食疗方法进行辅助治疗，可发挥疏风清热、凉血止血、益气养阴以及扶正固本等功效。

可选择作为食物的中药，如金银花、菊花、夏枯草、乌梅、白茅根、罗汉果、冬瓜子、薏苡仁、车前草、茯苓、天冬、冬虫夏草、赤小豆、陈皮、荠菜、竹黄、大蒜、绿豆等，制作成药膳服食，以增强抗病能力，提高、巩固疗效。

二、慢性肾炎

（一）预防

慢性肾炎患者抵抗力弱，极易感冒和发生交叉感染，故应注意避免受累受凉，防止呼吸道感染。对有炎症病灶的，如牙周炎、咽喉炎、扁桃体炎、鼻炎、上呼吸道感染、皮肤疖肿等患者，应积极治疗直至痊愈，以减少感染引起的免疫反应；同时慢性肾炎患者应避免肾毒性和易诱发肾功能损伤的药物，如磺胺类药、氨基糖苷类药及非类固醇类消炎药等。

（二）调理

1. 生活调理 慢性肾炎隐匿期患者无明显症状，尿常规基本正常，应注意适当休息，可逐步增加活动。若有水肿、大量蛋白尿、血尿、血压升高者，应卧床休息，一般需休息2～3个月，直至症状消失。

2. 饮食调理 一般认为，慢性肾炎患者盐、水分和蛋白质的供给，应视情况而定。轻证患者，无明显水肿、高血压和肾功能不全者，不必限制饮食，对于有明显水肿、高血压及肾功能不全者，则分别视其具体情况而有所限制。水肿和高血压者，应限制食盐，每日食盐限量以3～5g为宜，重度水肿者控制在1～2g，待水肿消退，盐量应逐渐增加，液体摄入量不宜过多，不超过1000mL。慢性肾炎有大量蛋白尿及低蛋白血症时，如肾功能正常，应适当提高蛋白质摄入量，但不宜过多，以1.5g/（kg·d）为宜，如出现氮质血症时，应限制蛋白质摄入量，日限制在40g左右。过分限制钠盐，患者易引起电解质紊乱，并降低肾血流量。因患者肾功能明显减退时，过分限制钠盐，反而会加重肾功能减退。

可作为食物用的中药有：黄芪、太子参、党参、白术、怀山药、熟地黄、制何首乌、冬虫夏草、制黄精、三七、丹参、益智仁、黑芝麻、枸杞子、女贞子等。

3. 精神调理 慢性肾炎病程较长，应使患者充分认识，保持乐观情绪，思想上树立起与疾病做斗争的勇气。

第二节 肾病综合征

【概述】

肾病综合征，又称"肾小球肾病"，简称"肾病"，是一组由多种原因引起的临床综合征。本病是以高度水肿、大量蛋白尿、低蛋白血症、血脂过高和尿中常有脂肪小体为主要特征所谓"三高一低"的泌尿系统疾病。

肾病综合征在临床有原发性和继发性之分。原发性肾病综合征（PNS）是指由原发性肾小球病引起者，成人的 2/3 和大部分儿童的肾病综合征均为原发性，病理变化主要为微小病变型，部分呈膜性、增殖性、膜增殖性及局灶性肾硬化等改变。在 45 岁以上发病的患者，须注意排除可能伴有恶性肿瘤，如微小病变型肾病伴有霍奇金淋巴瘤，膜性肾病伴以肺、乳房、胃肠道实体瘤等。继发性肾病综合征是指继发于全身其他疾病或由特定性病因引起的疾病，如药物介导性肾病综合征，由过敏、中毒、免疫反应引起的肾病综合征，由细菌、病毒、寄生虫等感染引起的肾病综合征，肿瘤以及遗传所致的肾病综合征，结缔组织、过敏性紫癜等系统性疾病以及糖尿病、淀粉样变等代谢性疾病所引起的肾病综合征等。成人的 1/3 和儿童 100% 的肾病综合征可由上述病因继发。本文主要叙述原发性肾病综合征（PNS）。

本病在中医学，属"水肿""虚劳"等病证范畴。

【临床表现与鉴别诊断】

一、临床表现

（一）症状与体征

1. 蛋白尿 24 小时尿蛋白定量>3.5g，此为本病的主要诊断依据。产生原因主要是肾小球基膜通透性的变化，包括电荷屏障、孔径屏障的变化。主要成分为白蛋白，亦可包括其他血浆蛋白成分，与尿蛋白的选择性有关。本病蛋白尿的程度，有很大的个体差异性，尿蛋白排出量的多少受到肾小球滤过率（GFR）、血浆白蛋白浓度和蛋白摄入量等因素的影响。如肾小球滤过率（GFR）降低时，蛋白尿排出会减少；严重低蛋白血症时，尽管肾没有变化，但尿蛋白排出量会减少；高蛋白饮食会使尿蛋白排出量增加。

2. 低蛋白血症 血浆白蛋白<30g/L，尿蛋白>3.5g/24h，两者为本病必具条件。主要原因是自尿中丢失白蛋白，但两者并不完全平行一致，因为血浆白蛋白是白蛋白合成与分解代谢平衡的结果。

3. 水肿 患者表现为轻重不同程度的水肿，严重时可出现胸、腹腔积液、心包积液、颈部以下水肿及纵隔积液以致呼吸发生困难。发生机制主要与血浆白蛋白下降致胶体渗透压下降及继发性钠、水潴留有关。但血容量的变化，并不能解释所有本病水肿的发生，其真正的形成机制，目前尚未清楚，很可能是与肾内某些调节机制的障碍有关。

4. 高脂血症 血浆胆固醇、甘油三酯和磷脂均明显增加，低密度及极低密度脂蛋白度增加，高密度脂蛋白正常或稍下降。高脂血症是本病患者动脉硬化性并发症较多的原因。

（二）并发症

常见的有感染，血栓、栓塞性并发症，肾功能损害，营养不良等。

二、鉴别诊断

本病应与系统性红斑狼疮肾损害、紫癜性肾炎、糖尿病肾病、乙型肝炎病毒相关性肾病等相鉴别。

【望耳诊病要点】

（1）在肾穴区，可见片状淡红晕变（彩图 16-10）。

（2）病程较长者：

1）在肾穴区，可见点、片状增厚变（彩图 16-11）。

2）在肾穴区，点、片状增厚变越明显，提示病情越严重，病程越长（彩图 16-12）。

【其他耳诊法】

（1）耳穴扪诊法：在肾穴区，可扪及片状增厚变。

（2）耳穴染色诊法：在肾穴区，可见染色改变。

（3）耳穴触压诊法或电探测诊法：在肾穴区，可触压及或探及敏感点。

【耳穴疗法】

一、临床采菁

治疗肾盂肾炎　主穴取肾、尿道、三焦、内分泌、脾、耳尖穴；配穴取肝、膀胱穴。每次选主穴 3~4 穴，配穴 1 或 2 穴。采用毫针刺法、药物注射法、埋针法或压豆法治疗均可。毫针刺法与药物注射法，每日 1 次，5~7 次为 1 个疗程；埋针法与压豆法，每隔 3 日更换 1 次，3~5 次为 1 个疗程。

临床体会：耳穴治疗急性肾盂肾炎，一般经过 1~3 次治疗，症状即可缓解；对于慢性肾盂肾炎，治疗时间一般需 1~3 个疗程，以提高肾功能和免疫功能。

二、验方荟萃

（1）主穴取肾、交感、肾上腺、内分泌、脾、膀胱、肾炎点穴。临证配穴：发热者，配加耳尖穴（放血）；血压高者，配加降压沟穴（放血）。先找准敏感点 4~5 个，采用针刺法、埋针法或压丸法治疗均可，慢性者还可采用贴磁法。耳针法宜留针 1~2 小时。每日 1 次，7~10 次为 1 个疗程。[1]

（2）治疗急性肾炎：取脾、肺、肾、腹、脑、屏间、三焦、膀胱穴。每次取单侧耳穴，两耳交替进行。采用毫针刺法，施以中度刺激，并可加用电针疗法，每日施治 1 次。亦可用王不留行子贴压相应耳穴，并嘱患者每日自行按压穴贴处数次，每周更换 2~3 次。10 次为 1 个疗程。亦可施以埋针法埋针。

【预防与调护】

（1）对于水肿明显、血压高者，应忌盐及限制饮水，轻度水肿可进少盐饮食，血中尿素氮升高者给低蛋白饮食；血压不高且无水肿者，用普通饮食。

（2）注意适当休息，预防发生感冒。

第三节　尿石症

【概述】

尿石症是泌尿系统部位结石病的总称，又称为"泌尿系结石"，包括肾、输尿管、膀胱和尿道结石。一般肾、输尿管结石，统称为上尿道结石，多见于青壮年；膀胱、尿道结石则称为下尿道结石，多发生于儿童。本病是泌尿系统的常见疾病。发病率男性高于女性。

本病在中医学，属"砂淋""石淋""血淋""癃闭""腰痛"等病证范畴。尿石症的临床表现主要为尿血、尿频涩痛或排出砂石，或腰腹疼痛等。

【临床表现与鉴别诊断】

一、临床表现

（一）症状

尿石症的症状主要取决于结石的大小、形状、所在部位和结石对尿路的刺激、损伤、梗阻及继发感染等。

1. 无症状结石　肾结石可以完全无症状，甚至在造成梗阻时亦可以无症状，可因其他原因做腹部 X 线片时偶然发现。有些病例则可能有镜下血尿。有些病例因为存在着根底疾病（如甲状旁腺功能亢进或痛风）而检查发现结石。

2. 疼痛　肾结石移行并阻塞于肾盂输尿管连接处，或进入输尿管时，可发生典型的肾绞痛，常在夜间或清晨突然发作。疼痛开始时是肋脊角隐痛，逐渐加强至剧痛，沿胁腹的输尿管行径，放射至耻骨上区和阴部，常伴有恶心、呕吐。但是有时疼痛不一定呈典型的肾绞痛，可仅为腰痛或腹痛，易误诊为其他急腹症。必须指出，有时结石移行至输尿管，可以无症状。如结石在肾盂或肾盏，则可表现为慢性隐痛。当痛点下移，常表示结石移向输尿管下端。随着结石的排出，疼痛可立即消失。

3. 血尿　肾绞痛时，常伴有肉眼血尿或镜下血尿。在无症状的肾结石，如有血尿，则多为轻度镜下血尿。如结石有移动，则每有显著的血尿。

4. 尿路梗阻和尿路感染　结石患者由于可能引起尿路梗阻，易于发生尿路感染，可为无症状性细菌尿或有明显的尿路感染症状。梗阻再加上感染，会较快地导致肾实质损害，发生肾功能不全。必须注意，如结石移行至膀胱内输尿管部分，可发生尿频、尿急、尿痛，易于与尿路感染混淆，需注意鉴别。

5. 急性肾衰竭　结石堵塞独肾患者的健侧输尿管，造成尿道急性梗阻，偶尔亦可堵塞双侧输尿管而造成急性肾衰竭。

（二）体征

部分患者可出现肾区叩击痛、肋腰点或肋脊痛压痛、沿输尿管行径压痛。

（三）常见并发症

尿石症常见并发症有尿路感染、尿路梗阻、梗阻性肾病、急或慢性肾衰竭。

二、鉴别诊断

（1）腰部或上腹部持续钝痛或阵发剧烈绞痛，常放射至同侧下腹部或外阴。绞痛发作时可伴有出冷汗、呕吐。双侧同时有梗阻或尿道急性梗阻时可致无尿。

（2）肉眼或镜下血尿，绞痛发作时血尿加重。

（3）X线腹部尿路平片大多数可见阳性结石影。

（4）肾盂造影可进一步确定腹部平片中钙化影是否与泌尿系有关，可明确结石部位、有无梗阻，并可显示 X 线阴性的结石。

（5）肾图及 B 超、CT 对诊断有一定帮助。

【望耳诊病要点】

1. 肾结石

（1）一般患者，在肾穴区，可见点状黯红色变或黯灰色变（彩图 16-13）。

（2）部分患者，在肾穴区，可见点状或粟米粒状凸出变（彩图 16-14）。

2. 输尿管结石

（1）一般患者，在输尿管穴区，可见点状黯红色变或黯灰色变（彩图 16-15）。

（2）部分患者，在输尿管穴区，可见点状变（彩图 16-16）或粟米粒状凸出变（彩图 16-17）。

3. 膀胱结石

（1）一般患者，在膀胱穴区，可见点、片状黯红色变或黯灰色变（彩图 16-18）。

（2）部分患者，在膀胱穴区，可见点状或粟米粒状凸起变（彩图 16-19）。

4. 肾、输尿管、膀胱均结石

（1）在肾、输尿管、膀胱穴区，均可见点状黯红色变或黯灰色变。

（2）部分患者，在上述耳穴区，均可见点状变或粟米粒状凸起变。

【其他耳诊法】

（1）耳穴扪诊法：可在相应穴区扪及小结节变。

（2）耳穴染色诊法：可在相应穴区见染色改变。

（3）耳穴触压诊法及电探测诊法：可在相应穴区触压及或探及敏感点。

【耳穴疗法】

一、临床采菁

（1）取肾、输尿管、膀胱、尿道、外生殖器、三焦、交感、神门、皮质下、肾上腺穴，若出现肾盂积水，则配加脾、肺、内分泌穴。每次取单侧耳穴，双耳交替进行。施以耳穴贴压法，将王不留行子用胶布固定于耳穴上，每穴再按压 2~3 分钟，并嘱患者每日按压 4~5 次，每隔 3 日换贴 1 次。

董锡华临床应用该法共治疗肾结石患者 12 例，临床治愈 5 例，有效 5 例，无效 2 例。临床治愈率为 41.67%，总有效率达 83.33%。治疗输尿管结石患者 12 例，临床治愈 6 例，有效 4 例，无效 2 例，临床治愈率达 50%，总有效率达 83.33%。

（2）取肾、输尿管、肝、脾、交感、三焦、内分泌、耳尖、皮质下穴，根据结石的不同部位及症状辨证循经选 3~5 穴。先用耳穴电疗仪在所选耳穴上刺激治疗 20 分钟，然后再将王不留行子按压在以上耳穴上，用胶布固定。并嘱患者每日自行按压 3~4 次，每次施治 10 分钟。

王志英临床应用该法共治疗尿石症患者 68 例，临床治愈 20 例，显效 25 例，有效 15 例，无效 8 例，临床治愈率达 29.41%，临床治愈、显效率达 66.18%，总有效率达 88.24%。排石 45 例，排石率达 66.18%。

（3）取肾、膀胱、输尿管、尿道、三焦、脑、神门、下脚端穴。采用毫针刺法，施以强刺激手法，并予留针 30~60 分钟，中病即止。主治泌尿系绞痛。

典型病例：患者张某某，男性，53 岁。于 1984 年 2 月 19 日出现尿频、尿急、灼热刺痛，尿色黄赤，肾区绞痛，下腹呈阵发性剧痛，每次疼痛持续 1 个多小时，疼痛向阴部放射，痛甚则汗出如珠，坐卧不宁，辗转不安，痛不能眠，饮食锐减，大便 4 日未解。发病当日即住某医院，经中西医治疗，诸症不减。X 线摄片显示：输尿管上 1/3 处有一块结石影（0.4cm×0.6cm），诊断为输尿管结石（石淋），2 月 25 日来诊，采用耳针疗法治疗，取耳穴：肾、输尿管、交感、皮质下、便秘点穴。耳针后立刻痛止。由于患者疑耳针不能排石，决定到洛阳市医院治疗，因路远怕痛不可忍，恳求不拔针，带针上路，一路未痛，到洛阳拔掉耳针又开始疼痛，且欲解小便，随即排出结石一块，疼痛顿时缓解，痛止心舒。X 线片显示：输尿管结石已消失，病告痊愈。

二、验方荟萃

（1）取肾、输尿管、三焦、膀胱、尿道、神门、外生殖器、皮质下、腰、骶穴。每次取单侧耳穴，两耳交替进行。采用毫针刺法，施以中度刺激或较强刺激，亦可加用电针疗法，每日施治 1 次。必要时于耳尖穴点刺放血 1~2 滴；亦可在针刺后用王不留行子贴压相应耳穴，并嘱患者每日自行按压穴贴处数次，或施以埋针法埋针，每周更换 2~3 次。

（2）主穴取交感、膀胱、输尿管、肾、肺穴；配穴取皮质下、脑点、肾上腺穴。采用针刺法、埋针法或压豆法治疗均可。双侧取穴，每日 1 次，10 次为 1 个疗程。主治肾结石。

【预防与调护】

（1）根据结石的种类和尿液的酸碱度来调摄饮食。

（2）患者应大量饮水，增加尿液排泄量，这样才能有效预防肾结石。大量饮水后，尿液在体内稀释晶体盐，使其浓度降低，从而有效预防结石的形成，并促使已经形成结石的溶解，使其随尿液排出体外。

（3）患者应改变生活习惯，预防和减少结石的产生和发病，可常吃黑木耳，其含有植物碱等成分，具有促进消化道与泌尿道各种腺体的分泌，并协同这些分泌物溶化结石，滑润管道，使结石排出体外。

第四节　泌尿系感染

【概述】

泌尿系感染，又称为"尿路感染"，是指细菌侵袭尿道、膀胱、输尿管或肾脏而引起感染性疾病的总称。最常见的致病菌为大肠杆菌，占50%~80%，其次为副大肠杆菌、葡萄球菌、粪链球菌、变形杆菌、产碱杆菌、克雷白杆菌、产气杆菌，少数为铜绿假单胞菌，偶可见真菌、病毒、原虫等。

泌尿系感染的临床特点主要表现为尿频、尿急、尿痛，亦有少数患者无临床症状而仅靠实验室检查而确诊。

泌尿系感染从感染的部位不同，可分为上泌尿道感染和下泌尿道感染两种。上泌尿道感染主要的疾病是急性肾盂肾炎、慢性肾盂肾炎和输尿管炎；下泌尿道感染主要的疾病是膀胱炎和尿道炎。下泌尿道感染可单独存在，而上泌尿道感染则往往伴发下泌尿道炎症。病变越接近肾脏，其危害也就越大。

本病在中医学，属"淋证"等病证范畴。中医学认为，淋证的病因与饮食不节、外感病邪、情志失调、劳倦过度等因素有关，上述病因可导致湿热壅结膀胱，膀胱气化不利；或肝失疏泄，膀胱气化不利；或脾肾亏虚，膀胱气化无权，故导致淋证。

【临床表现与鉴别诊断】

一、临床表现

（一）症状

1. 膀胱炎　主要表现为尿频、尿急、尿痛、耻骨弓上不适等，但一般无明显的全身感染症状。

2. 急性肾盂肾炎　除膀胱激惹征外，尚有腰痛和全身感染性症状如寒战、发热、头痛、恶心、呕吐等。

3. 无症状细菌尿　可无任何尿路感染症状。

4. 慢性肾盂肾炎　本病临床表现复杂，症状多端。其主要表现是真性细菌尿，尿中有少量白细胞和蛋白，细菌尿可为持续或间歇性。患者多有反复发作的尿路刺激症状。部分患者既无全身症状，又无明显的尿路刺激症状。有些患者有低热、乏力、腰痛、尿频、或反复检查出现脓尿等。有时仅有面色萎黄、倦怠、食欲不振，小儿表现为畏食、精神萎靡、贫血、发育不良、生长迟缓或遗尿、尿失禁等。另有一部分患者，由于体内存在易感因素，如尿路结石、尿路畸形等，常反复发作久治不愈，并有不同程度的肾功能损害。

（二）体征

急性肾盂肾炎患者可有上输尿管点（腹直肌外缘平脐处）或腰肋点（腰大肌外缘与第十二肋骨交叉处）压痛及肾区叩击痛。慢性肾盂肾炎也可有上述体征，当炎症侵犯肾实质时，可出现高血压、水肿、贫血、肾功能障碍等。

（三）常见并发症

主要有肾乳头坏死、肾周围脓肿、肾盂肾炎并发感染性结石、革兰阴性杆菌败血症等。

二、鉴别诊断

本病应与全身性感染疾病、急腹症、肾结核、尿道综合征（尿频-排尿困难综合征）等相鉴别。

【望耳诊病要点】

在泌尿系区域、范围内的罹患穴区，如肾穴区（彩图16-20）、输尿管穴区（彩图16-21）、膀胱穴区（彩图16-22）、尿道等穴区（彩图16-23），可见各种不同的阳性反应（如脱屑变、结节变及色斑变等）。

1. **慢性肾盂肾炎患者** 在肾穴区（彩图16-24），可见阳性反应。
2. **输尿管急、慢性炎症患者** 在输尿管穴区（彩图16-25），可见阳性反应。
3. **输尿管急性炎症患者** 在输尿管穴区，可见红斑变（彩图16-26）。
4. **膀胱有急、慢性炎症患者** 在膀胱穴区，可见阳性反应（彩图16-27）。
5. **急、慢性尿道炎患者** 在尿道穴区，可见阳性反应（彩图16-28）。
6. **肾盂、膀胱皆有急、慢性炎症患者** 在肾、膀胱穴区范围，均可见阳性反应。
7. **肾盂、输尿管、膀胱均有慢性炎症患者** 在肾、输尿管、膀胱穴区，均可见结节变。

【其他耳诊法】

（1）耳穴扪诊法：根据罹患病变部位的不同，在肾穴区或输尿管穴区或膀胱穴区或尿道等穴区，可扪及小结节变。

（2）耳穴染色诊法：根据罹患病变部位的不同，在肾穴区或输尿管穴区或膀胱穴区或尿道等穴区，可见染色改变。

（3）耳穴触压诊法及电探测诊法：根据罹患病变部位的不同，在肾穴区或输尿管穴区或膀胱穴区或尿道等穴区，可触压及或探及敏感点。

【耳穴疗法】

一、临床采菁

（1）主穴取肾、尿道、膀胱、外生殖器、内分泌、肾上腺穴。配穴：肾盂肾炎者，配加肾炎点、脾穴；急性肾盂肾炎者，配加肺、三焦穴；尿道炎者，配加输尿管、三焦穴；膀胱炎者，配加输尿管、皮质下穴；发热者，配加耳尖穴放血。可选用耳针法、埋针法、药线点灸法等施治。每次选敏感点3~5个。急性期刺激宜强，耳针留针1小时以上，每日1或2次，也可用青霉素或链霉素溶液（均需先做过敏试验，阴性者方可使用）做耳穴注射。药线点灸者，可在腰、侧腹、下正中腹痛处周围及中央灸梅花点，每日2次。[1]

（2）治疗膀胱炎：主穴取膀胱、尿道、内分泌、三焦、耳尖穴；配穴取肾上腺、肾穴。采用毫针刺法、药物注射法、埋针法或压豆法治疗均可。双侧取穴，毫针刺法或药物注射法，可每日1次，5~7次为1个疗程；埋针法或压豆法，每隔3日更换1次，3~5次为1个疗程。

临床体会：耳穴治疗泌尿系感染、膀胱炎、尿道炎，能很快控制炎症进展，促进炎症吸收，使症状缓解，疗效显著。

（3）治疗尿频：主穴取尿道、膀胱、枕、脑垂体、神经系统皮质下穴；配穴取肾、内分泌、耳尖穴（放血）。采用毫针刺法、药物注射法、埋针法或压豆法治疗均可。每次双侧取穴，毫针刺法或药物注射法，可每日1次，5~7次为1个疗程；埋针法或压豆法，每隔3日更换1次，3~5次为1个疗程。

临床体会：

1）耳穴对各种原因引起之尿频均有一定疗效。肾气虚型、年老体弱者，治疗时间要稍长些，需坚持治疗，待疗效巩固后停诊。

2）刺激手法要强，可采用耳毫针法、埋针法或耳穴贴压法施治，如用耳穴贴压法治疗，嘱患者每日自行加压按摩2~3次。

二、验方荟萃

1. 治疗尿道炎　取肾、膀胱、尿道区、皮质下、交感、神门穴、敏感点，每次选3~4穴。采用毫针刺法，施以中强度或较重强度刺激，并予留针30分钟。亦可用王不留行子贴压耳穴。实证者可每日治疗1或2次；虚证者每日治疗1次或隔日治疗1次，10次为1个疗程。

2. 治疗膀胱炎　取肾、膀胱、尿道区、皮质下、交感、神门穴、敏感点，每次选3~4穴。采用毫针刺法，施以中度刺激或较强刺激，并予留针30分钟。亦可用王不留行子贴压耳穴。实证者可每日治疗1或2次；虚证者每日或隔日治疗1次，10次为1个疗程。

3. 治疗尿频　主穴取膀胱、尿道、肾、脑点穴；配穴取脾、内分泌、皮质下。采用针刺法、埋针法或压豆法治疗均可。每次双侧取穴，每日1次，10次为1个疗程。

4. 治疗尿道炎　主穴取尿道、内尿道（男前列腺穴）、耳尖（放血）、枕穴；配穴取内分泌、肾上腺、脑垂体穴。采用毫针刺法、药物注射法、埋针法或压豆法治疗均可。双侧取穴，毫针刺法或药物注射法，可每日 1 次，5~7 次为 1 个疗程；埋针法或压豆法，每隔 3 日更换 1 次，3~5 次为 1 个疗程。

【预防与调护】

（1）急性期间宜多饮水，勤排尿；慢性期间饮水量则应酌减。

（2）饮食宜清淡，忌食生姜、芡实、大茴香、蚶、辣椒、狗肉等辛辣温阳、助湿生热之品，禁烟忌酒。

（3）注意天气变化，及时增减衣服，避免发生感冒。

（4）养成良好的卫生习惯，每日清洁尿道外口，预防上行性感染。

（5）注意适当休息，急性期间禁行房事。

第五节　遗尿症

【概述】

遗尿症，又称为"夜尿症""遗溺症"，俗称为"尿床"，是指 3 岁以上的儿童夜间睡眠时，小便自遗于床上，待醒后方才感觉到的一种疾患。小儿如在 3 岁以后，白天不能控制排尿或不能从睡觉中醒来而自觉排尿的，称为"原发性排尿"；如小儿在 2~3 岁时已能控制排尿，而 4~5 岁以后，又出现夜间遗尿的，则称为"继发性遗尿"。若 3 岁以内小儿，由于生理上经脉未盛，气血未充，脏腑未坚，智力未全，对排尿的自控能力较差；学龄儿童也可因游戏过度、精神疲劳、睡前多饮等原因，偶然发生遗尿的，这些都不属于病态表现。遗尿症多见于 10 岁以下的儿童，偶可延至 12~18 岁的。国内有人对学龄前及学龄期儿童调查，其发病率为 5%~12%，其中男孩的发病率较女孩高。

本病在中医学，属"遗尿"等病证范畴。

【诊断要点与鉴别诊断】

一、诊断要点

遗尿症的诊断并不困难，但要排除器质性病变引起的遗尿。

1. 病史　4 岁以上小儿或成人夜间尿床或白日睡眠中尿床。注意了解遗尿的次数与时间，患儿睡眠深度与心理状态，家庭环境与家族遗尿病史，原发抑或继发。另外要了解白天排尿习惯，如排尿次数、排尿力量、尿流粗细。

2. 体格检查　应进行全身系统检查。包括腹部触诊有无肿块，膀胱是否膨胀，外生殖器有无病变或畸形。肛门括约肌张力有无消失或减弱，会阴部感觉有无减退，腰骶部有无毛发或脂肪瘤以期检出有无隐性脊柱裂，下肢活动有无异常，有无病理反射。

二、鉴别诊断

本病应与尿失禁、尿漏等相鉴别。

【望耳诊病要点】

在肾、膀胱或肝穴区，多可见阳性反应。

（1）肾气不足型者，在肾穴（彩图16-29）、膀胱穴区（彩图16-30），可见点、片状白色变或黯灰色变。

（2）肝胆火旺型者，在肝穴区（彩图16-31），可见点状红晕变，且有光泽变。

【其他耳诊法】

（1）耳穴扣诊法：肾气不足型者，在肾穴区，可扣及轻度凹陷变。

（2）耳穴染色诊法：在肾、膀胱、三焦等穴区，可见小点状染色改变。

（3）耳穴触压诊法或电探测诊法：在肾、膀胱，或肝、胰胆、神门等穴区，可触压及或探及敏感点。

【耳穴疗法】

一、临床采菁

（1）取双侧肾、双侧膀胱穴，用一次性使用1mL注射器套接4.5或5号皮试注射针头，抽取维生素 B_{12} 注射液0.1mg（1mL）。耳廓皮肤常规消毒后，每穴注射上述药液0.1~0.2mL。每周注射2次，5次为1个疗程。

吴家庆临床应用该法共治疗小儿遗尿症298例，临床治愈235例，显效55例，无效8例，临床治愈率达78.86%，总显效率达97.32%。

（2）治疗小儿遗尿症：主穴取肾、心、膀胱、皮质下、骶椎、脑点、兴奋点穴。配穴：食欲不振者，配加脾穴；尿路感染者，配加内分泌穴；尿频者，配加尿道穴；因睡眠过深、大脑自控功能失调者，配加耳尖穴。施以耳穴贴压法，将王不留行子用胶布粘贴于所取的耳穴上，并用手指按压，以使患者感觉酸、热、胀、痛感。两耳交替贴压，每隔5日更换1次，4次为1个疗程。

潘桂生临床应用该法共治疗小儿遗尿症患者60例，临床治愈37例，好转21例，无效2例，临床治愈率达61.67%，总有效率达96.67%。

二、验方荟萃

（1）主穴取肾、膀胱、皮质下、肝穴；配穴取胰胆、缘中、枕、内分泌、耳中、耳尖穴。

1）毫针法：因肾气不足、下元不固所致的遗尿症者，选肾、膀胱、皮质下、缘中、内分泌、耳中穴；因肝胆火旺所致的遗尿症者，选肾、膀胱、肝、枕、耳尖穴。每次选单侧耳穴，两耳交替进行。先用探针探准敏感点，在敏感点进针后，接上电针仪导线，采用疏密波。肾气不足者，电流强度以耳穴处有麻胀感即可；肝胆火旺者，以患者能耐受为度。并予留针30分钟，每1~2日治疗1次，10次为1个疗程。

2）压丸法：治疗选穴与耳穴毫针法相同。每次选单侧耳穴，两耳交替进行。对因肾气不足、下元不固所致的遗尿症者,采用轻柔按摩手法;对因肝胆火旺所致的遗尿症者,施以强刺激对压手法。每2~3日治疗1次,10次为1个疗程,疗程间相隔7日。

(2)治疗小儿遗尿症:取心、肾、膀胱、皮质下、骶椎、脑点穴,每次选4~5穴。每次取单侧耳穴,两耳交替进行。用王不留行子贴压,使耳廓出现烘热、胀痛为度。并嘱患者每日自行按压数次,每3日更换1次,10次为1个疗程。

(3)主穴取肾、膀胱、肝、耳中、肾上腺穴;配穴取尿道、脑点、内分泌、屏间穴。采用针刺法、埋针法或压豆法治疗均可。双侧取穴,每日1次,10次为1个疗程。主治遗尿症。

【预防与调护】

(1)应彻底解除患儿的心理负担和紧张情绪,树立治疗信心,消除自卑、害羞心理。

(2)保持情绪稳定,避免精神刺激,严禁斥责、体罚。

(3)培养良好生活习惯,纠正贪玩恶习。避免疲劳过度;晚间限制进水量,晚餐少进流质饮食;睡前尽量排尽小便,取侧卧睡觉,定时唤醒患儿,让其起床小便。

(4)做好生活管理:

1)吃:晚餐少吃太咸、味重、肉类等蛋白质类的食物;多食清淡食物、偏干食物。

2)喝:改变喝水习惯,尽量白天多喝水,夜间的喝水量自然就减少了。

3)睡:最好在晚上9—10点睡觉。

(5)膀胱训练:父母可以告诉遗尿的孩子,试一试断断续续地尿尿,即在尿尿的过程中,突然主动中断,这样可以锻炼膀胱括约肌的舒张、收缩功能。一般经过一段时间的憋尿训练,遗尿的孩子就能控制膀胱的收缩功能,就不会再遗尿了。

第六节 肾衰竭

急性肾衰竭

【概述】

急性肾衰竭(ARF),简称急性肾衰,是急骤发生和迅速发展的肾功能减退综合征。主要表现为肾功能在短期内(数小时或数日内)急剧地进行性下降,氮质代谢废物堆积,水、电解质、酸碱平衡失调,其血肌酐和尿素氮呈进行性升高(通常血肌酐每日上升88.4~176.8μmol/L,尿素氮上升3.6~10.7mmol/L),常伴少尿(<400mL/d)或无尿(100mL/d)。但也有尿量不减少者,称为非少尿型急性肾衰竭。狭义的急性肾衰竭,是指急性肾小管坏死;广义的急性肾衰竭,是指由于各种原因导致肾脏排泄功能在短期内迅速减退,可由肾前性、肾性和肾后性三类病因引起。

急性肾衰竭属中医学"癃闭""关格""水肿"等病证范畴。中医学认为,外因感受六淫疫毒,内因伤于饮食情志,外因为意外伤害,失血失液,中毒虫咬等,形成火热、湿毒、瘀浊之邪,壅塞三焦,决渎失司,而成癃闭。热毒上壅于肺,肺失清肃,水道不利;湿热中遏于脾，正气不得升降，运化失常，水不能下渗膀胱；浊邪下阻于肾，开合失司；失血失液，阴津耗竭，水无化源而致癃闭、水肿之症；湿热中阻，气机升降失常，胃气上逆，则见恶心呕吐之症。

【临床表现与鉴别诊断】

一、临床表现

1. 症状

（1）尿量改变：尿量改变是本病的主要症状。在少尿期，尿量少（<400mL/24h），甚至无尿（<1.00mL/24h），一般持续 7 ~ 14 日；当尿量突然或逐日增加，每日超过 400mL 时，即进入多尿期，多尿期每日尿量可多达 3000 ~ 5000mL 或更多，维持 2 周左右；当尿量逐渐恢复正常，即每日尿量在 1500 ~ 2500mL 时，即进入恢复期。而非少尿型急性肾衰竭则尿量改变不显著，每日尿量超过 400mL。

（2）腰痛：多数患者有不同程度的腰部胀痛、酸痛等症状。

（3）消化道症状：食欲不振，恶心呕吐，腹胀便秘等。

（4）精神症状：精神不振，烦躁不安，嗜睡，意识模糊等。

（5）呼吸道症状：呼吸深大，呼气时可有尿臭味，或胸闷气急表现。

（6）全身症状：面色苍白，全身软弱无力等，而出血热所致者可出现皮肤发红，或伴出血。

2. 体征

（1）消化系统：表现为腹胀、腹痛。

（2）高钾血症：可出现肌肉颤动，心律失常，甚至心跳骤停。

（3）低钾血症：可出现肌肉软弱无力，肌张力低下，腹胀，心律失常等。

（4）水中毒和低钠血症：可见眼睑及下肢水肿，血压升高，嗜睡，或躁动不安，或惊厥，肌张力低下，严重者可出现心力衰竭和肺水肿。

（5）代谢性酸中毒：可见嗜睡，深大呼吸，甚至昏迷。

（6）尿毒症：可见神志淡漠，或烦躁不安，定向力障碍，呼气时可有尿臭味，水肿，进行性贫血，恢复期多消瘦、体倦等。

3. 并发症 常见的有感染，心血管系统疾病（如心律失常、心力衰竭、心包炎甚至心包填塞和高血压等），神经系统表现（如头痛，嗜睡，肌肉抽搐，昏迷或癫痫样发作），消化系统表现（如畏食、恶心、呕吐、腹胀、呕血或便血），血液系统表现（如轻度贫血，白细胞总数常增多，血小板数目正常或减少），电解质紊乱表现（如高钾血症或低钠血症）等。

二、鉴别诊断

本病应与急性肾小球肾炎、急性间质性肾炎、肾静脉血栓形成、肾动脉栓塞等相鉴别。

慢性肾衰竭

【概述】

慢性肾衰竭,简称慢性肾衰,是由于各种原因引起的肾脏损害和进行性恶化,机体在排泄代谢产物,调节水、电解质、酸碱平衡,以及某些内分泌活性物质的生成和灭活等方面出现紊乱的临床综合征。临床上常见倦怠、恶心、呕吐、贫血、少尿、水肿等症状及肾功能受损和水、电解质紊乱等。

慢性肾衰竭在中医学属"癃闭""关格""水肿""虚劳"等病证范畴。中医学认为,慢性肾衰可由水肿、淋证、尿血等多种肾脏疾病发展而来。各种肾病日久,损及各脏腑功能,并以脾肾虚损为主,病情逐步发展而使病情加重,最后导致正气虚衰,浊邪、瘀血壅滞肾络,导致肾脏失去开阖功能,湿浊尿毒潴留于体内,而引发本病。在其发展过程中,往往由于某些因素而使病程进展加快,病情恶化。常见的诱因有感受外邪、饮食不节、劳倦过度等。如外邪侵袭肺卫肌表,致使肺失宣降,治节失职,三焦水道不利,湿浊贮留,或湿热下注,伤及脾肾;过度劳累,劳则伤气,过劳则正气更虚,脾肾更损以及素体脾虚,饮食不节、过食生冷、辛辣、厚味、高蛋白饮食,使脾肾虚损更甚,尿毒潴留加剧。

【临床表现与鉴别诊断】

一、临床表现

1. 症状 慢性肾衰竭的临床表现极为复杂,主要表现在代谢系统的紊乱和各系统症状方面。临床上根据肾功能损害的不同程度,可分成以下几个阶段。

(1) 肾功能不全代偿期:肾小球滤过率(GFR)50~80mL/min,血肌酐(Scr)<177μmol/L;临床上无明显症状。

(2) 肾功能不全失代偿期:GFR 50~20mL/min,Scr≥177μmol/L但<442μmol/L,临床出现乏力、轻度贫血、食欲减退等周身症状。

(3) 肾衰竭期:GFR 20~10mL/min,Scr≥442μmol/L但<707μmol/L,患者出现贫血、代谢性酸中毒;钙、磷代谢紊乱;水、电解质紊乱等。

(4) 尿毒症期:GFR<10mL/min,Scr≥707μmol/L,临床上出现明显酸中毒症状及全身各系统症状。

其主要的临床表现为以下几个方面。

(1) 水代谢障碍:慢性肾衰早期,临床上可不出现水潴留,由于肾小管浓缩功能减退,水的重吸收障碍,甚至表现为夜尿增多。慢性间质性肾炎常在晚期仍无少尿表现,而慢性肾炎引起的慢性肾衰竭少尿出现较早,当肾单位绝大部分废弃后,最终出现少尿,甚至无尿表现。

(2) 电解质紊乱:慢性肾衰患者,肾脏排泄钠的能力降低,故可导致钠的潴留、高钾(但如果钾摄入不足、胃肠道丢失及大量的利尿剂应用的情况下,也可出现低血钾)、低钙、高磷等。

（3）酸碱平衡失调：当 GFR 低于正常人的 20% 时，开始出现不同程度的代谢性酸中毒。

（4）各系统症状：该病证状涉及全身，由于病变程度不同，各系统症状差别很大。其早期可仅表现为一般症状，如乏力、头痛、失眠、食欲不振等。常易漏诊，当病情加重，发展到尿毒症前期，症状可突出表现在某一方面，如表现为消化系统症状、贫血等。

1）神经系统症状：早期出现乏力、注意力不集中、记忆力减退等。当 GFR<20mL/min 时，几乎 100% 患者都有神经系统异常。震颤、扑击样震颤、肌阵挛等，均为尿毒症脑病的表现。

2）消化系统症状：恶心、畏食、食欲不振为最早的症状，口中有尿味，显示病情已经发展到尿毒症阶段。消化道从口腔、食管、胃、结肠黏膜都可出现水肿、出血和溃疡。

3）血液系统症状：出现不同程度的贫血，出血时间延长、血小板凝聚能力下降、血小板第三因子活性减低。

4）呼吸系统症状：患者早期肺活量减低、肺功能轻微受损，代谢性酸中毒时肺出现不同程度的过度换气。尿毒症时可见肺门两侧对称阴影，即尿毒症肺。约有 15% 的患者出现不同程度的胸腔积液，以右侧较为常见。

5）心血管系统症状：可出现心肌损害、心包炎、高血压等。

6）皮肤症状：皮肤失去光泽、干燥、脱屑等。

2. 体征　当患者某一系统损害时，就可引起该系统的体征，如水肿、贫血貌、心动过速、心包摩擦音等。

3. 常见并发症　主要有消化道出血、呼吸道感染、尿路感染、心力衰竭、脑血管意外等。

二、鉴别诊断

鉴于慢性肾衰竭的临床表现与全身各系统器官的关系密切，故对于病史不明确，临床表现不典型的，应该与下列疾病相鉴别：如胃肠炎、溃疡病、贫血、出血性疾病、高血压、冠心病、糖尿病昏迷、癫痫等。在详细了解病史的同时，进行血生化、尿液及肾功能检查，常有助于确诊。另外对于慢性肾衰竭急性加重者，应注意与急性肾衰竭相鉴别。

【望耳诊病要点】

1. 急性肾衰竭　在肾穴区呈灰色变（彩图 16-32）。

2. 慢性肾衰竭　在肾穴区呈黑灰色变（彩图 16-33）。

【耳穴疗法】

治疗尿毒症　主穴取肾、脾、肺、直肠、尿道穴；配穴取肝、肾上腺、神门穴。采用针刺法、埋针或压豆法治疗均可。施以埋针或压豆法时，每次贴单侧耳穴，两耳交替使用，每次主穴必贴，配穴可取 1 或 2 穴，每周更换 1 次，10 次为 1 个疗程。

【预防与调护】

急性肾衰竭

（一）预防

积极治疗原发病，及早发现有导致急性肾衰竭的危险因素并加以迅速去除，是防止发生急性肾衰竭的关键。对于可引起急性肾衰竭的原发病，如外伤、烧伤、严重感染等，应进行积极治疗。对于创伤患者，应立即清除坏死组织和感染灶。严重感染患者，应使用大剂量抗生素，及时控制感染，但需注意避免使用肾毒性药物。

（二）调理

1. 生活调理

（1）注意气候变化，特别是秋冬季节气温变化剧烈，应及时增添衣被，注意保暖，避免受寒，防止外邪诱发，加重病情。

（2）注意卧床休息。

2. 饮食调理

（1）少尿期：

1）严格控制水钠摄入量，以"量出为入"为主要原则；营养治疗的原则为：①补充必需氨基酸和非必需氨基酸。②补充非蛋白热量，主要由葡萄糖提供。③补充维生素。④每日最少摄入碳水化合物100g，每日可给予蛋白质0.5g/kg，尽可能选用高生物学价值的动物蛋白。高血钾时应严格限制食物中钾的摄入量，如瘦牛肉、橘子、香蕉、炒花生、海带、紫菜、土豆、豆类制品等含钾量高的食物。

2）可做食疗用的中药有：车前子、粳米、葫芦粉、红萝卜、鲜白茅根、马蹄、竹蔗等。

（2）多尿期：

1）本期最初的1~2日，仍按少尿期膳食原则处理；2~3日后为防止脱水，低血钾症及低钠血症的发生，应根据病情及时补充营养，在氮质血症已逐步消除的条件下，可逐日增加蛋白质用量；并补充充足的热量，热量的主要来源为碳水化合物；钠、钾及水分不限制，并可选用含钾量高的蔬菜、水果等；选用富含B族维生素及维生素C的食物；如患者体质过于虚弱，而又不能增加口服食物时，可采用肠外高营养法。

2）可做食疗用的中药有：人参、胡桃肉、山药、山茱萸、金樱子、芡实、女贞子、枸杞子、龙眼肉等。

（3）恢复期：

1）急性肾衰竭恢复期西药无须特殊治疗，应避免使用肾毒性药物，每1~2月复查肾功能一次。此期以中医中药食疗为主。临床多属脾胃虚弱兼肾气不固者，治疗以健脾益气固肾为主。

2）可做食疗用的中药有党参、黄芪、茯苓、白术、薏苡仁、炒扁豆、山茱萸、女贞子、枸杞子、龙眼肉、乌豆等。

3. 精神调理　患者应避免精神刺激和过度劳累，因精神刺激、过劳均可加重病情。要树立起战胜疾病的信心。

第十七章　妇科疾病

第一节　月经不调

【概述】

月经不调是妇科极为常见的一种疾病，是在没有内生殖器器质性病变的情况下，月经的周期、经量、经色和经质等发生改变并伴有其他症状的一种病证。其中包括有月经先期、月经后期、月经先后无定期、经期延长、月经过多、月经过少等多种疾患，是一组月经异常的总称。

西医学中的部分功能性子宫出血、子宫肌瘤、生殖系统某些炎症所致的月经异常等，亦属本证的范畴。

【临床诊断要点】

（1）凡月经的周期、经量、经色、经质等出现异常的，均可诊断为月经不调。

（2）月经提前或错后 7 日以上的，称月经先期或月经后期。

（3）月经时前时后，没有规律，超过正常周期 7 日的，称月经先后无定期。

（4）行经时间超过 7 日，或出血量超过正常 1 倍的，称月经过多。

（5）经期短于 2 日，或出血量少于正常一半的，称月经过少。

（6）应排除早孕、哺乳期妇女、围绝经期综合征等所引起的。

【望耳诊病要点】

根据月经不调的不同类型，在内生殖器穴区，可见各种不同的阳性反应。

（1）①一般患者，在内生殖器穴区，常可见点、片状红晕变（彩图 17-1），或可见脂溢性脱屑变（彩图 17-2），或可见小丘疹变（彩图 17-3），或可见小丘疹变与黯红色红晕变（彩图 17-4）等混合性改变。②部分患者，在内生殖器穴区，还可见小血管呈网状扩张变（彩图 17-5）。

（2）在内分泌穴区，可见点状或小片状黯红色变（彩图 17-6）。

（3）在肾穴区，可见点状或小片状淡红色变（彩图 17-7）或白色变（彩图 17-8）。

（4）月经过多的妇女：行经期间，在内生殖器穴区，可见红色变（彩图 17-9）。行经前，整个三角窝区域可见呈血样变（彩图 17-10）。

（5）眼胞颜色常呈黧黑样改变（但妊娠斑以及由其他疾病所引起的眼胞黧黑应除外），且可见上、下眼睑呈紫色样变。

（6）①月经先期因血热者，在内生殖器穴区，可见点、片状红晕变（彩图 17-11）；气虚者，在内生殖器穴区，可见点、片状黯红晕变（彩图 17-12）。②月经后期，证属虚型者，在内生殖器穴区，可见点状苍白色变（彩图17-13）或脱屑变（彩图17-14）；月经后期，证属气滞血瘀型者，在内生殖器穴区，可见黯红色变（彩图17-15），还可见脱屑变（彩图17-16）。

【其他耳诊法】

（1）耳穴扪诊法：在内生殖器穴区，可扪及粗糙不平变。

（2）耳穴染色诊法：在内生殖器穴区、内分泌穴区、肝等穴区，可见点状染色变；虚证者，肾穴区亦可见点状染色变。

（3）耳穴触压诊法或电探测诊法：一般患者，在内生殖器、内分泌穴区，可触压及或探及敏感点；虚证者在肾穴区，实证者在肝等穴区，可触压及或探及敏感点。

【耳穴疗法】

一、临床采菁

（1）主穴取子宫、内分泌、卵巢穴；配穴取肝、脾、肾、腹、缘中、胸穴。可两耳同时治疗，亦可双耳交替使用。治疗时除选用主穴外，可根据需要选用配穴。最好先在相应穴位找到敏感点，在该处治疗最好。可采用耳穴压丸法、耳针法、揿针法或激光照射法治疗。如用针刺法治疗，治疗前则一定要严格消毒，5次为1个疗程，疗程间休息1周后，再行下一个疗程的治疗。

（2）取肝、脾、肾、子宫、卵巢、皮质下、内分泌穴。采用毫针刺法，每次选2~3穴，施以中度刺激，并予留针15~30分钟；也可用王不留行子贴压，每隔3日更换1次。

典型病例（耳针治疗月经先期）：患者陈某某，女性，38岁，已婚，干部。2年前行人工流产术后出现经期缩短，约20日来潮一次，经量少，1988年5月再次行人工流产术后经期更为减短，约10日来潮一次，并伴见头晕乏力，白带增多清稀，脉弱。诊为月经先期（气虚型）。取心、脾、肾、激素点、内分泌、肾上腺等耳穴，在行经前1周开始治疗，5次为1个疗程，经治疗后经期逐步改善，经过3个疗程治疗，经期已转至26日来潮，后再继续治疗2个疗程以巩固疗效。

二、验方荟萃

（1）取卵巢、缘中、内分泌、肾、肝、脾穴。常选用埋针法、压丸法、耳针法、贴磁法等治疗均可。月经后期和月经先后不定期、过少者，于正常期前10日开始治疗，至月经来潮时停止；月经先期者于上一次月经时间的前5日开始治疗，至月经来潮时停止；月经过多者，可在经期前5日开始治疗，亦可在行经期治疗，至行经结束停止。以上各种类型均应持续用数个月经周期，直至月经正常为止。若属于中医学的气、血虚或肾虚所致的月经不调者，平素宜取内分泌、肝、肾、脾穴压丸治疗。一般需经治疗3~6个月经周期可获痊愈。

（2）主穴取内生殖器、内分泌、肾、肝、脾穴；配穴取缘中穴，血热者配加耳尖穴。

1）毫针法：每次主穴均取，再选配穴1~2穴。每次选单侧耳穴，两耳交替进行。先在穴区探寻敏感点，用28号0.5寸毫针对准敏感点刺入，留针20~30分钟。于月经期前10日开始治疗，每日1次，一直治疗至月经干净为止。虚证用补法，实证用泻法。

2）压丸法：每次主、配穴均取，不是血热者，不取耳尖穴。在上述穴区探寻敏感点，然后对准敏感点贴压王不留行子。每次贴压单侧耳穴，2~3日后换贴另一侧耳穴。于月经期前10日开始治疗，直至月经来潮为止。实证者，施以对压泻法；虚证者，施以轻柔按摩补法，并嘱患者每日自行按压3~5次。等月经干净后，即停止治疗，再于下次月经来潮前10日开始治疗。

3）埋针法：治疗取穴与耳穴毫针法相同。在所选穴区敏感点进针后，用胶布固定。虚证施以按摩补法轻压耳穴，实证施以重压泻法按压耳穴。待2~3日换埋另一侧耳穴。于月经来潮前10日开始治疗，直至月经干净为止。并于下次月经来潮前10日再开始治疗。

【预防与调护】

（1）饮食宜清淡而富于营养，忌食生冷或刺激性食物。

（2）月经先期者，不要吃辛辣、煎炸等助火动火的食物；体质虚弱者，要注意加强营养，多吃肉禽、奶类食物；如果经血量比较多者，则应卧床休息。

（3）月经先后不定期，经色淡少量稀，伴带下清稀、腰部酸痛、头晕耳鸣，属肾亏者，宜多休息，节制房事，可多食猪肾（腰子）、禽蛋类食物。

（4）月经前期，经色淡而质稀、心慌、面色苍白疲乏者，应加强营养，多吃枸杞子、大枣、猪肝等滋阴补血的食物；腹冷，经色紫暗伴血寒者，注意经期保暖，忌用冷水洗涤，忌食生冷；腹痛明显者，可用热水袋或热敷袋做局部热敷。

（5）注意适当休息，减轻体力劳动，农村妇女不下湿地干活。

（6）注意经期卫生，避免生水、冷水洗涤下身，禁行房事。

（7）保持情绪稳定，精神不受刺激，避免郁闷生气。

（8）耳针对功能性月经不调有较好的疗效。如是生殖系统器质性病变引起者，应采取综合措施，进行治疗。

（9）把握治疗时机有助于提高疗效。一般多在月经来潮前5~7日开始治疗，行经期间停针。

第二节　盆腔炎

【概述】

女性内生殖器及其周围的结缔组织、盆腔腹膜发生炎症时，统称为盆腔炎（PID）。炎症可局限于一个部位，也可以几个部位同时发生。临床上可分急性、慢性、结核性等多种。

本病根据其主证的不同，分别属中医学中的"痛经""月经不调""带下病""产后发热""癥瘕"等病证范畴。

【临床表现与鉴别诊断】

一、急性盆腔炎

（一）临床表现

1. 病史　常有经期不注意卫生，产褥期感染，宫腔、宫颈、盆腔手术创伤史，或盆腔炎症反复发作病史。

2. 症状　高热、寒战、头痛，食欲不振，下腹坠胀或剧烈疼痛，可向两侧大腿放射，或伴有大、小便刺激症状，白带增多，呈脓性，有腥臭味；当有腹膜炎症时，可伴有消化系统症状，如呕吐、腹胀、便秘或腹泻等，重症患者，可出现烦躁不安，谵妄、昏迷等危急表现。

3. 体征　呈急性病容，或表情淡漠，体温升高，可达 39~40℃，心率加快，腹胀，下腹部有腹膜刺激征象（下腹部腹肌紧张、发硬、压痛及反跳痛等），有时可触及肿块或叩出移动性浊音。妇科检查：阴道有大量脓性分泌物，阴道充血，穹窿部有明显触痛。宫颈充血、水肿，举痛明显。子宫体略有增大，有压痛，活动度受限制。子宫两侧明显压痛，有时可扪及肿大、迂曲的输卵管或炎性肿块。如子宫旁有结缔组织炎症时，一侧或两侧可扪及片状增厚的肿物。如直肠子宫陷凹有脓肿形成时，则后穹窿部饱满，有触痛及波动感。

（二）鉴别诊断

急性盆腔炎应与急性阑尾炎、输卵管妊娠流产或破裂、卵巢囊肿扭转或破裂等急腹症相鉴别。

二、慢性盆腔炎

（一）临床表现

1. 病史　有盆腔炎反复发作史，有生产、流产、妇科手术、经期不洁等病史，或邻近器官的炎症病变。

2. 症状　全身症状多不明显，有时可有低热，易感疲乏，病程较长的部分患者可有神经衰弱表现，如精神不振、周身不适、失眠、多梦、健忘等，当患者抵抗力低下时，易急性或亚急性发作。局部症状则常有时轻时重的下腹部疼痛，或有坠胀感和牵扯感，或腰骶部酸痛感，常于劳累、性交后、排便时及月经前后加剧。少数患者可有膀胱刺激症状（如尿频、尿急、尿痛等）和排尿困难。并可有大便时胀坠、白带增多、月经失调、不孕等症状。

3. 体征　子宫增大或有压痛，常呈后位，活动受限或粘连固定；如有输卵管炎时，则可扪及增粗的输卵管，呈索条状，发硬而有轻度压痛；如有输卵管积水或输卵管卵巢囊肿，则于盆腔的一侧或两侧可扪及囊性肿块，多粘连于子宫侧后方较低部位，且常固定不移；如盆腔有结缔组织炎时，子宫一侧或两侧有片状增厚、压痛，子宫骶骨韧带增粗、变硬，并常有压痛反应。

（二）鉴别诊断

本病应与子宫内膜异位症、盆腔淤血综合征等相鉴别。

三、生殖器官结核（结核性盆腔炎）

（一）临床表现

1. 病史 常有身体其他部位的结核，如肺或腹膜等结核病史。

2. 症状 生殖器结核的临床表现很不一致，不少患者可无症状，有的患者则症状非常严重。

（1）月经失调：早期患者因子宫内膜充血及溃疡，可有月经过多，经期延长。至患病日久，子宫内膜已经遭受不同程度的破坏，可表现为月经稀少或闭经。

（2）下腹坠痛：由于盆腔的炎症和粘连，可有不同程度的下腹坠痛，在月经期尤为明显。

（3）不孕：由于输卵管黏膜破坏与粘连，常使管腔阻塞而不孕；即使有的管腔尚保持部分通畅，但黏膜纤毛破坏，输卵管僵硬，蠕动受限，丧失其运输功能，也不能受孕，故绝大多数患者为不孕。

（4）全身症状：如为活动期或病情严重时，可有全身症状，如午后潮热、盗汗、倦怠无力、食欲不振、消瘦等。

3. 体征 较多的患者因不孕行诊断性刮宫才发现患有子宫内膜结核，而无明显体征和其他自觉症状。较严重患者如有腹膜结核，检查时腹部有柔韧感或腹水征，形成包裹性积液时，可触及囊性肿块，边界不清，不活动，表面因有肠管粘连，叩之为空响音。子宫一般活动差，往往因周围有粘连使活动受限。如附件受累，在子宫两侧可触及大小不等及形状不规则的肿块，质硬，表面不平，呈结节或乳头状突起，或可触及钙化结节。

（二）鉴别诊断

本病应与慢性盆腔炎（非特异性）、子宫内膜异位症、宫颈癌等相鉴别。

【望耳诊病要点】

（1）在三角窝盆腔穴区处：

1）常可见点状或小片状红晕变（彩图17-17），或可见隆起凸出变（彩图17-18）。

2）部分患者，也可见小丘疹变（彩图17-19），或可见黯红色皱褶纹变（彩图17-20），或可见脂溢性脱屑变（彩图17-21），或可见光泽变（彩图17-22）。

（2）慢性盆腔炎患者：

1）在内生殖器穴区，可见小丘疹变（彩图17-23）。

2）在内分泌穴区，可见点状白色变（彩图17-24）。

【其他耳诊法】

（1）耳穴扪诊法：在盆腔、内生殖器穴区，可扪及小结节变。

（2）耳穴染色诊法：在盆腔、内生殖器穴区，可见染色改变。

（3）耳穴触压诊法及电探测诊法：在盆腔、内生殖器穴区，可触压及或探及敏感点。

【耳穴疗法】

一、临床采菁

（1）取双侧子宫、内分泌、盆腔、卵巢穴，使用 JHN-450 型氦氖激光治疗仪照射治疗。输出功率 7mV，光斑直径 4mm，波长 632.8nm，光束导光纤维直接与皮肤接触，每穴照射治疗 5 分钟。每日施治 1 次，10 次为 1 个疗程，疗程间相隔 5~7 日。

潘祥生临床应用该法共治疗慢性盆腔炎患者 15 例，显效 7 例，有效 6 例，无效 2 例，显效率为 46.67%，总有效率达 86.67%。

（2）取子宫、内分泌、卵巢、盆腔、内生殖器、皮质下穴，每次选 3~4 穴，用毫针针刺，施以中度刺激，并予留针 15~30 分钟，每日 1 次，5~7 次为 1 个疗程；也可埋针或药丸贴压，每隔 3 日更换 1 次，3~5 次为 1 个疗程。

典型病例：患者倪某某，36 岁，绝育术后 2 年，下腹疼痛，经期加重。妇科检查：两侧附件压痛，右附件可触及一鸡卵大包块，有压痛，后穹窿触痛，阴道内分泌物增多，色白。白细胞总数 20×10^9/L，中性粒细胞 82%，淋巴细胞 18%，予体穴关元、气海、归来、子宫等穴，接上电针仪，选用连续波，施以中度刺激，并予留针 40 分钟，每日 1 次，10 次为 1 个疗程。休息 3 日后，继续下 1 个疗程的治疗。取耳穴三角窝、神门、肾上腺、皮质下穴，施以王不留行子压丸，并嘱患者每日按压 3~5 次，每次按压 20~30 下，以发红微热为度，隔日换贴 1 次，双耳交替进行，5 次为 1 个疗程，经 1 个疗程治疗后，自觉症状好转，肿物消失，附件压痛明显减轻。

二、验方荟萃

（1）主穴取盆腔、内生殖器、肾、肾上腺、内分泌、神门、三焦穴。临证配穴：发热者，配加耳尖穴点刺放血，或耳背静脉点刺放血；恶心呕吐者，配加胃或耳中穴。

1）急性期者，宜采用耳针法治疗，每日 1 次，每次取双侧敏感点 2~3 个，留针 60 分钟。留针期间，每隔 15 分钟左右捻针 1 次。

2）慢性期者，可选用压丸法、埋针法治疗均可。压丸法每次取单侧耳穴，3 日后改换对侧 1 次；埋针法每次选双侧耳敏感点 2~3 个同时贴按，每 2~3 换 1 次穴点。

（2）主穴取盆腔、腹、内生殖器、肾上腺、神门穴；配穴取胃、耳中、内分泌、肾、腰骶椎穴。急性期宜用毫针针刺，每日 1 次，双耳或单耳交替刺法，留针约 1 小时，留针期间行间歇捻转；慢性期可选用压豆法或埋针法施治，每次取单侧耳穴，3~5 日换对侧 1 次。主治盆腔炎。

（3）取耳尖、盆腔、内分泌、肾上腺、脾、肝穴。采用毫针刺法、药物注射法、埋针法或压豆法治疗均可。双侧取穴，采用毫针刺法或药物注射法治疗时，每日 1 次，7~10 次为 1 个疗程；施以埋针法或压豆法治疗时，每隔 3 日更换 1 次，3~5 次为 1 个疗程。主治盆腔炎。

【预防与调护】

（1）杜绝各种感染途径，保持会阴部清洁、干燥，每晚用清水清洗外阴，做到专人专盆，切不可用手指掏洗阴道内，也不可用热水、肥皂等洗涤外阴。盆腔炎时白带量多，质黏稠，所以要勤换内裤，不穿紧身、化纤质地的内裤。

（2）月经期间、人工流产术后及上环、取环等妇科手术后，如果阴道有出血现象，一定要禁止性生活，禁止游泳、盆浴、洗桑拿浴，要勤换卫生巾，因此时机体抵抗力下降，致病菌易乘虚而入，造成感染。

（3）发热患者在退热时一般出汗较多，要注意保暖，保持身体的干燥，出汗后给予更换衣裤，避免吹空调或直吹对流风。

（4）要注意观察白带的量、质、色、味。白带量多、色黄质稠、有臭秽味者，说明病情较重，如白带由黄转白或浅黄，量由多变少，味趋于正常微酸味，说明病情有所好转。

（5）急性或亚急性盆腔炎患者要保持大便通畅，并观察大便的性状。若见便中带脓或有里急后重感，要立即到医院就诊，以防盆腔脓肿溃破肠壁，造成急性腹膜炎。

（6）饮食宜清淡而富于营养，忌食辛辣刺激食物，戒烟忌酒。发热期间，宜食清淡易消化饮食，对高热伤津的患者，可给予梨汁或苹果汁、西瓜汁等饮用，但不可冰镇后饮用。白带色黄、量多、质稠的患者属湿热证，忌食煎烤油腻、辛辣之物。少腹冷痛、怕凉，腰酸痛的患者，属寒凝气滞型，则在饮食上可予生姜汤、红糖水、桂圆肉等温热性食物。五心烦热、腰痛者多属肾阴虚，可食肉蛋类血肉有情之品，以滋补强壮。

（7）急性期间，宜取半卧位休息，下腹部行冷敷。

（8）慢性者，病情顽固，应鼓励患者治疗信心，加强身体锻炼，提高抗病能力。

第三节　乳腺增生症

【概述】

乳腺增生症，又称"慢性囊性乳腺病"，简称"慢性乳腺病"，俗称"乳房小叶增生病"，是指乳腺间质或小叶实质发生非炎症性的、散的、结节样良性增生病变。常见于25~40岁的妇女。一般来讲，青春期多为乳房小叶增生，哺乳后期多为乳腺导管增生，围绝经期多为乳房囊性增生。

本病在中医学，属"乳癖"等病证范畴。中医学认为，乳头属肝经，乳房属胃经；本病则由于情志内伤，肝郁痰凝，积聚乳房经络；思虑伤脾，郁怒伤肝，肝血不足，肾阴亏损，以致冲任不调，气滞痰凝而成。正如《外科正宗》所曰："乳癖乃乳中结核，形如丸卵，或垂坠作痛，或不痛，皮色不变，其核随喜怒消长，多由思虑伤脾，恼怒伤肝；郁结而成。"

【临床表现与鉴别诊断】

一、临床表现

在临床上，将乳腺增生症定义为：多发性结节并伴有疼痛、压痛，且与月经周期有关，继之，逐步失去其周期性，直至停经才停止发展的临床综合征。

1. 乳腺胀痛 由于个体的差异和病变所处的阶段不同及病变的轻重程度不一，乳腺胀痛的程度也不尽相同。轻者多为胀痛、隐痛，可向上臂、腋窝、肩背部放射，严重者可有剧烈的疼痛，衣服摩擦、行走都可使疼痛加剧。疼痛的最大特点是具有周期性，即疼痛始于月经前期，或在月经前期疼痛加重。但是有的患者乳腺胀痛的周期性并不明显或根本无周期性。

2. 乳腺肿块 该病的病程较长，发展缓慢，乳腺内肿块常为多发性，可见于一侧，但多见于两侧乳腺同时发生。可局限于乳腺的一部分，也可分散整个乳腺内，乳内可触及条索状或散在、成片的大小不一的结节，质韧，沙粒样感，与周围组织界限清，与皮肤、胸肌无粘连，活动度大，有压痛。肿块在经前期变硬，增大，月经来潮后症状大多缓解。囊肿者可在乳内触及较大球形肿块，表面光滑，活动，易与乳腺纤维瘤相混淆。当其发展至瘤样变时，可触及一表面光滑、界限清楚、活动的肿块，有时会被误诊为乳腺纤维腺瘤而行手术切除，但术中往往发现肿块与周围组织并无明显界限，触诊可发现乳腺增生症瘤样变时的肿块基底部较大。

3. 乳头溢液 乳头间歇性或持续性溢液，清亮或淡黄色，棕绿色、暗红色血性液均可见及。多为自发性溢液或挤压乳头而排出。

二、鉴别诊断

乳腺增生症晚期与乳腺癌常难以鉴别。临床上可疑为恶性病变时，必须切除行组织病理学检查，乳腺增生症大体标本质地较乳腺癌为软，有柔韧感，肿块无浸润性生长，瘤体中心无出血坏死。小叶原位癌与重度非典型增生，硬化型腺病与硬癌在冷冻切片中也不易鉴别，需经常规石蜡切片检查确诊。

由于乳腺肿瘤生长部位表浅，所以有经验的外科医生通过物理检查所得到的信息可能比很多辅助检查还要多。因此，作为临床医生在乳腺疾病的诊治中要重视病史和物理检查所得到的信息，综合分析各项结果，动态观察其变化，一旦怀疑恶变时，应及时行病理检查。

【望耳诊病要点】

（1）在胸椎穴区两侧周围处，常可见白点变（彩图17-25）；其白点边缘处，还可见红晕变（彩图17-26）或黯灰色变（彩图17-27）。

（2）在胸椎穴区两侧周围处，或可见条索状变（彩图17-28）或结节状隆起变（彩图17-29）。

【其他耳诊法】

（1）耳穴扪诊法：在胸椎、乳腺（位于胸椎穴上方，前后两穴，与胸椎穴成等边三角形）穴区，可扪及小结节变。

（2）耳穴染色诊法：在胸椎、乳腺穴区，可见染色改变。

（3）耳穴触压诊法及电探测诊法：在胸椎、乳腺穴区，可触压及或探及敏感点。

【耳穴疗法】

一、临床采菁

（1）取交感、内分泌、皮质下、乳腺、垂体、卵巢、子宫、肝等8个耳穴，施以耳穴贴压法，将王不留行子用"伤湿止痛膏"粘贴固定于所取耳穴，然后用拇、示（食）二指分别置于耳穴内外两侧进行按揉，直至耳廓潮红、发热为止。每日按揉3次，每次施治15分钟。一般于月经前半个月开始治疗，每隔3日换贴1次，连续治疗3个月经周期。

沈志忠临床应用该法共治疗乳腺小叶增生症患者35例，临床治愈18例，好转9例，无效8例，治愈率达51.43%，总有效率达77.14%。

（2）取胸椎、内分泌、胃、心、神门、肝、脾等耳穴，施以耳穴贴压法，将王不留行子用胶布贴压于耳穴，粘贴后，并嘱患者每日自行按压5次，3日后换贴对侧耳穴。另行配合手法复位、旋转胸椎等手法治疗。

马进喜运用该法共治疗乳腺结构不良患者41例，显效24例，有效11例，无效6例，显效率达58.54%，总有效率达85.37%。

二、验方荟萃

（1）取乳腺、内分泌、肝、神门穴。采用耳针法、压丸法、埋针法、药线点灸法治疗均可。病变位于单侧者，可双耳交替取穴；双侧病变者，两耳同时取穴。应用针刺法治疗者，每日1次，每次留针2~3小时，10次为1个疗程。也可在每月经前10日开始针刺，至月经来潮时停止。治疗3~6个月经周期为1个疗程。采用压丸法、埋针法治疗者，可用药线点灸肿痛处"梅花点"以配合治疗，每日1次或隔日1次。

（2）取内分泌、胸椎穴，每次取单侧耳穴，两耳交替进行。采用毫针刺法，施以中度刺激，并予留针15~20分钟。每日施治1次。

【预防与调护】

（1）饮食宜清淡，应多进食富含维生素的食物，忌食辛辣刺激性食物及其他"发物"。

（2）养成低脂饮食、不吸烟、不饮酒、多活动等良好生活习惯。

（3）调整生活节奏，减轻各种生活压力，保持情绪乐观，精神愉快，注意做好患者的思想工作，解除患者的精神负担，避免郁闷生气。

（4）应在专科医生处明确诊断，并完成规定疗程的治疗，避免自行停药或频繁更换药物。应每3~6个月在专科医生处体检一次。

第四节　不孕症

【概述】

女子结婚后，夫妇同居 3 年以上，配偶生殖功能正常，夫妇性生活正常，未避孕而又未妊娠者，称为"不孕症"。婚后从未妊娠的，称为"原发性不孕"；曾妊娠过，以后 3 年以上未避孕而不再怀孕的，称为"继发性不孕"。

引起不孕症的原因较为复杂，主要是由于内分泌功能失调、排卵功能障碍、生殖器官炎症、肿瘤、子宫内膜异位症、免疫异常和子宫发育不良等原因，引起女性卵子发育、排卵、受精、种植或男性生精、输精中的任何一个环节发生障碍而造成。

【临床表现】

1. 症状　不同病因引起的不孕，伴有不同的症状。对于排卵功能障碍引起的不孕，常伴有月经紊乱、闭经等；多囊卵巢综合征所引起的不孕常伴有多毛、肥胖、月经稀发、闭经等；高催乳素血症或闭经溢乳综合征所导致不孕，主要有闭经、溢乳或伴随疾病的症状。而生殖器官病变引起的不孕症者，又因病位不同症状不一，如生殖器炎症引起的不孕症伴有下腹疼痛、白带增多等；子宫内膜异位症引起的不孕，常伴有痛经、经量过多，或经期延长；宫腔粘连引起的不孕症常伴有周期性下腹疼痛、闭经或经量少；子宫肌瘤或宫腺肌瘤所致不孕常伴有月经量多、经期延长、经行腹痛等。

一般而言，不孕症患者临床症状可见不同程度的月经失调、痛经、带下异常等，但也有临床症状不明显者。

2. 体征　不孕症的体征也因引起不孕症的原因不同而异。多囊卵巢综合征患者多有多毛、肥胖，妇检发现双侧卵巢增大或卵巢虽无明显增大但有胀韧感，多数患者增大的卵巢通过妇检不能扪及，需要通过腹腔镜检查方能发现，亦有卵巢为正常大小者；闭经溢乳综合征患者，体检可见一侧或双侧乳房溢乳；子宫内膜异位症患者，妇检可触及坚硬物且有触痛；内在性子宫内膜异位症患者子宫多胀大，较为固定，有牵扯痛，卵巢子宫内膜异位症时，轻者仅卵巢表面种植，可无阳性体征；重者卵巢可形成大小不等的囊肿，常为双侧性，周围组织粘连，触痛明显；宫骶韧带、子宫直肠窝常可触及单个或多个大小不等、表面不光滑，触痛明显、固定的硬结；合并盆腔炎患者可有下腹部压痛，妇检时子宫活动受限或粘连固定。如为输卵管炎，则在子宫的一侧或两侧可触到增粗的输卵管，呈条索状，并有轻度压痛。如有输卵管积水或输卵管卵巢囊肿，则可在盆腔的一侧或两侧摸到囊性肿物，活动受限。如为盆腔结缔组织炎，则在宫旁一侧或两侧可扪到片状增厚、压痛，子宫骶韧带增粗、变硬、有压痛，或触及炎症包块；合并子宫肌瘤、子宫腺肌瘤者，妇检可触及增大之子宫，或表面凸凹不平，或于腹部触诊时触及下腹部包块。如为甲亢患者，可出现甲状腺肿、特殊眼征等。肾上腺皮质功能亢进者，可见肥胖、痤疮、毛孔粗糙等。亦有不表现任何阳性体征者。

3. 常见并发症　不孕症一般是多种疾病的一个共有症状，常伴见月经失调、痛经、闭经、带下、癥瘕等。

【望耳诊病要点】

（1）在三角窝区域盆腔穴区，常可见红点变（彩图 17-30），或红斑变（彩图 17-31），或黯灰色变（彩图 17-32），或灰白色变（彩图 17-33），片状（彩图 17-34）或点状（彩图 17-35）增厚变，或脱屑变（彩图 17-36）等多种形态改变。

（2）在内分泌穴区，常可见红色变（彩图 17-37）或黯红色变（彩图 17-38），或淡紫色变（彩图 17-39），或灰白色变（彩图 17-40）或灰色变（彩图 17-41），或呈点（彩图 17-42）、片状（彩图 17-43）增厚变等形态改变。

【其他耳诊法】

（1）耳穴扪诊法：在内分泌穴区，可扪及点片状增厚变。

（2）耳穴染色诊法：在内分泌穴区，可见染色改变。

（3）耳穴触压诊法或电探测诊法：在内分泌穴区，可触压及或探及敏感点。

【耳穴疗法】

一、临床采菁

取内分泌、内生殖器、肾、皮质下穴。采用毫针刺法，施以弱刺激手法，每次治疗 20~30 分钟，每日 1 次，10 次为 1 个疗程；或施以埋针法，压药子法、压磁法治疗，每隔 3 日更换 1 次。主治不孕症。

典型病例：患者王某某，29 岁。1996 年 7 月 10 日就诊。主诉：结婚 3 年未孕，月经周期正常，经量中等。经妇科确诊为原发性不孕。体针取穴分 2 组，第 1 组取关元、神阙、中极、三阴交、合谷穴，第 2 组取命门、子宫、海、膈俞穴。上述 2 组体穴轮换交替使用，每日 1 次；同时配合贴压耳穴子宫、皮质下、肾上腺、内分泌、肝、肾穴，每隔 3 日更换 1 次。按上法治疗 3 个月后，患者受孕，随访足月产一女婴。

二、验方荟萃

（1）主穴取内生殖器、内分泌、卵巢、缘中、肾穴。临证配穴，罹患生殖器炎症者，配加肾上腺穴。采用压丸法、埋针法或耳针法治疗均可，于每次月经净后开始治疗，施以中度刺激，至月经后 16 日停止，如此连续治疗 3~6 个月经周期。一般认为妇女每次行经净后的 10~16 日属排卵期，此阶段若适当同房，以隔日 1 次为佳，不宜过频或过稀，这样可增加受孕机会。

（2）取内分泌、肾、内生殖器、皮质下穴，每次选 2~3 穴。用 28 号 0.5 寸毫针刺入，施以中度刺激，每日施治 1 次。亦可施以耳穴埋针法或压丸法治疗。

（3）取内生殖器、卵巢、内分泌、脑点、肾、交感、肾上腺穴。采用压豆法、埋针法或耳针法治疗均可。每次月经结束后开始治疗，至月经后 16 日停止，在压豆、埋针期间，做间歇按压，施以中度刺激，连续治疗 3~6 个月经周期。

【预防与调护】

（1）保持情绪稳定，心情舒畅，切勿急躁、忧愁、烦恼。情志调和则气血流畅，冲任才能盈溢有序，经血自调而胎孕易成。若情志抑郁，气机失畅，冲任失调，以致不孕。尤其求子心切之人，更应调畅情志、解除焦虑情绪，气血平和，则自然孕育。

（2）注意经期卫生，保持外阴部清洁，如有月经不调、带下等，应及时治疗。

（3）忌生冷：恣食生冷食物，尤其经期，常引起月经不调而导致宫寒不孕。

（4）戒烟忌酒：长期吸烟及酒精刺激可导致卵巢功能紊乱，影响排卵，故应禁止烟酒。

（5）做好计划生育工作：对婚后暂时不生育者，应做好有效的避孕措施。尽量避免反复多次人工流产（含药物流产）。因为这样可能损伤子宫内膜，影响内分泌功能，影响排卵，导致继发不孕。

（6）积极开展医疗体育锻炼活动，增强身体素质。

（7）节制性欲，养蓄精气，掌握排卵日期，以利于受精。

第五节　经前期紧张综合征

【概述】

经前期紧张综合征（PMTS）是指月经来潮前 7~10 日，部分妇女伴见出现生理上、精神上及行为上的改变，如头痛、乳房胀痛、全身乏力、紧张、压抑或易怒、烦躁、失眠、腹痛、水肿等一系列症状。直接影响了正常的生活、工作和学习。其月经来潮后即自然消失的一组综合征。目前认为本病是一种心理神经内分泌疾患，其发病原因尚未完全清楚，临床诊断亦无统一的标准。

我国古代医籍中虽无该病名记载，但有关该病的论述则散见于各医籍当中，如"经前便血""经前发热""经前泄水""经前烦躁"等，现代中医妇科学中，常将以上证候统称为"月经前后诸证"。

【临床表现与鉴别诊断】

一、临床表现

1. 症状　经前 7~10 日开始出现症状，且日渐加重，直至月经来潮后则症状消失，较重者可迁延较久。

（1）精神症状：出现不同程度的乏力，精神紧张、抑郁、忧虑、烦躁，易于激动，甚至无原因地哭泣或大怒，情绪不稳定，注意力不集中，失眠，或反应迟钝、性情孤僻。

（2）乳房胀痛：乳房肿胀疼痛，甚至乳头刺痛，触摸时更甚。

（3）水肿：月经前的体征明显增加，常见手指、踝部及眼睑或全身水肿，严重者可见腹壁明显水肿。

（4）疼痛：月经前出现明显的头痛、下腹部疼痛，腰骶部及周身酸痛。

（5）月经失调：常为经行不畅，经量或多或少，经期延长。

（6）其他症状：①胃肠道症状：腹胀、恶心呕吐、腹泻、食欲不振或食欲增加、嗜甜食。②皮肤症状：渗出性皮炎、荨麻疹及痤疮样疮等。③黏膜病变：如舌炎、颊部黏膜溃疡，偶有外阴溃疡、阴道痛痒等。

2. 体征 有水肿者，可见颜面及下肢凹陷性水肿；乳房胀痛明显者，检查时可发现乳房触痛性结节；经前有黏膜变化者，可有口腔溃疡；皮肤可见荨麻疹或痤疮样疮。

二、鉴别诊断

本病应与心、肾疾病引起的水肿、营养缺乏性水肿相鉴别；有乳房结节者，应与乳腺增生症相鉴别；精神症状严重者，应与周期性精神病、症状性精神病、反应性精神病及神经症相鉴别。

【望耳诊病要点】

在神门、内分泌等穴区，多可见阳性反应。

（1）经行水肿者，在神门穴区（彩图17-44）、内分泌穴区（彩图17-45），可见小片状肿胀变。

（2）经行情志异常者，在神门穴区（彩图17-46）、内分泌穴区（彩图17-47），可见点状变或小片状白色变，其边缘可见红晕变（彩图17-46）。

【其他耳诊法】

（1）耳穴扪诊法：经行水肿者，可在神门穴区、内分泌穴区扪及小片状柔软状物变；经行情志异常者，可扪及粗糙不平变。

（2）耳穴染色诊法：在神门、肝、肾、内分泌等穴区，可见小点状染色改变。

（3）耳穴触压诊法或电探测诊法：在神门、肝、肾、脾、内分泌等穴区，可触压及或探及敏感点。

【耳穴疗法】

一、临床采菁

取肝、肾、子宫、皮质下、内分泌穴。采用毫针刺法，施以中度刺激，并予留针15～30分钟；也可采用埋针法或压丸法施治，每隔3日更换1次。主治经前期紧张综合征。

典型病例（耳穴贴压治疗经前期紧张综合征）：患者杨某，34岁，已婚。经行前期头痛、头昏3年。以前额、眉棱骨疼痛为甚，严重时呕吐清水，每次持续7～10天。伴面色无华、神疲肢软。脉细。诊断：经前期头痛（气血亏虚型）。选取肝、肾、心、脾、内分泌、内生殖器（子宫、卵巢）、交感、皮质下穴，配加神1、垂前等穴，用王不留行子压丸，嘱患者每日自行按压6次，每次每穴按压20下，每隔3天左右交替贴压。于月经周期的第20天开始耳穴贴压至月经来潮为1个疗程，连续3个疗程治疗后患者症状基本消失。

二、验方荟萃

主穴取神门、皮质下、内分泌、内生殖器穴。配穴：以精神症状为主者，配加心、肝穴；水肿明显者，去神门穴，配加脾、肝、肾穴。

（1）毫针法：每次主穴均取，配穴随症选配。每次选单侧耳穴，两耳交替进行。使用28号0.5寸毫针对准敏感点刺入，虚证者用补法捻转行针，实证者用泻法捻转行针。每次留针30分钟。留针期间行针1或2次。在月经来潮前7~10日开始治疗，直至月经来潮为止。

（2）压丸法：治疗取穴与耳穴毫针法相同。每次选单侧耳穴，两耳交替进行。在所选穴区探寻敏感点，对准敏感点贴压王不留行子，并按压每个耳穴，使患者感觉疼痛及耳廓发热为佳。并嘱患者每日自行按压不少于4次。每2~3日换压1次。于月经来潮前7~10日开始治疗，至月经来潮为止。

（3）埋针法：治疗取穴与耳穴毫针法相同。每次选单侧耳穴，两耳交替进行。以揿针对准敏感点进针，刺入后用胶布固定。虚证者施以轻压补法，实证者施以重压泻法，并嘱患者每日自行按压3~4次，每2~3日治疗1次。于经前7~10日开始治疗，直至月经来潮为止。

【预防与调护】

（1）耳针治疗本病有较好的疗效，可以从整体上调节神经内分泌的平衡。一般于经前5~7日症状尚未发生时开始治疗，可收到更好的防治效果。

（2）饮食宜清淡而富于营养，应多进食富含维生素而少盐的食物。

（3）保持情绪稳定，避免精神紧张、情绪激动。

（4）经前注意适当休息，做到劳逸结合，不过于疲劳。

（5）加强体育锻炼，增强自身素质。

第六节　闭　经

【概述】

正常发育的女子，一般12~14岁月经即来潮，若年满18岁尚未行经，或16岁既无月经亦无性征发育者，或月经周期建立后，又非生理性停经3个月以上的，则称为闭经，又称为"不月""月事不来"。发生前二种情况的，西医学称为原发性闭经，发生后一种情况的，则称为继发性闭经。妊娠期、哺乳期的暂时性停经，生活环境改变后偶发1或2次停经，初潮后一段时间内出现的停经，绝经期的停经或绝经，以及"居经""避年""暗经"等均属生理现象，则不能作闭经论述。至于先天性生殖器官发育异常及后天器质性损伤而无月经的，称"隐经"或"假性闭经"，非本法所能治疗，则不属本文论述的范围。妇女在40岁以前非全身或局部器质性病变导致月经绝止，可参考本文论治。

中医学认为，闭经的病因有虚实之分，虚者主要是经血的生成障碍致胞宫胞脉空虚，无血可下；实者多为胞宫胞脉壅塞致经血的运行受阻，或经隧不通，或气血郁滞。可虚实单独为病，也可相兼为病。

【临床表现】

1. 症状

（1）局部症状：月经停闭，阴道干涩，带下量少。

（2）全身症状：或不伴有全身症状，或有腰腿酸软、头晕耳鸣、畏寒肢冷、神疲乏力、汗多、睡眠较差、心烦易怒、食欲不振、畏食、小腹胀痛或冷痛、大便溏薄或干结、小便色黄或清长等。

（3）与病因相关的症状：①宫颈宫腔粘连综合征闭经：呈周期性下腹部疼痛。②垂体肿瘤性闭经：有溢乳表现。③空泡蝶鞍综合征闭经：有头痛表现。④席汉综合征闭经：有无力、嗜睡、脱发、黏液性水肿、怕冷、饮食较差表现。⑤丘脑及中枢神经系统病变所致的闭经：有嗅觉丧失、体重下降表现。⑥多囊卵巢综合征闭经：有痤疮、多毛等表现。⑦卵巢早衰性闭经：有围绝经期综合征的有关症状。

2. 体征 体质瘦弱或肥胖，第二性征发育不良，可有多毛、胡须、溢乳、皮肤干燥、毛发脱落、面目肢体水肿等。

3. 常见并发症 不孕症、围绝经期综合征、性冷淡，闭经日久可出现骨质疏松、骨折、心血管病等。

【望耳诊病要点】

在内生殖器穴区和内分泌穴区，多可见阳性反应。

（1）虚证患者，在内生殖器穴区（彩图17-48）、内分泌穴区（彩图17-49），常可见点状或小片状白色变。

（2）实证患者，在内生殖器穴区（彩图17-50）、内分泌穴区（彩图17-51），常可见黯红色丘疹变；或在内生殖器穴区（彩图17-52）、内分泌穴区（彩图17-53），可见毛细血管瘀血表现，其色常呈黯红色变。

【其他耳诊法】

（1）耳穴扪诊法：在内生殖器穴区与内分泌等穴区，可扪及粗糙不平变或小点状凸起变。

（2）耳穴染色诊法：在内生殖器、肾、肝、脾、内分泌、心等穴区，可见小点状染色改变。

（3）耳穴触压诊法或电探测诊法：在内生殖器、内分泌、肾、肝、脾等穴区，可触压及或探及敏感点。

【耳穴疗法】

一、临床采菁

（1）主穴取子宫、卵巢、内分泌穴；配穴取肝、肾、心穴。双侧耳廓皮肤常规消毒，待干后，将王不留行子粘贴于所选的耳穴上，施以轻轻揉压刺激，以使局部充血。每隔 3 日换 1 次耳贴，10 次为 1 个疗程。

赵光临床应用该法共治疗闭经患者 40 例，有效 38 例，无效 2 例，有效率达 95%。

（2）取子宫、卵巢、脑垂体、肾、肝、内分泌、脾、交感、心血管系统皮质下穴。采用毫针刺法、药物注射法、埋针法或压豆法治疗均可。毫针刺法或药物注射法，可每日 1 次，5~7 次为 1 个疗程；埋针法或压豆法，每隔 3 日更换 1 次，2~3 次为 1 个疗程。

临床体会：

1）耳穴治疗继发性闭经效果理想，黄丽春观察 21 例，其中原发性闭经 1 例，继发性闭经 20 例，耳穴治疗 20 例均行经，其中经 1 次治疗行经者 12 例，经 2 次治疗行经者 6 例，经 3 次治疗行经者 2 例，原发性闭经 1 例，经治疗 2 个疗程，仍未行经。

2）耳穴治疗闭经需 2~3 个疗程，一次治疗来潮者尚需继续治疗，待疗效巩固，月经按正常周期来潮可停诊。

二、验方荟萃

（1）主穴取内生殖器、内分泌、缘中穴。随证配穴：肝肾不足型者，配加肝、肾穴；气血虚弱型者，配加心、脾、肾穴；阴虚血燥型者，配加肝、肾、交感穴；气滞血瘀型者，配加心、肝、脾穴；痰湿阻滞型者，配加脾、三焦穴。

1）毫针法：每次主穴均取，配穴随证选配 2~3 穴。在所选穴区探寻敏感点，使用 28 号 0.5 寸毫针对准敏感点进针刺入。虚证患者施以捻转补法，实证患者施以捻转泻法。并予留针 30~60 分钟。每 1~2 日治疗 1 次，5 次为 1 个疗程，疗程间相隔 5~7 日，一直针刺至下次月经来潮为止。

2）压丸法：治疗取穴与耳穴毫针法相同。每次选单侧耳穴，两耳交替进行。选准敏感点后，在敏感点上贴压王不留行子。虚证患者施以轻柔按摩补法，实证患者施以对压泻法。并嘱患者每日自行按压 3~4 次。每 2~3 日换贴 1 次，5 次为 1 个疗程，疗程间相隔 3~5 日，一直治疗至下次月经来潮为止。

3）埋针法：治疗取穴与耳穴毫针法相同。每次选单侧耳穴，两耳交替进行。在敏感点刺入圆形揿针，其针尾用胶布固定，每隔 2~3 日换针 1 次，5 次为 1 个疗程，一直针刺至下次月经来潮时为止。治疗期间，虚证患者施以轻压补法，实证患者施以重压泻法。

（2）取子宫、缘中、卵巢、屏间、肾穴，每次选 2~3 穴。针刺得气后留针 30 分钟左右。留针期间捻针 2~3 次。每日施治 1 次，10~12 次为 1 个疗程。

【预防与调护】

（1）注意营养摄入，饮食宜富含营养，忌食生冷、辛辣等刺激性食物。继发性闭经患者应多吃高蛋白食物，如蛋类、牛奶、瘦肉、鱼类、甲鱼、牡蛎、虾及蔬菜、水果等，以保证足够营养物质的摄入。肥胖的闭经患者应该控制饮食，少吃甜食及含脂肪类丰富的食物，同时要采取各种有效措施达到减肥的目的。

（2）注意适当休息，做到劳逸结合，避免过度劳累，不淋雨下水。

（3）生活要有规律，起居有常，保证足够睡眠。

（4）必要时服用药物：部分闭经患者经过身心调整或停服避孕药后，月经可自行恢复，也有的闭经患者经用黄体酮、促排卵药等治疗后可恢复行经。

（5）心情舒畅，适当锻炼：继发性闭经患者应该避免精神紧张、不良刺激，以免气血紊乱，影响月经的正常来潮。还需要适当地进行体育锻炼和体力劳动，以增强体质，保证气血的正常运行。

（6）积极治疗急、慢性疾病：积极治疗急、慢性疾病是继发性闭经治愈的关键，特别是胃肠道疾病、贫血及结核病等，以促进消化吸收，减少消耗。

第七节　痛　经

【概述】

妇女经行前后或经行期间出现周期性下腹部疼痛，或痛引腰骶，伴恶心呕吐、腰酸及其他不适，甚者引起昏厥的，称为"痛经"。临床上可分为"原发性痛经"和"继发性痛经"两类：前者无生殖器官器质性病变，即功能性痛经；后者则相反，是由器质性病变所引起的，如子宫内膜异位症、子宫腺肌瘤等。本文主要阐述原发性痛经。

本病在中医学，亦称为"痛经"，又称为"经行腹痛"等。

【临床表现】

1. 症状

（1）腹痛。

（2）其他胃肠道症状：如恶心、呕吐、腹泻以及肠道胀气或肠痉挛等表现。一般可持续数小时，待 1~2 日后，症状可逐渐减轻、消失。

2. 体征　下腹部可有压痛，一般无腹肌紧张或反跳痛等。

3. 常见并发症　痛经常见的并发症主要是经前期紧张综合征。

【望耳诊病要点】

（1）在内生殖器穴区，多可见阳性反应，阳性反应常呈点状或小片状红晕变（彩图 17-54）。

（2）或在三角窝区域盆腔穴区，可见毛细血管呈网状扩张变（彩图 17-55）。

（3）在内分泌穴区，亦可见小点状红晕变（彩图 17-56）。

【其他耳诊法】

（1）耳穴扪诊法：在内生殖器、内分泌等穴区，可扪及粗糙不平变。

（2）耳穴染色诊法：在内生殖器、内分泌、肝、肾、盆腔等穴区，可见点状或小片状染色改变。

（3）耳穴触压诊法或电探测诊法：在内生殖器、内分泌、肝、肾、盆腔等穴区，可触压及或探及敏感点。

【耳穴疗法】

一、临床采菁

（1）取双侧内分泌、内生殖器、神门、肾、肝等穴，施以耳穴贴压法，将王不留行子用胶布粘贴于所选的耳穴上，贴压 12~24 小时。痛甚时嘱患者按压耳穴数次。

仲远明临床应用该法共治疗痛经患者 50 例，临床治愈 49 例，无效 1 例，治愈率达 98%。

（2）辨证分型取穴治疗痛经：①寒湿凝滞型者，主穴取子宫、屏间、脑点、卵巢穴；配穴取下脚端、神门穴。②气滞血瘀型者，主穴取子宫、下脚端、脑点、卵巢穴；配穴取脾、肝穴。③气血两亏型者，主穴取子宫、肾、肝、屏间穴；配穴取下脚端、神门穴。均施以耳穴贴压法，用王不留行子贴压。

刘世忠临床应用该法共治疗痛经患者 1000 例，临床治愈 817 例，显效 159 例，好转 20 例，无效 4 例，总有效率达 99.6%。

二、验方荟萃

（1）主穴取内生殖器、内分泌、神门、艇角穴；配穴取皮质下、交感、肝、肾穴。

1）耳穴毫针法：每次取主、配穴各 2~3 穴。每次选单侧耳穴，两耳交替进行。先在穴区探寻敏感点，然后取 28 号 0.5 寸毫针对准敏感点刺入。属虚证者（气血亏虚、肝肾虚损型），针刺手法用补法，行小幅度捻转，轻刺激；属实证者（气滞血瘀、寒凝胞宫、湿热下注型），针刺手法用泻法，行大幅度捻转，强刺激。于经期前 1 周开始治疗，每日 1 次，治疗至月经干净为止。

2）压丸法：每次主穴均取，再根据临床证型选配穴 2~3 穴。每次选单侧耳穴，两耳交替进行。先探寻敏感点，然后用王不留行子等药子对准敏感点贴压，虚证患者施以轻柔按摩补法，实证患者施以对压泻法，并嘱患者每日按压 3~4 次，以耳穴发热、发痛为佳。每 2~3 日换压 1 次。于月经前 1 周左右开始治疗，一直治疗至月经干净为止。

3）埋针法：治疗取穴与耳穴毫针法相同。每次选单侧耳穴，两耳交替进行。于敏感点埋入揿针或皮内针，用胶布固定，并嘱患者每日自行按压埋针 3~4 次，阵发性腹痛时则随时按压，直至耳廓充血为止。每隔 3~5 日换埋 1 次。于经期前 1 周开始治疗，直至月经干净为止。

4）激光照射法：治疗取穴与耳穴毫针法相同。每次选单侧耳穴，两耳交替进行。将光导纤维的激光束对准所选耳穴的敏感点，每次照射 2~3 分钟，每日或隔日照射治疗 1 次。治疗从经前 1 周开始，直至月经干净为止。

5）乙醇（酒精）灌耳道刺激法：采用 75% 乙醇（酒精）先后灌满两耳的外耳道，然后用消毒药棉塞住外耳道口，以防药液外流。待疼痛完全消失后，即可去除药棉，不需另做处理。

（2）取内生殖器、内分泌、交感、肾穴，每次选 2~3 穴。采用毫针刺法，施以中度刺激，并予留针 15~20 分钟。每日施治 1 次，10 次为 1 个疗程。亦可采用耳穴压丸法治疗。

【预防与调护】

（1）学习生理卫生知识，正确对待月经的来潮，消除对月经的恐惧、焦虑感，稳定思想情绪，避免精神刺激。

（2）月经期间及前后应避免过度疲劳和寒冷潮湿的刺激，注意经期卫生。

（3）注意营养的摄入，防止过食生冷食物。要忌辛辣，油腻，避免暴饮暴食，防止对胃肠道的刺激。

（4）注意劳逸结合，避免工作紧张，过度消耗体力与脑力；起居有常，生活有规律；节制房事。

（5）加强体育锻炼活动，坚持做健美体操，以增强自身素质。

（6）肢冷腹痛者，可在月经前几日以热水袋敷小腹部，每次 30 分钟，每日 2~3 次。

第八节　子宫脱垂

【概述】

子宫从正常位置沿阴道下降，子宫颈外口达坐骨棘水平以下，甚至子宫全部脱出于阴道口外者，称子宫脱垂。常伴发阴道前、后壁膨出。

本病是由多种因素所造成的。凡是使支持子宫正常位置的韧带、筋膜、肌肉发生损伤，或过度松弛，又因产妇经常仰卧，子宫易成后位，使子宫轴与阴道轴相互一致，若产妇过早参加体力劳动，在腹压增加的影响下，子宫即沿阴道方向向下脱出，导致子宫脱垂的发生。

本病在中医学，属"阴挺""阴脱""阴菌"等病证范畴，又称为"阴茄""阴疝"。中医学认为，其主要的病因、病机是冲任不固，带脉提摄无力。

1. 气虚　素体虚弱，中气不足；临盆过早、难产、产程过长，或分娩时用力太过，或产后过早操劳持重，或久嗽不愈，或便秘努责，损伤中气；气虚下陷，固摄无权，带脉系胞无力，以致子宫下垂。

2. 肾虚　先天不足，或房劳多产，或年老体弱，肾气亏虚，冲任不固，带脉系胞无力，以致子宫下垂。

3. 湿热　湿热并非导致子宫脱垂的直接原因，而是阴挺于外，摩擦损伤，感受湿热；肝经郁火，脾虚生湿，湿热下注，浸淫阴部，溃烂成疮。

【临床表现与鉴别诊断】

一、临床表现

1. 病史　多有滞产、第二产程延长、难产、助产术史，以及长期腹压增加、体弱、营养不良、产后过早从事体力劳动等。

2. 症状　轻度患者一般无不适，中度以上患者常有不同程度的腰骶部疼痛或下坠感；

站立过久、劳累后或腹压增加时症状明显，卧床休息后减轻。重度子宫脱垂者，常伴有排尿、排便困难，或便秘，或遗尿，或存在残余尿及张力性尿失禁，易并发膀胱炎。脱出的块状物即使休息后也不能自行回缩，通常需用手推送才能将其还纳至阴道内，甚至经手也难以回纳。脱出在外的子宫及阴道黏膜长期与衣裤摩擦导致宫颈、阴道壁溃疡，甚至出血，继发感染时，有脓血分泌物渗出。

3. 体征　不能还纳的子宫脱垂常伴有直肠、膀胱脱垂，阴道黏膜多增厚，宫颈肥大并延长。

根据检查时患者平卧用力向下屏气时子宫下降的程度，我国将子宫脱垂分为 3 度。

Ⅰ度：①轻型：宫颈外口距处女膜缘<4cm，但未达处女膜缘。②重型：宫颈外口已达处女膜缘，但未超出该缘，在阴道口可见到宫颈。

Ⅱ度：①轻型：宫颈已脱出阴道口，但宫体仍在阴道内。②重型：宫颈及部分宫体已脱出于阴道口。

Ⅲ度：宫颈及宫体全部脱出至阴道口外。

二、鉴别诊断

本病应与阴道壁肿块、子宫黏膜下肌瘤或宫颈肌瘤、宫颈延长、子宫内翻等相鉴别。

【望耳诊病要点】

在内生殖器穴区，常可见阳性反应，阳性反应常呈点状变（彩图 17-57）或小片状白色丘疹变（彩图 17-58）。继发感染者，则边缘呈红晕变（彩图 17-59）。

【其他耳诊法】

（1）耳穴扪诊法：在内生殖器穴区，可扪及点状隆起变。

（2）耳穴染色诊法：在内生殖器、肝、肾、脾等穴区，可见小片状染色改变。

（3）耳穴触压诊法或电探测诊法：在内生殖器、外生殖器、肺、肾等穴区，可触压及或探及敏感点。

【耳穴疗法】

（1）主穴取内生殖器、皮质下、肝、脾穴。随证配穴：气虚型者，配加肺、肾穴；肾虚型者，配加肾、耳背肝穴。

1）毫针法：每次主穴均取，配穴随证选用。在所选穴区探寻敏感点，在敏感点上刺入 28 号 0.5 寸毫针，施以强刺激捻转手法，并予留针 30~60 分钟。留针期间，行针 2~3 次。每日或隔日治疗 1 次，10 次为 1 个疗程，疗程间相隔 5~7 日。

2）压丸法：每次主穴均取，再根据临床证型选取配穴。每次选单侧耳穴，两耳交替进行。用王不留行子贴压在所选穴区的敏感点上，实证患者施以对压泻法，虚证患者施以轻柔按摩补法。并嘱患者每日自行按压 4~5 次，每次每穴按压 30 秒钟。每 2~3 日换贴 1 次。该法多用于出血症状控制或缓解后的巩固治疗。

3）埋针法：治疗取穴与耳毫针法相同。每次选单侧耳穴，两耳交替进行。在敏感点埋入揿针。内生殖器与皮质下两穴施以重按泻法，其他诸穴施以轻按补法，并嘱患者每日自行按压耳穴 3~4 次。每隔 3~5 日治疗 1 次，10 次为 1 个疗程，疗程间相隔 5~7 日。

4）电针法：每次选穴 2 对（4 穴），如耳穴毫针法刺入毫针后，在针柄上接上电针治疗仪的输出导线，电流输出以患者能耐受为度，频率选用疏密波型为佳，每次通电治疗 15~30 分钟。每隔 2~3 日治疗 1 次，10 次为 1 个疗程，疗程间相隔 5~7 日。

（2）取内生殖器、皮质下、肝、脾、肾、交感穴，每次选 2~3 穴。采用毫针刺法，施以中度刺激，每日施治 1 次，10 次为 1 个疗程。也可采用耳穴压丸法或埋针法施治。

（3）取子宫、皮质下、外生殖器、交感等穴，或用经络探测器、耳针探测仪，或用毫针针柄在耳廓三角窝处找出敏感点。采用耳穴毫针刺法，直刺 0.2~0.3 寸，施以强刺激手法，并予留针 20 分钟。每日施治 1 次，10 次为 1 个疗程。或采用皮内针埋针法施治。

【预防与调护】

（1）饮食宜富于营养，少食辛辣、生冷等刺激性食物。

（2）治疗期间，不宜参加重体力劳动，注意适当休息，做到劳逸结合，不过于疲劳。

（3）缓解期间，避免负重、过久下蹲。少行或禁行房事，注意卫生，防止感染，重症患者应卧床休息。

（4）同时治疗好慢性咳嗽、便秘等，以免增加腹压，导致下垂加重。

（5）经常做胸膝卧位及提肛运动，以促使其回纳。

（6）保持情绪稳定，避免精神刺激，情绪波动。

第十八章 男科疾病

第一节 前列腺炎

【概述】

前列腺炎有急、慢性之分。慢性前列腺炎，是指前列腺非特异性感染所致的慢性炎症性疾病。慢性前列腺炎少数是由急性转变而来，但绝大多数患者未曾经过急性阶段，是直接由细菌或其他微生物（如支原体等）感染而引起的慢性炎症，常伴有精囊炎，亦称为前列腺精囊炎。

慢性前列腺炎从病因学上，可分为细菌性慢性前列腺炎和前列腺病两类。细菌性前列腺炎主要是由细菌引起，尿液中可查到致病菌，感染途径与急性前列腺炎相同。前列腺病可由病毒、结石、致敏原等所致，前列腺慢性充血亦为重要致病因素。性生活过度频繁或节制或中断以及慢性便秘等，都是引起前列腺慢性充血的主要原因。前列腺慢性充血后，引起前列腺分泌物长期瘀积、腺体平滑肌张力减退，从而导致前列腺的慢性炎症产生。

本病在中医学，属"淋证""精浊""白浊"等病证范畴。

【临床表现与鉴别诊断】

一、临床表现

（一）急性细菌性前列腺炎

1. 症状 起病突然，发热，寒战，会阴部疼痛，伴有尿频、尿急、尿道灼痛及排尿困难，甚至急性尿潴留，或见尿道有炎症分泌物排出。全身不适并有关节痛和肌肉痛。上述症状并非全部出现，有的早期只有尿频、尿道灼热及发热而被误认为一般的尿路感染。

2. 体征 直肠指诊前列腺肿胀，触痛明显，局部温度增高，整个或部分腺体坚韧不规则，或有散在的柔软区，如有脓肿形成时则可有波动感。前列腺液有大量白细胞或脓细胞以及含脂肪的巨噬细胞，培养有大量细菌生长。但急性期不应做按摩，以免引起败血症。急性细菌性前列腺炎通常伴有不同程度膀胱炎，做尿培养可了解致病菌及做药物敏感试验。

3. 并发症 膀胱炎、排尿疼痛、前列腺急性炎症、肿胀，易影响排尿而引起尿潴留。炎症也可能扩散至附睾，引起急性附睾炎。如有脓肿形成，易向直肠或会阴溃破。血行感染者，可同时发生急性肾盂肾炎。

（二）慢性前列腺炎

1. 症状 本病的临床症状颇不一致，有的毫无症状，仅在验精过程偶然发现，有的症状复杂，表现多样化。下述是慢性前列腺炎的常见临床表现，可以单独出现，症状轻微，亦可以两类或三类症状同时出现，症状明显。

（1）排尿异常：尿频、尿急、排尿不畅或不适，尿道灼热，尿末涩痛，尿线分叉及尿末滴沥不尽等。或尿道口时有黏性分泌物，尿末或解大便时，尿道口有白浊液体溢出。有的患者自觉阴囊潮湿，有难闻臭味。

（2）疼痛：是常见症状之一。时有少腹隐痛、耻骨上不适，或者见会阴、肛周、腹股沟、阴囊、大腿内侧及睾丸、尿道内有不适感或疼痛，甚至抽搐，或有腰骶部酸胀。偶有射精疼痛。有时有急性发作。繁忙工作、重体力劳动、久坐、久骑自行车，或房事后，皆可使疼痛加重。

（3）性功能紊乱：早期可有性欲亢进，但持续一段时间后则转为性欲减退，举而不坚、坚而不久，或早泄、阳痿、遗精。可伴有精液改变，精子活动力差、精液液化时间延长、畸形精子增加等，从而导致男性不育症。

（4）患者对本病与性病的关系、尿末滴白、疼痛、性功能障碍、疾病预后等问题十分忧虑，悲观失望，久之常伴记忆力减退，思想不集中，伴有失眠、精神萎靡不振、神疲乏力等表现。

2. 体征 前列腺触诊多数大小正常，表面可不平或不对称，可触及不规则的炎性结节，有压痛，质地失去正常的均匀弹性，按压前列腺可见尿道口滴出的前列腺液混浊带脓性、血性，多数患者前列腺分泌液增多，亦有部分患者前列腺纤维化，前列腺液较少，难以按出。

3. 常见并发症 慢性前列腺炎的常见并发症有慢性精囊炎、尿道炎、膀胱炎、附睾炎、膀胱颈硬化等。前列腺炎作为感染灶，亦可引起其他合并症，如虹膜炎、关节炎和神经炎等。

二、鉴别诊断

本病应与精囊炎、前列腺增生症、肉芽肿性前列腺炎、前列腺癌、前列腺结石、前列腺结核等相鉴别。

【望耳诊病要点】

在艇角（前列腺）穴区，可见脱屑变（彩图18-1）或小结节变（彩图18-2）。

【其他耳诊法】

（1）耳穴扪诊法：在艇角（前列腺）穴区，可扪及小结节变。
（2）耳穴染色诊法：在艇角（前列腺）穴区，可见染色改变。
（3）耳廓触诊法及电探测诊法：在艇角（前列腺）穴区，可触压及或探及敏感点。

【耳穴疗法】

一、笔者经验

取艇角（前列腺）、尿道、肾、内分泌、皮质下、肾上腺等穴，每次选3~4穴。施以耳穴贴压法，用王不留行子粘贴耳穴，并嘱患者每日自行按压4~6次，每次每穴按压3~5

分钟。每隔 2~3 日更换 1 次。

笔者临床应用该法共治疗慢性前列腺炎患者 78 例，临床治愈 55 例，显效 9 例，有效 11 例，无效 3 例，治愈率达 70.51%，治愈、显效率达 82.05%，总有效率达 96.15%。

二、临床采菁

（1）主穴取前列腺、尿道、肾、肝、内分泌、三焦、耳尖穴。配穴：伴有性功能减退者，配加内生殖器穴；伴有少腹、会阴部坠痛者，配加下焦、盆腔穴；伴有睾丸抽痛者，配加睾丸穴；伴有腰痛者，配加腰骶椎穴；伴有神经衰弱者，配加神门、神经衰弱区、神经衰弱点穴。采用毫针刺法、药物注射法、埋针法或压豆法治疗均可。毫针刺法与药物注射法，可每日 1 次，5~7 次为 1 个疗程；埋针法或压豆法，每隔 3 日更换 1 次，3~5 次为 1 个疗程。主治前列腺炎。

临床体会：

1）由于抗生素不易透过前列腺包膜，进入前列腺的抗生素浓度远达不到有效的治疗浓度，因而药物治疗疗效较差。

2）前列腺炎在耳穴上有具体的相应病变反应点，可根据病变部位及临床表现，刺激这些反应部位，可使炎症消退、症状缓解、功能改善，耳穴治疗疗效可靠。

（2）取肾、膀胱、尿道、盆腔穴。采用毫针刺法，施以强刺激手法，每日 1 次，5~7 次为 1 个疗程。

典型病例：患者李某，男性，60 岁，退休干部。因排尿困难，尿细、尿频、尿多，尿后余沥不尽 1 年余，检查会阴部胀痛或坠痛，腰骶部酸痛，时有放射上胀痛或坠痛，腰骶部酸痛，时有放射至腹股沟，前列腺液镜检：白细胞>10 个/HP。治疗时，耳部取前列腺、肝、膀胱、尿道、脑点等穴位，每次取一侧 3~5 耳穴，施以埋针法，嘱患者每日自行按压 3~5 次，以局部微痛为度，并予留针 3~5 日，5 次为 1 个疗程，疗程间相隔 1 周。并口服非那雄胺片，每天 1 次，每次 5mg。经治疗 1 个疗程后，患者自觉症状消失，前列腺液镜检：白细胞<10 个/HP。

三、验方荟萃

主穴取膀胱、肾、脾、肝、内分泌穴；配穴取神门、屏尖、三焦、肾上腺穴。采用针刺法、埋针法或压豆法治疗均可。每次双侧取穴，每日 1 次，10 次为 1 个疗程。主治前列腺炎。

【预防与调护】

（1）急性期间应卧床休息，禁止做前列腺按摩。

（2）饮食宜清淡而富于营养，多进食新鲜蔬菜、时鲜瓜果，多饮水，勤排尿，防止尿中的有害、有毒物质聚积。戒烟忌酒，禁食辛辣、炙煿、肥甘、油腻的食物，保持大便通畅。

（3）生活有规律，起居有常，戒除手淫，节制房事，不纵欲。

（4）预防与调护好情志，不发怒，不郁闷，避免情绪激动。

（5）注意休息，做到劳逸结合，不过度疲劳。

（6）注意天气变化，避免感受寒凉。

（7）适当开展医疗体育锻炼活动，不宜久坐不动，也不宜长时间骑自行车。

第二节　前列腺增生症

【概述】

前列腺增生症，又称为"前列腺肥大症"，是中老年男性的一种常见病、多发病。其发病率随其年龄增长而渐见增加，大多发生在 50~70 岁之间。是 50 岁以上男性膀胱出口部（颈部）梗阻的最常见原因。由于腺体增生而引起尿路梗阻，以致影响了膀胱、输尿管和肾脏的功能。

前列腺增生症以进行性尿频、排尿困难为临床特点。

本病在中医学，属"癃闭"等病证范畴。

【临床表现与鉴别诊断】

一、临床表现

前列腺增生的早期症状隐晦，随着下尿路梗阻加重，症状逐渐明显起来。

1. 症状

（1）尿频：早期症状为尿频，排尿次数增多。尤其是夜尿增多，每夜排尿由 4~5 次增加至 10 余次。

（2）排尿困难：初起时排尿费力，不能立即排出，逐渐加重，以后则出现尿流变细，无力，甚至尿流中断或呈点滴状，排尿后仍有排尿的感觉，因不能将尿液排尽而致出现尿潴留现象。

（3）血尿：多为终末血尿，呈间歇性出现，也可出现全血尿。

2. 体征

（1）一般检查：前列腺增生患者常合并其他慢性疾病，如心脑血管疾病、呼吸系统疾病、糖尿病等，应重视并详细体格检查，体检时应注意有无贫血、水肿、上腹部有肿块，下腹部有无隆起，耻骨上区有无压痛，有无疝、痔、脱肛等疾患。

（2）直肠指检：直肠指检是前列腺增生症的一种最简单而又重要的诊断方法，应在膀胱排空后进行检查。患者采取胸膝卧位，也可让患者站立，腹部靠近检查台一侧弯腰接受检查，年老体弱或重病患者宜侧卧位或仰卧位检查。检查者带好手套涂上润滑剂，患者张口放松，用食（示）指在肛门处轻轻按揉后缓慢伸入直肠进行检查，检查顺序：前列腺、精囊，然后手指旋转 360°，最后为直肠肛门。

直肠指检应注意前列腺大小、硬度、有无结节、粘连、中央沟及表面情况，精囊可否触及，直肠内有无异常包块，注意肛门括约肌张力，以排除引起相似症状和神经系统疾患。

正常前列腺在肛管上的直肠前方可以扪及，约为栗子大小，成半圆形隆起，有中央沟，表面光滑，质地中等，无明显压痛。

3. 并发症　前列腺增生常见并发症主要有急性尿潴留、充盈性尿失禁、膀胱结石、膀胱憩室、尿路感染、逆行性肾积水及肾功能不全。

二、鉴别诊断

应注意与膀胱颈挛缩、前列腺癌、前列腺结石、神经源性膀胱功能障碍、前列腺囊肿、尿道狭窄、前列腺结核等相鉴别。

【望耳诊病要点】

（1）在艇角穴区，可见多种颜色改变，如黑色变（彩图 18-3）、黯红色变（彩图 18-4）、淡蓝色变（彩图 18-5）、淡黄色变（彩图 18-6）等。

（2）在艇角穴区，常可见点状增厚变（彩图 18-7）或小片状增厚变（彩图 18-8）或隆起变（彩图 18-9），或可见小结节变（彩图 18-10），或可见环形皱褶纹变（彩图 18-11）。

（3）在尿道穴区，可见点状增厚变（彩图 18-12）或小片状增厚变（彩图 18-13）或条索状增厚变（彩图 18-14）。

（4）在内分泌穴区，常可见点状增厚变（彩图 18-15）或小片状增厚变（彩图 18-16），或可见点状白色变（彩图 18-17）或小片状白色变（彩图 18-18），或灰色变（彩图 18-19）等颜色改变。

【其他耳诊法】

（1）耳穴扪诊法：在艇角穴区，可扪及隆起状物变，其质地稍硬变，或结节变。

（2）耳穴染色诊法：在艇角、肾等穴区，可见点状或小片状染色变。

（3）耳穴触压诊法或电探测诊法：在艇角、皮质下、肾等穴区，可触压及或探及敏感点。

【耳穴疗法】

（1）主穴取艇角、内分泌、肾、脾穴；配穴取内生殖器、缘中、交感、膀胱、肾上腺穴。

1）压丸法：每次主穴均取，配穴选 2~3 穴。每次选单侧耳穴，两耳交替进行。采用轻柔按摩的手法按压，每隔 2~3 日换贴压另一侧耳穴，10 次为 1 个疗程，疗程间相隔 5~7 日。

2）药液注射法：每次选主、配穴各 2 穴，各穴加减选用。用一次性使用注射器套接4.5 或 5 号皮试注射针头，抽取灭菌注射用水（或生理盐水）1mL 后，注入绒促性素（绒毛膜促性腺激素）500U 的粉针剂安瓿之中溶解、稀释、混匀后备用。该药偶有过敏反应，注射前须做药物过敏试验。过敏试验阴性者，每穴注射 0.1mL，剩余药液注入体穴三阴交穴。每周注射 1 次，若出现性欲亢进症状时，即予停止穴位注射，改用耳穴压丸法。4 次为1 个疗程，疗程间相隔 30 日。

3）磁疗法：治疗取穴与耳穴压丸法相同。每次选单侧耳穴，两耳交替进行。用磁珠贴压，施以轻柔按摩手法按压，每隔 1~2 日换贴压另一侧耳穴，10 次为 1 个疗程，疗程间相隔 5~7 日。

（2）取肾、三焦、交感、内分泌、神门、外生殖器穴。采用毫针刺法，施以中度刺激，并予留针 30 分钟。留针期间，每隔 5 分钟行针 1 次，每日或隔日施治 1 次，15 次为 1 个疗程。或用王不留行子做耳穴贴压，具体操作见上述。

【预防与调护】

（1）饮食宜清淡而富有营养，改善饮食结构，防止高胆固醇类食物的摄入。鼓励少食"红色肉"（如猪、牛等含胆固醇较高的肉类），多食"白色肉"（如鸡、鱼类等含胆固醇较低的肉类）。忌食生冷、肥甘厚味、辛辣、炙煿等刺激性食物以及浓茶、咖啡等饮料，禁烟忌酒。

（2）避免下身受凉、房事过度、忍尿等。

（3）生活要有规律，起居有常，保持大便通畅。

（4）保持稳定情绪，舒畅心情，避免情绪波动、郁生闷气。

（5）注意适当休息，不过度劳累。适当参加医疗体育锻炼活动，如打太极拳、练气功等，以增强自身体质，防止感冒。

第三节　遗　精

【概述】

遗精是指在非性活动时精液自行泄出的一种临床症状。有梦遗与滑精之分：有梦而遗者，称为"梦遗"；无梦而遗或清醒时精液自流者，称为"滑精"。两者均由肾虚精关不固所致。

严格来说，梦遗也是一种性活动。青春期后未婚或已婚者，或婚后夫妻分居，一年梦遗 1 或 2 次，则属于正常的生理现象，不属于病态表现。据有关统计，有 80%~90% 的成年男性都有此现象出现。精液在体内贮存了一定时间后，往往借助梦中的性生活或在性欲冲动时不自觉地排出于体外，与俗话"精满则溢"的道理基本相同。但亦有许多青年男子极少梦遗，是因为精液在体内被吸收了的缘故，亦属正常现象。只有在梦遗过频，或清醒时精液自流，并有头昏头晕、精神萎靡不振、腰酸膝软、耳鸣失眠等症状，或在色情思维及与异性的一般接触时出现遗精，才属于病态表现。

遗精在中医学，属"遗精""失精""精时自下"等病证范畴。

【临床表现与鉴别诊断】

一、临床表现

本病的发生多见未婚青年人，起病缓慢，病程迁延。主要临床表现为每月发生遗精超过 4 次，在遗精前往往有性刺激或性欲意念，或梦中有性活动，并伴有以下症状：

1. 精神神经症状　情绪不稳，色欲过度，精神萎靡不振，疲倦乏力，头晕，目昏，眼花，心悸，失眠，多梦，记忆力减退等。

2. 性功能障碍　阳痿、早泄等。

3. 其他症状　腰膝酸软，心烦口渴，少腹拘急，尿频、尿多，小腹、阴茎、龟头酸胀或酸冷感，但遗精或滑精时则无疼痛感觉。

二、鉴别诊断

本病应与生理性溢精、精浊、早泄、淋浊等相鉴别。

【望耳诊病要点】

（1）遗精湿热下注型或君相火动型者，可见内生殖器穴区（彩图 18-20）、艇角穴区（彩图 18-21）色红而油润变。

（2）遗精劳伤心脾型或肾虚精脱型者，可见内生殖器穴区（彩图 18-22）、艇角穴区（彩图 18-23）色白而干燥变甚至脱屑变（彩图 18-24）。

【其他耳诊法】

（1）耳穴扪诊法：在生殖器穴区，可扪及皱褶不平变。

（2）耳穴染色诊法：在内生殖器、艇角、肾等穴区，可见点状或片状染色改变。

（3）耳穴触压诊法或电探测诊法：在内生殖器、艇角、心、肾等穴区，可触压及或探及敏感点。

【耳穴疗法】

一、笔者经验

取外生殖器、睾丸、肾、精宫、神门穴。采用毫针刺法，施以轻刺激，并予留针 30 分钟。留针期间，每隔 10~15 分钟行针 1 次，每日施治 1 次，10 次为 1 个疗程。亦可用王不留行子贴压耳穴，并嘱患者每日自行按压 3~5 次，每次每穴施治 3~5 分钟，并每隔 2~3 日更换耳穴与药子。

笔者临床应用该法共治疗遗精患者 57 例，临床治愈 43 例，显效 5 例，有效 7 例，无效 2 例，临床治愈率达 75.44%，临床治愈、显效率达 85.53%，总有效率达 96.49%。

二、临床采菁

（1）主穴取肾、心、皮质下、肝、神门、枕及耳尖穴；配穴取神经衰弱区、神经衰弱点、睡眠深沉点穴。采用毫针刺法、药物注射法、埋针法或压豆法治疗均可。每次选主穴 2~3 穴，配穴据症选取 1 或 2 穴。采用毫针刺法或药物注射法，每日 1 次，5~7 次为 1 个疗程；埋针法或压豆法，每隔 3 日更换 1 次，3~5 次为 1 个疗程。主治遗精。

典型病例：患者陈某，男性，59 岁，四川人，干部。遗精 15 年，多在睡眠时发生遗精，每周遗精 1 或 2 次，严重时 1 日 1 次，自觉头昏、心悸、精神不振、腰酸、体倦乏力、小便黄、舌质红、脉细数。经耳穴贴压治疗 5 次，只出现一次遗精。经 2 个疗程治疗后，临床获愈，睡眠正常，头昏、心悸症状消失，体力恢复正常。

（2）取内生殖器、内分泌、神门、肝、肾穴。每次选一侧 2~4 穴，两耳交替进行，采用毫针刺入，施以中度刺激，并予留针 20 分钟，隔日 1 次，10 次为 1 个疗程；或采用埋针法或药丸按压法治疗均可，每隔 3 日更换 1 次。

典型病例：患者张某某，初中生，15 岁，因经常"梦遗"而休学 2 个月，严重时父母陪伴，整夜开灯，不久入睡，但闭目即见交媾之状而遗精，甚则用皮筋勒住阴茎。白天疲乏不能起床，胸膈烦热，舌质红，脉数，尺脉浮。取耳穴神门、肾、脾、胃，采用毫针针刺，并予封髓丹，用淡盐水送服，用针及服药半个月后，病获痊愈复学。

三、验方荟萃

主穴取内生殖器、皮质下、心、肾穴。随证配穴：湿热下注型者，配加脾、三焦穴；劳伤心脾型者，配加脾、肾上腺穴；梦多者，配加胰胆、肝穴；失眠者，配加神门穴；头痛者，配加枕、神门穴；滑精者，配加脑干、缘中穴；前列腺炎者，配加艇角穴；心慌盗汗者，配加交感穴。

（1）毫针法：湿热下注型遗精者，心、肾两穴施以补法，内生殖器、皮质下、脾、三焦等穴施以泻法。每日或隔日治疗 1 次，10 次为 1 个疗程，疗程间相隔 5~7 日。

（2）压丸法：每次主穴均取，再根据临床证型选取配穴。每次选单侧耳穴，两耳交替进行。湿热下注型者施以泻法，一般患者施以轻柔按摩手法，并嘱患者每日按压耳穴 4 次，将思想放松。隔日换贴压另一侧耳穴，10 次为 1 个疗程，疗程间相隔 5~7 日。

（3）埋针法：治疗取穴及手法与耳穴压丸法相同。每次取单侧耳穴，每隔 1~3 日换埋另一侧耳穴，10 次为 1 个疗程，疗程间相隔 5~7 日。

（4）药液注射法：治疗取穴与耳穴压丸法相同。每次取单侧耳穴，两耳交替进行。用一次性使用注射器套接 4.5 或 5 号皮试注射针头，抽取黄芪注射液，或 5% 当归注射液，或香丹注射液，或维生素 B_{12} 注射液后，每穴注射 0.1~0.2mL，剩余药液注入体穴中极穴或关元穴。每隔 1~2 日注射 1 次，5~7 次为 1 个疗程，疗程间相隔 5~7 日。

（5）磁疗法：治疗取穴与耳穴压丸法相同。每次取单侧耳穴，两耳交替进行。用磁珠贴压，隔 2 日换贴另一侧耳穴。10 次为 1 个疗程，疗程间相隔 5~7 日。

【预防与调护】

（1）饮食宜清淡而富于营养，少进食浓茶、咖啡、辣椒、大蒜、葱等刺激物。戒烟忌酒。

（2）遗精后不要受凉，更不可用冷水洗涤，也不要用烫水洗澡。睡时宜取屈膝卧位或侧卧位，被褥不宜过厚、过暖，内裤不宜过紧。

（3）情绪保持稳定，精神不必过分紧张，消除恐惧心理。

（4）不看色情书画、电影、录像等，以免引起性神经过度兴奋，日思夜想而引发遗精。杜绝手淫。排除杂念，清心寡欲。

（5）合理安排作息时间，做到劳逸结合，不疲劳过度。适当开展体育锻炼活动，以增强自身素质。

第四节　阳　痿

【概述】

阳痿，即阴茎勃起功能障碍，是指男子未到性功能衰退时期，虽有性欲，但阴茎不能勃起，或虽勃起而不坚实，或不能持续一定的时间，妨碍了正常的性交。目前国内、外西医文献多用"勃起功能障碍（ED）"作为阳痿的替换名，但严格来说，二者并不完全相同。勃起功能障碍除了勃起不能，还包括了阴茎的痛性勃起和异常勃起等疾病。

偶尔一次性交失败或较短时间内不能正常性交的，不能称为阳痿。中华泌尿外科学会男科学组则从性交失败的时间上对阳痿做了规范，认为阳痿是指阴茎不能勃起或维持足够硬度进行性交且症状持续3个月以上。国际阳痿学会对阳痿所做的定义是：性交时阴茎不能有效地勃起而致性交不满足。

阳痿有时是一种独立的病患，但有时则是某些疾患的并发症状，在临床上以性交时阴茎不能有效地勃起为特点。

阳痿是中医学和西医学的通用病名。中医学对阳痿又有称为"阴痿"的。

【临床表现与鉴别诊断】

一、临床表现

1. 症状

（1）典型症状：阳痿的典型症状非常明确，即阴茎不能勃起或勃起不坚，无法插入阴道，进行满意的性交活动。Adrian 根据阴茎勃起的程度将阳痿分为3度，即0度、1度和2度。0度系阴茎在任何时候都不能勃起；1度系有时能勃起，但性交时消失；2度系勃起无力，不能完成性交。我国的《中药新药临床研究指导原则》则根据性交成功率的多少进行分度，分为重度（3个月完全不能性交）、中度（3个月性交成功率<10%）和轻度（3个月性交成功率，10%~25%能成功）。这些方法都是根据典型症状对阳痿进行分类的。

（2）伴随症状：阳痿的发生，除了阴茎不能有效勃起外，尚可出现一些与之相关的伴随症状。功能性阳痿多伴有抑郁、焦虑、失眠、健忘、头晕、耳鸣、腰酸、早泄等全身症状；器质性阳痿则有原发疾病的特有症状。伴随症状可多可少，或轻或重。

2. 体征　功能性阳痿多无明显的体征。器质性阳痿可根据原发疾病的不同，有神经系统、内分泌或心血管方面的体征出现。

3. 常见并发症　原发性阳痿（即从未具有过性交能力）或结婚后发生的阳痿可致男性不育；继发性阳痿（即阳痿发生前曾有性交能力）与器质性阳痿的并发症视其原发疾病而定。

二、鉴别诊断

本病应与早泄、性欲淡漠、阳缩等相鉴别。

【望耳诊病要点】

（1）在内生殖器穴区（彩图 18-25）、外生殖器穴区（彩图 18-26），常可见阳性反应。其阳性反应常呈脱屑变。

（2）或在内生殖器穴区（彩图 18-27）、外生殖器穴区（彩图 18-28），常可见阳性反应。其阳性反应常呈灰白色变。

【其他耳诊法】

（1）耳穴扪诊法：在内生殖器穴区、外生殖器等穴区，可扪及皱褶不平变。

（2）耳穴染色诊法：在内生殖器、外生殖器、肾等穴区，可见小片状染色改变。

（3）耳穴触压诊法或电探测诊法：在内生殖器、外生殖器、皮质下、肾等穴区，可触压及或探及敏感点。

【耳穴疗法】

一、临床采菁

（1）取肾、皮质下、外生殖器穴，每次取单侧耳穴，两耳交替进行。施以耳穴贴压法，用剪成 0.6cm×0.6cm 大小的小块胶布，中央粘上王不留行子，贴于上述所选耳穴上，然后用手指稍加按压。每周施治 2 次，10 次为 1 个疗程。

陈树人临床应用该法共治疗阳痿患者 13 例，临床治愈 7 例，不同程度好转 5 例，无效 1 例，治愈率达 53.85%，总有效率达 92.31%。半年后随访，10 例正常。

（2）取外生殖器、睾丸、内生殖器、兴奋点、脑垂体、动情穴、促性腺激素点、肝穴。每次选 3~4 穴，采用毫针刺法、药物注射法、埋针法或压豆法治疗均可。毫针刺法或药物注射法，可每日 1 次，5~7 次为 1 个疗程；埋针法或压豆法，每隔 3 日更换 1 次，3~5 次为 1 个疗程。主治阳痿。

二、验方荟萃

（1）主穴取内生殖器、外生殖器、皮质下、肾、缘中穴；配穴取心、肝、脾、三焦、耳尖、艇角、交感穴。

1）毫针法：每次主穴均取，再根据临床证型选加配穴 1~3 穴。每次取单侧耳穴，两耳交替进行。虚证者施以补法，湿热下注者施以泻法，并予留针 20 分钟，隔日治疗 1 次，10 次为 1 个疗程，疗程间相隔 5~7 日。

2）压丸法：治疗取穴法基本上与耳穴毫针法相同。每次取单侧耳穴，双耳交替进行。每隔 2~3 日换贴另一侧耳穴。10 次为 1 个疗程，疗程间相隔 5~7 日。

3）埋针法：其治疗取穴及手法基本上与耳穴毫针法相同。每次取单侧耳穴，两耳交替进行。每隔 3~5 日换埋另一侧耳穴。夏季天气炎热时，为防止发生继发性感染，应缩短埋针时间，可隔日换埋 1 次。10 次为 1 个疗程，疗程间相隔 5~7 日。

4）药液注射法：治疗取穴参考耳穴毫针法，每次取主穴 2~3 穴，配穴 1 或 2 穴。用 1mL 一次性使用注射器套接 4.5 或 5 号皮试注射针头，抽取灭菌注射用水（或生理盐水）1mL，注入绒促性素（绒毛膜促性腺激素）500U 的安瓿内溶解、稀释、混匀后，每穴注射 0.1~0.2mL，剩余药液注入体穴中极或关元穴（每次取 1 穴，两穴交替使用）。每周注射 1 次，4 次为 1 个疗程，疗程间相隔 1 个月后再继续下一个疗程的治疗。

（2）取外生殖器、睾丸、内分泌、肾、神门、膀胱、盆腔、尿道、精宫穴，每次选 4~5 穴。施以中度刺激，并予留针 15~30 分钟，每日或隔日施治 1 次。亦可用王不留行子贴压耳穴，并嘱患者每日自行按压数次。每周更换 1 次。

【预防与调护】

（1）解除思想负担，树立治疗信心。保持稳定情绪，避免情绪波动。调畅情志，是预防及调护阳痿的重要环节。

（2）做到生活有规律，起居有常，饮食有节，不吸烟，不酗酒，养成良好的生活习惯。不过食醇酒肥甘之品，避免湿热内生，壅塞经络，造成阳痿。

（3）阴虚内热型体质者，饮食宜清淡，忌辛辣炙煿之品；阳虚火衰型者，饮食宜温补，忌苦寒清泄之品。

（4）改善居住环境，避免环境因素对性交造成的不良影响。

（5）节制性欲，切忌恣情纵欲、房事过频、手淫过度，以防精气虚损、命门火衰，导致阳痿。宜清心寡欲，摒除杂念，怡情养心。

（6）积极治疗易造成阳痿的原发病，如糖尿病、动脉硬化症、甲状腺功能亢进症、皮质醇增多症等。此外，某些药物可影响性功能而致阳痿，如大剂量镇静药、降血压药、抗胆碱类药物等，尽量避免长期服用。

（7）巩固疗效，待阳痿好转后，应停止一段时间性生活，以免出现症状反复。

第五节 睾丸炎、附睾炎

【概述】

睾丸炎、附睾炎，是由于致病细菌侵入睾丸、附睾而引起的化脓性炎症，是阴囊最为常见的感染性疾病。按其发病特点，临床上常有急、慢性之分；按其感染性质的不同，有非特异性与特异性（如结核性睾丸炎、附睾炎等）之别。

本病常继发于尿道炎、前列腺炎、精囊炎等。细菌主要经过尿道、射精管、输精管逆行而到达附睾和睾丸，血行性感染较为少见。病原菌主要为大肠埃希菌、葡萄球菌和链球菌等。睾丸炎常继发于流行性腮腺炎。本病是造成男性不育的原因之一。

本病在中医学，属"子痈""卵子瘟"等病证范畴。我国古代部分医家亦将本病归属于"疝门"，所以有关本病的论述，亦散见于"疝门"之"癥疝""颓疝"等病证之中。

【临床表现与鉴别诊断】

一、临床表现

1. 症状

（1）急性睾丸炎、附睾炎：发病急，阴囊肿痛明显，站立时加重，可向腹股沟及下腹部放射。炎症较重者，阴囊皮肤水肿、发红，并可形成脓肿，且常伴见寒战高热、全身不适等症状，常见并发膀胱炎、前列腺炎。

（2）慢性睾丸炎、附睾炎：患者常感一侧阴囊坠胀不适，并向腹股沟放射，有不定时的睾丸、附睾肿胀疼痛病史。

2. 体征

（1）急性睾丸炎、附睾炎：患侧阴囊红肿热痛、腹股沟上（精索）或下腹部常有压痛，如已有脓肿形成，患侧阴囊皮肤呈干性，变薄。发病早期肿大的睾丸或附睾可与正常的附睾或睾丸分开，但在数小时后两个器官即形成一硬块，精索亦见水肿、增粗改变。

（2）慢性睾丸炎、附睾炎：常见患侧睾丸或附睾尾部增大，有结节出现，并有轻度触痛，与正常的附睾或睾丸界限清楚、明显，患侧输精管可见有增粗、变硬改变。

3. 并发症 睾丸炎、附睾炎的常见并发症有前列腺炎和精囊炎。

二、鉴别诊断

本病应与睾丸扭转、附睾结核与非特异性附睾炎，精液囊肿、睾丸肿瘤等相鉴别。

【望耳诊病要点】

1. 急性睾丸炎、附睾炎

（1）在内生殖器穴区（彩图18-29）、对屏尖穴区（彩图18-30），可见其色红油润变。

（2）或在内生殖器穴区（彩图18-31）、对屏尖穴区（彩图18-32），可见点或小片状红晕变，并有光泽变。

2. 慢性睾丸炎、附睾炎 在内生殖器穴区（彩图18-33）、对屏尖穴区（彩图18-34），可见其色黯红变，并失去油润、光泽变。

【其他耳诊法】

（1）耳穴扪诊法：在内生殖器穴区、对屏尖等穴区，可稍扪及隆起变，急性者质地较软变，慢性者质地稍硬变。

（2）耳穴染色诊法：在内生殖器、对屏尖、艇角、内分泌等穴区，可见点状或小片状染色变。

（3）耳穴触压诊法或电探测诊法：在内生殖器、对屏尖、艇角、内分泌、三焦等穴区，可触压及或探及敏感点。

【耳穴疗法】

一、临床采菁

主穴取睾丸、盆腔、内、外生殖器、肝、下焦、耳尖（放血）、内分泌、肾上腺穴；配穴取腹穴。配穴每次均取，主穴选 3~4 穴。采用毫针刺法、药物注射法、埋针法或压豆法治疗均可。毫针刺法或药物注射法，可每日 1 次，7 次为 1 个疗程；埋针法或压豆法，每隔 3 日更换 1 次，3~5 次为 1 个疗程。主治睾丸炎、附睾炎。

二、验方荟萃

（1）主穴取内生殖器、外生殖器、内分泌穴（取皮质下穴与内分泌穴之间的敏感点）；配穴取肝、肾、脾、三焦、肾上腺穴。

1）毫针法：在上述 3 个主穴范围内找准敏感点，针刺往往可获得即刻止痛的疗效。除取主穴外，再选用配穴 2~4 穴。每次取单侧耳穴，两耳交替进行。施以强刺激泻法，每日治疗 1 或 2 次，4 日为 1 个疗程，疗程间相隔 3 日。

2）压丸法：每次主、配穴均取。每次取单侧耳穴，两耳交替进行。在穴区内寻找敏感点压丸，施以强刺激泻法，嘱患者每日自行按压耳穴 5~6 次，疼痛时可随时按压。每日治疗 1 次，4 次为 1 个疗程，疗程间相隔 3 日。

3）药液注射法：治疗取穴与耳穴毫针法相同。每次取单侧耳穴，两耳交替进行。用一次性使用注射器套接 4.5 或 5 号皮试注射针头，抽取青霉素（过敏试验阴性者）溶液等抗生素，注射用量为肌内注射用量的 1/3~1/2，将药液徐缓注入，剩余药液注入体穴三阴交穴 [位于内踝上 3 寸（约 9cm），胫骨后缘处] 或中极穴 [位于耻骨联合上 1 寸（约 3cm）处]。每日注射 1 次，4 次为 1 个疗程，疗程间相隔 3 日。[4]

（2）治疗睾丸炎：取生殖器、角窝、肝、肾穴。采用毫针刺法，以 28 号 0.5 寸毫针刺入，施以强刺激手法行针，并予留针 30~60 分钟。留针期间做间歇行针，每日施治 1 或 2 次，7 日为 1 个疗程。亦可用王不留行子做耳穴贴压。

【预防与调护】

（1）保持外阴部清洁卫生，减少感染概率。

（2）避免长时间留置导尿管，防止逆行感染。

（3）急性期间宜卧床休息，用阴囊托或布带将阴囊托起，并做冷敷以减轻充血、水肿、疼痛症状。

（4）避免睾丸外伤。

（5）急性期间禁行房事，慢性期间应节制房事。

（6）忌食煎、炸、燥热之品，戒酒。

（7）保持稳定情绪，消除顾虑心态。

第十九章 运动系统疾病

第一节 颈椎病

【概述】

颈椎病，是由于颈椎及其周围软组织（如椎间盘、后纵韧带、黄韧带、脊髓鞘膜等）发生病理改变，使颈神经根、脊髓、椎动脉及交感神经受到压迫或刺激所引起的相关症状的统称。由于出现的症状和体征多种多样，故又将本病称为"颈椎综合征""颈肩综合征"等名称。

中医学对本病尚缺乏专门的认识，只散见于"痹证""痿证""头痛""眩晕""项强""项筋急""项肩痛""臂厥"等病证之中。

【临床表现】

主要表现为颈、肩臂、肩胛上背部及胸前区疼痛，臂手麻木，肌肉萎缩，甚则四肢瘫痪，也有表现为头晕、猝倒等症状的。具体的症状与体征因临床类型的不同而有所侧重。

1. 神经根型

（1）症状：主要症状为颈部僵硬、疼痛，疼痛可放射至前臂、手掌及手指头部。指尖常有麻木感，夜间睡觉时，常因双侧或单侧手臂麻木、疼痛而醒起。活动上、下肢和手指及改变体位后可获得恢复，劳累或受到外伤可引起急性发作。主要体征为颈部活动受限，做后伸和向侧方旋转均受其限制。病变的早期常表现为肌痉挛，后期则表现为肌张力降低，肌肉松弛，严重者，则肌肉发生萎缩。多发于30岁以上，并因劳累和感寒加重或复发。

（2）体征：颈神经根支配区皮肤感觉减弱或过敏，肌力下降，肌萎缩，颈部活动受限，棘突及肩胛内上角压痛，臂丛神经牵拉试验阳性，压颈试验阳性。

2. 脊髓型

（1）症状：主要表现为下肢远端逐渐出现软弱而无力，麻木，迈步困难，但却很少有疼痛症状发生，并可向上发展，最终累及上肢，而下肢症状则始终重于上肢，常伴有大、小便功能障碍，最后可发展成各种类型的瘫痪。

（2）体征：

1）生理反射异常：上肢的肱二头肌、肱三头肌和桡骨膜反射、下肢的膝反射和跟腱反射，早期为亢进，后期则减弱或消失。腹壁反射、提睾反射和肛门反射都减弱或消失。

2）病理反射出现 Hoffmann 征、Babinski 征、Gordon 征等阳性，亦可出现踝阵挛、髌阵挛等体征。

3）伸颈试验阳性：头颈后伸时出现上、下肢麻痹加重，患者怕伸颈，如颈部突然后伸，双上肢或下肢可能有"触电"样感觉。

4）感觉障碍：病变节段支配区域以下的皮肤感觉异常，如疼痛、温感减弱，触觉、痛觉减弱等。

3. 椎动脉型

（1）症状：主要表现为椎体性眩晕和头痛症状。眩晕发生时，一般无先兆症状，常于仰头或头部突然转向一侧时猝倒。猝倒后，因体位发生改变，血液供应得到改善，故又可迅速恢复意识状态，并能立即站起，继续进行原来的活动或工作。头痛常为单侧性，常局限于枕部或头顶部，可与眩晕交替发作或同时存在。此外，也常见阵发性耳鸣、耳聋、视觉障碍等脑缺血表现和一系列自主神经功能失调的表现，如心动过缓或过速，多汗或无汗，恶心、呕吐，呼吸不节律、不匀称等。

（2）体征：主要是旋颈试验阳性，即头颅旋转可引起眩晕，这是本病的重要特点。

4. 颈型（局部型）

（1）症状：主要表现为颈部的酸、痛、胀等不适感，以青壮年为多见，常因长时间低头工作而加重，休息后可缓解或自愈，可反复发作。头颈肩背部疼痛，颈项强直是其临床特征性症状。一般的情况下，常无神经功能障碍的具体症状发生。

（2）体征：颈部肌肉的拘紧，有压痛，压痛点常在肌肉、关节突、项韧带等处。颈部的活动范围多无明显障碍。

5. 交感神经型　颈部的交感神经节发出的节后纤维随颈部神经及血管分布，其分布范围可至头部、咽部、心脏、眼眶、瞳孔、内耳等处，颈部神经根、后纵韧带、小关节和椎动脉、硬膜等组织病变可反射性地刺激交感神经而出现一系列临床征象，称为交感神经型颈椎病。其症状繁多，影响广泛，凡颈部交感神经分布的区域均可受累，因而可出现疼痛、感觉异常、血管运动、腺体的分泌和营养障碍，而且界限模糊，定位不清，表现复杂，有时难以确诊。

（1）症状：可与神经根型或椎动脉型合并发生，有交感神经兴奋或抑制症状，如：

1）眼部症状：眼球胀痛、畏光、流泪、视物模糊、视力减退、眼前冒金星、眼睛干涩、眼睑无力、眼球震颤、瞳孔扩大等。

2）耳鼻部症状：耳鸣、听力减弱等。

3）头面部症状：头痛、偏头痛、头晕、面部充血、麻木等。

4）心血管症状：心慌、心悸、心律不齐、心前区疼痛、阵发性心动过速、血压时高时低等。

5）血管运动障碍：由于血管收缩出现四肢冰凉，局部温度下降，肢体遇冷出现针刺感，继而红肿疼痛。也可有血管扩张现象，出现指端发红、烧灼、肿胀等。

6）神经营养及汗腺功能障碍：皮肤发绀、干燥变薄、多汗或少汗、指甲干燥无光泽。

7）胃肠道症状：如胃脘绞痛、肠鸣等。

8）其他症状：失眠、多梦、心情烦躁、易于冲动等。

（2）体征：单纯交感型者无明显的阳性体征。

6. 混合型　上述各型表现都可见及，但有所侧重，故称为混合型。

7. 食管受压型颈椎病　主要由于颈椎间盘退变时引起前纵韧带及骨膜下的撕裂、出血、机化、钙化，以致最后骨刺的形成。这种骨刺体积大小不一，以中、小者居多，矢状径多小于 4mm。由椎体前方为疏松的结缔组织和富于弹性的食管，其缓冲间隙较大，一般不出现症状，如果出现下列情况时则易引起食管的吞咽受阻。①骨刺过大，超出椎体前间隙则可能现食管压迫的症状。②骨刺生成迅速，使得软组织来不及适应与代偿，导致局部平衡失调而易出现症状。③食管异常，主要由于食管本身的因素，如炎症等导致局部反应严重。④由于解剖部位的特点，在环状软骨与隔膜部的食管较为固定，因此较小的骨刺即引起症状。

（1）症状：主要表现为吞咽困难。早期主要为吞服硬质食物时有困难感及食后胸骨后的异物感（如烧灼、刺痛等），渐而影响进软食和流质饮食。临床上按其吞咽障碍的程度不同分为三度。①轻度：为早期症状，表现为仰颈时吞咽困难，屈颈时则消失。②中度：可吞服软或流质饮食，临床上较为多见。③重度：仅可饮水、汤等饮食，临床上较为少见。

（2）体征：无明显体征，但 X 线片显示椎体前方有骨刺生成，典型者呈鸟嘴状。钡餐吞服透视可见清晰食管狭窄的部位和程度。

【望耳诊病要点】

各颈椎节段穴区，常可见隆起凸出，呈结节状变。

（1）颈椎病初起者，其颈椎穴区，常可见稍微隆起变（彩图 19-1）。

（2）骨质增生明显者，其颈椎穴区隆起结节亦可见明显改变（彩图 19-2）。

（3）骨质增生偏于一侧颈椎者，则其颈椎穴区隆起结节亦呈一侧性隆起变（彩图 19-3）。

（4）骨质增生局限发生于其中 1 或 2 个节段者，其颈椎穴区隆起结节亦可见呈局限性隆起变（彩图 19-4）。

（5）骨质增生若发生于多个节段者，其颈椎穴区亦呈多个串珠状隆起结节变（彩图 19-5）。

（6）骨质增生发生于整条颈椎者，则颈椎穴区呈全节段串珠状隆起结节变（彩图 19-6）。

【其他耳诊法】

（1）耳穴扪诊法：在颈椎穴区，可扪及小结节变。

（2）耳穴染色诊法：在颈椎穴区，可见染色改变。

（3）耳穴触压诊法及电探测诊法：在颈椎穴区，可触压及或探及敏感点。

【耳穴疗法】

一、临床采菁

（1）主穴取肝、肾、颈、项穴。配穴：痛甚者，配加神门、交感穴；骨赘软化控制不理想者，配加内分泌穴；帮助复位，配加交感、心穴；沉困无力者，配加脾穴；后头痛者，配加枕穴；背部困痛者，配加上背穴；肩部冷痛者，配加肩穴。治疗时，每次取单侧耳穴，两耳交替进行。施以耳穴贴压法，在压痛点最为明显的反应点上，用胶布粘贴王不留行子，并嘱患者每日自行按压所贴耳穴 5 次，每隔 1 日换贴 1 次。

潘纪华临床应用该法共治疗颈椎病患者 51 例，临床治愈 30 例，显效 18 例，有效 3 例，临床治愈率达 58.82%，临床治愈、显效率达 94.12%，总有效率达 100%。

（2）主穴取脑点、颈椎、枕、神门、肝、肾穴。配穴：肩背酸困者，配加锁骨、肩关节穴；手指麻木者，配加腕、指穴。施以耳穴贴压法，用王不留行子贴压所选耳穴，并嘱患者每日自行按压 3~4 次，每次每穴施治 1 分钟，每隔 3 日换贴 1 次，连续贴用 1 个月。

李振春临床应用该法共治疗颈椎骨质增生症 96 例，经 1 个月治疗后，显效 77 例，有效 16 例，无效 3 例，显效率达 80.21%，总有效率达 96.88%。

二、验方荟萃

（1）主穴取颈、颈椎、交感、神门、肾、肝、脾等穴。临证配穴，头晕者，配加枕、额、缘中穴。采用压丸法、埋针法、贴磁法治疗均可。采用压丸法治疗时，在按压过程中，可轻缓做各种角度的颈部活动。选用药线点灸治疗者，可在不适的局部施行梅花点灸法，每日 1 次。

（2）取颈椎、肩、神门、交感、肾上腺、皮质下、肝、肾穴。选用针刺法、埋针法或压豆法治疗均可。每次单侧取穴，每次选 3~4 穴，双耳交替进行，每日 1 次，6 次为 1 个疗程。主治颈椎病。

【预防与调护】

（1）颈椎病患者，需定时改变头颈部体位，注意休息，劳逸结合。抬起头并向各方向适当地轻轻活动颈部，不要老是让颈椎处于弯曲状态，伏案工作不宜一次持续很长时间。

（2）已经有颈椎病证状的患者，应当减少工作量，适当休息。症状较重、发作频繁者，应当停止工作，绝对休息，而且最好能够卧床休息。这样在颈椎病的治疗期间，有助于提高治疗效果，促使病情早日缓解，机体早日康复。

（3）颈椎病患者，在工作中应该避免长时间吹空调、电风扇。由于颈椎病的发病是多种因素共同作用的结果，寒冷和潮湿容易加重颈椎病的症状，应当尽量减少在气温过低或者寒冷潮湿的条件下长期低头伏案工作的时间。

（4）颈椎病患者，应当避免参加重体力劳动，提举重物等，平常应当注意保护颈部，防止其受伤。颈椎病患者，在参加重体力劳动后，症状有可能会加重。

（5）注意颈部防寒保暖，尤其冬天要穿高领衣，以求颈部保暖。

（6）注意适时活动颈部，或加强颈部按摩和锻炼。

（7）睡眠时，枕头应与肩部适宜，不要过高或过低。

第二节　增生性脊椎炎

【概述】

增生性脊椎炎，是指腰椎退行性改变或以退行性改变为主，引起腰椎骨与关节广泛性增生病变，并继发一系列临床症状的疾病。本病又称为"腰椎退行性变""腰椎肥大性关节炎""腰椎骨关节炎""腰椎畸形性骨关节炎""腰椎骨质增生症""老年性脊椎炎"等，是人至中年以后发生的一种慢性退行性病变。本病是腰椎关节软骨部分损伤后，继发附近软骨增生、骨化而形成的关节病变。

本病在中医学，属"腰痛""痹证"等病证范畴。

【临床表现与鉴别诊断】

一、临床表现

1. 症状

（1）早期腰部大多有僵硬、酸痛的症状，无法久坐，常因疼痛或不适而频繁地更换体位。

（2）晨起时，临床症状较重，稍加活动后，则又稍见减轻，但活动稍久后，尤其是在疲劳之后，症状又重复加重。

2. 体征

（1）腰椎生理前凸减少或消失，甚或变成圆腰。

（2）脊柱活动受限，严重者，腰肌呈板硬状态，且腰骶两侧呈广泛性压痛。

二、鉴别诊断

本病应与强直性脊柱炎、类风湿性关节炎、骶髂关节病变等相鉴别。

【望耳诊病要点】

（1）病情一般的患者，在胸椎、腰骶椎穴区，可见阳性反应，其阳性反应常呈隆起状变。

1）病情一般者，在胸椎穴区，可见隆起状变（彩图19-7）。

2）病情一般者，在腰骶椎穴区，可见隆起状变（彩图19-8）。

（2）病情严重或较为严重的患者，在胸椎、腰骶椎穴区，可见阳性反应，其阳性反应常呈结节状变。

1）病情严重或较为严重者，在胸椎穴区，可见结节状变（彩图19-9）。

2）病情严重或较为严重者，在腰骶椎穴区，可见结节状变（彩图19-10）。

【其他耳诊法】

（1）耳穴扪诊法：在腰椎穴区，可扪及小结节变。

（2）耳穴染色诊法：在腰椎穴区，可见染色改变。

（3）耳穴触压诊法及电探测诊法：在腰椎穴区，可触压及或探及敏感点。

【耳穴疗法】

一、笔者经验

主穴取腰、腰椎、交感、神门、肾、肝、脾等穴。临证配穴，伴坐骨神经痛者，配加坐骨神经、下肢穴。采用压丸法、埋针法、贴磁法治疗均可。采用压丸法治疗时，在按压过程中，可轻缓做各种角度的腰部活动。选用药线点灸者，可在不适的局部施行梅花点灸法，每日施治 1 次。

笔者临床应用该法共治疗增生性脊椎炎患者 49 例，显效 40 例，有效 5 例，无效 4 例，显效率达 81.63%，总有效率达 91.84%。

二、验方荟萃

（1）主穴取皮质下、神门、相应穴区敏感点等耳穴。配穴：合并腰肌劳损者，配加肝穴、脾穴；合并风湿性者，配加肾上腺、风湿线穴区；内脏病患影响引起者，配加相应脏器穴。施以压丸法、埋针法、贴磁法、药线点灸法、艾灸法、耳针法、电针法或 2% 盐酸普鲁卡因注射液（过敏试验阴性者）或维生素 B_1 注射液或 5% 当归注射液耳穴注射治疗法等，均可选用一种或多种疗法联用。

病变局部可配合药线梅花点灸、艾灸、拔火罐、按摩等治疗，可进一步提高疗效。适用于治疗腰背痛。

（2）取交感、腰椎、神门、敏感点穴。采用毫针刺法，施以中等强度捻针数秒钟后，留针 20~30 分钟。视病情需要可每日或隔日施治 1 次，10 次为 1 个疗程。亦可在所选耳穴上用王不留行子贴压，按压时手法由轻至重，持续按压 3~5 分钟，一直按压至局部有热胀感为止。其后嘱患者自行按压，每日 3~4 次，每次施治 2 分钟。

【预防与调护】

（1）加强饮食营养，多进食补益肝肾、强筋壮骨的药膳。
（2）注意腰部保暖，避免遭受风寒侵袭。
（3）注意适当休息，做到劳逸结合，避免参加强体力劳动，或站立时间过久。
（4）积极开展医疗体育锻炼活动，如打太极拳、练气功等。

第三节　急性腰扭伤

【概述】

因暴力或活动失调，而导致腰部肌肉、韧带、筋膜、椎间小关节损伤的，就称为急性腰扭伤，俗称"闪腰""伤腰"。

急性腰扭伤，大多是在抬重物时，动作不很协调，或弯腰取重物时，用力过猛而突然扭伤下腰部所致。有时轻微的外力，如打哈欠或翻身取物时亦可引起，这是由于一时肌肉活动不协调所产生的。本病如治疗不当或反复再扭伤，则易转为慢性腰肌劳损。

腰部范围广，关节多，腰部肌肉、筋膜、韧带、关节的急性损伤可单独发生，亦可合并存在，不同组织或不同部位的损伤临床表现各不相同，故急性腰扭伤病情较为复杂，需仔细检查，明确损伤的组织和部位，早期进行合理正规系统的治疗，避免后遗症的发生。

本病在中医学，属"闪腰""臀腰痛""瘀血腰痛"等病证范畴。

【临床表现与鉴别诊断】

一、临床表现

1. 症状 骤然发病，患者常感到受伤时腰部有响声或有软组织撕裂感，伤后立即感一侧或双侧腰部剧烈持续性疼痛，随局部活动、振动、腹压增高而加重，平卧时可减轻。腰部活动明显受限。有的患者受伤时疼痛轻微，尚能坚持劳动、活动，数小时后或次日症状加重。疼痛多见于腰骶部，有时有单侧或双侧臀部及大腿后部疼痛，部位和性质较为模糊，多为反射性疼痛。

2. 体征

（1）患者为减轻腰部疼痛，常双手扶持固定腰部，步履艰难，站立时腰部僵直，单侧或双侧骶棘肌和臀大肌紧张，俯卧时松弛，按压时又出现紧张。

（2）脊柱生理曲度改变：伤后因疼痛及其他因素的刺激，引起肌肉反射性痉挛，不对称的痉挛可引起脊柱生理曲度的改变，如前凸减小，向健侧侧凸，为机体自动调节反应。

（3）压痛点：损伤早期，虽疼痛范围广泛，但有明显的压痛点。肌肉和筋膜的损伤，压痛点多在椎旁的骶棘肌、横突、髂后上棘处；棘间韧带的损伤，压痛点多在中线棘突间，为深压痛，反之，浅压痛多为棘上韧带的损伤；椎间小关节损伤，压痛点在椎旁深处；骶髂关节、腰骶关节处的压痛，表明该处有损伤。筋膜的损伤有时压痛点不定，多在皮神经穿出处，压痛范围较为广泛。

3. 特殊检查 患者仰卧，尽量屈曲双侧膝髋关节贴近胸部，如感到疼痛加剧多为棘上或棘间韧带损伤；在上述姿势下旋转腰部，若活动受限或疼痛加重，多为腰椎小关节损伤；若仅仅臀部旋转就产生疼痛加剧，则多为腰骶关节损伤；4字试验或床边试验可检查骶髂关节情况；直腿抬高试验可引起腰部疼痛，因腰部受伤组织受到牵动所致，但加强试验为阴性；局部封闭后检查，疼痛明显减轻或消失。

二、鉴别诊断

主要与腰椎间盘突出症相鉴别，二者均可有腰腿痛，活动受限，但腰椎间盘突出症外伤史可不明显，可有腿部麻木、肌肉萎缩症状，压痛点多位于椎旁，叩击痛明显，疼痛向下肢放射，屈颈试验、颈静脉压迫试验、直腿抬高试验及加强试验均为阳性，有下肢肌力减退、皮肤感觉减退表现。局部封闭注射后疼痛缓解并不明显。

【望耳诊病要点】

（1）在腰骶椎穴区（彩图19-11）及其周围处（彩图19-12），常可见片状红色变；或紫红色斑块变（彩图19-13），其面积与腰痛的范围呈正比关系。

（2）其色红者（彩图19-14），提示为新伤，瘀血未成或刚好形成；其色紫红者（彩图19-15），提示为陈旧伤，且已瘀血日久。其色越紫（紫黑）者，提示伤越陈旧，瘀血形成时间越长（彩图19-16）。

【其他耳诊法】

（1）耳穴扪诊法：在腰骶椎穴区，可扪及小结节变或隆起变，质地较软。

（2）耳穴染色诊法：在腰骶椎穴区、肾穴区，呈点状或小片状染色变。

（3）耳穴触压诊法或电探测诊法：在腰骶椎、肝、肾、神门、皮质下等穴区，可触压及或探及敏感点。

【耳穴疗法】

一、临床采菁

（1）取神门穴，施以毫针刺法，用 30 号 0.5 寸毫针，在神门穴附近寻找痛点进针，行中度刺激 3~5 分钟。若疼痛减轻不明显，予以留针 10 分钟。留针期间做间歇行针以加强刺激。

窦庆连临床应用该法共治疗急性腰扭伤患者 48 例，针刺后 3~5 分钟疼痛消失者 30 例，6~10 分钟疼痛消失者 15 例，另 3 例针刺后 10 分钟疼痛明显缓解，于 1~2 日内隐痛逐渐消失，止痛率达 100%。

（2）于两耳的对耳轮正中间，与耳轮脚成一条水平线处寻找压痛点，若压痛点不明显的，即在对耳轮正中间针刺。施以强刺激手法，进针后频频捻针，以患者能耐受为度，并嘱患者不停活动腰部，并予留针 20 分钟。

赵凯临床应用该法共治疗急性腰扭伤患者 45 例，临床治愈 41 例，好转 3 例，无效 1 例，临床治愈率达 91.11%，总有效率达 97.78%。

二、验方荟萃

（1）取相应部位耳穴、神门、缘中、交感、膀胱穴，先取一侧耳穴治疗。急性损伤者，采用耳穴针刺法或电针法，施以强刺激手法，并配合相应部位耳穴施行点刺放血数滴。患处做轻缓旋转、拉伸等活动，如 10 分钟后疼痛缓解未明显，再针刺另一侧耳穴。亦可用 1mL 一次性使用注射器套接 4.5 或 5 号注射针头，抽取 2% 盐酸普鲁卡因注射液（过敏试验阴性者）或 5% 当归注射液后，做常规耳穴注射。缓解期或慢性损伤者，可改用埋针法、压丸法、药线点灸法或贴磁法施治。局部可行药线点灸梅花穴，每日治疗 1 次。

（2）主穴取腰骶椎、神门、皮质下穴；配穴取肝、肾、脾穴。

1）毫针法：主、配穴均取。每次取单侧耳穴，在穴区敏感点进针，向一个方向捻转针柄，施以强刺激，行手法数秒钟。每日耳针 1 或 2 次，并予留针 30~60 分钟。留针期间，嘱患者不断活动腰部。

2）压丸法：主、配穴均取。每次取单侧耳穴，两耳交替进行。在穴区敏感点贴压王不留行子，施以对压强刺激手法，每日更换药子 1 次，贴丸后，嘱患者每日自行按压耳穴 4~5 次。在按压的同时，嘱患者不断活动腰部。

3）电针法：选耳穴 4~6 穴，每次取单侧，两耳轮换交替进行。选择敏感点进针后，毫针针柄接上电针治疗仪的输出端，用密波，根据患者的耐受程度，慢慢调大输出量。每次通电治疗 30 分钟。每日 1 或 2 次。在电针通电治疗期间，嘱患者不断活动腰部，以促进功能的恢复。

4）埋针法：选择较为敏感的耳穴 3~5 穴，每次取单侧，两耳轮换交替使用。于敏感点进针后，用胶布固定，每隔 3~6 日换埋 1 次，并嘱患者每日自行按压埋针处 3~4 次，同时活动腰部。

5）耳针"神门"穴：该穴是指从神门至臀穴的一带状区域，日本有学者称为"腰痛带"，适用于治疗腰扭伤及各种腰痛。在这一带状区域寻找敏感点针刺，行强刺激手法行针，每次行针 3~5 分钟，并予留针 10 分钟后，再予行针 3~5 分钟。若单侧腰扭伤，则针刺患侧，两耳腰痛者，则针双耳。每日治疗 1 或 2 次。

【预防与调护】

（1）治疗期间，尽量减少腰部活动，注意适当休息，最好能睡硬板床。

（2）局部施行热敷，以促进局部血液循环。

（3）平常积极开展医疗体育锻炼活动，特别是腰肌锻炼。

（4）正确掌握训练方法和运动技术，科学地增加运动量。

（5）在实际工作中，常发现不少运动损伤是由于准备活动不充分造成的。因此，在训练前做好准备活动十分必要。在训练中，为了更快地消除肌肉疲劳，防止由于局部负担过重而出现的运动损伤，组与组之间的间隔放松非常重要。

（6）训练中运动量过分集中，会造成机体局部负担过重而引起运动损伤。

（7）在运动实践中，肌肉、韧带等软组织的运动损伤最为多见。因此，加强易伤部位的肌肉练习，是防止运动损伤发生的关键所在。

第四节　腰肌劳损

【概述】

腰肌劳损，又称为"腰部陈伤"，俗称"腰部宿伤"，是以腰部隐痛反复发作，劳累后加重，休息后缓解等为主要表现的疾病。为临床常见病、多发病，发病因素较多，主要症状是腰部酸痛，日间劳累加重，休息后可减轻，日积月累，可使肌纤维变性，甚而少量撕裂，形成瘢痕或纤维索条或粘连，遗留长期慢性腰背痛。

急性腰肌扭伤未能及时而有效的治疗，损伤后未能全面修复或反复多次的腰肌轻微损伤等，均可引起腰肌劳损。

本病在中医学，属"腰痹""肾着"等病证范畴。

【临床表现与鉴别诊断】

一、临床表现

（1）既往有腰部急性损伤的病史，常因劳累或感受风、寒、湿等外邪而反复发作，缠绵难愈。

（2）腰部酸胀痛或隐隐作痛，休息疼痛减轻，长期弯腰或久站，疼痛加重。阴雨天气，潮湿环境，感受风寒，疼痛较甚。腰部冷痛者，畏寒喜温，遇热则痛减，遇寒则痛甚。极少数患者疼痛可向臀部、大腿后侧放射。

二、鉴别诊断

本病应与腰骶椎肿瘤、腰椎增生性脊椎炎、肾病性腰痛、腰椎骨质疏松症性腰痛等相鉴别。

【望耳诊病要点】

（1）在腰骶椎穴区（彩图 19-17）及其周围处（彩图 19-18），常可见小片状紫红色斑块变，其面积与腰痛的范围呈正比关系。

（2）其色越紫，提示伤情越陈旧，瘀血形成时间越长（彩图 19-19）。

【其他耳诊法】

（1）耳穴扪诊法：在腰骶椎穴区，可扪及小结节变或隆起变，质地较硬变。

（2）耳穴染色诊法：在腰骶椎穴区、肾穴区，呈点状或小片状染色变。

（3）耳穴触压诊法或电探测诊法：在腰骶椎、肝、肾、神门、皮质下等穴区，可触压及探及或敏感点。

【耳穴疗法】

一、临床采菁

取患侧腰骶椎、肾、神门穴。每次均取患侧耳穴，采用毫针刺法，治疗时嘱患者活动腰部，每日 1 次，中病即止；或用揿针埋藏，每隔 3 日更换 1 次，中病即止；或用王不留行子贴压，每隔 3 日更换 1 次，中病即止。主治腰痛。

典型病例：患者高某，男性，32 岁。1997 年 4 月 11 日初诊。主诉：反复发作左侧腰腿痛已 3 年，加重 1 周。3 年前腰腿痛发作，经 CT 检查，诊为腰$_4$、腰$_5$、骶$_1$ 椎间盘突出症。以往曾口服中西药物，以及施行牵引、推拿等多种疗法，时有减轻，屡又复发。症见呈前屈姿态，腰部活动受限。检查：腰$_4$、腰$_5$ 椎棘突旁压痛及放射痛，左直腿抬高试验阳性。中医辨证为气滞血瘀型腰痛。取耳穴：神门、皮质下，肾、腰、骶椎、相应疼痛点。配合体穴：主穴取肾俞（双）、腰夹脊、秩边穴（双）。体穴均取患侧，耳穴两耳交替使用。治疗 7 次，患者能站立行走，腰腿痛减轻，改为每周一、三、五治疗，连续共治疗 20 次而愈。半年后随访，未见复发。

二、验方荟萃

（1）治疗取穴与急性腰扭伤相同，以耳穴压丸法治疗为主，每次贴压单侧耳穴，两耳交替进行。每 2~3 日贴 1 次，贴后施以轻柔按摩补法。10 次为 1 个疗程，疗程间相隔 7~

10 日。

（2）取腰骶椎、肾穴，两耳均取。采用毫针刺法，以 28 号 0.5 寸毫针刺入，经行针得气后再稍做捻转，并予留针 10 分钟。隔日施治 1 次，5 次为 1 个疗程。

（3）取腰骶椎、髋、坐骨、肾上腺、内分泌穴。选用针刺法、埋针法或压豆法治疗均可。每次单侧取穴，双耳交替进行，每日 1 次，6 次为 1 个疗程。主治腰肌劳损。

【预防与调护】

（1）避免过劳，矫正不良体位。

（2）适当开展功能锻炼活动，如腰背肌锻炼，防止肌肉张力失调。

（3）避免寒湿、湿热侵袭，改善阴冷潮湿的生活、工作环境，勿坐卧湿地，勿冒雨涉水，劳作汗出后及时擦拭身体，更换衣服，或饮姜糖水驱散风寒。

（4）注重劳动卫生，腰部用力应适当，不可强力举重，不可负重久行，坐、卧、行走保持正确姿势，若需做腰部用力或屈曲的工作时，应定时做松弛腰部肌肉的体操和佩戴腰痛固定带或腰痛治疗带。

（5）注意避免跌、仆、闪、挫的发生。

第五节　风湿性关节炎

【概述】

风湿性关节炎，是一种变态反应性疾病，是人体因感受风、寒、湿邪而发生的一种慢性而又反复急性发作的关节炎性疾病。它是风湿热的主要临床表现之一。现在临床上，急性风湿热已较为少见，而非典型风湿热及慢性风湿性关节炎却较为常见。

本病在中医学，属"痹证""行痹"等病证范畴。

【临床表现与鉴别诊断】

一、临床表现

1. 症状与体征

（1）发病前 1~3 周约半数患者先有咽峡炎或扁桃体炎等上呼吸道感染史，起病时周身疲乏，食欲减退，烦躁不安。典型表现为游走性的多关节炎，由一个关节转移至另一个关节，常对称累及膝、踝、肩、腕、肘、髋等大关节。局部呈红、肿、热、痛的炎症表现，但不化脓。部分患者几个关节同时发病，手、足小关节或脊柱关节等也可波及。儿童患者症状多较轻微或仅局限于一、二个关节，成人则比较显著。不典型者仅有关节酸痛而无其他炎症表现。急性炎症消退后，关节功能完全恢复，不遗留关节强直和畸形，但常反复发作。在关节炎症的同时，大部分患者有发热，以不规则的轻度或中度发热为多见，但亦有弛张型高热或持续性低热者。脉搏加快，大量出汗，往往与体温不成正相关关系。部分患者尚可有腹痛、鼻出血、面色苍白等。

（2）皮肤表现有两种，环形红斑和皮下小结。前者常见于四肢内侧和躯干，为淡红色环状红晕，初时较小，以后迅速向周围扩大而中心消退，边缘略隆起，几个红斑可逐渐互相融合，形成较大的边缘不规则的圆圈。红斑时隐时现，可持续数月。皮下小结常位于肘、膝、踝、枕后、前额、棘突等骨质隆起或肌腱附着处，如豌豆大小，数目不定，质地较硬，与皮肤无粘连，无触压痛；存在时间不定，少至数日，多至数月，亦可隐而复现。皮肤表现在儿童较为多见。

2. 并发症　常见的有风湿性心脏炎、风湿性胸膜炎、风湿性肺炎等。

二、鉴别诊断

本病应与类风湿性关节炎、球菌性脓毒症所引起的转移性关节炎、结核感染过敏性关节炎、系统性红斑狼疮、增生性关节炎、痛风性关节炎、血友病性关节炎等相鉴别。

【望耳诊病要点】

各相应穴区，如指（彩图19-20）、腕（彩图19-21）、肘（彩图19-22）、肩（彩图19-23）、踝（彩图19-24）、膝（彩图19-25）、髋（彩图19-26）等穴区，可见点、片状红色变，或黯红色变（彩图19-27）或脱屑变（彩图19-28）。

【其他耳诊法】

（1）耳穴扪诊法：在各相应穴区，可扪及小结节变。

（2）耳穴染色诊法：在各相应穴区，可见染色改变。

（3）耳穴触压诊法及电探测诊法：在各相应穴区，可触压及或探及敏感点。

【耳穴疗法】

一、临床采菁

（1）主穴取相应部位（根据罹患关节的部位，选用相应耳穴）、内分泌、肾上腺、过敏区、耳尖穴；配穴取肾、肝、脾、三焦穴。每次选4~5穴。采用毫针刺法、药物注射法、埋针法或压豆法治疗均可。毫针刺法与药物注射法，每日1次，5~7次为1个疗程；埋针法或压豆法，每隔3日更换1次，3~5次为1个疗程。主治风湿性关节炎。

（2）取脾、内分泌、皮质下、肾上腺、患病关节相对应的耳穴。每次取一侧耳穴，两耳轮换交替进行。采用毫针刺法，施以浅刺法，并予留针30分钟；或加用电针疗法，每次通电治疗10分钟，每日1次；也可用王不留行子贴压耳穴，每隔3日更换1次。主治痹证。

典型病例：患者宋某某，男性，60岁，干部。罹患类风湿关节炎多年，严重时两膝关节疼痛不能上楼，约20日，当时血沉88mm/h，抗"O"抗体>500U，类风湿因子（+），后经耳压神门、子宫、胃、内分泌、皮质下、肾上腺等耳穴，并配合火针治疗两膝关节，经20日治疗后，症状明显减轻，8个月后完全康复，观察2年未见复发，复查血沉降至27mm/h，抗"O"抗体<500U，类风湿因子（+）。

二、验方荟萃

（1）主穴取肾上腺、内分泌、皮质下、神门、风湿线，相应部位穴；配穴取肝、脾、肾、风溪、三焦、耳尖穴。

1）急性期者，宜采用针刺法或埋针法施治，前者每日针1次，每次留针30~60分钟，局部或全身发热者，加耳尖穴点刺放血，针后加对侧耳穴埋针，翌日取下，两侧同时进行。

2）缓解期或慢性者，常选埋针法、压丸法、贴磁法、艾灸法或药线灸法施治，并注重配以肝、脾、肾、三焦穴。采用药线灸者，在病灶局部每日施以1次莲花点灸或梅花点灸，可提高疗效。

对于病灶局部畏寒不温者，每日1次在病灶足心区，施以艾条温和灸法或艾炷隔姜灸法，可提高疗效。

（2）取相应耳区压痛点、交感、神门、皮质下穴。采用毫针刺法，施以中度刺激，并予留针30分钟，若疼痛明显则每隔5分钟行针1次。每日或隔日施治1次。亦可施以埋针法或用王不留行子贴压耳穴。

该法对风湿性关节炎疼痛症状明显者，疗效较好。

【预防与调护】

（1）注意防寒保暖，避免居住环境潮湿。

（2）急性期间，应卧床休息，避免运动过度。

（3）饮食宜清淡而富含营养，宜多进食含蛋白质和维生素高的食物。

（4）做到生活有规律，起居有常，适当运动，劳逸结合，切不可疲劳过度。

（5）患者教育、精神及心理调节十分重要，免疫系统与情绪的稳定具有相关性。因此，保持乐观、稳定的心态，有利于预防疾病。嘱咐患者保持乐观的情绪，消除抑郁状态，以积极的态度与疾病做斗争，对关节炎的治疗意义重大。

（6）积极开展医疗体育锻炼活动，以增强自身素质。功能锻炼是关节功能恢复及维持的重要方法。

第六节　肩关节周围炎

【概述】

肩关节周围炎，简称"肩周炎"，是由肩关节周围软组织、关节囊及周围韧带、肌腱和滑囊的退行性变和慢性非特异性炎症所引起的，以肩部疼痛及活动功能受限的一种病证。因本病多发于50岁以上的老年人，故有"五十肩""老年肩"之称。是临床常见的一种慢性疾病。发病率女性略高于男性，有自愈倾向。

本病在中医学，属"肩凝""漏肩风""肩臂痛""痹证"等病证范畴。

【临床表现与鉴别诊断】

一、临床表现

1. 症状 根据其临床演变过程可分为以下 3 期，①初期（冻结进行期）：本病多数无明确诱因而发病，也可因轻微外伤或肩部受寒而诱发。初起时，肩部持续性疼痛，也可呈胀痛或烧灼样痛，活动时疼痛加剧，不能外展或外旋，亦不能前屈，活动功能受限明显。梳头、洗脸极为困难。夜间痛甚，常影响睡眠。此期为 1~2 个月。②中期（冻结期）：肩部疼痛减轻，肩关节活动范围进一步减少，最后肩关节的功能可基本丧失，病程长者可有患侧上肢不同程度的肌肉萎缩。此期为 1~2 年。③末期（解冻期）：肩痛明显缓解，肩关节可有不同程度恢复。一部分患者可恢复正常，大部分患者留有不同程度的肩关节功能障碍。

2. 体征 三角肌多有不同程度的萎缩，肩关节自动性及被动性活动皆明显受限。表现典型的患者，可出现下述压痛点：①二头肌长头腱出肩关节囊处。②二头肌短头和喙肱肌腱在喙突止端的下方。③冈上肌在肱骨结节之止端处。④冈下肌。⑤三角肌之肱骨止端处。⑥斜方肌。⑦肩峰处等。

3. X 线检查 普通 X 线片一般无异常所见。作肩关节造影，可显示肩关节囊收缩，关节囊下皱襞消失。

二、鉴别诊断

本病应与颈椎病、颈背部筋膜炎、风湿性关节炎、化脓性肩关节炎、肩关节结核、肩袖损伤、肱二头肌长头肌腱炎等相鉴别。

【望耳诊病要点】

肩穴区，常可见阳性反应。

（1）其阳性反应常呈点状或片状红晕变，并有光泽变（彩图 19-29）。

（2）或呈点状白色变（彩图 19-30），其边缘有红晕变（彩图 19-31）。

（3）或呈黯红色变（彩图 19-32）。

（4）或毛细血管呈怒张变（彩图 19-33）。

（5）或呈海星状变（彩图 19-34）。

（6）或呈小结节变（彩图 19-35）。

（7）或呈条索状变（彩图 19-36）。

【其他耳诊法】

（1）耳穴扪诊法：在肩穴区，可扪及小结节状或条索状阳性反应物，且质地较硬变。

（2）耳穴染色诊法：在肩、锁骨、肾等穴区，常呈点状或条片状染色改变。

（3）耳穴触压诊法或电探测诊法：在肩、锁骨、肘、肾、肝、脾、神门、皮质下等穴区，可触压及或探及敏感点。

【耳穴疗法】

一、临床采菁

主穴取肩三点、锁骨、肩节、肩、轮$_4$或轮$_3$（点刺放血）；配穴取耳大神经点穴。依病变部位在耳穴肩三点处选阳性反应点，刺激肩三点以疏通经络、温经散寒、去瘀止痛。根据疼痛部位和功能障碍的情况选穴。

（1）肩不能外展、上举：取锁骨、肩、耳大神经点、轮$_4$（点刺放血）。

（2）肩臂不能旋后、外展：取锁骨、耳前肩关节、轮$_4$（点刺放血）。

（3）肩臂不能旋前、肩后痛：取耳背肩三点$_2$即颈后三角区，此区是治疗颈肩痛有效的特区。

临床体会：

（1）选穴要准：用耳穴探测仪探测阳性反应点，根据阳性反应点面积大小选择刺激量。

（2）刺激手法：根据病变症状和活动的程度不同选穴。肩前痛多取耳前肩三点，肩后痛取耳背的肩三点，必要时前后对贴。贴压时双手指从锁骨向肩按压数秒钟，然后沿对耳轮外侧起始部、耳舟向上按压，使耳廓充血发热，以使气至病所，疏通经脉。

（3）贴压按摩后。嘱患者活动患肢，但不宜过度，否则会造成肌肉韧带拉伤，导致肩痛加剧，治疗期间，患者不宜提取重物。

（4）根据疗效观察，该法对急性肩周炎疗效快且好，对慢性酸痛和关节周围组织增生粘连等疗效欠佳，疗程应适当延长。

二、验方荟萃

（1）主穴取肩、神门、肾上腺穴；配穴取肾、脾、肝、耳尖、皮质下、内分泌穴。

1）毫针法：每次主穴均取，配穴根据临床辨证选取。每次取单侧耳穴，两耳交替进行。先在所选穴区探寻敏感点，用28号0.5寸毫针对准敏感点进针，若其疼痛放射至前臂者，肩穴可透肘穴。除肾穴施以补法外，其余各穴皆用强刺激泻法行针（正虚邪恋者，手法要轻）。边刺激边嘱患者活动患肢，并予留针1~2小时。病程长者，10次为1个疗程；病程短者，以治愈为度。

2）压丸法：治疗取穴与耳穴毫针法相同。每次取单侧耳穴，两耳交替进行。在敏感点贴压王不留行子，病程短者，施以强刺激对压手法；病程长、体质差者，施以中度刺激手法。每隔3~5日换贴另一侧耳穴，并嘱患者每日自行按压耳穴4~5次，且不断活动肩关节。

3）埋针法：治疗取穴与耳穴毫针法相同。每次取单侧耳穴，两耳交替进行。用揿针在敏感点进针后，用胶布做固定。每隔5~7日换埋另一侧耳穴，并嘱患者每日自行按压耳穴3~4次，并不断活动肩关节。

4）电刺激法：治疗取穴及进针与耳穴毫针法相同。每次取单侧耳穴，两耳交替进行。快速进针后，接上电针治疗仪，用疏密波和密波，每次通电治疗30分钟。通电留针期间，嘱患者活动患肢，则往往患肩的活动度就有明显改善。每日治疗1次，10次为1个疗程。

亦可在患侧耳穴用电针治疗，另一侧耳穴用王不留行子贴压，耳穴电针治疗后，在疼痛减轻、活动度加大的基础上，嘱患者多多按压所贴压的耳穴，且一边按压耳穴，另一边活动患肢，每日按压不少于 4 次，每 2~3 日换贴 1 次，10 次为 1 个疗程。该病若能及时就诊，往往经治疗 1~3 次即可获愈，病程长、炎变组织产生粘连、肌肉出现萎缩者，所需治疗的时间就较长，好转率虽较高，但治愈率却较低。

（2）取肩、锁骨、神门、内分泌穴。选用针刺法、埋针法或压豆法治疗均可。每次单侧取穴，双耳交替进行，每日 1 次，6 次为 1 个疗程。

【预防与调护】

（1）注意防寒保暖，以免加重病情。

（2）加强肩关节功能锻炼，如旋臂摸肩、后伸摸背、面壁爬墙，每次 20~30 分钟，每日 2 次。

（3）急性期或早期最好对病肩采取一些固定和镇痛的措施，以解除患者疼痛，如用三角巾悬吊，并对病肩做热敷、理疗或封闭注射等治疗。

（4）慢性期主要表现为肩关节功能障碍，这时以功能锻炼和按摩为主，并配合理疗。肩周炎康复治疗的方法主要是医疗体操。

（5）加强体育锻炼是预防和治疗肩周炎的有效方法，但贵在坚持。如果不坚持锻炼，不坚持做康复治疗，则肩关节的功能难以恢复到正常水平。

（6）营养不良可导致体质虚弱，体质虚弱又常导致肩周炎。如果营养补充比较充足，加上适当锻炼，则肩周炎常可不药而愈。

第七节　落　枕

【概述】

落枕，西医学又称为"肌筋膜纤维质炎"，是因夜间睡眠姿势不良，颈部肌肉受到强制性牵拉，或外感风寒侵袭，引起斜方肌、胸锁乳突肌或肌腱的非特异性病变。早晨起床后，发现颈部出现酸痛，活动不利等症状的，称为落枕。《伤科汇纂》有"因挫伤及失枕而颈强痛者"的记述。多见于青壮年，与职业有一定关系，男多于女，冬春两季发病率较高，常于晨起时发病并反复发作，如不治疗有自行缓解倾向，也有人认为本病为颈椎病的前驱表现。

本病在中医学，属"痹证""失枕"等病证范畴。

中医学认为，平素缺乏肌肉锻炼，身体虚弱者，气血不足，循行不畅，复遭风寒侵袭，寒凝气滞，经络不通而出现颈痛、屈伸不利。

【临床表现与鉴别诊断】

一、临床表现

1. 症状和体征　急性损伤往往在 12~24 小时后出现颈部疼痛，活动时加剧。也常常在睡眠后出现症状。主要表现为颈项强痛，头部被逼迫于强制体位，颈部歪斜，头歪向患侧，不能作点头、仰头、转头活动，转头时常与上身同时转动，以腰部代偿颈部的旋转活动，疼痛可向肩背部放射。病变累及颈肌时，可出现局部肌肉痉挛、僵硬，触之呈条索状，有明显压痛，压痛点可出现在肌肉起止点，颈部前屈或向健侧旋转可牵拉受损肌肉加重疼痛；累及副神经时，沿着神经分布区有压痛与放射痛；累及关节突关节时，在棘突旁压痛或触及棘突、横突偏移，或有棘突间隙的改变。

2. X 线表现 X 线片一般无明显改变，由于颈肌痉挛，头颈部歪斜，照片上可见颈椎侧弯，颈椎生理弧度改变或平直甚至反张；轻度椎间隙狭窄等。

二、鉴别诊断

本病应与颈椎病、寰枢椎半脱位等相鉴别。

【望耳诊病要点】

（1）在颈（彩图 19-37）、颈椎穴区（彩图 19-38），可见点、片状红晕变。
（2）或可见点状白色变（彩图 19-39），其边缘处或可见红晕变（彩图 19-40）。

【其他耳诊法】

（1）耳穴扪诊法：在颈穴区、颈椎穴区，可扪及小结节变。
（2）耳穴染色诊法：在颈、肾、脾、神门等穴区，呈点状染色改变。
（3）耳穴触压诊法或电探测诊法：在颈、颈椎、肾、脾、神门、皮质下、肩等穴区，可触压及或探及敏感点。

【耳穴疗法】

一、临床采菁

（1）主穴取颈、肩穴；配穴取肾、脾、神门穴。每次取颈项强痛侧耳穴，耳廓皮肤常规消毒后，施以耳穴贴压法，将王不留行子粘贴于 0.6cm×0.6cm 的胶布上，先做点样刺激颈、肩两穴，其力量以患者能耐受且不损伤皮肤为宜，反复施治 10 次。然后加用上述配穴治疗，再取王不留行子 3~4 粒，集中贴压在乳突增效穴，用右手拇指做间断性大幅度按摩 5 分钟，随后嘱患者每日自行按压 4~5 次。若当日未愈，次日可加用健侧耳穴。

刘秀萍临床应用该法共治疗落枕患者 61 例，经 1 次治愈 40 例，经 2 次治愈 12 例，显效 8 例，无效 1 例，临床治愈率达 85.25%，总显效率达 98.36%。

（2）取外生殖器、枕、颈椎、肾上腺、神门穴，再取王不留行子用小茴香、延胡索等用醋制后，用"麝香壮骨膏"粘贴于上述耳穴上，并嘱患者每日自行按压 3~5 次，每次每穴 2~3 分钟，每隔 2~3 日更换 1 次。

马勇临床应用该法共治疗落枕患者 40 例，均在半日内获愈。

二、验方荟萃

（1）主穴取颈（或颈椎）、神门穴；配穴取外生殖器、枕穴。

1）毫针法：在所选穴区敏感点进针，施以强刺激泻法行针，边捻转边嘱患者活动颈部，此时患者颈部的疼痛及活动度都会有明显的改善，并予留针 30~60 分钟。留针期间，每隔 10 分钟行针 1 次，一般经 1~3 次治疗即可获愈。

2）压丸法：在所选穴区敏感点贴压王不留行子，施以强刺激对压泻法，边按压耳穴边嘱患者活动颈部，一般疼痛症状即可减轻。为巩固疗效，嘱患者自行按压耳穴，并活动颈部，1 日治疗多次，直至痊愈。

3）贴压药丸法：药丸制法：取小茴香 10g，延胡索 10g，浸入陈醋 100mL 之中，3 日后滤过去渣。再用该药醋浸泡王不留行子 3 日后备用。取"祖师麻贴膏"（归麻止痛膏），剪成 0.6cm×0.6cm，将醋制王不留行子置于膏药中央，贴压在耳穴的敏感点上，施以强刺激泻法手法，并嘱患者经常活动颈部，直至痊愈。主治落枕。

（2）取颈、颈椎、神门穴。采用毫针刺法，施以浅刺，捻转泻法，并予留针 30 分钟，同时嘱患者活动颈项部。主治落枕。

注意事项：

1）针灸治疗落枕疗效快而显著。治疗的关键在于局部取穴，强调"以痛为腧"，远端穴位要用强刺激，并嘱患者配合颈项部运动。

2）注意保持正确的睡眠姿势；枕头高低适中，枕于颈项部；避免风寒等外邪的侵袭。

【预防与调护】

1. 平时保养

（1）用枕适当：睡觉时，枕头的高低软硬对颈椎有直接影响，最佳的枕头应该是能支撑颈椎的生理曲线，并保持颈椎的平直。枕头要有弹性稳定，枕芯以热压缩海绵枕芯为宜。并注意局部防寒保暖，尤其是夜间颈部保暖。

（2）颈部保暖：颈部受寒冷刺激会使肌肉血管痉挛收缩，加重颈部板滞疼痛症状。在秋冬季节，最好穿高领衣服；天气稍热，夜间睡眠时，应注意防止颈肩部受凉；炎热季节，空调温度不能太低。避免感受风寒，以免加重病情。

（3）姿势正确：颈椎病的主要诱因是工作、学习的姿势不正确，良好的姿势能减少劳累，避免损伤。低头时间过长，使肌肉疲劳，颈椎间盘出现老化现象，并出现慢性劳损，会继发一系列症状。最佳的伏案工作姿势是颈部保持正直，微微的前倾，不要扭转、倾斜；工作时间超过 1 小时，应休息几分钟，做些颈部运动或按摩动作；不宜头靠在床头或沙发扶手上看书、看电视。

（4）避免损伤：颈部的损伤也会诱发本病，除了注意姿势以外，乘坐快速的交通工具，遇到急刹车，头部向前冲去，会发生"挥鞭样"损伤。因此，要注意保护自己，不要在车上打瞌睡，坐座位时可适当地扭转身体，侧面向前；体育比赛时更要避免颈椎损伤。

2. 功能锻炼

（1）头部呈中立位，前屈至极限后，再回复到中立位；头部后伸至极限后，再回复到中立位；头部左旋至极限后，再回复到中立位；头部右旋至极限后，再回复到中立位；头部左侧屈至极限后，再回复到中立位；头部右侧屈至极限后，再回复到中立位。动作宜缓慢，稍稍用力即可。锻炼时，部分患者可感觉到颈部有响声，如伴有疼痛，应减少锻炼的次数甚至停止锻炼活动；如果没有疼痛感觉，则可继续进行锻炼活动。

（2）头呈中立位，双手十指相交叉抱于颈后，头部做缓慢的前屈和后伸运动，与此同时，双手用力对抗头部的运动，以锻炼颈椎后侧的肌肉力量。

第二十章　美　容

第一节　黄褐斑

【概述】

黄褐斑是一种发生于面部，呈对称性而又局限性的，颜色呈淡黄褐色或深黯褐色的，临床上较为常见的色素沉着性皮肤病，民间俗称为"肝斑""黑斑""蝴蝶斑"等。同时本病多发于孕妇或月经不调的妇女，故又称为"妊娠斑"。

本病在中医学，属"鼾黑斑""鼾黑黯""面尘"等病证范畴。

中医学对黄褐斑的记载，早在《灵枢·经脉》中就有外邪侵犯少阳经脉，可令"病口苦，甚则面有微尘"；侵犯足厥阴经脉，也可得"面尘"之说。《诸病源候论·面黑鼾候》从脏腑、气血、痰湿、外邪等方面论述了黄褐斑的病因，一般认为"五脏六腑十二经血，皆上于面。夫血之行俱荣表里，人或痰饮渍脏，或腠理受风，至气血不和，或涩或浊不能荣于皮肤，故发生黑鼾"，此由风邪荣于皮肤，痰疾饮渍于脏腑，故发生鼾黯。《外科正宗·卷四》中说："鼾黑斑者，水亏不能制火，血弱不能华肉，以致火燥结成斑黑，枯不泽。"《医宗金鉴·外科心法要诀·卷六十三》又曰："忧思抑郁，血弱不华，火燥结滞而生于面上，妇女多有之。"《外科证治全书》一般认为此病"由忧思抑郁，血弱不华"所致。

【临床表现与鉴别诊断】

一、临床表现

黄褐斑男女均可发生，以青中年妇女为常见。呈对称性淡褐色或黑色，色斑形状不一，多分布于面颊部，其他依次为口周、前额、鼻侧、下颌角、眉弓、颞部，个别患者可波及整个面部。有时可互相融合，呈现蝴蝶形或不规则形，边缘清楚，光滑无鳞屑，亦无痛痒等自觉症状。病程缓慢，皮肤受紫外线照晒后颜色加深，常在春夏季加重，秋冬季则减轻。一般无自觉症状及全身不适。临床尚未见有相关并发症的报道。

二、鉴别诊断

本病应与雀斑、Riehl黑变病、色素性化妆品皮炎、褐黄病等相鉴别。

【望耳诊病要点】

在相应部位、肺穴区（彩图20-1），可见点状褐色变或黯灰色变。

【其他耳诊法】

（1）耳穴染色诊法：在内分泌、内生殖器、肺等穴区，可见点状染色改变。

（2）耳穴触压诊法及电探测诊法：在内分泌、内生殖器、肺、相应部位等穴区，可触按及或探及敏感点。

【耳穴疗法】

一、笔者经验

主穴取内分泌、皮质下、肝、肾、神门、交感、面颊穴。配穴，肝郁火盛者，配加耳尖穴（点刺放血 2~3 滴）。主穴采用耳穴压豆法施治，用王不留行子贴压，并嘱患者每日自行按压耳穴数次。每次取单侧耳穴，两耳交替进行。每隔 2~3 日更换 1 次，10 次为 1 个疗程。

笔者临床应用该法共治疗黄褐斑患者 29 例，临床治愈 17 例，显效 5 例，有效 4 例，无效 3 例，临床治愈率达 58.62%，临床治愈、显效率达 75.86%，总有效率达 89.66%。

二、临床采菁

（1）主穴取相应部位（点刺放血）、脑垂体、肾上腺、内分泌、肾、肺、肝、脾、丘脑穴。配穴：月经不调者，配加子宫、卵巢穴；男性者，配加前列腺穴。每次选 3~5 穴，采用毫针刺法、药物注射法、埋针法或压豆法治疗均可。毫针刺法与药物注射法，每日 1 次，7~10 次为 1 个疗程；埋针法或压豆法，每隔 3 日更换 1 次，3~5 次为 1 个疗程。主治黄褐斑。

（2）杜玮介绍验案 1 例。患者孔某，女性，28 岁。近两年来色素增重。口、眼、额、面及下颌处均呈深褐色，常伴月经不调，舌红、苔薄黄，脉弦滑。经用耳穴压丸法治疗 1 个疗程后，月经好转。经 2 个疗程治疗后，色素显著变淡。经 3 个疗程治疗后，片状色素消退，月经正常。

三、验方荟萃

（1）主穴取内分泌、肝、肺、面颊穴。配穴：与月经失调有关者，配加内生殖器穴；肝肾阴虚者，配加肾、耳背肝穴；气滞血瘀者，配加心穴；食少纳呆者，配加脾、胃穴。

1）毫针刺法：每次主穴均取，配穴随症选 1~3 穴。先探寻所选穴区敏感点，对准敏感点刺入耳毫针，施以平补平泻捻转手法，以使耳廓发热，并予留针 30 分钟。隔日施治 1 次，10 次为 1 个疗程，疗程间相隔 7~10 日。

2）压丸法：取穴与耳穴毫针刺法相同。每次取单侧耳穴，两耳轮换交替进行。先探寻所选穴区敏感点，再将粘有王不留行子的胶布对准敏感点压贴，施以平补平泻手法，以使耳廓发热、面部出现感觉为佳，并嘱患者每日自行按压 3~4 次，隔日换贴对侧耳穴。10 次为 1 个疗程，疗程间相隔 7~10 日。

3）割治法：于肺穴区上下各划割 1 刀，于肝、面颊、内分泌、内生殖器穴各划割 1

刀。每穴用经严格消毒的手术刀片尖端划破 3~5mm 长皮肤，使其少量渗血。出血后用消毒干棉球压迫止血。每 4 日施治 1 次，4 次为 1 个疗程，疗程间相隔 15 日。

（2）主穴取肺、肾上腺、内分泌、肝、肾、缘中穴及相应部位（点刺放血）；配穴取脾、胃、内生殖器穴。首选相应部位点刺放血，实证则重叩渗血，虚证则轻刺潮红即可。再依据辨证选主穴 2~3 穴，配穴 1 或 2 穴。采用耳毫针刺法或揿针埋针法治疗，亦可采用耳穴压丸法及激光耳穴照射治疗。每次取单侧耳穴，两耳交替使用，隔日施治 1 次。若两耳同时治疗，则 3 日施治 1 次。均 5 次为 1 个疗程。亦可采用耳穴割治放血法治疗，每次选1 穴，各穴轮换交替使用，隔日刺血 1 次，15 次为 1 个疗程，疗程间相隔 1 周左右。

【预防与调护】

（1）本病经日晒后可使病情加重，故在治疗时应避免暴晒。
（2）尽量避免服用能引发本病的药物。
（3）保持乐观情绪，避免郁闷不乐。
（4）平常多进食富含维生素 C 的蔬菜和水果。

第二节　斑　秃

【概述】

斑秃，又称"圆秃"或"圆形秃发"，俗称"鬼剃头"，是一种局限性斑状脱发。发病突然，经过徐缓，口臭无炎症，亦无任何自觉症状。病情严重者，头发全部脱落，甚至身体其他处毛发亦见全部脱落。

统计上以头发片状脱落、病变处头皮正常、无炎症、无自觉症状为特点，若整个头皮头发全部脱落，称为"全秃"。全身毛发均脱落者，称为"普秃"。

本病在中医学，属"油风""鬼舐头"等病证范畴。《黄帝内经》中"发落""发坠""毛拔"等症状的描述是对本病最早的记载。

【临床表现与鉴别诊断】

一、临床表现

1. 症状与体征　突然发生，因多数患者无自觉症状；常于无意中发现或被他人发现，如理发或梳头时，少数患者在发病初期患处有轻度感觉异常。

全部病程可分为三期，即进行期、静止期与恢复期。在进行期，进展迅速，头皮突然出现一个或数个边界清楚的圆形、椭圆形或不规则形脱发区，直径为 1~3cm 或更大。脱发部头皮平滑光亮，无炎症反应，有时看上去较薄稍凹，是由于头发的发根消失之故，非真正头皮变薄，发干近端萎缩，无光泽，末梢粗黑，如将毛发拔出，可看到该毛发上粗下细像惊叹号，且下部毛发色素也脱失。脱发区的边缘头发松动易拔除，有的已经折断。少数患者（5%~10%）脱发继续增多，每片亦扩展，可互相融合形成不规则形，甚至在几日至几周内头发全脱，成为全秃。严重者眉毛、睫毛、阴毛及全身毫毛均脱落，即为普秃。

一般经 3~4 个月，进入静止期，此时脱发区范围不再扩大，边缘毛发也较牢固，不易拔出。本病有自愈倾向，经过若干月份，进入恢复期，毛发可部分长出。新发生出时，往往纤细柔软，色灰白，类似毫毛，日久渐变粗变黑、变长，成为正常头发。但有些患者以后可以累次再脱再长，年老患者尤其全秃或普秃患者往往较难恢复，可持续数年不愈。

2. 并发症 常见的有甲畸变、白癜风或白发、眼部病变以及精神异常、甲状腺疾病、糖尿病、恶性贫血、硬皮病、SLE 及胃肠症状或消化性溃疡等。

二、鉴别诊断

本病应与先天性脱发、假性斑秃、瘢痕性脱发、拔毛癖等相鉴别。

【耳穴疗法】

一、笔者经验

取肺、肾、内分泌、神门、交感、脾穴。采用耳毫针刺法施治，针刺后予以留针 30 分钟。留针期间行针 5~6 次。每隔 2 日施治 1 次，10 次为 1 个疗程。

笔者临床应用该法共治疗斑秃患者 5 例，临床治愈 3 例，有效 2 例。

二、临床采菁

主穴取相应部位、肾、肺、脾、内分泌、肾上腺、神经系统皮质下穴；配穴取大肠、肝、胆、膀胱穴。每次选 4~6 穴，采用毫针刺法、药物注射法、埋针法或压豆法治疗均可。毫针刺法与药物注射法，每日 1 次，5~7 次为 1 个疗程；埋针法或压豆法，每隔 3 日更换 1 次，3~5 次为 1 个疗程。主治脱发。

典型病例：吴某，女性，38 岁，医生。后头部圆形脱发两个月余。检查头枕部有 3cm×2.5cm 之椭圆形脱发，枕部两侧分有 1.2cm×2cm 之圆形脱发，边缘清楚，皮肤光滑发亮，头发易拔出。经枕穴点刺放血、神门、肾、肺、脾、膀胱、内分泌、神经系统皮质下、耳后枕穴贴压 3 次，脱发之头皮丰满，毛囊明显，有毫毛状头发长出，为黄白色、纤细，经过 2 个疗程（10 次）黄白色纤细毛发变黑、渐长，未再脱落。

临床体会：

（1）脱发在耳穴治疗过程中，相应部位（耳穴颞、枕或顶）点刺放血尤为重要，可直接激发经气，改善病变部位的营养。

（2）相应部位，耳穴前面点刺放血后，可在相对应部位的耳背贴压以加强刺激，促进病情好转。

三、验方荟萃

（1）取内分泌穴区，局部皮肤常规消毒后，采用手术刀划割，其深度一般以不超过耳软骨为限，施术后予以包扎，每周 1 次。

（2）取肝、肾、内分泌、神门、肾上腺、脾穴，每次选 3~5 穴。采用耳毫针刺法，施以中度刺激，并予留针 30~60 分钟，每日施治 1 次，10 次为 1 个疗程。亦可采用耳穴压丸法，每周更换 2 次，10 次为 1 个疗程。

（3）取肺、心、肾、脾、肝、皮质下、内分泌穴及相应部位。采用耳穴压丸法或埋针法治疗均可，每次取单侧耳穴（五脏穴，每次选 2~3 穴即可），15 次为 1 个疗程。针刺者，每日或隔日施治 1 次，施以轻中强度刺激，并予留针 30~45 分钟，15 日为 1 个疗程，坚持治疗 3 个疗程以上。在采用上法治疗的同时，可配合局部艾条灸或梅花针叩刺，以使局部出现潮红为度；或用药线呈稀疏葵花点灸局部，每日施治 1 次。

【预防与调护】

（1）饮食宜清淡而富于营养，饮食要多样化，克服和改正偏食的不良习惯。忌食油腻、炙煿、辛辣食物，多食新鲜蔬菜、水果，以保持大便通畅。补充富含维生素和蛋白质的食物，以促进毛发再生。

（2）保持稳定情绪，乐观向上，避免情绪波动，消极悲观。消除精神紧张、焦虑不安。

（3）做到劳逸结合，不过于疲劳。生活要有规律，起居有常。

第三节　寻常性痤疮

【概述】

寻常性痤疮，又称为"痤疮"，是一种与性腺内分泌功能失调有关的毛囊、皮脂腺慢性炎症性皮肤病，俗称"粉刺""青春疙瘩"。好发于青少年颜面部位，严重者亦可发生于胸及背部。可以形成粉刺、丘疹、结节或囊肿等。常伴皮脂溢出。待青春期过后，大部分患者可自然痊愈或使症状得到减轻。临床上根据皮损的主要表现，可分为丘疹性痤疮、脓疱性痤疮、囊肿性痤疮、结节性痤疮等多种类型。

本病在中医学，属"粉刺""肺风粉刺""酒刺"等病证范畴。

【临床表现与鉴别诊断】

一、临床表现

痤疮主要发生于青春期男女面部的前额、脸颊或下颌、口周，亦可见于胸背和上臂。近年来随着社会的进步和人们生活水平的提高，饮食结构的改变，工作学习节奏的加快以及空气环境的污染，罹患痤疮的患者日益增多，其发病年龄已向少年化和中年化发展。也就是说，目前痤疮的发病年龄不仅仅局限于青春期，许多过早发育的少年儿童和青春期过后的中年男女罹患痤疮的也越来越多。

痤疮初起多为细小的黑头或白头粉刺，可挤出豆渣样的皮脂。亦有初起为皮色或红色小丘疹。继而发展为小脓疱或小结节。严重者可形成脓肿、囊肿或蜂窝织炎并伴有疼痛。部分皮脂溢出过多的患者伴有红斑、油腻、瘙痒等脂溢性皮炎的表现。反复发作，继发凹凸不平的瘢痕和色素沉着。女性患者常伴有月经不调和月经前后皮疹有加重的倾向。部分痤疮女性患者伴有四肢或乳晕多毛症。严重痤疮的女性患者如合并多毛症、月经不调、月经量少，要注意卵巢和性腺的器质性病变。根据皮疹形态和病情轻重，一般可将痤疮分为丘疹粉刺型、脓疱型、结节型、囊肿型、聚合型、萎缩型和恶病质型7个类型。

1. 丘疹粉刺型痤疮 皮损以丘疹和粉刺为主，或伴有少许小脓疱。多为初起轻症的患者。

2. 脓疱型痤疮 皮损以小脓疱和红色炎性丘疹为主，伴有粉刺或黄豆大的小结节。

3. 结节型痤疮 皮损以花生至指头大的红色或暗红色结节为主，伴有疼痛或小脓疱。

4. 囊肿型痤疮 皮损以大小不一的皮脂腺囊肿为主，伴有结节，表面暗红色，常继发化脓感染，破溃流脓，形成窦道及瘢痕。或穿刺时可抽出脓血。

5. 萎缩性痤疮 开始为红色丘疹或脓疱，后形成多数凹陷性的萎缩性瘢痕。

6. 聚合性痤疮 表现为多形聚集损害，整个脸部满布丘疹、粉刺、结节、脓疱、囊肿并形成窦道，瘢痕疙瘩，凹凸不平。

7. 恶病质性痤疮 损害为针头至黄豆大的暗红色或紫红色丘疹、脓疱或结节，较柔软。部分脓疱结节形成脓肿，内有脓血。进展缓慢，长久不愈，也不感疼痛。此型多见于身体虚弱的患者。

二、鉴别诊断

本病应与酒渣鼻、痤疮样药疹、职业性痤疮、颜面播散性粟粒狼疮、面部汗管瘤等相鉴别。

【耳穴疗法】

一、笔者经验

取肺、皮质下、内分泌穴，将王不留行子放在小块胶布的中央，然后贴在耳穴上。嘱患者每日自行按压耳穴数次，每次施治10分钟，10日为1个疗程。

笔者临床应用该法共治疗痤疮患者43例，临床治愈27例，显效10例，有效6例，临床治愈率达62.79%，总有效率达100%。

二、临床采菁

（1）韩碧英介绍验案1例。患者谷××，男性，22岁。面部罹患痤疮8年。两颊部生痤疮，其色黯红，大小不等，舌质黯红、苔薄黄，脉弦数。经用耳穴割治敷药治疗3次，症状大减。治疗5次获愈。1周后又见发生丘疹3~4个，又继续治疗2次，再次获愈，经随访无复发。

（2）主穴取耳尖（点刺放血）、相应部位（点刺放血）、肺、脾、内分泌、肾上腺穴。配穴：热盛者，配加心、大肠穴；痒甚者，配加神门穴。采用毫针刺法、药物注射法、埋针法或压豆法治疗均可。毫针刺法与药物注射法，每日1次，5~7次为1个疗程；埋针法或压豆法，每隔3日更换1次，3~5次为1个疗程。主治痤疮。

临床体会：

1）治疗痤疮遵照治外必本诸内治则，以泻热凉血、清热解毒为大法。

2）痤疮，轻者在青春期后不经治疗可自愈，重者及时治疗尚须一段时间，一般需 1~3 个月。

3）效果不明显，热盛者，可选用茵栀黄注射液做经络穴位注射，外用药以去脂、轻度剥脱及消炎为原则，一般选用复方硫黄洗剂为佳。

4）采用耳穴贴压法治疗痤疮患者 84 例，痊愈 44 例，占 48.8%；显效 24 例，占 28.6%；有效 17 例，占 20.2%；无效 2 例，占 2.4%；总有效率达 97.6%。

三、验方荟萃

（1）取肺、膈、内分泌、皮质下穴，采用耳穴埋针法，用皮内针埋入，并嘱患者每日自行按压数次，每次施治 10 分钟。

（2）取肺、内分泌、大肠、肾上腺、耳尖穴、皮损相应部位。每次选 3~5 穴，采用耳毫针刺法，施以中度刺激，并予留针 30 分钟。血热者，先按揉患者耳廓，使之充血，再用三棱针点刺，使其出血 1~2 滴。每日施治 1 次，10 次为 1 个疗程。亦可采用压丸法，每周更换 2 次，10 次为 1 个疗程。

（3）主穴取肺、肾、胃、内分泌、皮质下穴。随症配穴：有脓疱者，配加心穴；皮脂溢出较重者，配加脾穴；大便秘结者，配加大肠穴；痛经或月经不调者，配加肝、内生殖器穴；痤疮集中在面颊或额部者，配加相应部位。

1）压丸法或埋针法：每次取单侧耳穴，两耳轮换交替使用。相隔 5 日换用另一侧耳穴，6 次为 1 个疗程，疗程间相隔 6 日。

2）毫针刺法：以取肺、肾、内分泌穴为基本穴，并随症配穴。每次双耳均取，进针深度以不透过软骨为宜，并予留针 20~30 分钟。留针期间，轻轻捻针 3~6 次。隔日施治 1 次，15 次为 1 个疗程。

3）放血法：以取肺、内分泌、神门、皮质下、热穴、降压沟、相应部位为基本穴，每次任选 1 对耳穴，采用三棱针作点刺或用手术刀尖端割刺放血 3~5 滴。隔日施治 1 次，5~10 次为 1 个疗程，待症状控制后，可每周放血 1 次，共观察治疗 3 个月，以巩固疗效。该法疗效较为迅速。

【预防与调护】

（1）饮食宜清淡而富于营养，多食新鲜蔬菜、水果，保持大便通畅。少食辛辣、高糖、高脂肪食物。禁食辛辣、炙煿、油腻食物。

（2）经常用热水洗脸，保持脸部清洁干净，不擦面油。病变局部切忌用手挤压，以防止复发或继发性感染。

（3）养成良好的生活习惯，做到起居有常，保证充足睡眠。

（4）保持稳定情绪，精神乐观，避免情绪波动、精神紧张。

第四节　酒渣鼻

【概述】

酒渣鼻，又称为"酒渣鼻样痤疮"，是一种以鼻部弥漫性红斑、丘疹、结节或脓疱，并发毛细血管扩张，最后鼻端结节融合肥大，形成鼻赘，状如酒渣为特征的皮肤病。病变呈进行性发展，晚期形成鼻赘，发病年龄多在 40～60 岁。

本病在中医学，属"赤鼻""酒槽鼻""鼻齄"等病证范畴。

【临床表现与鉴别诊断】

一、临床表现

本病好发于颜面中部，以鼻尖、鼻翼为主，其次为颊部、颏部、前额，常对称分布，多发于中年人，妇女较多，患者多并发皮脂溢出，颜面犹如涂脂。皮损表现为红，毛细血管扩张和炎症性的毛囊丘疹和脓疱。病程缓慢，可分为三期，但各期之间无明显界限。

1. 红斑期（Ⅰ期） 局部皮肤弥漫潮红或呈散布的红斑，饮食刺激和精神紧张时更为明显，开始为暂时性，可自行消退，以后反复发作而长期存在，最后永久不褪，局部皮肤油腻，并伴有毛细血管和小血管扩张，尤以鼻尖及鼻翼的浅表血管明显，呈树枝状。

2. 丘疹脓疱期（Ⅱ期） 病情继续发展，在红斑的基础上出现成批的毛囊性痤疮样丘疹、脓疱，但无粉刺形成，尤以鼻尖为重，鼻尖常出现绿豆大小结节，但不化脓，毛囊口扩大。此期毛细血管扩张更为明显，纵横交错呈蜘蛛网状，少数病例可并发结膜炎、睑缘炎。

3. 鼻赘期（Ⅲ期） 又称为肥大期，病程长久者，由于患处皮脂腺和结缔组织增生肥厚、血管扩张，致使鼻尖部肥大，形成大小不等的结节状隆起，称为鼻赘。其表面凹凸不平，皮脂腺口明显扩大，挤压时有白色黏稠的皮脂分泌物溢出，毛细血管显著扩张，本型患者以男性多见。

有人提出肉芽肿性酒渣鼻，是一种特殊类型的酒渣鼻，常发生于面部蝶形部位、两颊、口周等处，玻片压视呈黄褐色小结节（或称果酱色）。

二、鉴别诊断

本病应与盘状红斑狼疮、寻常性痤疮、面部湿疹等相鉴别。

【耳穴疗法】

一、临床采菁

取耳尖穴（放血）、外鼻穴区及相应部位（点刺放血）、肺、胃、内分泌、肾上腺、脾穴。采用毫针刺法、药物注射法、埋针法或压豆法治疗均可。毫针刺法与药物注射法，每日 1 次，7~10 次为 1 个疗程；埋针法或压豆法，每隔 3 日更换 1 次，5~6 次为 1 个疗程。主治酒渣鼻。

典型病例：李某，男性，45 岁，干部。面部、鼻部红斑、丘疹十年多，每当饮酒过多、进食辣椒及高脂食物后加重。检查：见鼻部、鼻翼两侧、眉间、两颊、口周围皮肤潮红、粗糙不平，其上散在很多小丘疹及少量脓疱。诊断为酒渣鼻红斑丘疹期，给予耳尖穴及相应部位点刺放血。贴压耳穴肺、脾、胃、内分泌、肾上腺，治疗 1 次后，病损处红斑缩小、色变淡，毛细血管扩张不明显，仍有丘疹及少量脓疱，未见新发疹。经 10 次治疗面部皮损完全消失，皮肤光润，随访 1 年未见复发。

临床体会：

1）耳针对酒渣鼻的红斑期、丘疹期效果明显。耳穴贴压、外鼻穴区及面颊穴区点刺放血，经 1 次治疗后，即可见鼻部及面颊部病损部位毛细血管充血潮红减轻，红斑缩小，色淡，治疗 5~10 次后病情基本稳定，病损消退；肥大期治疗时间要长，一般需治疗 10 次以上，方能使鼻部增生之结缔组织收缩软化。

2）患者治疗期间可用温水、硫磺皂洗脸，嘱患者避免饮酒、过食辛辣食物以及脂肪和食糖等，多食蔬菜水果，保持大便通畅。

3）局部用外用药复方硫磺洗剂，可去脂和轻度剥脱、杀灭寄生虫。

二、验方荟萃

（1）取鼻、肺、肾上腺、神门、内分泌、皮质下穴。采用耳穴毫针刺法，施以中度刺激，每日施治 1 次。亦可采用耳穴压丸法，每次取单侧耳穴，双耳轮换交替使用。用王不留行子贴压，每隔 2~3 日更换 1 次。均 15 次为 1 个疗程。

（2）主穴取耳尖、肺、胃、外鼻穴区；配穴取脾、内分泌、肾上腺穴。一般取单侧耳穴施治，左、右两耳交替进行，每隔 2 日施治 1 次。亦可两耳同时施治，每周 2 次，5 次为 1 个疗程。耳尖穴用三棱针做点刺放血。外鼻部及其相应部位用梅花针叩刺出血。其他耳穴可用耳毫针或揿针埋压施治。也可采用耳穴压丸法及激光耳穴照射等方法。疗程间相隔 7 日。

【预防与调护】

（1）饮食宜清淡，禁酒及禁食刺激性食物，纠正内分泌功能失调和胃肠功能紊乱，保持大便通畅。

（2）尽量避免面部过热或过冷的刺激，避免剧烈的情绪波动等可能引起面部潮红的因素。

（3）生活要有规律，做到起居有常，保证足够的睡眠。

（4）做到劳逸结合，不过于疲劳。

（5）尽量避免长时间的日光照射，在太阳光下劳动或工作时，头上一定要戴上草帽等遮阳帽。

第五节　防皱、除皱

【概述】

随其年龄的不断增长，人们的皮肤（特别是面部）逐渐出现生理性老化现象，皮肤松弛，皱纹出现，最易影响容貌的美观。随着社会物质生活水平的不断提高，人们越来越重视自己的容貌美观。因此，可以通过刺激耳穴，以延缓或消除人们颜面部生理性衰老现象，而达到美容的目的。

【耳穴疗法】

取内分泌、皮质下、肺、相应部位耳穴。采用耳穴压丸法，用王不留行子或油菜子置于小块胶布中央，贴压在耳穴上，并嘱患者每日自行按压 3~5 次，每次每穴按压 3~5 分钟，每周更换 2 次，2 周为 1 个疗程，疗程间相隔 7 日。

第六节　靓肤增白

【概述】

我国人民的皮肤大多应为底白微黄隐红，荣润光泽。但是，某些人由于工作环境、偏食、遗传因素、地域、疾病等的影响，造成皮肤偏黑、偏黄，枯槁失泽，在一定程度上影响了人的容貌美观。随其社会的不断进步，物质生活水平的提高，人们对自己容貌的美观也越来越受到重视。因此，各种美容术也应运而生。通过刺激相应耳穴的方法，可在一定程度上起到靓肤增白的效用，以期达到美容的目的。

【耳穴疗法】

取肝、肺、肾、皮质下、内分泌穴，每次选 3~5 穴。采用耳穴压丸法，用王不留行子或油菜子置于小块胶布中央，贴压在耳穴上，并嘱患者每日自行按压贴穴 4~6 次，每次每穴按压 3~5 分钟，以感觉微痛为度。每周更换 2 次，2 周为 1 个疗程，疗程间相隔 1 周。

第二十一章 其 他

第一节 考试综合征

【概述】

考试综合征，又称为"竞技综合征"，是指在竞技，如比赛、考试前或竞技过程中所出现的以失眠，口干，烦躁不安，心悸，食欲不振，恶心、呕吐，腹痛、腹泻或便秘，妇女痛经及月经紊乱，手指震颤，腓肠肌痉挛，思维迟钝，应激反应能力下降，甚至晕厥等为主要临床表现的一组临床综合征。

近些年来，由于青少年学习任务繁重、精神压力过大，其发病率处于上升的趋势，严重地影响了青少年的身心健康和学习成绩。

本病在中医学，属"不寐""健忘""晕厥"等病证范畴。

【诊断要点】

（1）患者平常身体健康，无神经衰弱、胃肠道疾患，妇女无月经失调、痛经等疾病。

（2）常于考试前几日或考试过程中，出现失眠、口干、烦躁、出汗、食欲不振、恶心呕吐、腹泻或便秘、妇女月经紊乱或痛经、手指震颤、小腿痉挛或颤抖、全身乏力、头昏，甚至晕厥等表现，而等考试结束后，大都能在短期内恢复，即可明确诊断。

【望耳诊病要点】

可在心（彩图 21-1）、肝（彩图 21-2）、胃（彩图 21-3）、神门（彩图 21-4）等穴区，可见阳性反应，其阳性反应常呈点状或小片状红晕变。

【其他耳诊法】

（1）耳穴扪诊法：在缘中、枕等穴区皮下，可扪及稍隆起状变。

（2）耳穴染色法：在心、肝、脾、胃、内分泌、皮质下等穴区，可见小点状染色改变。

（3）耳穴触压诊法和电探测诊法：在心、肝、脾、胃、神门、交感、皮质下、内分泌等穴区，可触压及或探及多个敏感点。

【耳穴疗法】

一、临床采菁

（1）韩慧介绍验案 1 例。患者女性，17 岁，学生。于 1998 年 1 月 20 日初诊。患者平常学习成绩尚可。自述在一次考试中突然出现心悸、头晕、出汗、注意力不集中等症状，以后则每逢考试均出现上述症状，导致学习成绩明显下降，心情抑郁，失眠多梦，反应迟钝，喜善太息，头晕目眩，舌质红、苔薄黄、脉弦数。于是在期中考试前2周，取耳穴心、神门、缘中（脑点）、交感、肝、胆、皮质下等穴进行施治。并在整个过程中，劝慰开导患者，以解除患者的思想顾虑，以后考试则未再出现类似症状发生，随访2年无复发。

（2）主穴取心、肾、皮质下、额、脑、神门穴。配穴：头痛头晕者，配加耳尖穴（放血）、枕穴；失眠者，配加神经衰弱区、神经衰弱点；食欲不振者，配加口、脾穴；恶心呕吐者，配加贲门、胃、枕穴；腹泻、便秘者，配加大肠、脾穴；手指震颤、小腿痉挛者，配加肝、脾、腓肠肌点。一般采用贴压法预防，于事前3日开始贴压，直至结束。

典型病例：患者刘某，女性，17岁，学生。每当学期期末考试时，因学习紧张，便出现失眠、头昏、头胀、食欲不振。1990年6月参加高考预考时，症状加重，头晕、头痛、精神萎靡，不思饮食，身体消瘦，服镇静药效果不明显。检查见面色㿠白无华，心、肺、神经系统检查未见异常。于耳尖穴放血2~3滴，耳穴贴压神门、心、肾、贲下、额、脑、枕穴，经治疗后，即感头晕头胀消失，头脑清醒，视物清晰，治疗第2次精神状况明显好转，食欲增加，无任何不适感。

临床体会：为了切实预防竞技综合征的发生，一般可在考试前1~3日采用耳穴贴压法处理，耳穴贴压法对竞技综合征有显著疗效，不但可以消除学生的紧张状态，防止一系列症状出现，而且可清醒大脑，增强记忆，使其取得较好的成绩。

二、验方荟萃

（1）主穴取神门、心、皮质下、脾、枕穴。随症配穴：眼胀、视力差、记忆力减退、头前部疼痛明显者，配加眼、额穴；两胁部胀痛者，配加肝穴；胃痛、恶心、食欲不振者，配加胃穴；腹泻或便秘者，配加大肠点；心烦口燥、失眠者，配加肾穴；妇女月经紊乱、痛经者，配加内分泌穴；惊悸、怔忡者，配加交感穴；昏厥者，配加肾上腺穴。采用耳穴压丸法、埋针法、贴磁法、按摩法治疗均可。采用压丸法治疗时，嘱患者每日自行按压3~5次，每次施治10~20分钟。平常看书学习时可加按揉，以加强刺激，睡前20分钟按压1次。治疗要在考试前6日开始，一直治疗至考试结束为止。考试时，嘱患者进入考场前后各按压1次，考试过程中若出现症状时，则用力按压，以能耐受为度，一直按压至耳廓出现灼热感，可使症状得到缓解。

（2）主穴取心、肝、脾、神门、皮质下穴；配穴取枕、胃、交感、大肠、脑干、内分泌穴。

1）压丸法：每次主穴均取，配穴根据临床症状选取2~3穴。每次取单侧耳穴，两耳轮换交替使用。于考试前3日开始治疗，在所选穴区敏感点压丸，施以强刺激对压或直压手法，隔1~2日换压另一侧耳穴，一直按压至考试结束。治疗期间，嘱患者每日自行按压3~4次。

2）埋针法：根据临床症状每次选主穴2~3穴，配穴1~3穴。每次取单侧耳穴，两耳轮换交替使用。于考试前3日开始施治，于敏感点进针，采用按压手法，隔2~3日换埋另一侧耳穴，直至考试结束。治疗期间，嘱患者每日自行按压每穴3~4次。

3）磁疗法：采用磁珠作压丸，其取穴与操作方法与耳穴压丸法相同。亦可用磁片于耳廓穴位的前面和背面异名极相对各贴 1 片，主、配穴各选 1 穴。每次两侧耳穴同取，但所选耳穴两耳各有不同，待 2~3 日后根据临床症状的不同换埋不同的耳穴，直至考试结束。

（3）主穴取心、神门、缘中、交感、皮质下穴；配穴取脾、胃、肾、三焦穴。每次取单侧耳穴，双耳轮换交替使用。采用耳穴压丸法，以王不留行子置于小块胶布中央，再贴于耳穴上。每穴每日按压耳穴 3 次，隔 3 日更换 1 次，5 次为 1 个疗程。

【预防与调护】

（1）本病的发生与考生的心理因素密切相关，故考生在考试前或考试过程中，家长不要给考生加重精神压力。

（2）考生在考试前一段时间或考试过程中，要合理安排作息时间，做到劳逸结合，不要过度疲劳。

（3）要保持稳定的思想情绪，正确对待考试。

（4）努力培养应试技巧，沉着应对，充分发挥聪明才智，增强必胜观念。

第二节　戒断综合征

【概述】

戒断综合征是指戒烟或酒，或其他可成瘾的毒品后出现的头痛、乏力、全身不适、心悸不宁、手足无措、精力不集中，甚至出现烦躁不安、恶心呕吐、流涎等一系列临床症状的一组综合征。

近些年来，国内、外，尤其是在国外兴起了采用耳穴戒烟、戒酒和戒毒的高潮，并获得了很好的疗效。现在，美国、法国、加拿大、意大利、西班牙、比利时、阿联酋、日本、刚果、马里、中国、澳大利亚等国家和地区，均开展了耳穴戒烟、戒酒，有的还用于戒毒。

【诊断要点】

吸烟、饮酒或吸毒，当成瘾后，在戒断时，可表现出心神不宁、精力不集中、全身无力或不适、头昏、头晕或头痛、手足无措、烦躁不安、恶心流涎等一系列临床症状。若再给予吸烟、饮酒或吸毒，其症状则立即消失，即可明确诊断。

【耳穴疗法】

一、临床采菁

耳穴戒烟、戒酒、戒毒

（1）戒烟：取口、肺、神门、胃、皮质下穴。每次取一侧耳穴，寻找敏感点后采用压丸法或埋针法治疗，每日早、中、晚及欲吸烟时做自行按压，使其出现明显的酸重感，并予保留 3~5 日再更换耳穴。也可采用耳毫针刺法，每次取单侧或分别在两耳取 1 或 2 对耳穴针刺，或加用电刺激，每次施治 30 分钟。每日 1 次，5 日为 1 个疗程。

（2）戒酒：取心、胃、口、醉点、皮质下、内分泌穴。在双侧耳穴寻找压痛敏感点 2~4 个，采用耳穴压丸法或耳穴埋针法，每日在饭前欲饮酒时按压 3~5 分钟，施以强刺激手法至痛不可忍时为止。每隔 3 日更换耳穴 1 次，4~8 次为 1 个疗程。

（3）戒毒：取口、心、肺、肾、交感、神门、内分泌、皮质下穴。在上穴寻找敏感点，采用耳穴压丸法、贴磁法、耳毫针刺法等治疗均可，10 日为 1 个疗程。

临床体会，耳穴疗法戒毒有一定的疗效，但一般需同时配合药物治疗。在耳穴治疗的同时，也可配合体针及中药，以提高疗效。

二、验方荟萃

（1）主穴取肺、神门、内分泌、皮质下穴；配穴取心、肝、胃、肾上腺穴。

1）压丸法：每次主穴均取，配穴随症选 2~3 穴。每次取单侧耳穴，两耳轮换交替进行。寻找敏感点贴压，并嘱患者在想吸烟或感到"瘾"发作而不适时，即按压耳穴，直至临床症状消失为止。每隔 3~10 日换另一侧耳穴贴压。天冷时，压丸时间可稍长一些，2~7 次为 1 个疗程。

2）埋针法：取穴与耳穴压丸法相同。每次取单侧耳穴，两耳轮换交替进行。寻找敏感点埋针，并嘱患者在想吸烟或感到"瘾"发作而不适时，即按压耳穴，直至临床症状消失。每隔 3~10 日换另一侧耳穴贴压。天冷时，埋针时间可稍长一些，天热时，则每隔 3 日左右即换埋另一侧耳穴，以防发生感染。2~7 次为 1 个疗程。

3）毫针刺法：取穴与耳穴压丸法相同。每次取单侧耳穴，两耳轮换交替进行。施以强刺激泻法，每日施治 2 次，3 次为 1 个疗程。治疗期间，要嘱患者即使"上瘾"，也要用毅力克制自己不再吸烟或饮酒。

4）电刺激法：取穴与耳穴压丸法相同。每次取单侧耳穴，两耳轮换交替进行。可在耳针治疗的基础上，将电针治疗仪的导线夹子夹在针柄上，也可用带导线的耳夹直接夹在耳穴上施以电刺激。用疏密波，通电治疗 30 分钟。每日施治 2 次，3 日为 1 个疗程。

注意事项：治疗期间，不准再吸烟或饮酒。

（2）主穴取口、肺、神门、皮质下穴；配穴取肝、胃、肾、内分泌穴。可左右两耳交替进行，亦可两耳同时施治。治疗时除选主穴外，可根据临床辨证选取配穴，并可在相应部位寻找敏感点，以提高疗效。可采用耳穴毫针刺法或揿针埋针法，但以耳穴压丸法治疗患者更易接受。采用压丸法或揿针埋针治疗时，每周需要更换 2 次，5 次为 1 个疗程，疗程间相隔 7 日。

【预防与调护】

（1）患者应多喝水、多进食富含 B 族维生素的食物和绿叶蔬菜，少食油炸及高脂肪食物。

（2）保持乐观情绪，坚持每日 1 小时户外散步或体育锻炼活动。

（3）做到劳逸结合，适当运动，以增加机体的抵抗力。

（4）生活要有规律，戒烟期间远离烟瘾较大的人群。

（5）切忌空腹饮酒，严格控制饮酒量，饮酒时不要喝碳酸饮料。

第三节　戒　烟

【概述】

吸烟给人体健康带来了严重地威胁,增加了肺癌、口腔癌、唇癌、支气管炎、冠心病、高血压等疾病和胎儿畸形的发病率。据英国普查发现,每年大约 5 万人的死亡是吸烟的直接结果,其中一半是死于心脑血管病,并且主要是冠心病。35~54 岁的重度吸烟者与不吸烟者相比较,死于冠心病的危险性前者是后者的 5~10 倍。吸烟者的心绞痛发生率增加,尸检发现重度吸烟者其冠状动脉、脑动脉的粥样硬化远较不吸烟者严重。单凭吸烟未必能造成冠心病,但如果有高血压和高胆固醇其中一个重要的附加危险因素,就属高危人群。美国发现吸烟与肺癌、胰腺癌发病有关,若 1 日吸 2 包烟的人,患胰腺癌的可能性是不吸烟人的 5 倍。因此,戒烟必须引起全世界的关注。

【耳穴疗法】

(1) 取神门、肺、口穴。用王不留行子贴压,每隔 3 日更换 1 次,7~10 次为 1 个疗程。适用于戒烟。

典型病例:患者刘某,女性,73 岁,农民,吸烟 60 年。患者 13 岁起就吸关东烟,50 岁后烟瘾逐年增大,伴有支气管炎,经常咳嗽、咳痰,1986 年冬天咳嗽、咳痰加重,伴有胸闷气喘,1987 年初从东北来北京治疗,接诊后向患者提出戒烟,给予耳穴贴压戒烟三穴(神门、肺、口穴),经 2 次耳穴贴压后,自觉烟瘾大减,3 次治疗后,烟瘾全部戒除,咳嗽、咳痰、胸闷、气喘得以改善。

(2) 介绍两种耳穴戒烟的方法:

1) 埋针法:埋针治疗时,先行检测最敏感压痛点。最显著的反应点为戒烟埋针部位。局部皮肤常规消毒,以左手固定耳廓,绷紧埋针处皮肤,右手用镊子夹住揿针或皮内针的针环,准确而迅速刺入选好的反应点内,贴小块固形胶布固定,并予留针 5~7 日,每日按压 3~5 次。如出现吸烟要求时,便立按压埋针处,可抑制吸烟要求,并要保持耳部干燥和卫生。

2) 毫针与埋针结合刺激法:局部皮肤常规消毒,先用直径 0.25mm 的不锈钢毫针,在两侧耳穴刺入 0.2~0.3cm 深,并予留针 20~30 分钟。起针后,改用皮内针于两侧或一侧耳穴埋针,以胶布固定 3~5 日。在埋针期间,嘱患者自己用手按压埋针,每日数次。为取得显著的疗效,至少要治疗 3~5 次。

第四节　戒　酒

【概述】

长期大量饮酒可形成酒精依赖,不仅影响自己健康,严重酗酒还会影响亲人、朋友的感情。酒精依赖俗称"酒瘾"，是指对酒精产生精神上和躯体上的依赖，只要不饮酒就会感到坐卧不宁、焦虑不安、情绪烦躁，严重者甚至出现头痛、心慌等症状。

【病因】

1. 酒精依赖　长期饮酒的人往往在酒精作用下产生酒精依赖。

2. 酒精耐受　饮酒时间越长，机体对酒精的耐受力增加，酒量不断加大，欲罢不能。

【临床表现与病程】

一、临床表现

少量饮酒危害不大，但长期过量饮酒可直接导致消化系统疾病，如胃炎、消化道溃疡、酒精肝、肝硬化等，还会增加消化道癌症的患病率。严重者可出现神经系统症状。

1. 过量饮酒可出现以下症状

（1）兴奋型：酒后表现为兴奋话多，烦躁易怒，甚或打人毁物、幻视、幻听等。

（2）嗜睡型：酒后入睡，不易叫醒，记忆力减退，反应迟钝。

（3）器官损伤型：表现为周身不适、心慌胸痛、胃痛呕吐等。

2. 长期过量饮酒可出现以下症状

（1）停止饮酒一段时间即可出现戒断症状，表现为肢体震颤、情绪激动、恶心汗出等，甚至出现错觉、幻觉。饮酒后，症状则可消失。

（2）对酒精产生耐受性，酒量越来越大。

（3）饮酒至上，严重者可出现人格改变，甚至置个人健康、家庭、事业、社会规范于不顾。

二、病程

戒酒需长期坚持。

【耳穴疗法】

取胃、肝、神门、内分泌、心穴。采用针刺法、埋针法或压豆法治疗均可。每次单侧取穴，双耳交替进行，每日 1 次，10 次为 1 个疗程。

【预防与调护】

（1）患者应多喝水、多食绿叶蔬菜，少食油炸及高脂肪食物。

（2）保持乐观情绪，坚持开展医疗体育锻炼活动。

（3）切忌空腹饮酒，严格控制饮酒量，饮酒时不要喝碳酸饮料等。

第五节 肥胖症

【概述】

肥胖症，是指体内脂肪组织绝对量增多或相对比例增高，又称肥胖或肥胖病。若无明显病因可寻、单纯由于营养过度或能量消耗过少所造成的全身性脂肪过量积聚为单纯性肥胖症，继发于其他疾病如遗传性疾病、内分泌代谢疾病等的病理性肥胖称为继发性肥胖症。临床上单纯性肥胖症多见，继发性肥胖所占比例甚少。

肥胖的发病有明显的性别差异，女性发病率大约为男性的 2 倍，如：北京男性为 37.2%，女性为 67.3%；福建男性为 31%，女性为 68.9%。这主要是因为生理上的差异，女性体内的脂肪细胞明显比男性要多，女性脂肪占体重的 22%，而男性仅占 15%。

运动量不足、饮食过度和饮食结构不合理是造成肥胖的主要原因。北京的调查中，不运动或运动量不足所导致的肥胖比例占 57%，饮食过量占 43.4%，有家族肥胖史者占 32%。

随着经济的不断发展，接踵而至的是肥胖症的患病率迅速增高，随之而来的还有与肥胖密切相关的高脂血症、高血压、糖尿病、动脉硬化性心脑血管疾病等的发病率及死亡率急剧上升。因此，对肥胖症这一严重威胁人类健康的疾病，必须给予充分的重视与积极的防治。

中医学将肥胖症患者称为"肥人""肥满"，多列属"痰湿"证范畴论治。

【临床表现与鉴别诊断】

一、临床表现

1. 症状 轻度肥胖患者没有明显的症状，或稍感行动不便。中、重度肥胖者主要表现为呼吸系统、心血管系统、内分泌代谢系统的改变。

（1）稍事活动即易气短，乏力，嗜睡，动辄气促，甚至气喘。重度肥胖者可出现间歇性呼吸困难，发绀，不能平卧。严重时可引起呼吸性酸中毒、肺动脉高压，甚至形成慢性肺心病、心力衰竭，故后期可出现下肢水肿。西医学将此表现称为肺泡低换气综合征（Pilkwickian 综合征）。

（2）心悸，动则尤甚，胸部憋闷胀满，甚则胸部疼痛，面色紫黯。这主要是因为肥胖人有效循环血量、心搏出量及每分钟心输出量均增加，心脏负荷加重所致。而心脏或心包脂肪沉着，使心脏收缩及舒张功能均受到影响，因而容易导致心脏扩大，心力衰竭。

（3）食欲亢进，不耐饥饿；妇女月经紊乱，闭经，不孕；男性轻度阳痿，早泄，性欲减退，不育。

由于皮下脂肪过多，妨碍体表散热，故肥胖患者多汗、怕热；由于体重过高，构成对骨骼系统的沉重负担，日久引起骨关节病变而致腰背痛、关节痛。

2. 体征

（1）体重超标：标准体重的测量方法很多，大致有以下几种：

1）国内常用的计算方法：

a. 成年人标准体重（kg）＝［身高（cm）－100］×0.9

b. 1 岁以上幼儿的标准体重（g）＝年龄×2+8

c. 半岁至 1 岁的幼儿的标准体重（g）＝出生时体重+月龄×500

d. 6 个月以下婴儿的标准体重（g）＝出生时体重+月龄×600

2）国际上常用的计算方法：

a. 标准体重（kg）＝身高（cm）－100（身高在 165cm 以下）

b. 标准体重（kg）＝身高（cm）－110（身高在 165cm 以上）

临床上以超过标准体重的 10%～19%为超重；超过 20%为肥胖；超过 20%～30%为轻度肥胖；超过 30%～50%为中度肥胖；超过标准体重的 50%以上即为重度肥胖。

世界卫生组织（WHO）推荐了能准确反映体内脂肪含量的另一种肥胖指标——体重指数（BMI）。

BMI＝体重（kg）÷身高（m）平方

国内以男 BMI≥26kg/m^2、女 BMI≥25kg/m^2 者为肥胖，25～30 为 I 度（轻度），介于 30～40 为 II 度（中度），>40 为重度肥胖。

（2）体脂过多：利用水下称重法与水移位法、超声波法、同位素钾测定法、腰髋比法、阻抗法、电子计算机 X 线断层照相法、红外线法、中子活化法、光子吸收法、双能 X 线吸收法、皮褶厚度法等测定体脂厚度和重量，男性体脂超过 25%，女性体脂超过 30%，即为肥胖症。

3. 常见并发症 肥胖症的常见并发症较多，有脂肪肝，高脂血症与动脉硬化性心脏病，原发性高血压，糖尿病，增生性关节炎，胆囊炎与胆石症，痛风，月经失调，肥胖性肾损害，肥胖性心肌病综合征等。

二、鉴别诊断

首先须区分单纯性肥胖症与继发性肥胖症，继发性肥胖症是指在产生于其他原发病的基础上的脂肪组织绝对或相对增多，由于继发性肥胖症的原发病各不相同，治疗方法各异，故有必要进行鉴别。

【耳穴疗法】

一、临床采菁

（1）主穴取肺、丘脑、大肠、三焦、内分泌穴。随症配穴：过食者，配加饥点穴；过睡者，配加兴奋点、额穴；饮水多者，配加渴点、肺、胃穴；尿少或下肢浮肿者，配加肾穴；便秘者，配加肝、脾穴；动则气急、汗出者，配加脾、肾穴；臀部或腹部肥厚者，配加相应部位的耳穴。

1）压丸法：每次取单侧耳穴，两耳交替进行。每日在感觉饥饿时或饭前按压耳穴，每次每穴按压 3 分钟左右，待出现明显胀痛为度，3 日后换压对侧耳穴，5 次为 1 个疗程，疗程间相隔 5 日。

2）埋针法：每次选主穴 2 穴，配穴 1 穴，两耳同时埋针；或取主穴 3 穴，配穴 1 或 2 穴，单侧耳穴埋针。埋入后，每次保留 3~5 日，5 次为 1 个疗程，疗程间相隔 5 日。

3）药线点灸法：每次取双耳主穴，配穴根据临床症状选取，每日或隔日灸灼 1 次，10 次为 1 个疗程，疗程间相隔 5 日。

（2）取肺、脾、胃、屏间、神门穴。采用埋针法，用撤针在耳穴埋藏，并用医用胶布固定。每隔 4 日更换 1 次，7 次为 1 个疗程。一般每次只取 1 或 2 穴，经 3 次埋针治疗，体重未见明显下降者（2kg 以下），可在上述耳穴中另选埋针。见效者，则不必另换耳穴。埋针时间最长不宜超过 1 周。

典型病例：患者某某，男性，45 岁。初诊日期 2009 年 7 月 20 日。患者主诉：体重明显增加，伴易饥饿感 3 年余。病史：3 年前不明原因出现容易饥饿，多发生在下午，伴有心慌，疲乏无力，失眠，二便正常，舌质红，苔薄黄，脉沉细。多次查血糖均正常，也排除其他病变，诊断为单纯性肥胖症。电针治疗取体穴：中脘、下脘、带脉、天枢、足三里、关元、脾俞、肾俞、内庭、太溪穴，耳压治疗取脾、胃、肾、饥点等耳穴，用王不留行子压丸。14 次为 1 个疗程，经 3 个疗程治疗后，体重恢复正常。

二、验方荟萃

（1）主穴取口、胃、三焦、神门穴；配穴取肺、肾、小肠、缘中、肾上腺、内分泌穴。

1）压丸法：每次主穴均取，配穴选 2~3 穴。每次取单侧耳穴，两耳交替进行。若食欲过盛者，嘱患者饭前及感觉饥饿时按压耳穴数分钟，每穴按压 80 次以上。隔日换贴 1 次，10 次为 1 个疗程，疗程间相隔 7 日。

2）埋针法：每次只取主穴，胃穴用皮内针透刺耳中穴，口、神门、三焦 3 穴采用撤针埋针法。每次取单侧耳穴，两耳交替进行，每隔 3~7 日更换 1 次。更换埋针时间，夏季短些，冬季长些。

3）药液注射法：用一次性使用注射器抽取 2% 盐酸普鲁卡因注射液（过敏试验阴性者）或 0.9% 氯化钠（生理盐水）注射液后，注射两侧胃穴，每穴注射 0.5mL。第 1 周隔日注射 1 次，第 2 周注射 2 次，第 3 周埋针。

注意事项：埋针期间，嘱患者进食前 30 分钟按压撤针 2~3 分钟。3 周为 1 个疗程，疗程间相隔 7 日，连续治疗 3 个疗程。

（2）主穴取胃、口、大肠、缘中、内分泌穴。随症配穴：脾胃俱旺者，配加下屏、三焦穴；脾胃俱虚者，配加脾、小肠穴；脾胃阳虚者，配加脾、肾穴。可左右两耳交替施治，也可双耳同时治疗。治疗前，最好能在口、胃、缘中等穴区内寻找敏感点，在敏感点施治疗效更佳。可采用埋针法，也可采用耳穴压丸法，每次选 2~4 穴，耳穴皮肤常规消毒后，埋入经消毒的撤针，并用胶布固定，约埋 1 周左右。夏季埋 3~4 日更换，10 次为 1 个疗程。在餐前或感觉饥饿时，以手按压耳穴，以加强针感。

【预防与调护】

（1）饮食宜清淡，多以素食为主，忌睡前进食。

（2）治疗期间，应自觉限制饮食，按身体代谢的需要摄入蛋白质，减少糖、脂肪和碳水化合物的摄入。

（3）生活要有规律，忌睡眠过多，保持愉快心情，积极参加体育锻炼活动和体力劳动。

第六节　食欲不振

【概述】

食欲不振，又称为"畏食症"，即毫无饥饿感，对进食缺乏兴趣，或厌恶进食。食欲中枢在下丘脑有两个调节摄食的中枢：一个是饱足中枢，在腹内侧核；一个是嗜食中枢，在腹外侧核。这两个中枢的作用相互拮抗，调节摄食活动。这两个中枢与大脑皮层有广泛的联系，受大脑皮层活动的影响。血糖、血胰岛素水平、来自消化道的感觉冲动如胃的牵张刺激、十二指肠的食物刺激等，食物中蛋白和脂肪的含量、肽类消化道激素、气温以及精神因素等等，都影响食欲中枢的活动，而达到调节摄食活动的目的。

食欲不振在中医学称为"纳差""畏食"等。多因思虑过度，或情志不遂，或惊恐不安，情绪紧张，或饮食不节，或肝病及脾以致脾胃不和，脾虚不能健运，胃弱不受纳水谷等引起。

【临床表现与鉴别诊断】

一、临床表现

食欲不振是临床极为常见的表现，常常不是以食欲不振单一症状出现，而是伴随其他病证，如头晕神疲、精力不足、全身软弱或胃脘胀痛，痞闷，大便时稀时干，身体渐渐瘦弱；脉象细弱或缓弱，苔白腻或黄腻，舌质淡嫩攻或浅绛。药物治疗收效不显著，应进一步作有关检查，以排除胃癌、肠癌、肝癌、胰腺癌等。

食欲不振，临床可分为神经精神性食欲不振、外感六淫性食欲不振、消化性食欲不振、全身病证性食欲不振、电解质紊乱性食欲不振等多种类型。

二、鉴别诊断

（1）不想食和畏食相鉴别：不想进食常由于精神紧张，心情不畅，过于劳累，或服用某些药物引起等，当这些原因除去之后，食欲不振即可恢复。畏食是不想食，如口腔病、咽喉炎、食管病等病证，因进食引起疼痛，所以不敢食，不是食欲不振。又如胰腺病、肠缺血综合征饭后发生腹痛等。

（2）食欲不振顽固者，特别是伴有体重下降等，除了神经性畏食外，多数由器质性疾病引起，如消化系统疾病的胃肠道疾病、肝胆病、胰腺病，胃肠道外疾病如肾上腺功能不全症、甲状腺功能低下症、垂体功能低下症、尿毒症、严重贫血以及伴有发热或毒血症或电解质紊乱的全身性疾病等，均可引起食欲不振。

（3）长期的食欲不振伴有恶病质者，应进一步做 CT 或 MRI 检查，有无脑梗死、脑萎缩、肝癌、胰腺癌等。

【望耳诊病要点】

在脾穴区（彩图21-5）、胃穴区（彩图21-6），可见阳性反应，其阳性反应常呈点或片状白色变，无光泽变，或带有凹陷变（彩图21-7）。

【其他耳诊法】

（1）耳穴染色诊法：在口、脾、胃穴区，可见小点状染色改变。

（2）耳穴扣诊法：在脾、胃穴区，可扣及轻度凹陷变。

（3）耳穴触压诊法和电探测诊法：在口、食管、脾、胃穴区，可触压及或探及敏感点。

【耳穴疗法】

一、临床采菁

取脾、大肠、小肠、神门、皮质下穴。每次选2~3穴，采用压豆法，用王不留行子贴压，每日按揉3~5次，每隔3日更换1次。

典型病例：张某，男性，2岁10个月。1989年1月15日初诊。患儿生后母乳喂养1岁后断奶。其母代述：患儿10个月前开始食欲减退，形体逐渐消瘦，大便秘结，小便频数，易患感冒。现症见：面色潮红，形体消瘦，精神疲惫，纳呆食少，大便秘结，小便短赤，盗汗，手足心热，舌质红、苔少。曾单纯口服健灵液（成分为硫酸锌）3个月，诸症没有改善。检查：体重12kg，身高87cm。血红蛋白100g/L，红细胞$3.8×10^{12}$/L。在神门、脾、胃、内分泌等耳穴，用王不留行子压丸，3日更换1次，10次为1个疗程，嘱患儿父母每日按压2~3次，每次1分钟，3次后食欲增加，1个疗程治疗后诸症消失，体重增加1.5kg而愈，随访至今无复发。

二、验方荟萃

（1）取脾、胃、大肠、小肠、交感穴，每次选2~3穴。用王不留行子贴压，嘱患者每日自行按压数次。每次取单侧耳穴，两耳交替进行，每隔2~3日更换1次，5~7次为1个疗程。适用于治疗小儿畏食症。

（2）主穴取脾、胃、胰胆穴；配穴取交感、小肠、皮质下穴。

1）压丸法或埋针法：在胰胆、脾、胃穴区寻找敏感点或进行压丸或施以埋针。属实热证（如急性炎症性疾病等）引起的食欲不振，采用强刺激泻法，并同时加取耳尖、肾上腺等穴；属虚证（慢性消耗性疾病，或素体虚弱）引起的食欲不振，施以补法或平补平泻手法。每隔1~3日换压（或埋针）另一侧耳穴，7次为1个疗程。

2）药液注射法：一般只取主穴，也可选配1或2穴配穴。每次取单侧耳穴，两耳交替进行。用一次性使用注射器套接5或5.5号注射针头，抽取维生素B_{12}注射液0.5mg（1mL），每穴注射0.1~0.2mL，每日注射1次，4次为1个疗程。注射耳穴剩余的药液，注入单侧体穴足三里穴。

3）按摩法：先行耳穴保健按摩，直至两耳发热，再用示（食）指尖在耳甲艇、耳轮脚周围做来回按摩。因情志所致者，可加肝、皮质下穴按摩；脾虚者可加脾、肾穴按摩。每次按摩 5 分钟左右。每日按摩 2~3 次。

【预防与调护】

（1）小儿饮食宜定时、定量，饮食宜易于消化而富于营养。
（2）不偏食，不过食生冷、肥甘的食物。

第七节　电脑综合征

【概述】

随着科学技术的发展和社会的不断进步，电脑越来越多地被人们应用于工作、学习和生活之中，但也给我们带来一种新的职业性伤害——电脑综合征。其一般的临床症状主要表现为：头痛，眼睛干涩不适或视力下降，咽部干燥不适或疼痛，咳嗽，手腕、手臂酸痛，肩膀肌肉紧张、麻木等，精神上烦躁不安，易于疲劳，注意力不能集中等。

【耳穴疗法】

主穴取眼、脑干、枕、皮质下、缘中穴；配穴取相应部位耳穴。用于预防时只取主穴，一般采用压丸法，取王不留行子置于小块胶布的中央处，贴压在耳穴上，并嘱每日自行按压 3~4 次，每次每穴按压 2~3 分钟。用于治疗时，主、配穴据症选取，一般采用耳毫针刺法，施以中度刺激，并予留针 30~60 分钟。亦可用揿针埋针法或耳穴压丸法，每周更换 2~3 次。并可采用耳穴注药法，用 1mL 一次性使用注射器连接 5 或 5.5 号皮试注射针头，抽取维生素 B_1 注射液 50mg（1mL）或维生素 B_{12} 注射液 0.5mg（1mL）后，每穴注射 0.1~0.2mL，每日或隔日施治 1 次，5~7 次为 1 个疗程。

【预防与调护】

（1）饮食要合理搭配，应多进食豆芽、豆腐、胡萝卜、白菜、红枣、柑橘以及鸡蛋、牛奶、动物肝脏、瘦肉等，少进食肥甘厚味以及辛辣、炙煿等刺激性物品。平常多饮茶水，因茶叶中含有茶多酚等活性物质，以有利于吸收或抵抗放射性物质。

（2）注意劳逸结合，避免长时间连续操作电脑，最好使用 30 分钟就休息一下，可到室外散散步，或抬头仰望，或向远处眺望，或作伸颈和扩胸练习 10~20 次。

（3）要保持皮肤清洁度。用后一定要洗手、洗面，避免键盘上的细菌和病毒侵入人体以及防止辐射波对皮肤的刺激。

（4）保持电脑室通风干爽，使有害物质尽快排出。

（5）操作时，眼睛与屏幕的距离应保持在 40~50cm，使双眼平视或轻度向下注视荧光屏，这样可使颈部肌肉得到放松，并使眼球暴露于空气中的面积减少到最低的程度。

（6）电脑的摆放高度要适度，将电脑屏幕的足心位置安装在与电脑操作者胸部的同一水平线上，最好使用可调节高低的椅子。并应有足够的空间伸放双腿，膝盖能自然弯曲成

90°，并能维持双足着地，不要交叉叠放双腿，以免影响下肢血液循环。

7. 操作电脑时，要保证正确的坐姿，尽可能保持自然的端坐位，将后背坐直，并保持颈部的挺直。两肩自然下垂，上臂贴近身体，手肘弯曲成90°，操作键盘或鼠标时，应使手腕保持在水平的位置。

第八节　近　视

【概述】

5m（米）以远的光线，未经调节，经屈光系统成像在视网膜之前，形成一不清晰的图像者，称为近视。可有假性近视和真性近视之分。由于过度用眼或看书阅读时书本与眼的距离过近，以致眼睫状肌发生痉挛而增加了晶体的凸度，使外来的平行光线聚焦于视网膜前方的，就称为假性近视；因眼轴过长或角膜屈折率太强，以致平行光线进入眼球后其焦点落在视网膜之前的，就称为真性近视。假性近视若发展日久可转为真性近视。耳穴疗法对假性近视有较好的疗效。

本病因类型的不同又可分轴性近视、弯曲性近视、指数性近视、晶状体位置的移动等多种。根据其严重程度的不同，3DS 或 3DS 以下者，称为轻度近视；6DS 或 6DS 以下者，称为中度近视；6DS 以上者，称为高度近视。

本病常由先天遗传或后天读写姿势不正确或于光线不足处学习、工作用眼过度。致使眼球晶状体异常，视力下降所致。

本病在中医学，属"能近怯远""近觑"等病证范畴。

【临床表现】

1. 症状与体征　近视者远距视物模糊，近距视力好，近视初期常有远距视力波动，视远物时眯眼。由于看近时不用或少用调节，所以集合功能相应减弱。

较高度数近视者，除远视力差外，常伴有夜间视力差、飞蚊症、漂浮物、闪光感等症状；并可发生程度不等的眼底改变，如近视弧形斑、豹纹状眼底、黄斑部出血或形成新生血管膜；可发生形状不规则的白色萎缩斑，或有色素沉着呈圆形黑色斑（Fuchs 斑）；视网膜周边部格子样变性、囊样变性；由于视网膜牵拉的关系，在年龄较轻时出现玻璃体液化、混浊和玻璃体后脱离等。

与正常人相比，近视眼发生视网膜脱离、撕裂、裂孔、黄斑出血和新生血管的危险性要大得多。常由于眼球前后径变长，眼球较突出，眼球后极部扩张，形成后巩膜葡萄肿的缘故。

2. 并发症　常见的有玻璃体异常、白内障、青光眼、视网膜脱离、后巩膜葡萄肿、弱视、斜视、黄斑病变等。

【望耳诊病要点】

在眼（彩图 21-8）、屏间前（彩图 21-9）、屏间后（彩图 21-10）等穴区，可见点状白色变，或界线清晰变（彩图21-11），或见呈圆形变（彩图21-12）或不规则的皱褶纹变（彩图21-13）。

【其他耳诊法】

（1）耳穴扪诊法：在眼、屏间后等穴区，可扪及不规则隆起变，或扪及凹陷变，或皱褶变。

（2）耳穴染色诊法：在眼、肾、肝、屏间后、角窝中等穴区，可见染色改变。

（3）耳穴触压诊法或电探测诊法：在眼、肝、屏间前、屏间后、角窝中、食管等穴区，可触压及或探及敏感点。

【耳穴疗法】

一、笔者经验

取眼、心、肝、肾、神门穴，每次选2~3穴。采用耳毫针刺法，施以中度刺激，并予留针30分钟。隔日施治1次，10次为1个疗程。

笔者临床应用该法共治疗青少年近视眼47例，所治患者全部获效。

二、临床采菁

（1）取眼、目$_1$、目$_2$、心、肝、肾、脾、颞、神门、耳尖、皮质下、枕、新眼点、腰骶椎、交感穴。每次选单侧耳穴敏感点5~7个，采用耳穴压丸法。每日3次，早、中、晚各按揉1次。每次每穴各按揉10~20下，使之出现明显的胀、重、痛感。每隔3~7日换用对侧耳穴，6次为1个疗程，疗程间相隔1周。

（2）取耳尖（放血）、脾、肾、目、眼、肝穴。一般大多采用贴压法治疗。每隔3日更换1次，7~10次为1个疗程。

（3）取眼、目$_1$、目$_2$、肝、肾、心、脾穴。每次选2~3穴，耳穴皮肤常规消毒后，采用毫针针刺或耳穴压丸，持王不留行子或磁珠置于0.7cm×0.7cm的小块医用胶布上，贴于所选的耳穴上。根据需要，每日自行按压3~4次。3~5日更换另一侧耳穴施治。

典型病例：患者陈某，女性，10岁，学生。1995年6月7日初诊。自述视远物模糊不清9个月，看书写字超过40分钟即感觉眼睛困乏、酸胀难受，查眼观正常，双眼视力均为0.6。选取眼、目$_1$、目$_2$、肝、肾、心等耳穴，给予王不留行子压丸，3日换一贴，经治疗6次后，双眼视力达1.5，视远近物均清楚。半年后复查，双眼视力稳定未降。

三、验方荟萃

（1）主穴取眼、肝、肾、屏间前、屏间后穴；配穴取皮质下（施治部位位于皮质下穴与内分泌穴之间，曾用名"防近点"）、食管（位于食管下方处，曾用名"新眼点"）、角窝中、外鼻（位于耳屏上，听宫穴后方处，曾用名"新眼"）、耳背眼、耳背肝穴。

1）压丸法：每次除取主穴外，再用耳穴电探测法在各配穴处寻找良导点或敏感点，作为配穴使用。治疗时采用轻柔的按摩手法按压耳穴，并嘱患者闭目，用意念仔细体会耳压过程中眼的感觉情况，一般揉按耳穴 20 余次后，即眼部会出现酸、热、胀、欲要流泪等感觉，部分患者则需按压耳穴 100 下左右眼部才会出现感觉，但必须按压至眼部出现感觉疗效才佳。每次贴压单侧耳穴，两耳轮换交替进行，每隔 1~3 日换贴 1 次。并嘱患者自行每日每穴各按压 4 次。若患者年龄较小无法施治，可由父母代行治疗。治疗 10 次为 1 个疗程，疗程间相隔 7~10 日。

2）埋针法：取穴与耳穴压丸法相同。每次取单侧耳穴，将经消毒后的揿针刺入上述耳穴，以胶布固定。相隔 2~4 日后换埋另一侧耳穴，10 次为 1 个疗程，疗程间相隔 15 日。

注意事项：埋针期间，不可将埋针处弄湿，以防发生继发性感染，若要洗头、洗澡时，应先将揿针取出后进行。

3）磁压法：取穴与耳穴压丸法相同。每次取单侧耳穴，两耳轮换交替进行。采用 0.05T 磁场强度的磁珠，贴压在耳穴上，外用胶布固定。每周更换 1 次，4 次为个疗程，疗程间相隔 5~7 日。

4）贴药膏法：用麝香镇痛膏等芳香刺激性较强的橡皮膏药，剪成 4mm×4mm 的小方块；再剪取 5mm×7mm 的长方块，供耳穴与面部穴位贴用；另剪一长条膏药供足底穴位贴用。耳穴取神门、心、肝、肾、眼、交感、耳背沟穴；面部穴取阳白［位于眉中上 1 寸（约 3cm）处］、上睛明［位于目内眦上 0.1 寸（约 0.3cm）处］、瞳子髎［位于目外眦外 0.5 寸（约 1.5cm）处］、承泣（位于眼球与眶下缘之间处）、睛明穴［位于目内眦外 0.1 寸（约 0.3cm）处］；足底穴取涌泉（足掌心中央，约位于足掌前 1/3 处）至然谷穴（足内踝前，舟状粗隆下方处）的"近视线穴区"。每次均取双侧穴位，隔 1 日换贴膏药 1 次，10 次为 1 个疗程。贴膏药后此 1 分钟左右，患者可有眼睛发凉、舒适、酸胀、热辣或受压的感觉，此乃"得气"的表现。若"得气"不明显，患者可用手指按摩所贴的各穴位，以加强"得气"，提高疗效。

5）耳夹法：耳夹的制作方法：①取回形针，做成耳夹。②取具有弹性的钢丝围制成耳夹。③取日记本内的塑料芯子，经热水泡软后，制成小耳环状耳夹。④就地取材或专门设计制成一树叶状耳夹，供妇女使用，既当耳夹使用，又当饰品佩戴。选取上述耳夹中的一种，夹压在眼、肝、屏间前、屏间后等适合的耳穴上。每日夹压 1~3 次，每次 40 分钟左右，7 日为 1 个疗程，疗程间相隔 5~7 日。

（2）主穴取眼、肝、屏间前、屏间后穴；配穴取脾、胃、肾、心、大肠、神门、便秘点等穴。治疗时可取单侧，左、右两耳轮换交替进行，亦可双耳同取。每次主穴必选，配穴根据症状选用。最好能在耳垂部找一敏感点，亦即在眼、屏间前、屏间后穴区找到敏感点，在该敏感点治疗疗效更好。可采用耳毫针刺法或揿针埋针法施治。若揿针埋针，则最少每周更换 2 次；亦可采用耳穴压丸法，激光点穴照射等方法治疗。每治疗 5~10 次为 1 个疗程，1 个疗程结束后，休息 7 日，再行下 1 个疗程的治疗。

【预防与调护】

（1）注意饮食营养，多进食富含维生素的食物。

（2）用眼时间过长感觉疲劳时，应闭目片刻或眼睛向远处眺望，以调节眼肌。

（3）切实改正不良的生活习惯，注意保护视力。

第二十二章　耳穴保健按摩法

第一节　耳廓分区按摩法（常规用搓摩法）

1. 耳屏区　用于防治感冒（上呼吸道感染）、各种鼻炎、咳喘等病证。

2. 耳尖区　用于防治眼疾、感冒发热、高血压、惊厥，还可提高大脑皮层的兴奋性，以增强脑力。

3. 三角窝区　用于防治妇科疾患，并可治疗肾阳虚衰、失眠、腹泻等病证。

4. 耳甲艇区　用于防治各种胃病、泄泻、慢性膀胱炎、胆石症等病证。

5. 耳甲腔区　用于防治胸痛、心悸、咳喘、耳鸣等病证。

6. 耳垂区　用于防治眼疾、面瘫、腮腺炎、小儿疳积等病证。

7. 对耳屏区　用于防治头痛、头昏、头晕、感冒（上呼吸道感染）、小儿高热惊厥等病证。

8. 耳轮区　用于防治耳聋、阳痿、癃闭、尿频、发热、便秘、咽喉炎等病证。

9. 对耳轮区　用于防治下肢酸痛、腰痛、腹痛、胸背痛、颈项酸痛、胁肋胀痛等病证。

10. 耳背区　用于防治眩晕、高血压等病证。

11. 耳根区　用于防治头痛、失眠等病证。

第二节　耳穴痛点与病痛相对应穴区按摩法

当机体的某一部位或组织器官罹患疾病时，在其相应的耳廓区域即可出现压痛点，在这些压痛点部位上施行按压、切按、搓揉（摩）时，对治疗相关疾病可起到特定的治疗作用。例如，眼疾者，可在眼穴区按摩；感冒者，可在外鼻穴区按摩；腹痛者，可在胃穴区按摩；恶心、呕吐者，可在胃穴区按摩；神经衰弱者，可在神门穴区与对耳屏穴区按摩等。

第三节　全耳按摩法

该法具有疏经通络、振兴脏腑功能的作用，具有强身壮体、保健安康的功效，能防治经络、脏腑的多种疾患。具体操作方法如下：以同侧掌心轻轻按压耳廓，然后行较大幅度地向前揉摩，使全耳廓出现发红、发热表现，每次揉摩10分钟左右，每日施治1次。

参考文献

[1] 植兰英. 特色疗法丛书·耳穴疗法 [M]. 南宁：广西科学技术出版社，2003.

[2] 张学勋. 耳穴疗法治百病 [M]. 2版. 北京：人民卫生出版社，2004.

[3] 查炜. 实用穴位疗法全书 [M]. 南京：江苏科学技术出版社，2004.

[4] 管遵信，管钟洁，姜云武，等. 中国民间疗法丛书·耳穴疗法 [M]. 北京：中国中医药出版社，2002.

[5] 葛效春. 人体信息异常点耳压治疗872例疗效观察 [J]. 中国针灸，1988，8（4）：26.

[6] 朱自伟. 耳穴治疗甲型肝炎疗效观察 [J]. 中国针灸，1989，9（3）：11.

[7] 陈桂芳. 耳穴压迫治疗急性黄疸型肝炎40例 [J]. 上海中医药杂志，1989，（6）：9.

[8] 徐占英. 耳压治疗急性黄疸性肝炎64例 [J]. 中国针灸，1989，9（2）：50.

[9] 张小莉. 耳穴压迫法治疗浸润型肺结核46例观察 [J]. 中国针灸，1990，9（4）：23.

[10] 宋国英. 耳针屏间穴治疗流行性腮腺炎1000例 [J]. 中国针灸，1988，8（1）：7.

[11] 韩晶. 耳压治疗流行性腮腺炎17例 [J]. 针灸学报，1990，6（2）：54.

[12] 王凯安. 王不留行压迫耳穴治疗流行性腮腺炎 [J]. 云南中医药，1993，（4）：12.

[13] 沐榕. 耳穴贴压法治疗痄腮36例 [J]. 福建中医药，1993，（4）：12.

[14] 李焕斌. 耳针治感冒方 [J]. 陕西中医函授，1988，（6）：35.

[15] 黄静国. 王不留行子贴压耳穴治疗咳嗽36例 [J]. 浙江中医杂志，1988，23（12）：536.

[16] 刘月珍. 耳针治疗慢性支气管炎60例 [J]. 中国针灸，1992，（5）：31.

[17] 张鸿声. 耳针治疗慢性气管炎97例 [J]. 上海针灸杂志，1988，（5）：32.

[18] 刘心莲. 耳穴贴压法治疗慢性支气管炎97例 [J]. 上海针灸杂志，1988，7（1）：8.

[19] 潘纪华. 耳压治疗慢性胃炎73例 [J]. 陕西中医，1990，11（1）：33.

[20] 石启华. 耳贴疗法治疗慢性胃炎26例 [J]. 陕西中医，1990，11（1）：32.

[21] 孙景胜. 耳穴贴压治疗浅表性胃炎96例 [J]. 针灸学报，1990，6（4）：9.

[22] 尉迟静. 慢性胃窦炎的耳针治疗 [J]. 江西中医药，1990，21（1）：54.

[23] 穆绪超. 耳穴贴压法治疗消化性溃疡72例 [J]. 陕西中医，1993，（1）：31.

[24] 焦汉民. 耳针治疗消化系统急性痛证患者288例 [J]. 陕西中医，1988，9（5）：212.

[25] 高扬. 耳穴治疗仪治疗胃脘痛72例 [J]. 上海针灸杂志，1995，（14）：6.

[26] 穆绪超. 耳穴贴压法治疗消化性溃疡72例 [J]. 陕西中医，1993，（1）：31.

[27] 焦汉民. 耳针治疗消化系统急性痛证患者288例 [J]. 陕西中医，1988，9（5）：212.

[28] 高扬. 耳穴治疗仪治疗胃脘痛72例 [J]. 上海针灸杂志，1995，（14）：6.

[29] 肖建华. 耳针治疗痔疮50例临床报告 [J]. 针灸临床杂志，1993，（2、3）：32.

[30] 李怀仁. 耳穴按压治疗痔疮53例 [J]. 中国针灸，1987，7（5）：32.

[31] 武常流，谢阳谷，刘玉厚，等. 实用疑难病中西医诊疗全书 [M]. 北京：中国中医药出版社，1999.

[32] 王志英. 小剂量山莨菪碱耳穴注射治疗胆绞痛115例 [J]. 中西医结合杂志，1990，（4）：205.

[33] 达南. 耳迷根穴位注射治疗胆绞痛临床观察 [J]. 四川中医，1988，（1）：36.

[34] 胡宝生. 耳穴治疗胆绞痛144例临床观察 [J]. 中国针灸，1995，（2）：15.

[35] 冯维斌，刘伟胜，林琳，等. 专科专病中医临床诊治丛书·呼吸科专病中医临床诊治 [M]. 北京：

人民卫生出版社，2000.345.

[36] 周幸来，周举. 现代疑难病证特色疗法丛书·心血管科疑难病证特色疗法 ［M］. 北京：人民军医出版社，2005.252.

[37] 尉迟静. 耳贴治疗冠心病 23 例近期疗效观察 ［J］. 四川中医，1987，5（2）：28.

[38] 程宝安. 耳穴治疗心绞痛 50 例临床观察 ［J］. 中国针灸，1995，（2）：17.

[39] 渠敬文. 耳针治疗阵发性心动过速 18 例 ［J］. 中医杂志，1989，30（12）：26.

[40] 尉迟静. 耳针治疗慢性心房扑动 1 例 ［J］. 江西中医药，1987，18（1）：封 4.

[41] 何臣刚. 用王不留行子耳穴贴压治愈吞咽性阵发性室上性心动过速 1 例 ［J］. 安徽医科大学学报，1990，25（1）：46.

[42] 高庆梅. 浅谈耳针治疗眩晕的体会 ［J］. 中国针灸，1994，（1）：23.

[43] 蒋运祥. 耳穴贴压治眩晕 47 例 ［J］. 江西中医药，1988，（1）：43.

[44] 候爱萍. 耳穴贴压治疗眩晕证 317 例 ［J］. 中国针灸，1994，（增刊）：344.

[45] 梁书忠. 耳针心穴治疗高血压病的降压效果观察 ［J］. 针灸学报，1991，（1）：42.

[46] 杨仓良. 耳穴药丸治疗高血压病 65 例 ［J］. 辽宁中医杂志，1988，12（2）：34.

[47] 管遵信. 耳穴贴压药丸治疗高血压疗效观察 ［J］. 云南中医杂志，1989，10（4）：25.

[48] 龙文君. 耳穴压丸法治疗高血压病 ［J］. 上海针灸杂志，1988，7（3）：48.

[49] 周荣兴. 按压耳穴的降压效应：附 274 例临床资料分析 ［J］. 中医杂志，1990，31（2）：35.

[50] 袁茂轩. 麝香膏贴压耳穴治疗高血压 83 例 ［J］. 湖北中医杂志，1987，（5）：38.

[51] 王金茹. 耳穴压迫法治疗高血压病 90 例临床观察 ［J］. 河北中医，1988，10（6）：15.

[52] 罗兴中. 耳压治疗高血压病 124 例临床观察 ［J］. 针灸临床杂志，1995，11（3）：20.

[53] 魏建平. 贴压耳廓敏感点治疗高血压的疗效观察 ［J］. 针灸临床杂志，1995，11（3）：20.

[54] 张燕华. 择时加压耳穴降血压有良效 ［J］. 大众医学，1990，（2）：23.

[55] 刘辑帆. 耳压法治疗围绝经期综合征 50 例临床观察 ［J］. 安徽中医学院学报，1988，7（3）：40.

[56] 王明陵. 耳穴贴压治疗围绝经期综合征 31 例 ［J］. 按摩与导引，1989，（3）：20.

[57] 杨清芳. 耳压法治疗围绝经期综合征 31 例报告 ［J］. 云南中医杂志，1993，14（5）：2.

[58] 朱江. 耳穴贴压治疗妇女围绝经期综合征 59 例 ［J］. 上海针灸杂志，1995，14（6）：253.

[59] 王璐. 耳压治疗围绝经期综合征 30 例 ［J］. 上海针灸杂志，1996，1（4）：10150.

[60] 龙文君. 耳针治疗糖尿病 25 例 ［J］. 中西医结合杂志，1989，9（11）：665.

[61] 马新平. 耳针治疗神经衰弱 36 例疗效分析 ［J］. 甘肃中医，1996，9（1）：38.

[62] 黄丽春. 耳穴贴压治疗神经衰弱 166 例 ［J］. 中国针灸，1985，5（4）：11.

[63] 陶执. 耳穴压豆治疗神经衰弱 348 例 ［J］. 山东医药，1988，28（6）：34.

[64] 王霞. 耳压法治疗神经衰弱 168 例 ［J］. 中国针灸，1991，（1）：18.

[65] 李爱萍. 耳穴治疗神经衰弱 167 例 ［J］. 湖北中医杂志，1996，18（1）：36.

[66] 许瑞征. 耳针治疗神经衰弱的临床观察 ［J］. 江苏中医杂志，1980，（1）：37.

[67] 林芳. 针刺耳穴治疗头痛 ［J］. 四川中医，1984，2（2）：48.

[68] 吴锡强. 冰片耳压治疗头痛 52 例 ［J］. 河南中医，1988，8（5）：33.

[69] 杨仓良. 耳穴压药丸治疗头痛 82 例临床观察 ［J］. 针灸学报，1990，6（1）：25.

[70] 王梅花. 耳穴贴压法治疗头痛 66 例 ［J］. 湖南中医学院学报，1992，12（2）：53.

[71] 刘本立. 耳针辨证取穴治疗面神经性瘫痪 24 例 ［J］. 湖南中医杂志，1987，3（5）：38.

[72] 巨宝琦. 耳针治疗坐骨神经痛 ［J］. 浙江中医杂志，1980，15（2）：60.

[73] 周海平. 耳针包埋为主治疗坐骨神经痛 ［J］. 北京中医学院学报，1984，（6）：17.

［74］董锡华. 耳穴压豆治疗泌尿系结石 24 例 ［J］. 山东中医杂志，1994，13（8）：352.

［75］王志英. 耳压法治疗尿石症 68 例 ［J］. 山东中医杂志，1989，8（3）：15.

［76］綦淑清. 耳穴压丸治疗尿路结石 ［J］. 四川中医，1990，（1）：31.

［77］曾锐. 电针刺激耳穴治疗泌尿系结石 50 例 ［J］. 湖北中医杂志，1989，（5）：16.

［78］董鸣. 化瘀排石汤和加耳压疗法对比观察治疗泌尿系结石 60 例 ［J］. 湖南中医杂志，1993，（5）：30.

［79］陶思攸. 耳穴埋针治疗泌尿系结石 68 例 ［J］. 中国针灸，1996，（2）：56.

［80］王志英. 山莨菪碱耳穴注射治疗尿石症 410 例疗效观察 ［J］. 山东中医杂志，1990，9（6）：31.

［81］周幸来，周举. 中西医临床注射疗法 ［M］. 北京：人民卫生出版社，2001.1294.

［82］潘桂生. 耳穴贴压治疗小儿遗尿症 ［J］. 中国针灸，1994，（3）：32.

［83］乔正中. 耳穴电冲击治疗遗尿症 ［J］. 中国针灸，1994，（3）：33.

［84］王尧. 益智仁耳压治疗小儿遗尿症 36 例临床小结 ［J］. 江苏中医，1990，11（8）：27.

［85］潘祥生. 氦氖激光耳穴照射治疗慢性盆腔炎 15 例疗效观察 ［J］. 四川中医，1983，1（3）：14.

［86］沈志忠. 耳压治疗乳腺小叶增生症 35 例 ［J］. 江苏中医，1989，（8）：31.

［87］马进喜. 耳压及手法复位治疗乳腺结构不良 41 例 ［J］. 针灸临床杂志，1994，10（2）：20.

［88］司徒仪，杨家林. 专科专病中医临床诊治丛书·妇科专病中医临床诊治 ［M］. 北京：人民卫生出版社，2000.

［89］赵光. 耳贴治疗月经过期及闭经 40 例 ［J］. 新疆中医药，1988，（2）：42.

［90］仲远明. 耳穴贴压法治疗痛经 50 例 ［J］. 南京中医学院学报，1989，9（2）：134.

［91］刘世忠. 耳穴贴压治疗痛经 1000 例 ［J］. 上海针灸杂志，1993，（6）：27.

［92］宋秀珍. 耳压治疗痛经 60 例临床观察 ［J］. 北京中医学院学报，1992，（2）：58.

［93］刘敏如，谭万信. 中医药学高级丛书·中医妇产科学 ［M］. 北京：人民卫生出版社，2001：758－759.

［94］陈树人. 耳穴贴压法治疗阳痿 13 例 ［J］. 浙江中医杂志，1988，23（12）：539.

［95］潘纪华. 耳穴压丸法治疗颈椎病 51 例疗效观察 ［J］. 陕西中医，1987，（8）：369.

［96］李振春. 耳压治疗颈椎骨质增生 96 例临床观察 ［J］. 河南中医，1991，（5）：35.

［97］窦庆连. 耳针"神门"穴治疗急性腰扭伤 ［J］. 天津中医，1990，（2）：39.

［98］赵凯. 耳针治疗急性腰部扭伤 ［J］. 中医函授通讯，1990，（1）：39.

［99］刘秀萍. 耳压治疗落枕 61 例 ［J］. 江苏中医，1990，11（8）：29.

［100］马勇. 耳压法治落枕 ［J］. 四川中医，1989，7（1）：封 3.

［101］杜玮. 耳压治疗黄褐斑 50 例疗效观察 ［J］. 陕西中医，1989，（6）：269.

［102］陈达灿，禤国维. 专科专病中医临床诊治丛书·皮肤性病科专病中医临床诊治 ［M］. 北京：人民卫生出版社，2000.

［103］韩碧英. 耳穴割治敷药治疗痤疮 217 例疗效观察 ［J］. 中医药学报，1988，（6）：29.

［104］韩慧. 耳穴贴压防治考试综合征 ［J］. 上海针灸杂志，2001.（2）.

［105］李军，王磊. 耳穴疗法全真图解 ［M］. 北京：金盾出版社，2014.

［106］黄丽春. 耳穴治疗学 ［M］. 北京：科学技术文献出版社，2005.

［107］王茵萍，仲远明. 耳穴诊断新编 ［M］. 北京：人民卫生出版社，2012.

［108］岳增辉，李铁浪. 中国传统特色疗法丛书·耳针疗法 ［M］. 北京：中国医药科技出版社，2012.

［109］侯建雄. 耳针治疗 36 例月经周期紊乱的体会 ［J］. 新中医，1989，（5）：38－39.

［110］姜文，李勇，孙军. 耳穴贴压治疗经前期紧张综合征临床研究 ［J］. 中国针灸，2002，22（3）：165－167.